D1718814

Sozialpsychiatrie – theoretische Grundlagen und praktische Einblicke

EBOOK INSIDE

Die Zugangsinformationen zum eBook inside finden Sie
am Ende des Buchs.

Werner Schöny

Hrsg.

Sozialpsychiatrie – theoretische Grundlagen und praktische Einblicke

Mit 14 Abbildungen

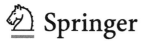 Springer

Herausgeber
Werner Schöny
pro mente Austria
Linz
Österreich

ISBN 978-3-662-54625-3   ISBN 978-3-662-54626-0   (eBook)
DOI 10.1007/978-3-662-54626-0

Die Deutsche Nationalbibliothek verzeichnet diese Publikation in der Deutschen Nationalbibliografie;
detaillierte bibliografische Daten sind im Internet über http://dnb.d-nb.de abrufbar.

Umschlaggestaltung: deblik Berlin
Fotonachweis Umschlag: © Fritz Schleicher

Gedruckt auf säurefreiem und chlorfrei gebleichtem Papier

Springer ist Teil von Springer Nature
Die eingetragene Gesellschaft ist Springer-Verlag GmbH Deutschland
Die Anschrift der Gesellschaft ist: Heidelberger Platz 3, 14197 Berlin, Germany

Vorwort

Die Sozialpsychiatrie erbrachte in Verbindung mit den Errungenschaften der Pharmakotherapie den radikalen Wandel, der in den letzten 40 Jahren die Psychiatrie von Grund auf veränderte. In den 4 Dekaden, die wir überblicken können, öffnete die Psychiatrie ihre repressiven Strukturen, sie öffnete sich auch hin zur Gesellschaft, die sich dadurch nicht unwesentlich veränderte. Der psychiatrische Reformprozess führte zu einem Umdenken der Menschen, die sich erstmals auch zu ihren eigenen psychischen Krisen und Störungen bekennen konnten. Es stieg die Akzeptanz psychischen Andersseins, psychiatrische Erkrankungen und Institutionen werden doch anders als früher wahrgenommen, psychisch Kranke können in den akuten Krankheitsphasen seither weitgehend das Krankenhaus durch dieselbe Tür betreten wie körperlich Kranke auch. Die Qualität der ambulanten wie stationären Behandlungsmethoden nahm gewaltig zu. All das ist durch Zahlen eindeutig zu belegen: Darauf können alle im psychosozialen Bereich Tätigen auch stolz sein. Trotz dieser Erfolgsgeschichte ist es in den letzten Dekaden im deutschsprachigen Raum nicht gelungen, die Sozialpsychiatrie als wissenschaftliche Disziplin fest zu implementieren. Dies steht in deutlichem Kontrast zu den angelsächsischen Ländern, wo an jeder Universität „social psychiatry" als Lehr- und Forschungsfach fest verankert ist.

Die Dominanz der naturwissenschaftlich orientierten Psychiatrie erschwert allenthalben die psychosoziale Sichtweise und die damit verbundenen psychosozialen Interventionsstrategien. Schon 1997 wandte sich ein Editorial des renommierten Journals *The Lancet* mit dem Titel „The crises in Psychiatry" gegen aktuelle Entwicklungen in der Psychiatrie. Es beginnt mit der Feststellung: „The future of Psychiatry, it seems, is biological" (S. 965), und endet mit dem Ausblick: „Until the schism between narrow neuroscientific and more embracing sociocultural approaches is faced, the future of psychiatry is not biological, but inescapably bleak" (ebd.)[1]. Die Autoren meinen damit, dass eine Überbetonung von naturwissenschaftlichen Konzepten der Komplexität des menschlichen Lebens mit all seinen Facetten nicht gerecht werden kann. Alle 3 methodischen Zugänge zur Psychiatrie, der soziologische, der psychodynamische und der biologische, verdienen größtmögliche Beachtung. Auch wenn sich die Krankheitssymptome unter psychopharmakologischer Behandlung reduziert haben, reichen für den Betroffenen die dabei gewonnene Kraft und Fähigkeit in der Regel nicht aus, alleine die eigenen Lebensumstände und die Lebensqualität zu verbessern. Dafür braucht es die Kooperation aller im psychosozialen Prozess beteiligten Personen und Einrichtungen.

Durch die internationale Reformbewegung hat sich in den letzten Jahrzehnten die Psychiatrie – und somit die psychiatrische Versorgungslandschaft – sehr stark gewandelt und differenziert. Die Autoren nehmen die veränderte gesellschaftliche und fachliche Realität zum Ausgangspunkt ihrer Überlegungen und stellen sich die Frage: Was fordert unsere Disziplin und unsere tagtägliche Arbeit, wenn die Psychiatrie den Menschen hier und heute dienen soll und sich nicht nur auf sich selbst beziehen will oder im Dienst etablierter Systeme kritiklos überlieferte Gegebenheiten perpetuieren will?

---

1   The Lancet (1997). The crisis in psychiatry (editorial). The Lancet 349, 965.

Nicht die existierenden Versorgungsstrukturen, sondern der Bedarf und die Bedürfnisse psychisch erkrankter Menschen definieren die Zielsetzung des Buches, das sich besonders den Zukunftsthemen der Sozialpsychiatrie öffnet. Die Autoren engagieren sich, die heute vielfach herrschende Stagnation in unserem Bereich zu überwinden und der fachlichen Diskussion neue Impulse zu verleihen: Die sich stark verändernden gesellschaftlichen Rahmenbedingungen fordern einschneidende Innovationen im Feld der Gesundheitsförderung, der Prävention und Postvention bzw. Nachsorge. Dringend notwendig sind ferner nicht nur Forschungen bezüglich der Risiko- und Schutzfaktoren, sondern auch im Bereich der den veränderten Bedürfnissen entsprechenden Versorgungs- und Betreuungsstrukturen.

Das vorliegende Buch ist gerade dem wissenschaftlichen Ansatz verpflichtet: Die Autoren präsentieren den aktiven, (selbst)kritischen Leserinnen und Lesern eine profunde Einführung in die Sozialpsychiatrie als wissenschaftliche Disziplin. Die große, stets wachsende Vielfalt der notwendigen Sichtweisen und der davon ableitbaren Handlungsanweisungen erfordert eine interdisziplinäre Professionalität: Um die notwendige Einheit von Praxis und Theorie zu verwirklichen, werden die einzelnen Kapitel dieses Handbuches von Experten verschiedenster Professionen bearbeitet. Dieser multidisziplinäre Ansatz ist unverzichtbar, um die vielfältigen Arbeits- und Forschungsfelder der Sozialpsychiatrie darzustellen, zu denen die psychiatrische Epidemiologie genauso gehört wie die klassische Versorgungsforschung und die Identifikation der je unterschiedlichen Ursachen und vielgestaltigen Verlaufsformen. Da das soziale Umfeld den Menschen in Gesundheit und Krankheit prägend beeinflusst, wird die Sozialpsychiatrie auch unter dem Gesichtspunkt der Sozialwissenschaften betrachtet.

Ein neues Buch den im psychosozialen Feld Tätigen zu präsentieren heißt, aktuelle Sichtweisen aufzuzeigen, das Arbeitsfeld zeitgemäß zu gestalten und neue Strategien vorzuschlagen und zu entwickeln; das heißt somit auch, Verantwortung zu übernehmen und Wagnisse einzugehen.

„Sozialpsychiatrie" ist ein Lehr- und Lesebuch im besten Sinn des Wortes: Es versteht sich als Plädoyer für den Aus- und Umbau psychosozialer Versorgungseinrichtungen, es definiert die Forschungsrichtung unserer Disziplin und gibt Richtlinien für den Standard von gemeindepsychiatrischen Behandlungs- und Teilhabeleistungen und zeigt schlussendlich noch Visionen auf, wie eine ambulante Vollversorgung von psychisch kranken Menschen selbst in akuten Krisen gewährleistet werden kann und diese auch langfristig in der Bewältigung ihres Alltages eine optimale Unterstützung erfahren können.

„Sozialpsychiatrie" reflektiert die Problemlage der Gegenwart auf der Grundlage einer kompromisslosen humanistischen Haltung und wendet sich an alle im psychosozialen Bereich Tätigen, aber auch an Angehörige und Betroffene, an alle Experten in ihren jeweiligen Bereichen, die interessiert sind, in größeren Zusammenhängen zu denken. Gleichzeitig beinhaltet jedes Kapitel auch dringende Empfehlungen für Entscheidungsträger in Politik und im öffentlichen Dienst, in Gesundheitseinrichtungen und psychiatrischen Abteilungen: Angesprochen sind somit alle, denen die Zukunftsperspektiven der psychiatrischen Betreuung ein besonderes Anliegen sind und die ihre Strukturen und Angebote überdenken und neu ausrichten wollen.

Aus Gründen der besseren Lesbarkeit wird in diesem Buch überwiegend das generische Maskulinum verwendet. Dies impliziert immer beide Formen, schließt also die weibliche Form mit ein.

Folgende Personen haben das vorliegende Buchprojekt organisatorisch und/oder durch inhaltlich hilfreiche Anmerkungen maßgeblich unterstützt: Erwin Kargl ist für die künstlerische Gestaltung der Abbildungen zu danken. Sandra Grünberger hat dieses Buch mit ihrem Organisationstalent erst möglich gemacht. Michael Felten, Hartmann Hinterhuber, Michaela Kéita-Kornfehl, Günter Klug, Eva Leutner, Gertrud Niedl und Leo Payr danken wir für hilfreiche inhaltliche Anmerkungen. Außerdem danken wir den Mitarbeiterinnen von Springer für die professionelle Begleitung des Buches, insbesondere Renate Scheddin und Renate Schulz sowie der externen Lektorin, Gabriele Siese, für die sorgfältige Bearbeitung der Texte.

Werner Schöny
Linz im Frühjahr 2017

Inhaltsverzeichnis

Autorenverzeichnis

AutorInnen

Mag. Dominik Gruber, Bakk.
pro mente Oberösterreich
Lonstorferplatz 1
4020 Linz
gruberd@promenteooe.at

Mag. Martin Böhm
pro mente Oberösterreich
Lonstorferplatz 1
4020 Linz
boehmm@promenteooe.at

MMag.a Marlene Wallner
pro mente Oberösterreich
Lonstorferplatz 1
4020 Linz
wallnerm@promenteooe.at

MMag. Gernot Koren, MAS
pro mente Oberösterreich
Lonstorferplatz 1
4020 Linz
koreng@promenteooe.at

Herausgeber

Prof. Univ.-Doz. Dr. Werner Schöny
pro mente Austria
Johann-Konrad-Vogel-Straße 13
4020 Linz
schoenyw@promenteooe.at

Einleitung

Dominik Gruber, Martin Böhm, Marlene Wallner, Gernot Koren

© Springer-Verlag GmbH Deutschland 2018
W. Schöny (Hrsg.), *Sozialpsychiatrie – theoretische Grundlagen und praktische Einblicke*,
DOI 10.1007/978-3-662-54626-0_1

1

Die Sozialpsychiatrie – verstanden als komplexer Handlungszusammenhang – beinhaltet eine Vielzahl von Handlungsfeldern, Sichtweisen und Traditionen, die sowohl aus einer wissenschaftlichen als auch aus einer praxisbezogenen Perspektive betrachtet werden können. Das vorliegende Buch bietet einen Überblick über das Thema Sozialpsychiatrie als wissenschaftliche Disziplin, die es ermöglicht, das komplexe Thema psychischer Krankheit und psychischer Gesundheit in seiner Vielfalt und Weitläufigkeit verstehen und analysieren zu können. Zu Beginn werden die Grundlagen der Sozialpsychiatrie (Begriffsbestimmung, Geschichte, gesellschaftstheoretische und normative Grundlagen) erörtert. Danach folgt die Darstellung der Sozialpsychiatrie aus unterschiedlichen Forschungsperspektiven, die heute als zentral gelten und es ermöglichen, die Sozialpsychiatrie umfassend, aber auch in ihren unterschiedlichen Traditionen abzubilden, die auch in Teilen als widersprüchlich gelten.

Die Kapitelstruktur dieses Buches orientiert sich an der Vielfalt gängiger Diskursstränge, die unterschiedliche Zugänge, Aufgabenbereiche und Ebenen des weiten Feldes Sozialpsychiatrie markieren. Neben der **Darstellung einiger theoretischer und normativer Grundlagen** (v. a. ► Kap. 2 und ► Kap. 3) sowie verschiedener **Trends und Herausforderungen** (► Kap. 9), denen die Sozialpsychiatrie aktuell gegenübersteht, werden schwerpunktmäßig folgende Themen betrachtet:

- **Sozialpsychiatrie als ursachenbezogene und epidemiologische Forschung**: ergänzt die Sozialpsychiatrie mit ihrer in der Regel medizinisch orientierten Forschung (► Kap. 4);
- **Sozialpsychiatrie als Versorgungsforschung und Wirkungsforschung**: definiert v. a. den Bedarf, die Versorgung, ihre Leistungen in Bezug auf ihre Struktur, die zugrunde liegenden Prozesse und ihre Wirkungen (Effizienz und Effektivität) (► Kap. 5 und ► Kap. 6);
- **Sozialpsychiatrie als präventive Disziplin**: untersucht Maßnahmen und Rahmenbedingungen, die die Gesundheit fördern sollen bzw. dazu beitragen, Krankheiten u. a. in ihrer Struktur und ihren Effekten zu vermeiden (► Kap. 7);
- **Sozialpsychiatrie als soziologische Disziplin**: beleuchtet die soziale Situation von Betroffenen und den gesellschaftlichen Einfluss auf psychische Erkrankungen, ihre Verteilung und auf sozialpsychiatrische Themen im Allgemeinen (► Kap. 8).

Die ◘ Tab. 1.1 gibt einen Überblick und einen Ausblick auf die einzelnen Kapitel des Buches.

Das Buch stellt den Versuch dar, die Sozialpsychiatrie sowohl als Forschungsfeld als auch als theoretisch fundierte Wissenschaft zu verstehen, sie aber dennoch als interdisziplinär zu denken. Es folgt nicht der Logik des Abarbeitens von klassischen

◘ **Tab. 1.1** Überblick und Ausblick über die einzelnen Kapitel des Buches

	Kapitel	Begründung und Grundaussage der jeweiligen Kapitel
1.	Einleitung	
2.	Sozialpsychiatrie: Begriff, Themen und Geschichte	In diesem Kapitel sollen der Begriff Sozialpsychiatrie und seine zentralen Arbeits- und Forschungsfelder skizziert werden. Des Weiteren wird ein historischer Überblick über die Entwicklung der Sozialpsychiatrie gegeben
3.	Sozialpsychiatrie: Gesellschaftstheoretische und normative Grundlagen	Hier werden zunächst gesellschaftstheoretische Grundlagen präsentiert. Im Hintergrund dieser Überlegungen steht die Annahme, dass Sozialpsychiatrie (a) stets in die Gesellschaft eingebettet ist und an sie Erwartungen herangetragen werden und sie (b) daher einen normativen Rahmen benötigt. Danach werden die menschenrechtsbezogenen Grundlagen der Sozialpsychiatrie und einige normative Konzepte – wie Inklusion, Recovery, Empowerment – behandelt

⬛ **Tab. 1.1** Fortsetzung

	Kapitel	Begründung und Grundaussage der jeweiligen Kapitel
4.	Sozialpsychiatrie als ursachenbezogene und epidemiologische Forschung	In diesem Kapitel werden die ursachenbezogenen und epidemiologischen Grundlagen von einer Auswahl psychischer Erkrankungen dargestellt. Dabei soll der Beitrag sozialpsychiatrischer Forschung zum psychiatrischen Forschungsfeld im Allgemeinen verdeutlicht werden. Es sollen aber auch Elemente Platz finden, die andere Perspektiven als jene der traditionellen medizinisch orientierten Psychiatrie in den Vordergrund rücken. Die „Internationale Klassifikation der Funktionsfähigkeit, Behinderung und Gesundheit" (ICF), die in ihrem Kern auf dem sozialen Modell von Krankheit fußt, dient dabei als prominentes Beispiel
5.	Sozialpsychiatrie als Versorgungsforschung	Die Versorgungsforschung ist zentraler Bestandteil sozialpsychiatrischer Forschung. Sie liefert Erkenntnisse über den Bedarf und die Inanspruchnahme (Input), die Konzeption, Implementierung und Durchführung (Throughput) sowie die Wirkung (Outcome) von sozialpsychiatrischen Leistungen. In diesem Kapitel werden v. a. die Versorgungsforschung und ihre theoretischen Grundlagen, zentrale Erkenntnisse der Input-Forschung (Bedarf und Inanspruchnahme) und der Throughput-Forschung (Versorgungsstrukturen und -modelle) behandelt
6.	Sozialpsychiatrie als Wirkungsforschung	Dieses Kapitel schließt direkt an den vorhergehenden Abschnitt an. Die Output- und Outcome-Forschung, die u. a. die Aufgabe hat, die Wirksamkeit sozialpsychiatrischer Leistungen zu prüfen, stellt ein umfangreiches Forschungsfeld der Sozialpsychiatrie dar. Die verschiedenen perspektivischen, aber auch methodischen Zugänge der Outcome-Forschung sollen anhand von 3 Beispielen verdeutlicht werden
7.	Sozialpsychiatrie als präventive Disziplin	Prävention und Gesundheitsförderung ist ein Querschnittsthema. Das Thema Prävention spielt sowohl in den normativen Überlegungen der Sozialpsychiatrie als auch im Bereich der Ursachenforschung, der Versorgungsforschung und der Wirkungs- und Outcome-Forschung eine Rolle. Es werden zum einen einige theoretische Grundlagen der Prävention dargestellt. Zum anderen wird auf den Forschungsstand zur Prävention ausgewählter psychischer Erkrankungen eingegangen. Abgerundet wird dieser Abschnitt mit einer Darstellung verschiedener Beispiele zur Prävention und Gesundheitsförderung aus der Praxis
8.	Sozialpsychiatrie als soziologische Disziplin	Der gesellschaftliche Kontext bzw. die gesellschaftlichen Verhältnisse nehmen sowohl auf die Verbreitung, die Versorgungsnotwendigkeiten als auch auf den Umgang mit psychisch erkrankten Menschen Einfluss. In diesem Kapitel wird daher auf soziologisch orientierte Themen der Sozialpsychiatrie eingegangen. Dabei stehen die Themen Stigmatisierung, sozialer Wandel, soziale Ungleichheit und Arbeit im Zentrum
9.	Sozialpsychiatrie: Trends und Herausforderungen	Sozialpsychiatrie ist einem ständigen Wandel unterworfen. Sie muss sich nicht nur auf die sich verändernden Bedürfnisse der Klienten, sondern auch auf sich wandelnde gesellschaftliche Rahmenbedingungen einstellen. In diesem Kapitel werden beispielhaft 6 Trends bzw. Herausforderungen, mit denen sich die Sozialpsychiatrie aktuell auseinandersetzt, skizziert
10.	Schlusswort: Eindrücke und Ausblicke	

sozialpsychiatrischen Arbeitsfeldern aus Sicht der Praxis, wie z. B. Wohnen, Arbeit, Freizeit etc., sondern will Sozialpsychiatrie v. a. als wissenschaftliche Disziplin begreifen. Des Weiteren wird versucht die Sozialpsychiatrie in ihrem auch gegenwärtigen Wandel darzustellen. Dennoch muss dieses Buch unvollständig bleiben, da es zwar alle Forschungsfelder darstellt, diese jedoch nur anhand weniger Beispiele exemplifizieren und verdeutlichen kann. Um auch den Rahmen dieses Buches nicht zu sprengen, mussten die Autoren auch Mut zur Lücke beweisen. So konnten etwa die verschiedenen Menschenbilder, die der Sozialpsychiatrie zugrunde gelegt werden können, nicht berücksichtigt werden.

1

Dennoch werden an der einen oder anderen Stelle diesbezüglich Andeutungen gemacht – etwa dann, wenn konstatiert wird, dass die Menschen und ihr Handeln stets als „in gesellschaftliche Strukturen und Dynamiken eingebettet" verstanden und betrachtet werden müssen. Außerdem kam – und dies muss zugestanden werden – die Perspektive der Betroffenen zu kurz. Dies liegt u. a. daran, dass die in diesem Buch eingenommene Perspektive eine hauptsächlich wissenschaftliche ist. Insgesamt versucht das vorliegende Buch, einen guten Überblick über die Sozialpsychiatrie als Wissenschaft zu vermitteln, ohne jedoch einen Absolutheitsanspruch – im Sinn von „das ist Sozialpsychiatrie und nichts anderes" – zu erheben.

Die zentralen Inhalte in den nachfolgenden Kapiteln werden immer wieder mit kurzen Exkursen und Hintergrundinformationen ergänzt. Diese Anmerkungen heben sich vom Haupttext durch eine kleinere Schriftgröße ab und sollen u. a. zusätzliche Erläuterungen bieten oder auf weiterführende Literatur verweisen.

Sozialpsychiatrie: Begriff, Themen und Geschichte

Dominik Gruber, Martin Böhm, Marlene Wallner, Gernot Koren

© Springer-Verlag GmbH Deutschland 2018
W. Schöny (Hrsg.), *Sozialpsychiatrie – theoretische Grundlagen und praktische Einblicke*,
DOI 10.1007/978-3-662-54626-0_2

2

2.1   Sozialpsychiatrie: Begriff und Themenfelder

Was ist Sozialpsychiatrie? Im Hinblick auf diese Frage sind es v. a. 3 Aspekte, die hier dargestellt und diskutiert werden:
1. Was bedeutet der Begriff Sozialpsychiatrie, und was macht sie sozial?
2. Welche Dimensionen und Themen umfassen die Sozialpsychiatrie?
3. Wie stellt sich das Verhältnis zwischen Sozialpsychiatrie und Psychiatrie dar?

2.1.1   Sozialpsychiatrie: Begriffsdefinition

Laut Strotzka, einem der zentralen Vorreiter im Aufbau der Sozialpsychiatrie in Österreich, ist die Sozialpsychiatrie im Allgemeinen

» jene Wissenschaft, die sich systematisch mit der Bedeutung von sozialen, kulturellen sowie Umgebungsfaktoren in weitestem Sinn für seelische Gesundheit und Krankheit befasst. Sie bezieht dabei soziologische, sozialpsychologische und kulturanthropologische Momente sowohl in bezug auf die allgemeine Beeinflussung der Auffassungen von Gesundheit und Krankheit als auch deren Bedeutung für den einzelnen in ihre Betrachtung ein. Sie beschäftigt sich im Besonderen mit der Diagnose, Prognose, Therapie und Vorbeugung psychischer Krankheiten in und für Gruppen von Menschen. (Strotzka 1972, zitiert in Hinterhuber u. Meise 2008, S. 148f.)

Etwas kürzer definieren diesen Begriff Priebe und Hoffmann (2002). Sie verwenden dabei außerdem bereits explizit den Begriff der Prävention. Sozialpsychiatrie beschäftigt sich demnach mit „der Bedeutung sozialer Faktoren für psychische Gesundheit und Krankheit und für deren Prävention und Veränderung" (Priebe u. Hoffmann 2002, S. 617).
Eine etwas ausführlichere, aber ähnliche Definition gibt Schmitt (1997), wobei dieser Autor neben der Prävention auch noch die Nachsorge berücksichtigt.

» Sozialpsychiatrie ist […] die Wissenschaft von den Erscheinungsweisen des seelisch Abnormen in seinen vielfältigen Wechselbeziehungen zur menschlichen Gesellschaft – sowohl auf ihre Gesamtheit wie auch auf in ihr existierende Individuen bezogen – und zugleich Nutzanwendung der aus sozialpsychiatrischen Analysen gewonnenen Einsichten bei Maßnahmen zur Vorbeugung, Behandlung und Nachsorge seelischer Störungen. (Schmitt 1997, S. 38, Hervorhebung nicht übernommen)

Betrachtet man die hier dargestellten Definitionen des Begriffs Sozialpsychiatrie, wird deutlich, dass diese Disziplin v. a. die sozialen Faktoren, die im Zusammenhang mit psychischen Erkrankungen stehen, in den Fokus nimmt. Dabei geht es jedoch nicht nur um soziale Aspekte, die direkt mit der Entstehung und Entwicklung psychischer Erkrankungen zu tun haben (Ätiologie) und die im biopsychosozialen Modell psychischer Gesundheit prominent berücksichtigt werden (▶ Abschn. 4.1), sondern z. B. auch um Aspekte
- der Epidemiologie, d. h. der Verbreitung von psychischen Erkrankungen;
- der Versorgung und Versorgungsstruktur, z. B. eines Landes;
- konkreter Formen von Behandlung, Therapie, Rehabilitation und weiteren Unterstützungsleistungen, deren Finanzierung, Implementierung und Wirksamkeit;
- der sozialen, gesellschaftlichen und kulturellen Rahmenbedingungen, mit denen betroffene Menschen, deren Angehörige, aber auch die Bevölkerung im Allgemeinen konfrontiert sind;
- der Prävention und Gesundheitsförderung.

Aber was rechtfertigt es, dieses breit gefächerte Themengebiet unter dem Begriff Sozialpsychiatrie zu subsumieren? Allen Punkten ist gemeinsam, dass es sich um **soziale** Phänomene handelt, wobei sozial nicht mit „karitativ", sondern mit „die Gesellschaft oder das Soziale betreffend, also die Befassung mit menschlichem Handeln, Verhalten und Zusammenleben, ohne diese jedoch zu bewerten" übersetzt werden muss. Die Entwicklung der Prävalenz psychischer Erkrankungen, die Planung und Implementierung von Versorgungsleistungen, die Stigmatisierung psychisch erkrankter Menschen etc. findet stets in einer konkreten Gesellschaft, die je spezifische Rahmenbedingungen und Einflüsse bereithält, statt.

2.1.2 Sozialpsychiatrie: Dimensionen und Themenfelder

Sozialpsychiatrie als Disziplin, die v. a. den sozialen Aspekt in seiner Relevanz und seinem Einfluss auf die Betroffenen, ihre Umgebung und die Versorgung in den Vordergrund stellt und den Menschen ganzheitlich in seiner Einbettung in die Umwelt betrachtet, setzt sich wiederum aus 3 zentralen Dimensionen zusammen. Um mit Priebe und Finzen (2002) zu sprechen:

» [F]irstly, [social psychiatry is] an area of theoretical and empirical science; secondly, a political movement; and, thirdly, a way to practise mental health care. (Priebe u. Finzen 2002, S. 47)

Diese 3 Aspekte bzw. Dimensionen von Sozialpsychiatrie sollen in weiterer Folge genauer erläutert werden (für eine ähnliche Darstellung der nachstehenden 3 Unterabschnitte s. auch Gruber und Böhm 2012).

Sozialpsychiatrie als wissenschaftliche Disziplin

Aufbauend auf dem biopsychosozialen Modell von Gesundheit bzw. Krankheit (▶ Abschn. 4.1), beschäftigt sich die Sozialpsychiatrie als eine wissenschaftliche Disziplin schwerpunktmäßig v. a. mit den nachfolgend aufgeführten Themenfeldern.

Krankheitsursachen und Epidemiologie Als Ursachenforschung untersucht die Sozialpsychiatrie den Einfluss von umweltbezogenen, sozialen, gesellschaftlichen und strukturellen Faktoren auf die Verursachung, den Verlauf und die Manifestation psychischer Erkrankungen. Die Epidemiologie „beschäftigt sich mit der Verteilung einer Krankheit in Zeit und Raum sowie mit Faktoren, die diese Verteilung beeinflussen" (Meller u. Fichter 2005, S. 49). Sozialpsychiatrie als epidemiologische Forschung liefert demnach Informationen über das Auftreten von (Neu-)Erkrankungen (Prävalenz und Inzidenz) und ihre Veränderung in Bezug auf Raum, Zeit und das Auftreten verschiedener Risiko- und Schutzfaktoren.

Versorgung Die Versorgungsforschung beschäftigt sich u. a. mit folgenden Fragen:
- Welche psychiatrischen und psychosozialen Leistungen werden angeboten?
- Welchen (Qualitäts-)Standards soll das sozialpsychiatrische Angebot entsprechen?
- Kann mit dem Angebot der bestehende Bedarf abgedeckt werden?
- Welche Leistungen können bzw. sollen unter bestehenden Rahmenbedingungen, z. B. den finanziellen Mitteln, implementiert werden?

Wirkung und Outcome Eine Vielzahl von Untersuchungen ist der Wirkung bzw. der Wirksamkeit von sozialpsychiatrischen Interventionen und Behandlungssettings gewidmet, u. a. mit dem Ziel, ihre Effektivität (Wirksamkeit) und in manchen Fällen auch ihre Effizienz (Wirtschaftlichkeit) zu überprüfen und in weiterer Folge bestehende Behandlungs- und Interventionsformen weiterzuentwickeln.

Prävention und Gesundheitsförderung Der Begriff Prävention kann im Kontext psychischer Erkrankung kurz mit „vorausschauender Krankheits- oder Problemvermeidung" übersetzt werden. Dazu stehen der institutionalisierten Psychiatrie und Sozialpsychiatrie verschiedene Instrumente sowohl auf der Ebene der Individuen (z. B. Weiterbildungskurse) als auch auf gesellschaftlich struktureller Ebene (z. B. Gesetzesänderungen) zur Verfügung. Gesundheitsförderung richtet – im Vergleich zur Prävention – ihren Blick v. a. auf die Erhaltung und Stabilisierung von Gesundheit und der individuellen Ressourcen.

2

Sozialer und gesellschaftlicher Kontext In diesem Aufgabengebiet werden auch die sozialen Folgen psychischer Erkrankungen untersucht. Wichtig sind hierbei Einstellungen von verschiedenen Gruppierungen (z. B. von den psychisch erkrankten Menschen, den Angehörigen, den professionellen Helfern usw.) und Themen wie Probleme psychisch erkrankter Menschen im täglichen Lebensvollzug, ihre sozialen und sozioökonomischen Lebensumstände, ihre Stigmatisierung und potenzielle Gegenmaßnahmen. Des Weiteren werden die sozialen und gesellschaftlichen Rahmenbedingungen erforscht, die das Auftreten und den Verlauf psychischer Erkrankungen beeinflussen. Dabei ergibt sich eine Überschneidung mit der epidemiologischen Forschung, wobei hier der Fokus auf gesellschaftlichen und sozialen Einflussfaktoren liegt (Sozialepidemiologie).

Die hier skizzierten Forschungsfelder der Sozialpsychiatrie bilden die Grundlage bzw. den „roten Faden" des vorliegenden Buches (▶ Kap. 4, ▶ Kap. 5, ▶ Kap. 6, ▶ Kap. 7, ▶ Kap. 8). Das bedeutet, dass die Autoren den Aufgabenbereich der Sozialpsychiatrie v. a. aus der Perspektive der Wissenschaft und angewandten Forschung betrachten. Zur Auswahl der Themen sollen hier noch 3 Anmerkungen gemacht werden:

- Die ursachenbezogene und epidemiologische Forschung wurden zu einem Themenfeld zusammengezogen, da diese beiden Elemente im Bereich der Sozialpsychiatrie sehr oft Hand in Hand gehen. Das Thema der Wirkungs- und Outcome-Forschung, das auch unter die Versorgungsforschung subsumiert werden könnte, wurde hier – aufgrund der thematischen Breite und Differenziertheit – als eigenständiger Bereich hervorgehoben.
- Verschiedene Reviews (Borbé et al. 2009; Holzinger u. Angermeyer 2002, 2003; Angermeyer u. Winkler 2001), die darüber berichten, zu welchen sozialpsychiatrischen Feldern geforscht und publiziert wird, zeigen, dass im deutschsprachigen Raum vorwiegend zu den Themen Versorgung, Therapie, subjektive Sichtweise der Betroffenen und Epidemiologie veröffentlicht wird. Des Weiteren zeigen diese Übersichtsarbeiten, dass es einen Mangel an soziologisch orientierten Studien (siehe z. B. Angermeyer et al. 2004; Borbé et al. 2009)

und an „soziologisch-sozialpsychiatrischer Grundlagenforschung gibt, die die (Mit-)Verursachung psychischer Erkrankungen durch soziale Faktoren untersucht" (Borbé et al. 2009, S. 11). Dies ist ein Grund dafür, in diesem Buch die Sozialpsychiatrie auch als soziologische Disziplin (▶ Kap. 8) eigenständig zu betrachten.

- Im Verhältnis zu den anderen hier angeführten Themen stellen Prävention und Gesundheitsförderung Querschnittthemen dar, da sie Elemente aus allen anderen Bereichen beinhalten. Die explizite und eigenständige Berücksichtigung dieses Themenbereichs wird auch damit begründet, dass Prävention deutlich an gesellschaftlicher Bedeutung gewinnt (vgl. z. B. Bramesfeld u. Riedel-Heller 2008) bzw. vermehrt eingefordert wird (siehe z. B. Meise u. Wancata 2006, S. 154; Kommission der Europäischen Gemeinschaften 2005; Lecic-Tosevski et al. 2003).

Im Rahmen einer kleinen Studie von Bramesfeld und Riedel-Heller (2008) wurde das Thema Prävention von befragten Experten als zweitwichtigstes Thema eingeschätzt (von insgesamt 20 Themenbereichen, wie z. B. Epidemiologie, Versorgung, gesundheitspolitische Entwicklung, von denen 7 ausgewählt werden konnten). Dem steht entgegen, dass die sozialpsychiatrische Forschung zum Thema Prävention noch nicht sehr umfangreich bzw. weit fortgeschritten zu sein scheint. Dies ergeben etwa eine Literaturstudie von Schmidt et al. (2005) für den deutschsprachigen Raum und ein systematischer Review von Roick et al. (2005) auf internationaler Ebene.

Sozialpsychiatrie als politisch-normativer Standpunkt

Die Sozialpsychiatrie ist nicht nur empirische Wissenschaft, sondern vertritt in der Regel auch explizit normative Standpunkte. Diese werden durch verschiedene normative Konzepte untermauert, die mittlerweile weite Verbreitung finden und auch von vielen Betroffenen unterstützt werden. Beispielhaft sollen an dieser Stelle 3 dieser Ansätze kurz skizziert werden (für ausführlichere Beschreibungen einiger Konzepte ▶ Abschn. 3.3).

Inklusion Als soziologischer Terminus bezeichnet Inklusion die Partizipation von Individuen und gesellschaftlichen Gruppen in gesellschaftliche Funktionsbereiche. Durch die Deinstitutionalisierung wurde ein erster Schritt hin zu einer inkludierenden Gesellschaft gesetzt (▶ Abschn. 2.2.6). Seither wurde ein Entwicklungsprozess eingeleitet, der die „fürsorgliche Belagerung" (Keupp) von Menschen mit psychischen Erkrankungen, in der die Experten immer noch zu wissen glauben, was das Beste für die Betroffenen ist, abmildert und zu mehr Personenorientierung, Selbst- und Mitbestimmung führt. Es gilt, das Konzept der Inklusion voranzutreiben.

Empowerment Das Empowerment-Konzept stammt ursprünglich aus der Bürgerrechtsbewegung, die das Ziel der Förderung einer gesellschaftlichen Entwicklung hin zu mehr Bürger- und Menschenrechten anstrebte. Besonders Angehörige von Minderheiten sollen zu einer unabhängigen und selbstständigen Lebensweise befähigt werden (vgl. Lauber u. Rössler 2005). Die Idee des Empowerments ist auch in der Sozialpsychiatrie ein zentrales Anliegen (vgl. Hinterhuber et al. 2008, S. 127; ▶ Abschn. 3.3.3).

Ausbau gemeindenaher/ambulanter Versorgung In den letzten Jahrzehnten wurde in allen westlichen Industrienationen die psychiatrische Versorgung reformiert (vgl. Priebe 2003, S. 49; ▶ Abschn. 2.2.6). Diese Veränderungen verfolgten die Ziele, große psychiatrische Anstalten zu schließen und die Lebensqualität der Menschen mit psychischen Problemen durch eine Verlagerung der Behandlung in „gemeindenahe", ambulante Strukturen zu verbessern und Patientenrechte durch vermehrte rechtliche Kontrollen der Unterbringung in psychiatrischen Krankenanstalten zu stärken (Prozess der Enthospitalisierung bzw. Deinstitutionalisierung).

Den normativen Grundlagen der Sozialpsychiatrie widmen wir uns nochmals detailliert im Zuge von ▶ Abschn. 3.3.

Sozialpsychiatrie als therapeutische und unterstützende Praxis

Ein wesentliches sozialpsychiatrisches Feld stellt die therapeutische und unterstützende Praxis dar. Dabei werden in der Regel unterschiedliche Einteilungen der Betätigungsfelder getroffen. An dieser Stelle soll zwischen der Therapie (u. a. psychotherapeutische

und soziotherapeutische Methoden), der Rehabilitation und der Prävention psychischer Erkrankungen unterschieden werden. Auf die beiden letzten Interventionsformen, die Rehabilitation und die Prävention, wird in ▶ Abschn. 6.2 und ▶ Kap. 7 genauer eingegangen. Sozialpsychiatrische Therapie kann – allgemein gesprochen – als ein Versuch der „Beeinflussung einer psychischen Krankheit durch situative Faktoren, die zusammengefaßt das soziale Gefüge der Um- und Mitwelt bestimmen" (Müller 1972, zitiert in Eikelmann u. Zacharias 2005, S. 220), verstanden werden. Dabei wird – im Gegensatz zur biologisch orientierten Psychiatrie – versucht, entweder das soziale Umfeld selbst oder die Interaktion der erkrankten Personen mit ihrem Umfeld zu verändern. „Ziel dabei ist es, a) die soziale Situation so zu strukturieren, daß sie der Entfaltung und Stabilisierung des Betreffenden förderlich ist, oder b) das soziale Umfeld den Bedürfnissen des Betreffenden ggf. anzupassen" (Eikelmann u. Zacharias 2005, S. 220). Die Effektivität dieser Maßnahmen wird durch die sog. Evaluation- und Outcome-Forschung wissenschaftlich untersucht (v. a. ▶ Kap. 6).

Die konkreten Formen sozialpsychiatrischer Therapie- und Unterstützungsleistungen, deren Implementierung, Rahmenbedingungen und Wirksamkeit werden im Rahmen dieses Buches nur exemplarisch dargestellt (z. B. ▶ Abschn. 6.2). Dies liegt daran, dass diesem Buch allem voran die Perspektive einer sozialwissenschaftlich inspirierten Forschung zugrunde liegt. Die Wirkungs- und Outcome-Forschung, die sich auch mit der Praxis sozialpsychiatrischer Leistungen beschäftigt, stellt – wie dargelegt – nur ein Thema unter vielen dar. Primär praxisorientierte Darstellungen der Sozialpsychiatrie bieten u. a. Clausen und Eichenbrenner (2016) und/oder Wollschläger (2001a).

2.1.3 Sozialpsychiatrie und ihr Verhältnis zur Psychiatrie

Das Verhältnis zwischen Psychiatrie und Sozialpsychiatrie war und ist nicht immer harmonisch. Dies hat verschiedene Gründe: Zum einen galt und gilt die traditionelle, d. h. stationäre Psychiatrie als eine (tendenziell) sozial exkludierende Instanz. Ihr wurde vor nicht allzu langer Zeit – und teilweise

2

auch heute noch – vorgeworfen, dass sie eine Vielzahl von Menschen in ihren Institutionen verwahrte (vgl. z. B. Dörner et al. 2007, S. 29), Betroffene aus ihrer gewohnten Lebenswelt riss und aufgrund ihres Potenzials, abweichendes Verhalten zu sanktionieren, soziale Kontrolle ausübte (vgl. z. B. historisch: van Voren 2009; theoretisch: Keupp 1972; ▶ Abschn. 2.2). Kritiker werfen der medizinisch und stationär orientierten Psychiatrie auch vor, sich in der Regel an individualisierender und biologisierender Forschung zu orientieren. Der Sozialpsychiater Finzen (1998a) beschreibt die historische Entwicklung in der theoretischen Orientierung der Psychiatrie als eine Art Pendelbewegung (Pinelsches Pendel), in der sich naturwissenschaftlich inspirierte Formen der Psychiatrie mit anderen Theorieströmungen, z. B. mit der Sozialpsychiatrie oder der Psychoanalyse, in Bezug auf ihre Dominanz und Verbreitung abwechselten. Nicht zuletzt durch den Boom der Neurowissenschaften dominiert seit den 1990er-Jahren wiederum das Paradigma der Naturwissenschaft, v. a. in der Forschung. Finzen schreibt daher in den 1990er-Jahren anerkennend, aber dennoch mit pessimistischem Unterton:

» Die Neurobiologie wurde zu einem der faszinierendsten Forschungsgebiete unserer Zeit. […] Sie haben auch dazu beigetragen, dass wir besser verstehen, warum unsere Therapien wirken und warum nicht – Pharmakotherapie wie Psychotherapie. Aber sie haben bislang nichts oder doch fast nichts zur Verbesserung der psychiatrischen Behandlung im Alltag beigetragen. Die Situation gleicht jener der Gehirnpsychiatrie […] vor hundert Jahren. (Finzen 1998a, S. 35)

Natürlich ist die beschriebene Pendelbewegung nur als idealtypisches Muster zu betrachten, zumal es auch immer „lange Überschneidungszeiträume gegeben hat" (Finzen 1998a, S. 35), in denen sowohl medizinisch-psychiatrisches als auch sozialpsychiatrisches Gedankengut vorherrschend waren.

Der These von Finzen tendenziell widersprechend, geht Schmitt (1997) davon aus, dass „sich die Psychiatrie immer schon als soziale Wissenschaft verstanden hat" (ebd., S. 56). Wenn dem so ist, stellt sich die Frage, in welchem Ausmaß die Psychiatrie – in verschiedenen Zeiten, zu verschiedenen Orten – soziale Elemente berücksichtigte. Tatsächlich gibt Schmitt (1997) Ende der 1990er-Jahre zu bedenken, dass es in Deutschland zu dieser Zeit nach wie vor „einen sehr großen sozialpsychiatrischen Nachholbedarf" (ebd., S. 58) gab. Demnach erscheint ein Sprechen von einer mehr oder weniger ausgeprägten sozialpsychiatrischen Forschungslandschaft, auch im Vergleich zur medizinisch orientierten Forschungs- oder Versorgungstradition, – so wie bei Finzen – legitim zu sein.

Dies darf jedoch nicht darüber hinwegtäuschen, dass es in der Frage, wie das theoretische und praktische Verhältnis zwischen Psychiatrie und Sozialpsychiatrie definiert werden soll, auch heute noch verschiedene Positionen gibt. An dieser Stelle sollen 3 idealtypische Positionen skizziert werden, die die Psychiatrie aus sozialpsychiatrischen bzw. antipsychiatrischen Positionen verschiedentlich betrachten.

Oppositionelle Position

Thilo von Trotha (z. B. 2001), ein Vertreter der Neuen Antipsychiatrie und Mitbegründer des „Berliner Weglaufhauses", weist auf die nach wie vor widersprüchlichen Funktionen, die die klassische Psychiatrie erfüllt bzw. erfüllen muss, hin. Einerseits wohnt ihr ein Element der Kontrolle und Gewalt inne, da „sie die Gemeinschaft der Nicht-Verrückten vor den Provokationen der Verrückten schützt" (ebd., S. 208). Andererseits „nimmt sie […] therapeutische Aufgaben wahr" (ebd.).

Die Neue Antipsychiatrie definiert sich nach Lehmann (2001) u. a. durch folgende Punkte: Kritik an sozialpsychiatrischer Praxis als „verdoppelte Psychiatrie" und „versteckte Bevormundung", Forderung von mehr Betroffenenbeteiligung sowie mehr Selbstbestimmung, Ablehnung der Psychopharmakologie (psychopharmakafreie Hilfe) und Zwangsbehandlungen, Forcierung menschenrechtsbezogener Grundlagen. Von der alten Antipsychiatrie grenzt sie sich u. a. dadurch ab, dass sie weniger akademisch orientiert ist und neue Ideen, wie z. B. neue Versorgungskonzepte, eher integriert.

Auch das Auftreten der Sozialpsychiatrie konnte dieses „ewige Dilemma" der Psychiatrie nicht (vollständig) auflösen, so Trotha. Nach dieser Position sollte daher die aktuelle Psychiatrie negiert werden und als Neue Antipsychiatrie die Abschaffung von Zwang und Bevormundung Betroffener vorantreiben. Dafür bedarf es beispielsweise Institutionen wie das „Berliner Weglaufhaus", in denen es „Spielraum für ungewöhnliches, auch anstößiges Verhalten und gleichzeitig ein dichtes Netz von psychischer, physischer, sozialer Präsenz [...]" (ebd., S. 209) gibt.

Die Kritik von Trothas (2001) geht noch darüber hinaus. Für ihn ist auch „Sozialpsychiatrie im Kern nichts anderes als Psychiatrie" (ebd., S. 208). Deshalb kann die Sozialpsychiatrie diesen grundsätzlichen Widerspruch nicht lösen. Auch sie übt laut von Trotha Kontrolle aus, jedoch in subtilerer Art und Weise.

Ein weitere alternative Strömung, die auch in der Antipsychiatrie-Bewegung wurzelte, ist jener der Soteria (griechisch für „Rettung", „Wohl", „Heil"). Sie wurde zu Beginn der 1970er-Jahre in den USA u. a. vom Psychiater Mosher begründet, der in San José (nahe San Francisco) das „Soteria-House" ins Leben rief. Eine seiner Triebfedern war seine Unzufriedenheit mit der Schulpsychiatrie und ihren Behandlungsmethoden (vgl. Wollschläger 2001b, S. 491). Im deutschsprachigen Raum wurde Soteria durch Luc Ciompi populär, der – inspiriert durch einen Besuch des „Soteria House" in San José – ein eigenes Soteria-Konzept entwickelte und ein Soteria-Haus in Bern eröffnete (vgl. ebd., S. 493ff.). Soteria ist kein einheitliches Konzept, beruht jedoch u. a. auf folgenden Ideen und Grundsätzen: Psychotische Personen werden in Häusern mit geringer Bettenzahl und in einem möglichst „natürlichen" Umfeld ganzheitlich betreut; kontinuierliche und zeitlich ausgedehnte Begleitung; gering ausgeprägte Hierarchien, auch zwischen Begleitern und Bewohnern; vorsichtiger Umgang und Einsatz von Psychopharmaka; Vereinbarung individueller Behandlungsziele; Vermeidung von Stigmatisierung; Betonung der Einbettung des Individuums im Sozialen und seiner emotional-kognitiven Konstitution. In Europa haben Soteria-Konzepte bereits seit einiger Zeit Eingang in die sozialpsychiatrische Regelversorgung und auch in die Klinikbehandlung gefunden (vgl. Wollschläger 2001b, S. 494; Mosher 2001, S. 497).

Vereinnahmende Position

Dörner et al. (2007) stellen u. a. fest, dass der Begriff Sozialpsychiatrie überflüssig erscheint, denn bei der Ergänzung der Psychiatrie um das Soziale kann es sich – laut den Autoren – nur um eine Vervollkommnung der Psychiatrie handeln (vgl. ebd., S. 490). Demnach postulierte Dörner bereits 1972, „dass Psychiatrie [stets] soziale oder keine Psychiatrie sei" (zitiert in Wollschläger 2001a, S. 13). Dieses Postulat ist dabei – entsprechend sozialpsychiatrischer Grundannahmen – als umfassend zu verstehen. Das heißt, die Perspektive des Sozialen darf sich nicht nur auf die Beziehung zwischen Betroffenen und professionellem Personal beschränken. Dörner und auch andere Autoren sprechen hier von der Notwendigkeit eines Trialogs: „Da Menschen zunächst immer in Beziehungen leben, noch bevor sie handeln, ist Psychiatrie die Begegnung nicht von zwei, sondern von mindestens drei Menschen: dem psychisch Kranken, dem Angehörigen und dem psychiatrisch Tätigen. Wo einer von ihnen real fehlt, muss er hinzufantasiert werden." (Dörner et al. 2007, S. 17; vgl. auch Bock 2005) Einige Autoren sprechen von einem Tetralog. Dieser Begriff soll auf die notwendige Einbindung der Gesellschaft und von Repräsentanten derselben hinweisen (vgl. z. B. Schöny 1997).

Integrierende/komplementäre Position

Die wohl am weitesten verbreitete Position zum Verhältnis zwischen Psychiatrie und Sozialpsychiatrie ist eine integrierende oder komplementäre. Diese Perspektive ist von der Sichtweise geprägt, dass „die Sozialpsychiatrie [...] ein existenzieller Bestandteil der Psychiatrie [ist], ohne den eine umfassende Behandlung der Kranken nicht gelingen kann" (Hinterhuber u. Meise 2008, S. 150). Dabei ergänzen sich Sozialpsychiatrie, Psychotherapie und biologische Psychologie gegenseitig (vgl. Hinterhuber u. Meise 2008; Wancata et al. 2007; auf der Grundlage von Überlegungen von Karl Jaspers s. Jäger et al. 2015). Für diese Position werden u. a. folgende Argumente ins Feld geführt:

- Psychische Erkrankungen und ihre Genese sind multifaktoriell zu erklären; daher bedarf es mehrerer Forschungsfelder und Perspektiven. Des Weiteren ist den Klienten und Patienten durch eine multidimensionale Versorgung am meisten gedient (vgl. Wancata et al. 2007; Wancata u. Meise 2010).
- Die genannten Aufgabenbereiche (Sozialpsychiatrie, Psychotherapie, biologische Psychiatrie)

2

fließen immer mehr zusammen – v. a. wenn es um den Bereich der Versorgung geht (vgl. z. B. Wancata et al. 2007).

- Aufgrund der großen Komplexität der Themen ist es nicht möglich, Generalisten auszubilden. Es bedarf daher einer Arbeitsteilung zwischen den Bereichen. Jeder Teilbereich hat seine eigenen Ansätze und historischen Traditionen, die es gilt zu erhalten (vgl. z. B. Hinterhuber u. Meise 2008; Wancata et al. 2007).

- Im Bereich der Forschung können neue Errungenschaften mittlerweile nur mehr durch einen multiperspektivischen und -dimensionalen Blick bzw. Ansatz erreicht werden (vgl. z. B. Wancata et al. 2007).

2.1.4 Fazit: Begriffe und Themenfelder der Sozialpsychiatrie

Bereits die erste Skizze zur Sozialpsychiatrie verdeutlicht, dass es sich hierbei um ein weitläufiges Forschungsfeld handelt. Der Begriff Sozialpsychiatrie bezeichnet nicht nur eine therapeutische Praxis, sondern auch eine empirische Wissenschaft und einen normativen Standpunkt, von dem aus Menschen mit psychischen Erkrankungen bzw. psychosozialen Problemen unterstützt werden. Sozialpsychiatrische Forschung – so die Position der Autoren – sollte im Dienste der Betroffenen stehen. Sowohl die Themen und Fragestellungen, die untersucht werden, als auch die Verwertung der Ergebnisse müssen beispielsweise den Zielen der Inklusion und des Empowerments dienlich sein. Was das Verhältnis zwischen Psychiatrie und Sozialpsychiatrie betrifft, muss wohl Dörner et al. (2007) zugestimmt werden, wenn sie behaupten, dass jede Psychiatrie eine soziale ist und sein muss. Hier ist aber auch Vorsicht geboten. Eine Position, die Psychiatrie in ihrer Gesamtheit sozusagen umarmt, darf nicht Gefahr laufen, potenzielle Konfliktlinien zu verdecken. Die Sozialpsychiatrie muss ihren kritischen Blick bewahren, z. B. im Hinblick auf Herrschaftsverhältnisse, in die sie sich auch selbst verstricken kann, oder in Bezug auf die zunehmende bzw. erneute Biologisierung der Psychiatrie.

2.2 Geschichte der Psychiatrie und Sozialpsychiatrie

Die Psychiatrie hat eine lange und bewegte Vergangenheit. Eine geschichtliche Betrachtung zeigt, dass der Umgang mit Menschen mit psychischen Erkrankungen (Menschen, die man heute als psychisch krank bezeichnet, wurden in der Vergangenheit unterschiedlich benannt) je nach Epoche und je nach Gesellschaft sehr unterschiedlich war. Die Bilder von den „Verrückten" oder „Irren" und die Erklärung, wie ihr Verhalten sowie ihre Symptome zustande kommen, unterlagen genauso wie die Behandlungsmethoden und die Stellung der Betroffenen in der (jeweiligen) Gesellschaft einem steten Wandel. Dennoch ist Psychiatrie im Vergleich zu anderen Disziplinen „eine verhältnismäßig junge Wissenschaft, deren Anfänge in das auslaufende 18. und beginnende 19. Jahrhundert zu datieren sind" (Schmitt 1997, S. 39). Daher erscheint es auch angebracht, die Darstellung der Geschichte der Psychiatrie als klinische Institution mit der Zeit der Aufklärung zu beginnen. Der Fokus liegt dabei – vorwiegend, aber nicht ausschließlich – auf dem deutschsprachigen Raum. Die nachstehende historische Skizze hat einführenden Charakter und greift lediglich einige wichtige historische Ereignisse und Zäsuren heraus.

Vor der Zeit der Aufklärung wurden Menschen mit psychischen Leiden oftmals in Waisen-, Zucht- oder Tollhäuser untergebracht. An verschiedenen Orten, verstreut über ganz Europa und dem Vorderen Orient, gab es aber auch schon seit dem 12. Jahrhundert Versuche, psychisch erkrankte Menschen in „Spezialkrankenhäuser" zu behandeln (vgl. zusammenfassend Schmitt 1997, S. 39).

2.2.1 Aufklärung und die „Befreiung der Irren"

Im Fokus des Menschenbildes der Aufklärung stand v. a. der Begriff der Vernunft. Dies implizierte die Rückführung der Unvernünftigen (damals u. a. als „Irre" und „Narren" bezeichnet) zur Vernunft oder – anders gesagt – von unmündigen zu mündigen Bürgern. Die Idee der Heilbarkeit psychischer Krankheiten zeigt sich auch im psychiatrischen Leitsatz der Aufklärung: „Irren ist heilbar." Die Psychiatrie der Aufklärung war vom Gedanken geprägt, dass einerseits der Staat für die Rahmenbedingungen für die Behandlung der Patienten zu sorgen hatte und diese unter humanen Bedingungen in ärztlicher Aufsicht stattfinden sollte. Andererseits sollten die Patienten „moralisch" und nach spezifischen Krankheitsgruppen behandelt werden. Es entsteht somit eine Sammlung bestimmter Formen seelischer Erkrankungen im Rahmen unterschiedlicher fragmentierter Klassifikationssysteme (vgl. Schott u. Tölle 2006, S. 48). Durch historische Analysen lässt sich außerdem zeigen, dass die Psychiatrie und damit auch der Umgang mit psychisch erkrankten Menschen stets in soziale und gesellschaftliche Verhältnisse eingebettet waren. Dies kann uns zeigen, welche verschiedenen Funktionen – je nach gesellschaftlichem Kontext – die Psychiatrie erfüllt. Pinel (1745–1826) und seinem Schüler Esquirol (1772–1840) wird nachgesagt, dass sie die „Irren" von ihren Ketten befreit haben sollen. Getragen von den Werten der Aufklärung, sollten die „Verrückten" als krank anerkannt werden, die einer Behandlung zugeführt werden müssen. Dadurch wurde auch die Gewalt gegenüber Menschen mit psychischen Beeinträchtigungen reduziert (vgl. Blasius 2001, S. 30f.). Dies änderte sich in der zweiten Hälfte des 19. Jahrhunderts, in der die Irrenhäuser wieder instrumentelleren Charakter erhielten.

> » Mit dem Übergang von der bürgerlichen zur „industriellen Gesellschaft" änderten sich die Prioritäten staatlicher Fürsorgepolitik. Man war bestrebt, psychisch Kranke von Gesunden zu separieren, zwischen gesund und krank gleichsam eine Zonen-Grenze zu ziehen. Repressionskalküle hatten den großen Reformgedanken des frühen 19. Jahrhunderts abgelöst. (Blasius 2001, S. 31)

Die Urbanisierung erschwerte die Möglichkeiten der häuslichen Betreuung von psychisch kranken Familienmitgliedern: Die Folge davon war eine chronische Überbelegung von Krankenanstalten, die dazu führte, dass „aus den Irrenhäusern […] die Armenhäuser der Nation" (ebd., S. 32) wurden. Die klinische

Psychiatrie Pinels und der ursprünglich humanitäre/aufklärerische Gedanke mündeten schlussendlich in einer Anstaltspsychiatrie, mit allen bekannten Folgeerscheinungen.

Pinel und andere Zeitgenossen werden meist als „Befreier von den Fesseln" beschrieben. Foucault (z. B. 1968/1954) steht diesem Etikett kritisch gegenüber, da die (medizinischen) Methoden dieser Reformer Kontrolle und Segregation bedeuteten. „Pinel, Tuke, ihre Zeitgenossen und ihre Nachfolger haben die alten Praktiken der Internierung nicht gelockert, sie haben sie im Gegenteil nur noch fester um den Irren zusammengezogen. In der idealen Irrenanstalt, die Tuke in der Nähe von New York verwirklicht hat, soll der Geistesgestörte mit einer Art Familie umgeben werden, er soll sich wie zuhause fühlen; in Wirklichkeit ist er eben dadurch einer ununterbrochenen moralischen und gesellschaftlichen Kontrolle unterworfen; […] Als Mittel dazu wurden Drohungen, Bestrafungen, Nahrungsentzug, Demütigungen angewandt, kurz alles, was den Irren *infantil* und *schuldbewußt* machen konnte. Pinel wendet in Bicêtre ähnliche Techniken an, nachdem er ‚die Gefangenen befreit' hatte, die noch 1793 dort lagen. Die materiellen Fesseln, die den Kranken physisch Zwang antun, hat er fallen lassen (freilich nicht alle). Aber dafür hat er moralische Fesseln rings um sie aufgebaut, die das Asyl zu einer Art ununterbrochen richtenden Instanz machten: der Irre sollte in seinen Gesten überwacht, in seinen Ansprüchen gedrückt, in seinen Wahnideen widerlegt, in seinen Irrtümern lächerlich gemacht werden: jedem Abweichen vom Normalen sollte die Strafe auf dem Fuße folgen. Und zwar unter Anleitung eines Arztes, dem nicht so sehr eine Therapie als eine ethische Kontrolle oblag. Der Arzt in der Irrenanstalt ist ein Agent der Moralsynthese." (Foucault 1968/1954, S. 109f., Hervorhebung im Original)

2.2.2 Erste sozialpsychiatrische Ansätze im 19. und beginnenden 20. Jahrhundert

Bereits zu Beginn des 19. Jahrhunderts begann man, große Anstalten für „geisteskranke" Menschen zu errichten. Diese Zeit gilt auch als Geburtsstunde der klinischen Psychiatrie. Das neue Leitbild umfasste neben psychischen Behandlungskonzepten neue Rechte und Pflichten für Personal und „Insassen", neuartige Heil- und Pflegeanstalten sowie eine neue staatliche Gesundheits- und Sozialpolitik (vgl. Brückner 2010, S. 73). Die Errichtung eigener Anstalten war durchwegs von der humanistisch orientierten Idee getragen, „dass der Staat die Pflicht habe, sich um Menschen in Not zu kümmern"

2

(Kumbier et al. 2013, S. 36). Da Ende des 18. Jahrhunderts vielfach die Meinung vertreten wurde, dass Menschen mit einer psychischen Erkrankung zum einen selbst an der Entstehung ihrer Krankheit beteiligt sind und zum anderen aufgrund ihrer problematischen Lebenswelt psychisch erkranken, wurden sie als „Subjekte" anerkannt (vgl. Brückner 2010, S. 74). Der Psychiater Roller (1802–1878) definierte psychiatrische Anstalten etwa als „sozialen Schutz", in denen die Betroffenen Ruhe finden konnten (vgl. Schöny u. Sulzbacher 2011, S. 32). Damit begann im 19. Jahrhundert „eine Entwicklung innerhalb der deutschsprachigen Psychiatrie, die die psychisch Kranken außerhalb ihres sozialen Umfeldes […] zu behandeln suchte" (Kumbier et al. 2013, S. 36). Die Konsequenzen dieser Politik reichten bis ins 20. Jahrhundert hinein. Sogar heute bestehen noch vereinzelt größere Anstalten mit vorwiegend verwahrendem Charakter.

Bereits in der ersten Hälfte des 19. Jahrhunderts gab es aber auch Gegenstimmen zur Anstaltspsychiatrie. So forderte etwa der deutsche Psychiater Griesinger (1817–1868) Betreuungsmöglichkeiten für Menschen mit psychischen Erkrankungen, die eine Wiedereingliederung in das nahe soziale Umfeld ermöglichen sollen (vgl. Schmiedebach u. Priebe 2004, S. 451f.). Obwohl Griesinger eine dezidiert naturwissenschaftliche Orientierung aufwies und Geisteskrankheiten als Gehirnkrankheiten interpretierte, sah er darin keinen Widerspruch zur Notwendigkeit, dass die Psychiatrie stets sozial verfahren müsse (vgl. Kumbier et al. 2013, S. 37). Das bedeutet, dass es bereits im Zuge des 19. Jahrhunderts, als die Psychiatrie als eine eigenständige medizinische Disziplin entstand, beachtliche Tendenzen einer sog. sozialen Orientierung gab. Man begann „[d]as soziale Umfeld in seiner Bedeutung für die Entstehung und Behandlung psychischer Krankheiten zu beachten" (Schott u. Tölle 2006, S. 200). Diese Orientierung entstand jedoch großteils durch die Eigeninitiative von Ärzten und Direktoren der Großanstalten. Diese Versuche, eine gemeindenähere Psychiatrie zu implementieren, scheiterten jedoch in vielen Fällen. So konnten sich sowohl die Initiativen Griesingers als auch die Idee einer Familienpflege, die u. a. Kolb (1870–1938) etwas später zu Beginn des 20. Jahrhunderts umzusetzen versuchte, nicht allgemein durchsetzen (vgl. Kumbier et al. 2013, S. 37f.).

Die klinische Psychiatrie des 20. Jahrhunderts wurde auch maßgeblich von Kraepelin (1856–1926) geprägt. Sein Interesse galt der Experimentalpsychologie, seinem Klassifikationssystem und der Sozialpolitik. Kraepelin notierte auf Zählkarten die Eingangsdiagnose und Symptomatik der Patienten sowie den Verlauf und die Diagnose zum Zeitpunkt der Entlassung. Dies führte zur Erkenntnis, dass bei der Betrachtung der Verläufe der Krankheiten Ähnlichkeiten festgestellt werden konnten und diese sich auch prognostisch verwenden ließen. Diese Längsschnittorientierung löste die bis dahin alte Querschnittbetrachtung ab und führte zu einer neuen Krankheitslehre. Auf seinen Einsichten und Differenzierungen basieren im Allgemeinen die heute verwendeten Klassifikationen (ICD, DSM). Seine sozialpolitischen Positionen, die biologistisch-darwinistisch orientiert waren, bleiben jedoch umstritten (vgl. Brückner 2010, S. 110ff.).

Zum ersten Mal tauchte der Begriff soziale Psychiatrie zu Beginn des 20. Jahrhunderts in den Schriften des deutschen Psychiaters Ilberg (1862–1942) auf. Er definierte soziale Psychiatrie als „[d]ie Lehre von den für die Gesundheit der Gesamtheit verderblichen Umstände und den zu deren Abwehr nützliche Maßregeln […]" (Ilberg 1904, zitiert in Finzen 2009, S. 16).

Im Zentrum von Ilbergs Definition stand somit der Gesundheitszustand einer gesamten Bevölkerung bzw. eines Kollektivs, der verändert bzw. gefördert werden sollte. Um dies zu erreichen, schlug er beispielsweise vor, den Konsum von Alkohol weitgehend einzuschränken. Des Weiteren sollten Lehrer, Priester und Anwälte über psychische Erkrankungen unterrichtet werden, sodass sie die Bevölkerung diesbezüglich unterstützen können (vgl. Schmiedebach u. Priebe 2004, S. 452).

Ilberg gilt als jener Psychiater, der den Ausdruck soziale Psychiatrie zum ersten Mal verwendet und damit eingeführt hat. Es muss jedoch erwähnt werden, dass es aber bereits vor ihm Psychiater gab, die für gemeindenahe Betreuungsmöglichkeiten plädierten (vgl. Schmiedebach u. Priebe 2004, S. 451f.).

Im Jahr 1911 plädierte der deutsche Psychiater Fischer (1862–1940) schließlich dafür, die Psychiatrie sozial auszurichten und Unterstützungsmaßnahmen auch außerhalb von Anstalten aufzubauen. Sein Motto war: „ohne soziale Psychiatrie keine

Psychiatrie" (Fischer 1919, zitiert in Finzen 1998b, S. 21). Durch den 1. Weltkrieg und die ökonomische Krise danach rissen die reformerischen Ansätze ab. Dies hatte u. a. folgende Gründe:

- „Mit der Zahl der Kriegstoten minderte sich der Wert des menschlichen Lebens." (Blasius 2001, S. 34)
- Die angebliche Notwendigkeit der „Gefechtsbereitschaft" ließ den Gedanken der „Nutzlosigkeit" von geistig kranken Menschen und von Behinderten aufkommen,
- Der Boom des Sozialdarwinismus und die alles dominierende Degenerationslehre verstärkten menschenfeindliches Gedankengut.

Dieses nahmen die Nationalsozialisten begierig auf und setzen es mit tödlicher Konsequenz zuerst durch Zwangssterilisierungen und schließlich mit den tausendfachen Krankenmorden im Rahmen des „Gnadentoderlasses" um (Hinterhuber u. Meise 2001).

2.2.3 Die Zeit des Nationalsozialismus

Durch die nationalistischen und ideologisch betonten Entwicklungen kam es auch zu einer inhaltlichen Verengung des Begriffes soziale Psychiatrie. Soziale Psychiatrie wurde als nationale Psychiatrie verstanden, die „völkische" Interessen betonen sollte und gegen die angenommene „Entartung" weiter Bevölkerungskreise wirken müsse. Noch in der Zeit der Weimarer Republik kam es Mitte der 1920er-Jahre zu einer breiten Umsetzung einer offenen Fürsorge für Menschen mit psychischen Erkrankungen. Danach ebbten diese Initiativen – v. a. aufgrund der Wirtschaftskrise und der Verbreitung eines „eugenischen" und „rassenhygienischen" Gedankenguts – ab. Der Jurist Binding (1841–1920) und der Psychiater Hoche (1865–1943) formulierten bereits 1920 die Schrift „Die Freigabe der Vernichtung lebensunwerten Lebens". Von der Grausamkeit der Inhalte dieser Schrift soll folgendes Zitat zeugen:

» Es ist eine peinliche Vorstellung, daß eine ganze Generation von Pflegern neben diesen leeren Menschenhülsen dahinaltern, von denen nicht wenige 70 Jahre und älter werden. Die Frage, ob der für die Kategorien von

Ballastexistenzen notwendige Aufwand nach allen Richtungen hin gerechtfertigt sei, war in den verflossenen Zeiten des Wohlstandes nicht dringend; jetzt ist es anders geworden, und wir müssen uns ernstlich mit ihr beschäftigen. (Binding u. Hoche 1920, S. 55, zitiert in Brückner 2010, S. 126)

Von juristischer Seite wurde der „Euthanasiegedanke" überwiegend zustimmend zur Kenntnis genommen, von der Ärzteschaft aber entschieden abgelehnt: Die gesetzliche Freigabe der „Vernichtung lebensunwerten Lebens" wurde vom Deutschen Ärztetag 1921 einstimmig (gegen die Stimme des Antragstellers) abgelehnt. Eine klare Position nahm beispielsweise Birnbaum (1878–1950) ein. Dieser war ab 1930 ärztlicher Direktor der Krankenanstalten in Berlin-Buch. Drei Jahre später wurde er entlassen und emigrierte schließlich 1939 in die USA.

» Es ist nicht zu verkennen: Von vielem Schweren und Trüben, von Bedrückungen und Enttäuschungen, von Verirrungen und Entgleisungen, von Hemmungen und Zerstörungen würde das Leben befreit, ließe sich das Pathologische aus seinem Umkreis bannen. Aber ebenso ist gewiß: Es würde zugleich an Formen und Nuancen, an Farben und Lichtern, an Reichtum und Fülle des Seelenlebens erheblich verarmen. Es würde an Lebenswert verlieren. (Birnbaum 1920, S. 303, zitiert in Brückner 2010, S. 126f.)

Der Ansatz der „Eugenik" und „Rassenhygiene" gewann an Gewicht. Es kam mit der Zeit zu einer Radikalisierung psychiatrischer Konzepte und zu einer Pervertierung des Begriffes soziale Psychiatrie. So überschrieb ein Befürworter von Binding und Hoche seinen zustimmenden Artikel „Soziale Psychiatrie" (Rehm 1926, zitiert in Schott u. Tölle 2006, S. 170). Nach Schott und Tölle (2006) wurde durch die „Degenerationslehre", „Rassenhygiene" und den „Sozialdarwinismus" der Boden für die Gewalt- und Massenmordaktionen des Dritten Reichs vorbereitet (vgl. ebd., S. 166; sowie Hinterhuber u. Meise 2001). „Der Rassenhygiene fehlte in der Weimarer Republik lange Zeit die politische Unterstützung. Anfang der dreißiger Jahre aber hatte sich

2

die Krisenlage so verschärft, daß auf die von ihr vorgeschlagenen Handlungskonzepte zurückgegriffen wurde." (Blasius 2001, S. 37) Rüdin (1874–1952) vertrat bereits vor der Machtergreifung Hitlers 1933 die „Eugenik" und die „Rassenhygiene" als Heilslehre. Das Postulat der „Gesellschaftsschädlichkeit" und der Ansatz der „Eugenik" (eingeführt 1883 durch den Anthropologen Francis Galton) erlebten in der NS-Zeit ihren Höhepunkt. Im Jahr 1933 wurde das „Gesetz zur Verhütung erbkranken Nachwuchses" erlassen. Es verpflichtete Ärzte zur Zwangssterilisation von psychisch kranken und behinderten Menschen. Dieses Gesetz bot „die Grundlage für die zwangsweise Sterilisierung von über 360.000 kranken Menschen, darunter viele psychisch Erkrankte" (Schneider 2011, S. 1). Brückner (2010, S. 125) spricht von 300.000–400.000 Sterilisationen. Zur Organisation dieser wurden „erbbiologische Beratungsstellen", „Erbgesundheitsgerichte" und Gutachterausschüsse eingerichtet (vgl. Brückner 2010, S. 127).

Im Jahr 1939 ordnete Hitler das Euthanasie-Programm als Teil der „Rassenhygiene" an: Die einzige Legitimierung der Gnadentod-Aktion war ein Geheimbefehl, den Hitler Ende Oktober 1939 auf nichtamtlichem Privatpapier unterschrieb. Der Erlass ist mit „1. September 1939", dem Tag des Kriegsausbruches, datiert. Damit sollte einerseits dokumentiert werden, dass der Beginn der äußeren heroischen Neuordnung Deutschlands auch das Datum für die „fällige innere Reinigung von minderwertigen Elementen" sein müsse. Die Aktion war auch im nationalsozialistischen Deutschland gesetzlich nicht gedeckt, der Führererlass hatte jedoch Gesetzeskraft, war für das ganze Volk verbindlich und erlaubte keinerlei Einwände (vgl. Hinterhuber 1995). Die „Eugenik" und „Rassenhygiene" dienten als ideologische Grundlagen, die die Gesundheit des Volkskörpers über die Gesundheit des Individuums stellten. Der Aktion T4 fielen „250.000 bis 300.000 psychisch, geistig und körperlich kranke Menschen zum Opfer" (Schneider 2011, S. 1). Brückner (2010, S. 125) spricht von mindestens 296.000 Opfern. Medizinischer Leiter von T4 war der Psychiater Heyde. Nach Ende des Krieges praktizierte er unter dem Namen Fritz Sawade viele Jahre als Gutachter und Arzt. Im Jahr 1964 beging er 5 Tage vor Eröffnung seines Prozesses Suizid. Die systematische

Aufarbeitung dieser Zeit begann erst in den 1980er-Jahren (vgl. Schneider 2011). Der Begriff Sozialpsychiatrie wurde nach dem Krieg im deutschen Sprachraum stark in Verbindung mit „Rassenhygiene" und „Eugenik" gebracht. Nach Kriegsende fand der Ausdruck daher keine Verwendung.

2.2.4 Die Nachkriegszeit und die Zeit der Psychopharmaka

Es dauerte bis in die 1950er-Jahre, bis im deutschsprachigen Raum der Gedanke der sozialen Psychiatrie wieder aufgegriffen werden konnte. Zu dieser Zeit standen v. a. der Auf- und Ausbau ambulanter Versorgungseinrichtungen und die gesellschaftliche Integration von Menschen mit psychischen Erkrankungen im Vordergrund (vgl. Schmiedebach u. Priebe 2004, S. 452ff.). Obwohl in den 1950er-Jahren die Entwicklung und Einführung von verschiedenen Psychopharmaka begannen, blieb die Psychiatrie lange Zeit noch eine Institution der Verwahrung. Die Einrichtungen waren schlecht ausgestattet, überfüllt und hatten nach wie vor einen verwahrenden Charakter. Somit wurden Psychopharmaka oftmals als Beruhigungs- und Disziplinierungsmittel eingesetzt. Dies führte schließlich zum fachlichen Protest in den 1960er-Jahren und dann zur gemeindepsychiatrischen Psychiatriereform in den 1970er-Jahren (vgl. Brückner 2010, S. 134f.). Zusätzlich wurden sozio- und psychotherapeutische Angebote gefordert. Zu den Errungenschaften der 1950er-Jahre, die auch laut Brückner (2010) als Ära der Psychopharmaka bezeichnet werden können, zählten u. a. 1952 die Entdeckung des ersten Neuroleptikums Chlorpromazin durch den Pariser Psychiater Delay (1907–1987) und Deniker (1917–1998), mit dem erstmals psychotische Symptome beeinflusst werden konnten, und die Entwicklung des Antidepressivums Imipramin (1958) durch Kuhn (1912–2005) sowie des ersten Tranquilizers (Librium) im Jahr 1960 (Gruppe der Benzodiazepine) durch Sternbach (1908–2005). Das Medikament Lithium machte 1967 erstmals eine phasenprophylaktische Behandlung depressiver und manischer Phasen möglich (vgl. Brückner 2010, S. 134). Mit der Erkenntnis, dass Chlorpromazin (sowie alle Antipsychotika) sich hemmend auf die Aufnahme von Neurotransmittern im Gehirn und somit auch auf die Nervenreizleitung auswirkt, „wurde ab 1966 die ätiologische Dopamin-Überschuss-Hypothese der Schizophrenie entwickelt" (Brückner 2010, S. 134). Vor den Schäden einer undifferenzierten Indikationsstellung und einer zu hohen Dosierung wurde bereits in den 1960er-Jahren gewarnt.

2.2.5 1968er-Bewegung und die Bewegung der Antipsychiatrie

In der Zeit der 1960er- bis 1970er-Jahre kam eine soziale und psychiatriekritische Bewegung auf, die in der Regel mit dem Etikett Antipsychiatrie verknüpft wird. Das politische Aufbegehren der 1968er-Bewegung führte auch in Westdeutschland zu einer Auf- und Umbruchphase (vgl. Kersting 2001, S. 45). Forderungen nach Veränderung und Reform ergriffen auch die Psychiatrie. Dabei entstanden folgende Zielsetzungen:

- Erstens sollten die Missstände in den stationären Versorgungseinrichtungen beseitigt werden,
- zweitens sollten die rechtlich-sozialen Benachteiligungen von psychisch kranken Menschen bekämpft und aufgehoben werden und
- drittens sollte die Psychiatrie endlich ihren vorwiegend verwahrenden Charakter aufgeben und sich zu einer therapeutischen und rehabilitativen Psychiatrie entwickeln (vgl. Kersting 2001, S. 45).

Die Zeit der 1960er- und 1970er-Jahre gilt bis heute als eine psychiatriegeschichtliche Zäsur (Kersting 2001) und als wichtiger Bestandteil des gegenwärtigen Selbstverständnisses der Sozialpsychiatrie.

Die Strömung der Antipsychiatrie bekräftigte die Forderungen der 68er-Bewegung. Sie plädierte u. a. offensiv für die Auflösung psychiatrischer Anstalten.

Die Bewegung der Antipsychiatrie kann nicht mit der Sozialpsychiatrie gleichgesetzt werden. Finzen (1998c) schreibt hierzu: „Gemeinsam waren Sozialpsychiatrie und Antipsychiatrie die Kritik an der bestehenden Psychiatrie. Dennoch lag eine Welt zwischen ihnen. Die Antipsychiatrie wollte die Abschaffung, die Sozialpsychiatrie eine andere Psychiatrie." (Ebd., S. 44)

Mit der Antipsychiatrie sind Namen, wie z. B. Szasz (1920–1012), Cooper (1931–1986), Laing (1927–1989) und Basaglia (1924–1980) verbunden, wobei Cooper der einzige Autor war, der sich selbst als Antipsychiater bezeichnete.

Als Vorläufer der Antipsychiatrie-Bewegung gilt die sog. therapeutische Gemeinschaft, die sich in der Nachkriegszeit in England entwickelt hat. Sie stellte eine Gemeinschaft von Menschen mit psychischen Problemen, Ärzten, Freiwilligen etc. dar, die in einem relativ freien Setting so etwas wie Gruppeninterventionen und Gespräche durchführte.

Die italienische Bewegung bevorzugte Namen wie kritische Psychiatrie, antiinstitutionelle Psychiatrie, demokratische Psychiatrie.

» Die Antipsychiatrie versteht sich als kritische Alternative zur verdeckten repressiven Politisierung der traditionellen Psychiatrie, die sich mit der Aura wissenschaftlicher Objektivität und politischer Neutralität umgibt […]. (Bopp 1980, S. 16)

Nach Finzen (1998c) verfolgte die Antipsychiatrie vorwiegend das Ziel, die Psychiatrie abzuschaffen, die Sozialpsychiatrie wollte und will sie hingegen verändern. Obwohl die Bewegung der Antipsychiatrie in sich heterogen ist, soll sie exemplarisch an den theoretischen und praktischen Ausführungen von Szasz, Basaglia und Laing verdeutlicht werden.

Der Psychiater Szasz (1975; 1972/1960), der v. a. in den 1950er- und 1960er-Jahren wirkte, war – auch wenn er sich selbst nicht so bezeichnete – einer der prominentesten Vertreter der Antipsychiatrie. Er stand der Psychiatrie mit einer rigoros ablehnenden Haltung gegenüber. Er konstatierte u. a., dass der somatisch orientierte Krankheitsbegriff nicht auf das Mentale bzw. Psychische anwendbar ist. Die Etikettierung von Menschen als psychisch krank hat laut Szasz v. a. die Funktion, Menschen zu exkludieren, soziale Kontrolle auszuüben und Störendes zu eliminieren (Psychiatrie als sozialer Tranquilizer). „Psychische Krankheit existiert und ist genauso ‚real', wie früher Hexen existierten und ‚real' waren." (Szasz 1972/1960, S. 53)

2

Basaglia wurde durch seine Kritik an der Anstaltspsychiatrie bekannt. Er konstatierte, dass man psychiatrische Institutionen nicht unabhängig von ihrer gesellschaftlichen Einbettung analysieren und bewerten kann. Für ihn hatte die Psychiatrie seiner Zeit die sozialen Funktionen inne, störende Elemente zu erkennen, ruhigzustellen und notfalls auszuschließen (Exklusion, Segregation), sodass die Reproduktion der Gesellschaft (reibungslos) gewährleistet werden kann. Nach Basaglia ist es daher die Gesellschaft, die verändert und sozusagen behandelt werden muss, und nicht die Kranken (vgl. Basaglia 1974a, S. 14f.). Die Kontroll- und Schutzfunktion der „Irrenanstalten" waren das zentrale strukturierende Prinzip. Das heißt, nach Basaglia waren die „Organisation und Effizienz [der Institution] von jeher wichtiger [...] als die Rehabilitation des Kranken" (Basaglia 1974b, S. 20). Ziel war es daher, psychisch erkrankte Menschen aus den Krankenanstalten zu befreien. Dieses Ziel sollte durch den Aufbau gemeindenaher und gemeinschaftlich organisierter Zentren erreicht werden. Denn nur solche Formen der Organisation können „der gruppeninternen Dynamik und den zwischenmenschlichen Beziehungen Rechnung tragen" (Basaglia 1974a, S. 15). Kurz gesprochen: Basaglia ging es v. a. um die Humanisierung der Psychiatrie bzw. der psychiatrischen Behandlung:

» Die Ebene, auf die sich die Psychiatrie heute stellt, ist also vor allem die menschliche und soziale. Dies verlangt eine Art der Annäherung an den Kranken, die mit dem Blick auf die Wirksamkeit der biologischen Behandlungsweisen, nicht übersehen darf, daß sie einen Menschen vor sich hat und nicht eine Krankheit, auf deren Symptome man diesen Menschen festlegt, keine Kategorie, in die man ihn einordnet, oder eine Abartigkeit, die man ausgrenzen muß. (Basaglia 1974b, S. 21)

Laing (1977/1967) wehrte sich u. a. gegen die reduktionistische Sichtweise der traditionellen Psychiatrie. Er kritisierte die naturwissenschaftlich-positivistische Haltung der Psychiatrie, die Menschen unabhängig von ihrem sozialen Kontext analysiert und diagnostiziert. Der alleinige Verweis auf das Organische greift daher laut Laing zu kurz. Es sind vielmehr die komplexen sozialen Verhältnisse und Determinanten, die im Fokus der psychiatrischen Betrachtung stehen sollten. Jede psychiatrische Diagnose ist somit nach Laing eine Fehldiagnose, wenn sie verabsäumt, das Soziale in ihrer Komplexität, ihrer Geschichte und ihrer Bedeutung für die Entstehung der Symptomatik adäquat zu berücksichtigen.

Ähnlich argumentieren manche soziologische Ansätze. Der sog. „labeling approach" begreift etwa psychiatrische Diagnosen – gemäß der Tradition des symbolischen Interaktionismus – als Ergebnisse sozialer Zuschreibungsprozesse bzw. gesellschaftlicher Werthaltungen. Etikettierungen erfüllen die soziale und gesellschaftliche Funktion, Sachverhalte zu bezeichnen, sie einzuordnen und mit ihnen in geregelter Art und Weise umzugehen. Mit ihrer Hilfe können Menschen zu Gruppen, z. B. in jene der psychisch Kranken, zugeordnet und einem institutionellen Apparat zugeführt werden. Diese Zuordnungen sind schließlich stets mit sozialen Konsequenzen (z. B. Behandlung, Exklusion, Diskriminierung etc.) verknüpft (für diesen Ansatz siehe z. B. Scheff 1972/1963; für eine Analyse der Reaktionen von Personen in totalen Institutionen s. Goffman 1973/1961; Rosenhan 2004/1973).

2.2.6 Psychiatriereform und Enthospitalisierung

Ab den 1960er-Jahren – und in manchen Ländern wie Österreich etwas später – begann die Phase der Psychiatriereform und der Enthospitalisierung psychisch erkrankter Menschen. „Ziel der Psychiatriereform war eine größere gesellschaftliche Teilhabe der schwer psychisch kranken Patienten. Neben dem Aspekt der Enthospitalisierung, also der Ausgliederung der Betroffenen aus Langzeitstationen, sollte auch die Eingliederung von psychisch kranken Menschen in gemeindenahem Kontext fokussiert werden." (Bitter et al. 2009, S. 261) Schmidl und Psota (2011, S. 20) nennen folgende Punkte, die für die Enthospitalisierung verantwortlich gemacht werden können:

— wissenschaftliche Untersuchungen, die Einflüsse von Lebensraum und Kultur auf psychische Erkrankungen nachwiesen,

- Erfindung/Entwicklung von (modernen) Psychopharmaka,
- Entwicklung von soziotherapeutischen/rehabilitativen Interventionen,
- die zunehmende Erforschung der sozialen Situation psychisch erkrankter Menschen in den Asylen,
- daraus ergab sich eine starke Psychiatriekritik.

Des Weiteren ist zu beachten, dass die Periode der Psychiatriereformen zum Teil in die Zeit der politischen Umbrüche der 1960er- und 1970er-Jahre fiel. So griff auch die 68er-Bewegung Forderungen und Konzepte der Antipsychiatrie auf, sie kritisierte die Anstaltspsychiatrie und forderte die Aufarbeitung der nationalsozialistischen Verbrechen an psychisch Erkrankten und Menschen mit Behinderung (vgl. Kersting 2001, S. 48f.). Gleichzeitig beeinflussten diese politischen Entwicklungen und Bewegungen dieser Zeit die Reform der Psychiatrie.

» Die Überwindung der alten kustodialen [verwahrend, bewachend] Versorgungsstrukturen und die Entfaltung einer neuen therapeutischen und rehabilitativen Versorgungslandschaft und -kultur setzte die stärkere Öffnung der Psychiatrie zur Gesellschaft voraus: über ambulante, teilstationäre und komplementäre Dienste, über Selbsthilfe- und Angehörigengruppen. Dies erforderte ein gesellschaftliches Klima, das mehr auf Bürger- denn auf Untertanengeist setzte und alte Hierarchien und Berührungsängste zwischen Psychiatrie und Außenwelt überwand. '68 förderte solcherart Demokratisierungs- und Liberalisierungstendenzen. (Kersting 2001, S. 49; vgl. auch Kunze 2015, S. 19)

Als eines der berühmtesten Beispiele und Vorbilder der psychiatrischen Reformbewegung und Enthospitalisierung gilt die Schließung psychiatrischer Anstalten durch den bereits erwähnten italienischen Psychiater Basaglia. Bei der Übernahme der psychiatrischen Anstalt in Gorizia (Görz, Nordwest-Italien) im Jahr 1961 war Basaglia von den dortigen Zuständen zutiefst betroffen (Überfüllung, Verwahrlosung, Einsatz von Zwangsjacken

und Elektroschocks, Lobotomie etc.). Basaglia betrachtete die Psychiatrie als Instanz der Normalisierung und der sozialen Kontrolle. Er umschreibt dies so:

» Der Ausschluß des Kranken aus der Welt der Gesunden befreit auf diese Weise die Gesellschaft von ihren kritischen Elementen und bestätigt [...] die Gültigkeit des von ihr festgelegten Normbegriffs. (Basaglia 1971, S. 133)

Durch Einsatz Basaglias konnte das italienische Parlament am 13.05.1978 das Gesetz 180 beschließen, das zur Schließung der Anstalten führte. Die Organisation der ambulanten Versorgung konnte aber erst schrittweise realisiert werden. Seine Initiative gilt auch heute noch als ein erfolgreiches Beispiel für die „Befreiung der Irren".

Die wohl zentrale Zäsur der jüngeren Psychiatriegeschichte im deutschsprachigen Raum war die Einrichtung einer Kommission, die sog. Psychiatrie-Enquete, die der Psychiatriereform in Deutschland im Jahr 1975 zu ihrem Durchbruch verhalf, wobei zu beachten ist, dass erst im Jahr „1980 [...] das fünfjährige Modellprogramm zur Umsetzung der Empfehlungen der Enquete" (Kunze 2015, S. 22) startete. Die Enquete gilt als „ein Jahrhundertwerk, das die Entwicklung der psychiatrischen Versorgung in Deutschland grundlegend neu ausrichtete" (Kunze 2015, S. 18). Sie läutete weitreichende Reformen ein, die zu einer humaneren Versorgung psychisch erkrankter Menschen führten und diese somatisch erkrankten Personen gleichstellten. Durch einen Schulterschluss zwischen Psychiatrie und Politik wurde beschlossen, die Psychiatrie u. a. nach den Prinzipien der Gemeindenähe und der Bedarfsgerechtigkeit umzugestalten (vgl. ebd.). Den im Vergleich zu anderen Ländern doch relativ späten Beginn der Reformen in Deutschland erklärt Kunze (2015, S. 20f.) mit der Tatsache, dass die deutsche Psychiatrie aufgrund des Nationalsozialismus noch immer relativ isoliert war und die Vertreibung und Emigration von vielen Psychiatern, Psychologen und Wissenschaftlern lange nach dem 2. Weltkrieg noch immer nicht völlig kompensiert war. Auch blieben nicht wenige vom NS-System korrumpierte Anstaltsleiter weiterhin im Dienst.

Die Psychiatriereform, der Aufbau der Gemeindepsychiatrie und der Prozess der Enthospitalisierung kann sich in Deutschland laut Salize (2012) durchaus „mit solch singulären Kraftakten wie der Integration der Bevölkerung der früheren DDR in die sozialen und wirtschaftlichen Strukturen der Bundesrepublik […] messen" (ebd., S. 199). Dieser Erfolg der Psychiatriereform muss in Deutschland und anderen europäischen Ländern jedoch etwas relativiert werden. Den Enthospitalisierungs- und Deinstitutionalisierungsprozessen folgte zumindest in Teilen eine Entwicklung, die am besten mit den Begriffen Re- oder Transinstitutionalisierung beschrieben werden kann. Psychisch erkrankte Menschen wurden in anderer Art und Weise, z. B in Pflegeheime, in betreute Wohnformen, in Institutionen des Maßnahmenvollzugs etc., untergebracht und institutionalisiert (vgl. z. B. zusammenfassend Becker et al. 2008, S. 45ff.). Wienberg (2008) kommt daher zu folgendem Schluss:

» Die These von der Um- oder Reinstitutionalisierung psychischer Problemlagen ist […] gut begründet, und es spricht nichts dafür, dass heute weniger Menschen mit psychischen Störungen in institutionellen Bezügen versorgt werden als zu Zeiten der Enquete. Dies scheint im Übrigen auch für andere westeuropäische Staaten zu gelten. (Wienberg 2008, S. 4)

In Österreich kamen Impulse für die Psychiatriereform aus den verschiedensten Richtungen, einmal – wie bereits erwähnt – aus der 68er-Kulturrevolution, die dem sozialpsychiatrischen Impetus auch eine politische Dimension verlieh, dann von der italienischen Reformpsychiatrie und von der deutschen Psychiatrie-Enquete. Einflüsse kamen darüber hinaus noch von der französischen „Psychiatrie de secteur", von der englischen Institutionalismuskritik und von der Psychohygienebewegung. Besonders getragen wurde die österreichische Reformbewegung von der Aktionsgruppe rund um die Österreichische Gesellschaft für gemeindenahe Psychiatrie: Allen gemeinsam war die vehemente Kritik an den menschenfeindlichen Verhältnissen in den hoffnungslos überfüllten Langzeitkrankenhäusern und der hinter der gesellschaftlichen Entwicklung zurückgebliebenen Realität der Psychiatrie.

So konnte in Österreich der Prozess der Enthospitalisierung und der gemeindenahen Betreuung, der sich von den 1970er- bis in die 1990er-Jahre erstreckte, in großen Teilen bewerkstelligt werden. Der Tiroler Psychiatrieplan (Meise et al. 1993) und eine Studie von Grausgruber et al. (2006) haben außerdem ergeben, dass eine gemeindenahe Versorgung der ehemals hospitalisierten Langzeitpatienten im Vergleich zu einer stationären Unterbringung im Schnitt weniger Kosten verursacht und mit keinen Einbußen in Bezug auf versorgungsbezogene Bedarfsdeckung und Lebensqualität einhergeht. Des Weiteren konnten die rechtlichen Rahmenbedingungen z. B. für die Unterstützung und die (politische) Repräsentation in einigen Teilen Österreichs – allen voran durch die Ratifizierung der UN-Konvention über die Rechte von Menschen mit Behinderung im Jahr 2008 – verbessert werden. Dennoch gibt es weiterhin eine Vielzahl von Herausforderungen. So gibt es z. B. in weiten Teilen Österreichs – v. a. im ländlichen Raum – eine Unterversorgung mit sozialpsychiatrischen Leistungen (für Niederösterreich siehe z. B. Schöny et al. 2015).

2.2.7 Gegenwärtige Entwicklungen in der Psychiatrie und Sozialpsychiatrie

Dörner et al. (2007) postulieren, dass sich in der Psychiatrie der zweiten Hälfte des 20. Jahrhunderts das Motto „Zurücknahme der medizinischen Einseitigkeit" durchsetzte. Die medizinische Dimension der Psychiatrie wurde sukzessive durch soziale und psychologische Ansätze erweitert. In der Gegenwart ist die Psychiatrie von einer Vielzahl zu differenzierender Entwicklungen geprägt. Hier sollen zumindest 3 Entwicklungslinien Erwähnung finden.

Orientierung an den Naturwissenschaften

Durch den Fortschritt der Neurowissenschaften ist in den letzten Jahren vermehrt ein Ruf nach einer Orientierung der Psychiatrie an den Naturwissenschaften zu vernehmen. Dieser wird auch kritisch betrachtet. Hier sollen zum einen die Tendenz einer zunehmenden inhaltlichen Ausrichtung an medizinisch biologischer Forschung – Stichwort: Neurowissenschaften – und zum anderen eine stärkere Orientierung an den methodischen Standards naturwissenschaftlicher Forschung dargestellt werden.

Aber zunächst zur inhaltlichen Dimension: Was diese betrifft, findet – wie bereits mit Finzen (1998b) angedeutet – seit den 1990er-Jahren (wieder) eine verstärkte Hinwendung zu den Themen und Ideen medizinisch biologischer Forschung statt. Dabei werden in die Erforschung genetischer und neurobiologischer Grundlagen psychischer Erkrankungen zum Teil große Hoffnungen gesetzt (siehe z. B. Akil et al. 2010). Dies hat verschiedene Ursachen; u. a. sind dafür die Erkenntnisse der neurowissenschaftlichen Forschung sowie deren mediale Präsenz den letzten Jahren verantwortlich zu machen. Dies wird – meist in kritischer und teilweise wohl auch in polemischer Absicht – als Biologisierung der Psychiatrie oder des Psychischen bezeichnet. (Für eine Entgegnung und kritische Auseinandersetzung mit den Biologismus-Kontroversen s. Stier et al. 2013. Sie kritisieren u. a. den teilweise undifferenzierten Vorwurf des „Biologismus".) In Bezug auf diese Entwicklungen kann die Sozialpsychiatrie – so die Ansicht der Autoren – wiederum unterschiedliche Positionen einnehmen; 2 mögliche Standpunkte seien an dieser Stelle kurz skizziert.

Komplementäre Position Dieser Standpunkt würdigt die naturwissenschaftliche Forschung, betrachtet die Sozialpsychiatrie aber als komplementär zur biologischen Psychiatrie (vgl. z. B. Wancata u. Meise 2010; ▶ Abschn. 2.1.3), da
- biologisch und medizinisch orientierte Forschung zur Klärung der Ursachen psychischer Erkrankungen zentral ist, auch in Bezug auf komplexe und psychische und soziale Aspekte, denen sich die Neurowissenschaften vermehrt und mittlerweile auch adäquater widmen (vgl. Kumbier et al. 2013, S. 44f.; Riedel-Heller 2009; für einige Erkenntnisse s. zusammenfassend Brüne u. Juckel 2013);
- sich natur- und sozialwissenschaftliche Forschung aus theoretisch inhaltlicher Perspektive ergänzen können (vgl. z. B. Gruber 2010);

- eine reduktive Forschungsstrategie aus methodologischer Perspektive in vielen Fällen sinnvoll erscheint, um z. B. pathologische Phänomene überhaupt in den Blick zu bekommen (vgl. Schöne-Seifert 2014).

Oppositionelle Position Sozialpsychiatrie kann eine kritische Haltung zur biologisch medizinisch orientierten Forschung einnehmen. Vereinzelt wird dies auch gemacht. So konstatiert etwa Schneider (2013), dass neurowissenschaftliche Erklärungsmodelle dazu neigen, soziale Probleme zu pathologisieren und diese in das Individuum zu projizieren. „Die wachsende biologistische Ausrichtung seitens der Psychiatrie oder der Neurowissenschaften wirkt auch entpolitisierend [...]. Letztlich dient eine derartige Herangehensweise der Anpassung von Individuen an die bestehenden gesellschaftlichen Verhältnisse." (Ebd., S. 234f.) Hier wird der Vorwurf des gesellschaftsaffirmativen Charakters der Psychiatrie, der – historisch betrachtet – schon oftmals erhoben wurde, deutlich.

Was die methodische Ausrichtung betrifft, ist derzeit eine Entwicklung hin zu einem objektivistischen Erkenntnisideal, das in den Naturwissenschaften als „common sense" gilt, zu beobachten. So schreiben etwa Becker et al. (2008) zur Notwendigkeit evidenzbasierter Versorgung unmissverständlich:

> ❱❱ Seit Jahren ist unstrittig, dass sich nicht nur die Auswahl der Einzelinterventionen, sondern auch die Gestaltung des gesamten Versorgungssystems auf wissenschaftliche Studienevidenz berufen muss. (Becker et al. 2008, S. 169)

Dabei ist in der Regel eine ganz bestimmte Form von Wissenschaftlichkeit gemeint, und zwar eine – so die Vermutung der Autoren –, die in der Regel etwas abwertend als positivistisch bezeichnet wird.

Nach Comte, einem der Begründer des Positivismus, kann dieser Begriff durch folgende Merkmale charakterisiert werden: antimetaphysisch, Wissenschaft als die einzige und primäre Erkenntnisquelle (Szientismus), Orientierung an gesetzesartigem Wissen, die Idee der Einheitswissenschaft, Orientierung an wissenschaftlicher Sprache und Logik (Logizismus), starke empirische Ausrichtung und technisches Praxisverständnis

2

(vgl. zusammenfassend Ritsert 2010, S. 103ff.).

So beklagt etwa Hell (2006) die starke Orientierung an quantitativ-statistischen Daten und Forschungsergebnissen, die nicht oder nur schwer auf den Einzelfall übertragbar sind, und mit einer Abwertung von praktischem Erfahrungswissen einhergehen. Fegert und Kölch (2012) geben außerdem zu bedenken, dass die Ergebnisse von „clinical trials" in vielen Fällen auf der Grundlage hochselektiver Patientengruppen und idealisierter Rahmenbedingungen beruhen und damit „häufig mit der Realität nur wenig zu tun" (ebd., S. 94) haben. Auch individualisierte Interventionen können wissenschaftlich und evidenzbasiert abgesichert werden (vgl. z. B. Endel u. Klein 2012), z. B. auch mit qualitativen Methoden. Dennoch kann eine Dominanz quantitativ-statistischer Forschung nur schwer bestritten werden.

Um die Probleme einer zu stark am quantitativen Paradigma ausgerichteten Psychiatrie und Sozialpsychiatrie zu vermeiden, geben Amering u. Schmolke (2012, S. 99ff.) u. a. folgende Empfehlungen: a) Es bedarf auch einer einzelfallbezogenen Forschung, die individuelle Bedingungen, Personenmerkmale und Interventionen berücksichtigt; b) quantitativ und qualitativ orientierte Methoden sollten miteinander kombiniert werden; c) die Evidenzbasierung sollte multiperspektivisch sein, d. h. es sollte die Sichtweise verschiedener Stakeholder berücksichtigt werden.

Ein weiterer Kritikpunkt, der an der Orientierung an naturwissenschaftlicher Methodologie eingebracht werden kann, ist jener des (stark) instrumentellen Charakters der auf „clinical trials" beruhenden Forschung, die ihren Fokus auf die Erforschung der Effizienz von z. B. sozialpsychiatrischen Interventionen legt. Es war allen voran die Kritische Theorie bzw. die Frankfurter Schule um Horkheimer und Adorno (prominent 2006/1944), die auf die Gefahren einer rein instrumentell verstandenen Vernunft aufmerksam gemacht haben. Sie läuft Gefahr, die Dimension des Zieles bzw. die wertbezogene Rückbindung zu verlieren bzw. zu vernachlässigen und dadurch zum Herrschaftsinstrument zu verkommen. Wissenschaft – so eine zentrale Annahme der Vertreter der Frankfurter Schule – müsse, verstanden als Kritische Theorie, stets die Totalität gesellschaftlicher Verhältnisse in den Blick nehmen, die in allen gesellschaftlichen Teilaspekten vermittelt wieder auftritt. Aufgabe in diesem Fall der im Bereich der Sozialpsychiatrie tätigen Praktiker und Wissenschaftler wäre es demnach, die Sozialpsychiatrie im Spiegel dieser gesellschaftlichen Totalität zu interpretieren und entsprechend zu analysieren. Von diesem Standpunkt aus wäre eine objektivistische, ohne Werturteile auskommende und damit instrumentelle Wissenschaft nicht möglich und würde dem (herrschafts)kritischen Impetus der Sozialpsychiatrie der zweiten Hälfte des 20. Jahrhunderts wohl eher entsprechen.

Aus Sicht der Sozialpsychiatrie wird angesichts der zunehmenden Orientierung an den Naturwissenschaften – trotz gesellschaftlicher Errungenschaften, wie z. B. die Ratifizierung der UN-Konvention über die Rechte von Menschen mit Behinderung in vielen Ländern – befürchtet, dass sozialpsychiatrische und auch methodisch innovative bzw. alternative Forschung vermehrt in den Hintergrund gedrängt werden (für eine diesbezügliche Einschätzung siehe z. B. Borbé 2011). Wollschläger (2001a) konstatiert außerdem, dass die Dominanz der Forschung im Allgemeinen und die positivistische Ausrichtung im Speziellen auch mit dem gestiegenen Kosten- und Effizienzdruck, d. h. mit den gesellschaftlichen und ökonomischen Rahmenbedingungen zusammenhängen. Er schreibt dazu im Vorwort als Herausgeber des Sammelbandes „Sozialpsychiatrie" polemisch:

» Die Verpflichtung auf das naturwissenschaftliche, weil objektive Erkenntnisideal mit seinem ebenso objektiv sich gebärdenden Technikrepertoire erlebt nicht zufällig eine Renaissance in Zeiten gesundheitspolitisch knapp gehaltener materieller Ressourcen im Verbund mit einem enorm gestiegenen Effektivitäts- und Leistungsdruck, was heute im Paket gern als Qualitätssicherung verkauft wird. Da ist fürs Soziale, Grundsätzliche oder gar gegen den Mainstream Gerichtete kein Platz. Zeit ist eben mehr denn je Geld! Dabei gilt es, mit weniger Mitteln mehr als Besseres zu leisten! (Wollschläger 2001a, S. 14)

Ökonomisierung

In allen Ländern dieser Welt gewinnt das Ökonomische immer mehr an Dominanz, beispielsweise in Form von um sich greifenden Sachzwängen (z. B.

Sparmaßnahmen im Sozialbereich), eines steigenden Leistungsdrucks und eines stark ausgeprägten Verwertungsimperativs. Dies führt einerseits zu mehr Stress und Belastung (vgl. z. B. Ehrenberg 2006; Neckel u. Wagner 2014). Andererseits geraten auch die Trägerorganisationen, d. h. die Anbieter von psychosozialen Leistungen, aufgrund von Einsparungsmaßnahmen auf der Seite des Staates vermehrt unter (ökonomischen) Druck (vgl. z. B. Buestrich et al. 2008; Seithe 2010; für Österreich siehe z. B. Heitzmann et al. 2015; Dimmel 2012). Insgesamt führt dies zu einer zunehmenden Ökonomisierung des sozialen Sektors. Ersichtlich wird dies u. a. daran, dass nichts unversucht bleibt, die Versorgung nach Kriterien der Effizienz zu durchleuchten und zu optimieren. Krankenhäuser und sozialpsychiatrische Vereine müssen oftmals dem Spardiktat der Politik folgen. Des Weiteren werden Patienten vermehrt als Kunden betrachtet.

>> In den letzten Jahren wird der Patient in der Medizin immer häufiger als „Kunde" bezeichnet. Dahinter steckt das Menschenbild der Ökonomie, das den Menschen als rationalen Entscheider und in dieser Hinsicht als Nutzenmaximierer ansieht (Homo oeconomicus). (Tretter u. Förstl 2008, S. 214)

Diese Entwicklungen haben nicht nur Auswirkungen auf die organisationalen Strukturen, sondern auch auf die Arbeitsweise der Mitarbeiter und die arbeitsbezogenen Rahmenbedingungen. In letzter Konsequenz leiden auch die Betroffenen besonders unter den Ökonomisierungstendenzen und Sparmaßnahmen. Das Thema der Ökonomisierung wird nochmals in ▸ Abschn. 3.1.2 behandelt.

Rechtliche Fortschritte

Die beiden bisher beschriebenen Entwicklungslinien – Orientierung an den Naturwissenschaften und Ökonomisierung –, die aus sozialpsychiatrischer Perspektive von Teilen der in diesem Bereich tätigen Personen kritisch betrachtet werden, dürfen nicht darüber hinwegtäuschen, dass es auch Entwicklungen gibt, die großteils positiv zu bewerten sind. Als wohl eine der größten Errungenschaften der letzten Jahre ist die sog. UN-Konvention über die Rechte von Menschen mit Behinderung – kurz: Behindertenrechtskonvention oder UN-BRK – zu nennen, die weltweit bereits von vielen Ländern unterzeichnet bzw. ratifiziert wurde. Österreich verpflichtete sich im Jahr 2008 zur Umsetzung der Konvention. Durch die BRK konnte auch in Österreich die Realisierung von verschiedenen (Grund-)Rechten für beeinträchtigte Menschen vorangetrieben werden. So brachten zum einen die Bundesregierung, aber auch viele Landesregierungen Aktionspläne auf den Weg, die die konkrete Umsetzung des Gesetzestextes zum Ziel haben. Bis zur vollständigen Umsetzung ist jedoch noch einiges an Arbeit zu leisten (für den österreichweiten Nationalen Aktionsplan s. BMASK 2012).

Durch die Etablierung dieser UN-Konvention konnte auch das soziale Modell von Behinderung weiterhin gefördert werden. Des Weiteren ist zu hoffen, dass durch die BRK – trotz vieler weiterhin bestehender Probleme – eine an den individuellen Bedürfnissen orientierte und personalisierte Versorgung initiiert bzw. weiterhin ausgebaut wird. Was die Repräsentation und damit auch ein Stück die Emanzipation von Menschen mit Beeinträchtigung betrifft, ist anzumerken, dass es mittlerweile einige Bewegungen und Initiativen aus der Zivilgesellschaft heraus gibt, die versuchen, die Verwirklichung der Menschenrechte für die Betroffenen von unten voranzutreiben. So gibt es z. B. auch in Österreich die Bewegung „Selbstbestimmt Leben", die mittlerweile auch auf der Ebene der österreichischen Bundesländer durch einige Vereine, die sich die Aufgabe gestellt haben, die Anliegen von Betroffenen wahrzunehmen, vertreten ist.

Was die derzeitige Vorgehensweise in der Umsetzung der BRK angeht, gibt es aber auch kritische Stimmen. So befürchtet etwa Becker (2015), dass die BRK als Instrument für Kosteneinsparungen missbraucht wird. Um Kosten zu sparen, wird z. B. versucht, mithilfe der BRK die Arbeitsmarktintegration zu fördern, ohne jedoch für verbesserte Rahmenbedingungen zu sorgen oder Grundsätzliches anzugehen. So ist mit einer **umfassenden** Umsetzung der BRK – zumindest in naher Zukunft – wohl nicht zu rechnen, zumal sie sich mit herrschenden Vorstellungen über die Funktionsweisen von Wirtschaft und Gesellschaft zum Teil widerspricht (s. Gruber 2016). Beispielsweise wird in einer neoliberal oder neosozial geprägten Gesellschaft wirtschaftliche Teilhabe

2

immer mehr zur Pflicht, sodass der Erhalt von Sozialleistungen vermehrt an Gegenleistungen geknüpft wird (vgl. z. B. Lessenich 2013). Dies widerspricht der grundsätzlichen Ausrichtung der BRK, die Teilhabe vielmehr als Recht (und nicht als Pflicht und damit tendenziell als Zwang) versteht. Auf das Thema der BRK werden wir in ▶ Abschn. 3.2 ausführlich zu sprechen kommen.

2.2.8 Fazit: Geschichte der Psychiatrie und Sozialpsychiatrie

Die Geschichte der Psychiatrie und der Sozialpsychiatrie war und ist geprägt von gesellschaftlichen Umbrüchen, verschiedenen normativen Ausrichtungen und von wissenschaftlich theoretischen Paradigmenwechseln. Die Geschichte soll uns in unserem Bemühen stärken, die erreichten normativen Standards beizubehalten bzw. diese für und mit den Betroffenen weiterzuentwickeln.

Der Kampf um die Befreiung, die Emanzipation und die Inklusion psychisch erkrankter Menschen ist noch nicht zu Ende. Betroffene sind nach wie vor von der sog. zweiten Krankheit, der Stigmatisierung, in hohem Ausmaß betroffen (▶ Abschn. 8.2). Dies hat in vielen Fällen soziale Konsequenzen wie manifeste Armut, Diskriminierung und Exklusion. Neben Fortschritten, die z. B. die UN-Konvention über die Rechte von Menschen mit Behinderung mit sich brachte und bringt, gibt es aber auch Entwicklungen, wie z. B. jene der zunehmenden Ökonomisierung, die kritisch zu betrachten sind.

2.3 Sozialpsychiatrie: Begriff, Themen und Geschichte – ein Resümee

Grundsätzlich kann festgehalten werden, dass die Sozialpsychiatrie im Spannungsfeld zwischen ambivalent oder negativ zu bewertenden Entwicklungen, aber zum anderen auch mit einigen positiven, progressiven Veränderungen tätig ist. Trotz der geschilderten ermutigenden Entwicklungsschritte beklagen heute viele Experten dennoch einen Mangel an Fortschritt sowohl in der Theorie als auch in der Praxis

der Sozialpsychiatrie. Salize (2012) moniert etwa für Deutschland u. a.:

- ein zu geringes Maß an evidenzbasierten und innovativen Versorgungsleistungen,
- einen Mangel an theoretischer Grundlegung,
- ein zu geringes sozialpolitisches Engagement (z. B. in Bezug auf Einschnitte bei Sozialleistungen),
- mangelnde Zielorientierung sozialpsychiatrischer Institutionen und
- die zunehmende Konkurrenzorientierung (v. a. um erworbene Pfründe zu verteidigen).

Dammann (2007) fordert eine neue Sozialpsychiatrie, die sich auf aktuelle Entwicklungen einstellen muss:

- mehr Beachtung neuer Patientengruppen (Migranten, Heavy User, „neue" Krankheitsbilder wie Burn-out, Spielsucht),
- mehr und verbessertes Angebot für schwer und/oder chronisch erkrankte Menschen,
- mehr Beachtung der sozialen und demografischen Entwicklung und der steigenden Kosten (durch Alterung, neue Technologien, steigende Qualität und Kosten der Versorgung),
- verbesserte Versorgungskonzepte: z. B. bessere Zusammenarbeit zwischen verschiedenen Versorgungssystemen (Schnittstellenproblematik, integrierte Versorgung).

Noch kritischer betrachtet etwa Wiese (2005) die Entwicklung der Sozialpsychiatrie. Er bemängelt an ihrer derzeitigen Ausrichtung u. a.:

- ein Defizit in der Forschung und einen Mangel an akademischem Nachwuchs (auch bedingt durch geringe Karrierechancen),
- zu starke Orientierung an der traditionellen Psychiatrie und an Klassifikationssystemen (z. B. ICD-10),
- eine halbherzig verstandene Form von Inklusion (nach Keupp „fürsorgliche Belagerung"),
- die zunehmende Vereinnahmung durch Ökonomisierungstendenzen.

Laut Salize (2012) wurden in den letzten Jahren im deutschsprachigen Raum nahezu alle sozialpsychiatrischen Lehrstühle gestrichen oder z. B. mit biologisch orientierten

Wissenschaftlern besetzt. Des Weiteren stellen Borbé et al. (2009) fest, „dass sozialpsychiatrische Forschung dort, wo die meisten Patienten versorgt werden, nämlich in den Fachkrankenhäusern und den großen Abteilungspsychiatrien, kaum mehr stattfindet oder zumindest marginalisiert wurde" (ebd., S. 11). Ein anderes Bild zeigt sich etwa in den USA. Dort ist die „social psychiatry" „an allen Universitäten […] ein weithin akzeptierter Pfeiler der akademischen Psychiatrie" (Rössler 2013, S. 25).

Es gibt zahlreiche Autoren, die sich über die Zukunft und die gegenwärtigen Herausforderungen der Sozialpsychiatrie Gedanken machen bzw. gemacht haben (für das Thema der sozialpsychiatrischen Versorgung siehe z. B. Fegert u. Kölch 2012 oder Kunze 2015; für die Forderung der Inklusion und ihre Umsetzung z. B. Steinhart 2012; Wienberg 2008; für den Umgang mit herausfordernden gesellschaftlichen Entwicklungen, wie z. B. dem demografischen Wandel, unter Berücksichtigung schwieriger Rahmenbedingungen siehe z. B. Riedel-Heller 2009).

In einigen der genannten Punkte gibt es jedoch Verbesserungen. Beispielsweise werden spezielle Personengruppen wie Migranten oder Heavy User, in der Forschung im deutschsprachigen Raum mittlerweile vermehrt berücksichtigt (vgl. z. B. Borbé et al. 2009). Priebe (2012) argumentiert außerdem, dass die sozialpsychiatrische Versorgungs- und Behandlungsqualität in den westlichen Ländern insgesamt gestiegen ist, dies aber schwer zu erkennen ist, da sich eine Gesamtveränderung in Studien (womöglich) nur indirekt zeigt, und zwar darin, dass der gesundheitliche Zustand auch der unbehandelten Gruppen (sprich: Kontrollgruppen) insgesamt besser erscheint. Des Weiteren darf nicht übersehen werden, dass – z. B. durch Initiativen wie der Peer-Bewegung – eine zunehmende Demokratisierung und Enthierarchisierung in den sozialpsychiatrischen und psychiatrischen Institutionen im Entstehen begriffen ist.

Grundsätzlich sehen auch die Autoren Handlungsbedarf. Die Sozialpsychiatrie muss sich den angeführten Entwicklungen und Herausforderungen stellen, neue Ideen entwickeln und innovative Versorgungsleistungen und -systeme initiieren. Reflexion und Weiterentwicklung sind notwendig! Dies reicht jedoch nicht. Die Sozialpsychiatrie – so die These der Autoren – muss sich wieder vermehrt auf ihre normativen und (sozial)politischen Fundamente besinnen, mehr und auch grundsätzliche Kritik an gesellschaftlichen Verhältnissen üben, sodass sie nicht nur die Folgen gesellschaftlicher Missstände abfedert oder diese gar (indirekt) affirmiert, sondern auch dazu beiträgt, die Gesellschaft positiv zu verändern.

Literatur

Akil, H., Brenner, S., Kandel, E., Kendler, K. S., King, M.-C., Scolnick, E., Watson. J. D., & Zoghbi, H. Y. (2010). The future of psychiatric research: Genomes and neural circuits. *Science, 327*, 1580–1581.

Amering, M., & Schmolke, M. (2012). *Recovery. Das Ende der Unheilbarkeit*. 5. überarbeitete Aufl. Bonn: Psychiatrie Verlag.

Angermeyer M. C., & Winkler, I. (2001). Wer, was, wie viel, wo? Eine Analyse der Publikationen deutscher Autoren zu sozialpsychiatrischen Themen in wissenschaftlichen Zeitschriften. *Psychiatrische Praxis, 28*, 368–375.

Angermeyer, M. C., Kluge, H., Riedel-Heller, S. G., & Roick, C. (2004). Sozialpsychiatrie ohne Soziologie? Ergebnisse einer Zeitschriftenanalyse. *Psychiatrische Praxis, 31*, 420–424.

Basaglia, F. (1971). Die Institution der Gewalt. In F. Basaglia, *Die negierte Institution oder die Gemeinschaft der Ausgeschlossenen. Ein Experiment der psychiatrischen Klinik in Görz* (S. 114–161). Frankfurt a. M.: Suhrkamp.

Basaglia, F. (1974a). Die Freiheit in der Gemeinschaft als Alternative zur institutionellen Regression. In F. Basaglia, *Was ist Psychiatrie?* (S. 19–37). Frankfurt a. M.: Suhrkamp.

Basaglia, F. (1974b). Was ist Psychiatrie? In F. Basaglia, *Was ist Psychiatrie?* (S. 7–19). Frankfurt a. M.: Suhrkamp.

Becker, T., Hoffmann, H., Puschner, B., & Weinmann, S. (2008). Versorgungsmodelle in Psychiatrie und Psychotherapie. In W. Gaebel & F. Müller-Spahn (Hrsg.), *Konzepte und Methoden der Klinischen Psychiatrie*. Stuttgart: W. Kohlhammer.

Becker, U. (2015). *Die Inklusionslüge. Behinderung im flexiblen Kapitalismus*. Bielefeld: transcript.

Binding, K., & Hoche, A. (1920). *Die Freigabe der Vernichtung lebensunwerten Lebens*. Leipzig: Meiner.

Birnbaum, K. (1920). *Psychopathologische Dokumente. Selbstbekenntnisse und Fremdzeugnisse aus dem seelischen Grenzlande*. Berlin: Springer.

Bitter, D., Etenfellner, A., Matschnig, T., Frottier, P., & Frühwald, S. (2009). Da-Heim im Heim!? Bedeutet Ent-Hospitalisierung auch Ent-Institutionalisierung? *Psychiatrische Praxis, 36*, 261–269.

Blasius, D. (2001). Deutsche Erinnerungen. Wegstrecken der Psychiatriegeschichte. In M. Wollschläger (Hrsg.), *Sozialpsychiatrie. Entwicklungen – Kontroversen – Perspektiven* (S. 29–43). Tübingen: dgvt.

BMASK Bundesministerium für Arbeit, Soziales und Konsumentenschutz (2012). Nationaler Aktionsplan Behinderung 2012–2020. Strategie der österreichischen Bundesregierung zur Umsetzung der UN-Behinder-

2

tenrechtskonvention. Wien. https://www.sozialmi-
nisterium.at/cms/site/attachments/1/1/5/CH2081/
CMS1343116498970/120725_nap_web.pdf. Zugegriffen:
27. Juli 2016.

Bock, T. (2005). Aus dem Trialog lernen – Konsequenzen für
den psychiatrischen Alltag. In C. Adberhalden & I. Needham (Hrsg.), *Psychiatrische Pflege – Verschiedene Settings,
Partner, Populationen. Vorträge und Poster vom 2. Dreiländerkongress in Bern* (S. 154–166). Unterostendorf: Ibicura.

Bopp, J. (1980). *Antipsychiatrie. Theorien, Therapien, Politik.*
Frankfurt a. M.: Syndikat.

Borbé, R. (2011). Die UN-Behindertenrechtskonvention: Feste
Größe in einem psychiatriepolitischen Schlingerkurs?
Psychiatrische Praxis, 38, 215–217.

Borbé, R., Flammer, E., Borbé, S., & Müller, T. (2009). Sozialpsychiatrische Forschung – Entwicklung über die letzten
10 Jahre im Spiegel deutschsprachiger Zeitschriften. *Psychiatrische Praxis, 36,* 7–18.

Bramesfeld, A., & Riedel-Heller, S. (2008). Prioritäre Themen in
der Versorgungsforschung zur psychischen Gesundheit.
Psychiatrische Praxis, 35, 315–317.

Brückner, B. (2010). *Geschichte der Psychiatrie.* Bonn: Psychiatrie-Verlag.

Brüne, M., & Juckel, G. (2013). Neurobiologie des Sozialen. In
W. Rössler & W. Kawohl (Hrsg.), *Soziale Psychiatrie. Das
Handbuch für die psychosoziale Praxis. Bd 1: Grundlagen*
(S. 269–278). Stuttgart: Kohlhammer.

Buestrich, M., Burmester, M., Dahme, H.-J., & Wohlfahrt, N.
(2008). *Die Ökonomisierung Sozialer Dienste und sozialer
Arbeit. Entwicklung – Theoretische Grundlagen – Wirkungen.* Baltmannsweiler: Schneider.

Clausen, J., & Eichenbrenner, I. (2016). *Soziale Psychiatrie.
Grundlagen, Zielgruppen, Hilfeformen.* 2., überarbeitete
und erweiterte Aufl. Stuttgart: Kohlhammer.

Dammann, G. (2007). Für eine „Neue Sozialpsychiatrie": Aktuelle Brennpunkte und Entwicklungslinien der psychiatrischen Versorgung im Spannungsfeld von integrativen
und gesundheitsökonomischen Perspektiven. *Fortschritte
Neurologie Psychiatrie, 75,* 593–606.

Dimmel, N. (2012). Sozialwirtschaft unter Prekarisierungsdruck. *WISO, 35,* 27–47.

Dörner, K., Plog, U., Teller, C., & Wendt, F. (2007). *Irren ist
menschlich. Lehrbuch der Psychiatrie und Psychotherapie.*
3., korrigierte Auflage. Bonn: Psychiatrie-Verlag.

Ehrenberg, A. (2006). Gesellschaftlicher Kontext. Die Depression, Schattenseite der Autonomie? In G. Stoppe, A. Bramesfeld & F.-W. Schwartz (Hrsg.), *Volkskrankheit Depression? Bestandsaufnahme und Perspektiven* (S. 123–137).
Berlin: Springer.

Eikelmann, B., & Zacharias, B. (2005). Sozialpsychiatrische
Aspekte psychischer Krankheiten. In H.-J. Möller, G. Laux
& H.-P. Kapfhammer (Hrsg.), *Psychiatrie & Psychotherapie*
(S. 208–224). 2. Aufl. Heidelberg: Springer.

Endel, G., & Klein, A. (2012). EBM und ihre Kritiker. *Soziale
Sicherheit, 4/2012,* 192–201.

Fegert, J. M., & Kölch, M. (2012). Perspektiven sozialpsychiatrischer Forschung in der (Kinder- und Jugend)Psychiatrie.

In Aktion Psychisch Kranke & P. Weiß (Hrsg.), *Psychiatriereform 2011 … der Mensch im Sozialraum* (S. 93–106). Bonn:
Psychiatrie-Verlag.

Finzen, A. (Hrsg.) (1998a). *Das Pinelsche Pendel. Die Dimension
des Sozialen im Zeitalter der biologischen Psychiatrie.
Sozialpsychiatrische Texte 1.* Bonn: Psychiatrie-Verlag.

Finzen, A. (1998b). Das Pinelsche Pendel. Soziale und biologische Psychiatrie in den Wechselfällen der Geschichte. In
A. Finzen (Hrsg.), *Das Pinelsche Pendel. Die Dimension des
Sozialen im Zeitalter der biologischen* Psychiatrie. *Sozialpsychiatrische Texte 1* (S. 10–40). Bonn: Psychiatrie-Verlag.

Finzen, A. (1998c) Wie Feuer und Wasser. Sozialpsychiatrie und
Antipsychiatrie. In A. Finzen, (Hrsg.), *Das Pinelsche Pendel.
Die Dimension des Sozialen im Zeitalter der biologischen*
Psychiatrie. *Sozialpsychiatrische Texte 1* (S. 40–60). Bonn:
Psychiatrie-Verlag.

Finzen, A. (2009). Psychiatrie und Soziologie. Eine Einladung.
http://www.finzen.de/pdf-dateien/soziologie.pdf. Zugegriffen: 19. Juli. 2016.

Fischer, M. (1919). Die soziale Psychiatrie im Rahmen der sozialen Hygiene und allgemeinen Wohlfahrtspflege. *Allgemeine Zeitschrift für Psychiatrie und psychiatrisch-gerichtliche
Medizin, 75,* 529–548.

Foucault, M. (1968/1954). *Psychologie und Geisteskrankheit.*
Frankfurt a. M.: Suhrkamp.

Goffman, E. (1973/1961). *Asyle: Über die soziale Situation psychiatrischer Patienten und anderer Insassen.* Frankfurt a. M.:
Suhrkamp.

Grausgruber, A., Grausgruber-Berner R., & Haberfellner, E. M.
(2006). Enthospitalisierung psychiatrischer Langzeitpa-
tientInnen in Oberösterreich. Eine Evaluierung der Versorgungskosten, des Hilfebedarfs und der Lebensqualität.
In W. Schöny, C. Rachbauer & A. Grausgruber (Hrsg.), *Beiträge zur psychischen und sozialen Gesundheit. Bd. 3.* Linz:
pro mente edition.

Gruber, D. (2010). Soziologie und Neurowissenschaften: Über
die Komplementarität zweier Beschreibungsebenen.
Österreichische Zeitschrift für Soziologie, 35, 3–24.

Gruber, D. (2016). Der Neoliberalismus und die UN-Konvention
über die Rechte von Menschen mit Behinderung. Widersprüche und Unvereinbarkeiten. *SWS-Rundschau, 56,*
27–47.

Gruber, D., & Böhm, M. (2012). Pierre Bourdieus Soziologie: Ein
Wegweiser für die Sozialpsychiatrie? *SWS-Rundschau, 52,*
19–37.

Heitzmann, K., Österle, A., & Pennerstorfer, A. (2015). Soziale
Dienstleistungen in Österreich: Zwischen Anspruch und
Wirklichkeit. In BEIGEWUM Beirat für gesellschafts-, wirt-
schafts- und umweltpolitische Alternativen (Hrsg.), *Politische Ökonomie Österreichs. Kontinuitäten und Veränderungen seit dem EU-Beitritt* (S. 120–131). Wien: Mandelbaum.

Hell, D. (2006). Kritische Anmerkungen zur evidenzbasierten
Psychiatrie. *Schweizer Archiv für Neurologie und Psychiatrie, 3/2006,* 146–148.

Hinterhuber, H. (1995). *Ermordet und vergessen. Nationalsozia-
listische Verbrechen an psychisch Kranken und Behinderten.*
Innsbruck u. Wien: VIP.

Hinterhuber, H., & Meise, U. (2001). Die Verführbarkeit der Wissenschaften und die Gefährdung der Menschenrechte – gestern und heute. Universitäten im Dienste menschenverachtender Ideologien. *Neuropsychiatrie, 15*, 98–102.

Hinterhuber, H., & Meise, U. (2008). Keine moderne Psychiatrie ohne Sozialpsychiatrie. *Neuropsychiatrie, 22*, 148–152.

Hinterhuber H., Meise, U., & Hinterhuber, E. M. (2008). Empowerment als Ziel sozialpsychiatrischer Bemühungen. *Neuropsychiatrie, 22*, 127–131.

Holzinger A., & Angermeyer M. C. (2002). Sozialpsychiatrische Forschung im deutschen Sprachraum. *Psychiatrische Praxis, 29*, 397–410.

Holzinger, A., & Angermeyer, M. C. (2003). Aktuelle Themen sozialpsychiatrischer Forschung im deutschen Sprachraum: Eine Inhaltsanalyse wissenschaftlicher Zeitschriften. *Psychiatrische Praxis, 30*, 424–437.

Horkheimer, M., & Adorno, T. W. (2006/1944). *Dialektik der Aufklärung. Philosophische Fragmente.* 16. Aufl. Frankfurt a. M.: Fischer.

Ilberg, G. (1904). Soziale Psychiatrie. *Monatsschrift für soziale Medizin, Bd. I*, 312–398.

Jäger, M. (2015). Der weiße Kittel ist in der Psychiatrie nicht mehr zeitgemäß – Pro. *Psychiatrische Praxis, 42*, 122–123.

Kersting, F.-W. (2001). „1968" als psychiatriegeschichtliche Zäsur. In M. Wollschläger (Hrsg.), *Sozialpsychiatrie. Entwicklungen – Kontroversen – Perspektiven* (S. 43–56). Tübingen: dgvt.

Keupp, H. (1972). *Psychische Störungen als abweichendes Verhalten. Zur Soziogenese psychischer Störungen.* München: Urban & Schwarzenberg.

Kommission der Europäischen Gemeinschaften (2005). *Grünbuch. Die psychische Gesundheit der Bevölkerung verbessern – Entwicklung einer Strategie für die Förderung der psychischen Gesundheit in der Europäischen Union.* Brüssel. http://ec.europa.eu/health/ph_determinants/life_style/mental/green_paper/mental_gp_de.pdf. Zugegriffen: 11. Oktober 2016.

Kumbier, E., Haack, K., & Hoff, P. (2013). Soziale Psychiatrie: historische Aspekte ihrer Entwicklung in Deutschland und in der Schweiz. In W. Rössler & W. Kawohl (Hrsg.), *Soziale Psychiatrie. Das Handbuch für die psychosoziale Praxis. Bd 1: Grundlagen* (S. 34–46). Stuttgart: Kohlhammer.

Kunze, H. (2015). *Psychisch krank in Deutschland. Plädoyer für ein zeitgemäßes Versorgungssystem.* Stuttgart: Kohlhammer.

Laing, R. D. (1977/1967). *Phänomenologie der Erfahrung.* 9. Aufl. Frankfurt a. M.: Suhrkamp.

Lauber, C., & Rössler, W. (2005). Empowerment und Stigma. In W. Gaebel, H.-J. Möller & W. Rössler (Hrsg.), *Stigma – Diskriminierung – Bewältigung. Der Umgang mit sozialer Ausgrenzung psychisch Kranker* (S. 212–219). Stuttgart: Kohlhammer.

Lecic-Tosevski, D., Christodoulou, N., & Herrmann, H. (2003). WPA consensus statement on psychiatric prevention. *Dynamic Psychiatry, 36*, 307–315.

Lehmann, P. (2001). Alte, veraltete und humanistische Antipsychiatrie. http://www.antipsychiatrieverlag.de/artikel/recht/antipsychiatrie.htm. Zugegriffen: 26. Juli 2016.

Lessenich, S. (2013). *Die Neuerfindung des Sozialen. Der Sozialstaat im flexiblen Kapitalismus.* 3., unveränderte Aufl. Bielefeld: transcript.

Meise, U., & Hinterhuber, H. (1993). Der Psychiatrieplan Tirol: Psychiatrie im Aufbruch? In H. Hinterhuber (Hrsg.), *Psychiatrie im Aufbruch: 100 Jahre Univ.-Klinik für Psychiatrie Innsbruck.* (S. 87–92). Innsbruck: VIP-Verlag Integrative Psychiatrie.

Meise, U., & Wancata, J. (2006). „Es gibt keine Gesundheit ohne psychische Gesundheit". Die Europäische Ministerielle WHO-Konferenz für Psychische Gesundheit; Helsinki 2005. *Neuropsychiatrie, 20*, 151–154.

Meise, U., Rössler, W., Günther, V., & Hinterhuber, H. (1993). *Bürgernahe Psychiatrie: Leitlinien für die Reform der psychiatrischen Versorgung in Tirol.* Innsbruck: VIP.

Meller, I., & Fichter, M. M. (2005). Psychiatrische Epidemiologie. In H.-J. Möller, G. Laux & H.-P. Kapfhammer (Hrsg.), *Psychiatrie & Psychotherapie* (S. 49–68). 2. Aufl. Heidelberg: Springer.

Mosher, L. R. (2001). Die Anwendung von therapeutischen Prinzipien der Soteria in der gemeindepsychiatrischen Versorgung. In M. Wollschläger (Hrsg.), *Sozialpsychiatrie. Entwicklungen – Kontroversen – Perspektiven* (S. 497–503). Tübingen: dgvt.

Müller, C. (1972). Psychotherapie und Soziotherapie der endogenen Psychosen. In K. P. Kisker, J. E. Meyer, M. Müller & E. Strömgren (Hrsg.), *Psychiatrie der Gegenwart* (S. 291–342). Bd II/1. Berlin: Springer.

Neckel, S., & Wagner, G. (2014). *Leistung und Erschöpfung. Burnout in der Wettbewerbsgesellschaft.* Frankfurt a. M.: Suhrkamp.

Priebe, S. (2003). Zukunft psychiatrischer Versorgung – Träume und Alpträume. *Psychiatrische Praxis, 30*, 48–53.

Priebe, S. (2012). Wo ist der Fortschritt? *Psychiatrische Praxis, 39*, 55–56.

Priebe, S., & Finzen, A. (2002). On the different connotations of social psychiatry. *Social Psychiatry and Psychiatric Epidemiology, 37*, 47–49.

Priebe, S., & Hoffmann, K. (2002). Sozialpsychiatrie und gemeindenahe Versorgung. In H. J. Freyberger, W. Schneider & R. D. Stieglitz (Hrsg.), *Kompendium Psychiatrie Psychotherapie Psychosomatische Medizin* (S. 617–634). Basel: Karger.

Rehm, O. (1926). Soziale Psychiatrie. Ein Arbeitsprogramm. *Zeitschrift für die gesamte Neurologie und Psychiatrie, 104*, 737–744.

Riedel-Heller, S. G. (2009). Sozialpsychiatrie als Forschungsfeld – Antworten auf die Fragen von morgen. *Neuropsychiatrie, 23*, 249–252.

Ritsert, J. (2010). Der Positivismusstreit. In G. Kneer & S. Moebius (Hrsg.), *Soziologische Kontroversen. Beiträge zu einer anderen Geschichte der Wissenschaft vom Sozialen* (S. 102–130). Frankfurt a. M.: Suhrkamp.

Roick, C., Angermeyer, M. C., & Riedel-Heller, S. (2005). Welche Bedeutung hat das Thema Prävention in der sozialpsychiatrischen Forschung? Eine systematische Literaturrecherche. *Gesundheitswesen, 67*, 679–886.

2

Rosenhan, D. L. (2004/1973). Gesund in kranker Umgebung. In P. Watzlawick (Hrsg.), *Die erfundene Wirklichkeit. Wie wissen wir, was wir zu wissen glauben? Beiträge zum Konstruktivismus* (S. 111–138). 17. Aufl. München: Piper.

Rössler, W. (2013). Sozialpsychiatrie – Soziale Psychiatrie: eine Begriffsbestimmung. In W. Rössler & W. Kawohl (Hrsg.), *Soziale Psychiatrie. Das Handbuch für die psychosoziale Praxis. Bd 1: Grundlagen* (S. 23–33). Stuttgart: Kohlhammer.

Salize, H. J. (2012). Sozialpsychiatrie – wohin? *Psychiatrische Praxis, 39,* 199–201.

Scheff, T. J. (1972/1963). Die Rolle des psychisch Kranken und die Dynamik psychischer Störungen: Ein Bezugsrahmen für die Forschung. In H. Keupp (Hrsg.), *Der Krankheitsmythos in der Psychopathologie. Darstellung einer Kontroverse* (S. 136–156). München: Urban & Schwarzenberg.

Schmidl, F., & Psota, G. (2011). Ambulante sozialpsychiatrische Versorgung. *Spectrum Psychiatrie, 4/2011,* 20–23.

Schmidt, C. K., Angermeyer, M. C., & Riedel-Heller, S. G. (2005). Prävention – ein Thema für die sozialpsychiatrische Forschung? *Psychiatrische Praxis, 32,* 358–362.

Schmiedebach, H.-P., & Priebe, S. (2004). Social psychiatry in Germany in the twentieth century: Ideas and models. *Medical History, 48,* 449–472.

Schmitt, W. (1997). Über sozialpsychiatrische Konzepte in älterer und neuerer Zeit. In U. Hoffmann-Richter, H. Haselbeck & R. Engfer (Hrsg.), *Sozialpsychiatrie vor der Enquete* (S. 38–61). Bonn: Psychiatrie-Verlag.

Schneider, F. (Hrsg.) (2011). *Psychiatrie im Nationalsozialismus. Erinnerung und Verantwortung.* Berlin: Springer.

Schneider, W. (2013). Medikalisierung sozialer Prozesse. *Psychotherapeut, 58,* 219–236.

Schöne-Seifert, B. (2014). Biologismusvorwürfe gegenüber Neurowissenschaften und Psychiatrie. Preprints and Working Papers of the Centre for Advanced Study in Bioethics. https://www.uni-muenster.de/imperia/md/content/kfg-normenbegruendung/intern/publikationen/schoene-seifert/70_sch__ne-seifert_-_biologismusvorw__rfe.pdf. Zugegriffen: 25. Juli 2016.

Schöny, W. (1997). Tetralog – Vision und Realität. *Gemeindenahe Psychiatrie, 18,* 79–82.

Schöny, W., & Sulbacher, A. (2011). Geschichte der Sozialpsychiatrie. *Spectrum Psychiatrie, 4/2011,* 32–34.

Schöny, W., Koren, G., Unteregger, S., Gruber, D., Woisetschläger, N., & Weichbold, M. (2015). NÖ Psychiatrieplan. Evaluation 2014. Evaluation der sozialpsychiatrischen/psychosozialen Versorgung in Niederösterreich. Linz. http://www.noegus.at/fileadmin/user_upload/Downloads_Publikationen/PsychiatrieplanEval2014_END.pdf. Zugegriffen: 26. Juli 2016.

Schott, H., & Tölle, R. (2006). *Geschichte der Psychiatrie. Krankheitslehren, Irrwege, Behandlungsformen.* München: C. H. Beck.

Seithe, M. (2010). *Schwarzbuch Soziale Arbeit.* Wiesbaden: VS Verlag für Sozialwissenschaften.

Steinhart, I. (2012). Teilhabe für alle im Quartier. Herausforderungen für die Sozialpsychiatrie. In Aktion Psychisch Kranke & P. Weiß (Hrsg.), *Psychiatriereform 2011 … der Mensch im Sozialraum* (S. 52–76). Bonn: Psychiatrie-Verlag.

Stier, M., Muders, S., Rüther, M., & Schöne-Seifert, B. (2013). Biologismus-Kontroversen. *Der Nervenarzt, 84,* 1165–1174.

Strotzka, H. (1972). *Einführung in die Sozialpsychiatrie.* RoRoRo Studium 14. Reinbeck bei Hamburg: Rowohlt.

Szasz, T. S. (1972/1960). Der Mythos von der seelischen Krankheit. In H. Keupp (Hrsg.), *Der Krankheitsmythos in der Psychopathologie. Darstellung einer Kontroverse* (S. 44–56). München: Urban & Schwarzenberg.

Tretter, F., & Förstl, H. (2008). Homo neurobiologicus – Menschenbilder in der modernen Psychiatrie. *Neuropsychiatrie, 22,* 214–218.

Trotha, T. von (2001). Unterwegs zu alten Fragen: Die Neue Antipsychiatrie. *Zeitschrift systemische Theorie, 19,* 201–210.

Voren, R. van (2009). Political abuse of psychiatry – An historical overview. *Schizophrenia Bulletin, 5,* 1–3.

Wancata, J., & Meise, U. (2010). Sozialpsychiatrie: Gegensatz zu biologischer Psychiatrie und Psychotherapie? *Psychiatrische Praxis, 37,* 317–318.

Wancata, J., Kapfhammer, H.-P., Schüssler, G., & Fleischhacker, W. W. (2007) Sozialpsychiatrie: essentieller Bestandteil der Psychiatrie. *Psychiatrie und Psychotherapie, 3,* 58–64.

Wienberg, G. (2008). Gemeindepsychiatrie heute – Erreichtes – aktuelle Herausforderungen und Perspektiven. *Sozialpsychiatrische Informationen, 38,* 2–13.

Wiese, K. (2005). Gemeindebezug ist Realitätsbezug. Geleitwort. In M. Krisor (2005), *Aufgehoben in der Gemeinde. Entwicklung und Verankerung einer offenen Psychiatrie* (S. 12–16). Bonn: Psychiatrie-Verlag.

Wollschläger, M. (Hrsg.) (2001a). *Sozialpsychiatrie. Entwicklungen – Kontroversen – Perspektiven.* Tübingen: dgvt.

Wollschläger, M. (2001b). Soteria im Überblick. In M. Wollschläger (Hrsg.), *Sozialpsychiatrie. Entwicklungen – Kontroversen – Perspektiven* (S. 491–496). Tübingen: dgvt.

Sozialpsychiatrie: Gesellschaftstheoretische und normative Grundlagen

Dominik Gruber, Martin Böhm, Marlene Wallner, Gernot Koren

© Springer-Verlag GmbH Deutschland 2018
W. Schöny (Hrsg.), *Sozialpsychiatrie – theoretische Grundlagen und praktische Einblicke*,
DOI 10.1007/978-3-662-54626-0_3

3.1   Sozialpsychiatrie im gesellschaftlichen Kontext

Wie das ▸ Kap. 2 gezeigt hat, hat sich – historisch betrachtet – der Umgang mit psychisch erkrankten Menschen immer wieder gewandelt. Im Großen und Ganzen kann – zumindest für die letzten Jahre und Jahrzehnte – eine Entwicklung hin zu mehr Teilhabe und Selbstbestimmung festgestellt werden. Dennoch ist die Einbeziehung von Menschen mit Beeinträchtigung nach wie vor keine Selbstverständlichkeit – auch heute noch. Letztendlich gibt es auch keine Sicherheit dafür, dass viele Errungenschaften, die im Bereich der Behindertenpolitik und in der Unterstützung von Betroffenen erkämpft und erstritten wurden, ganz oder in Teilen wieder zurückgenommen werden. Denn es ist allen voran der Sozialstaat, der immer wieder und gegenwärtig auch vermehrt unter Druck gerät.

In den folgenden Ausführungen soll verdeutlicht werden, dass die Psychiatrie und Sozialpsychiatrie stets als sozial und gesellschaftlich eingebettet verstanden werden müssen. Die Sozialpsychiatrie und ihre Institutionen sind – um es salopp auszudrücken – nicht ausschließlich aufgrund von Zufall so, wie sie sind. Ihre Ausrichtung, ihre Ziele, ihre Institutionalisierung etc. sind u. a. bedingt und geprägt durch

- ihre **Geschichtlichkeit** und die vormals vorherrschenden gesellschaftlichen Bedingungen, die die jeweils möglichen Entwicklungspfade im Sinne von „Vorbedingungen" vorstrukturieren bzw. stets vorstrukturiert haben (▸ Abschn. 2.2);
- ein Geflecht verschieden dominanter **Diskurse**, z. B. darüber, was unter Behinderung oder Erkrankung gesellschaftlich verstanden werden soll; oder allgemeiner: welche gesellschaftlichen Funktionen und Ziele die Sozialpsychiatrie überhaupt erfüllen soll;
- bestehende gesellschaftliche **Strukturen**, wie z. B. rechtliche Rahmenbedingungen, ökonomische Sachzwänge und zur Verfügung stehende Mittel; ökonomische Logiken und Strukturen, die beispielsweise am Arbeitsmarkt vorherrschend sind.

In weiterer Folge sollen v. a. die letzten beiden Punkte, die Diskurs- und die Strukturebene der Sozialpsychiatrie im deutschsprachigen Raum – im Speziellen Österreich –, betrachtet werden. Beginnen wollen wir mit der Ebene des Diskurses, die exemplarisch anhand der Debatten um das Verständnis der Begriffe Behinderung und Krankheit verdeutlicht werden soll.

3.1.1   Ebene des Diskurses

Den Sozialwissenschaften ist es seit Langem bewusst, dass die Strukturierung und der soziale Wandel, davon abhängen, ob und wie über bestimmte Phänomene gesprochen wird, welche Perspektive und auch welche theoretischen Zugänge dominant oder – um es mit den Worten des italienischen Marxisten Gramsci zu sagen – „hegemonial" sind. Der Philosoph und Soziologe Foucault (z. B. 2007/1972) betrachtet etwa Diskurse und Diskursstränge als ein Geflecht von sich teilweise widersprechenden Sinnzusammenhängen und Praktiken, die Macht erzeugen und reproduzieren, die das Handeln der Individuen strukturiert und (unbewusst) anleitet. Wir nehmen gewisse Dinge, Perspektiven, Beschreibungen als selbstverständlich wahr und stellen ein solches „Dispositiv", wie dies Foucault nennt, nicht infrage. Die Prämissen und Perspektiven, auf die ein bestimmter Diskurs fußt, werden v. a. dann ersichtlich, wenn diese mit anderen Anschauungen in Konflikt geraten. So verhält es sich auch mit unserem Verständnis von Behinderung und Krankheit. Diese Begriffe bzw. die hinter diesen Begriffen stehenden (theoretischen) Modelle sind zentral – so glauben die Autoren – für das (Selbst-)Verständnis der Sozialpsychiatrie. Die Tatsache, welches Verständnis dieser Begriffe gesellschaftlich dominant ist bzw. durchgesetzt werden kann, beeinflusst u. a. politische Inhalte und Strategien, den Umgang mit beeinträchtigten Menschen und in letzter Konsequenz die soziale Situation der Betroffenen. An dieser Stelle sollen daher verschiedene Begriffe und Modelle von Behinderung und Krankheit vorgestellt und skizziert werden.

Behinderung: Begriff und Modelle

Wenn man die Begriffe Behinderung oder Beeinträchtigung im Alltag hört, glauben die meisten Menschen zu wissen, wovon die Rede ist. In der Regel werden diese Begriffe mit einer körperlichen, kognitiven oder geistigen Schädigung und einer damit in Zusammenhang stehenden Funktionsstörung assoziiert. Dabei sind es die Menschen mit einer Behinderung selbst, die sozusagen einen Mangel aufweisen. Diese Perspektive ist nach wie vor eine der dominantesten in unserer Gesellschaft. Dass dies nur eine, auch verkürzte und bestimmten Theorien zufolge (in Teilen) sogar falsche Vorstellung ist, ist Thema dieses Abschnitts.

Die Begriffe „körperlich" und „geistig behindert" wurden „erstmals im Gesetz über die Vereinheitlichung des Gesundheitswesens vom 3. Juli 1934 verwendet [...], in einem Gesetz, das nach der Machtergreifung der Nationalsozialisten 1938 auch in Österreich Geltung erlangte" (Naue 2009, S. 280).

In der Literatur zu den Disability Studies werden – neben Spezialformen – meist 3 verschiedene Begriffe von Behinderung unterschieden:
- das medizinische (oder individuelle),
- das soziale und
- das kulturelle Modell von Behinderung.

Disability Studies verstehen sich – neben ihrem wissenschaftlichen Anspruch – auch als politisches Projekt, das darauf abzielt, Menschen mit Beeinträchtigung zu emanzipieren und von gesellschaftlichen Barrieren zu befreien. Zentral in diesem Paradigma ist ein partizipatives Element. Die Forschung sollte idealerweise von und/oder mit Menschen mit Beeinträchtigung durchgeführt werden. In der Vergangenheit zeigte sich, dass es behinderten Menschen (besser) gelungen ist, eine „führende Rolle bei der Entwicklung der neuen Ideen und deren Umsetzung innerhalb der akademischen Institutionen" (Priestley 2003, S. 34) einzunehmen.

Medizinisches/individuelles Modell von Behinderung

Dieses Modell schreibt dem einzelnen Individuum die Behinderung zu. Das medizinische Modell tendiert dazu, gesundheitliche Probleme in den einzelnen Menschen hinein zu verlegen (für psychische Erkrankungen siehe z. B. Keupp 1972a, 1972b, S. 3). Krankheit, Störung und Behinderung sind Eigenschaften der Menschen, nicht der Umwelt oder der Beziehung zwischen Mensch und Umwelt – so die grundlegende Annahme. Die Ursache, dass ein

Individuum beispielsweise eine gesellschaftliche Funktion oder Rolle nicht einnehmen kann, wird im Individuum verortet und gesucht (vgl. Priestley 2003, S. 24). Dadurch setzen die Interventionen in diesem Modell meist am Individuum an (z. B. durch Medikamente, Verhaltenstherapie etc.). Obwohl die WHO in ihrer International Classification of Impairments, Disabilities, and Handicaps (ICIDH) (WHO 1980) die soziale Dimension einer Erkrankung („handicap") berücksichtigt, tendierte sie dazu, Behinderung dem Individuum anzulasten. Dieses Modell unterscheidet zwischen den folgenden Ebenen von Beeinträchtigung:
- **„impairment"** (Schädigung): Störung auf der organischen Ebene, d. h. die Organe bzw. den menschlichen Organismus direkt betreffend,
- **„disability"** (Beeinträchtigung): Störung auf personaler und funktionaler Ebene und die damit verbundenen fähigkeitsbezogenen Beeinträchtigungen,
- **„handicap"** (Behinderung/Benachteiligung): Konsequenzen auf der sozialen Ebene, wie z. B Stigmatisierung, Diskriminierung und Probleme in der Erfüllung der Aufgaben sozialer Rollen etc. (WHO 1980, S. 27ff.; vgl. auch Gruber et al. 2014, S. 55).

Im englischsprachigen Raum werden die 3 genannten Ebenen auch in der Alltagssprache in ähnlicher Weise unterschieden: „*disease*‚ bezeichnet ein Merkmal eines biologischen Organismus, ‚*illness*‚ einen Modus des Seins und des Erlebens und ‚*sickness*‚ eine bestimmte soziale Rolle" (Schramme 2012, S. 14, Hervorhebung im Original).

Zur leichteren Verständlichkeit dieser WHO-Klassifikation wird vielfach folgendes Beispiel erwähnt:

> » Ein Kind wird gehörlos geboren (impairment). Das hat für seine elementare Lebensfähigkeit keine zwangsläufigen Folgen, kann jedoch dazu führen, dass es keine oder keine hinreichende Sprachkompetenz erwirbt; es wäre damit in der Verständigung und im Verständnis behindert (disability). Dies kann wiederum dazu führen, dass das betroffene Kind privat und/oder beruflich kein normales Leben führen kann, wie es seinen Interessen und Anlagen entspräche (handicap). (Brackhane 1988, zitiert in Cloerkes 2001, S. 5).

Durch den hierarchischen Aufbau des Modells tendiert es dazu, die Ursachen von Behinderung im Individuum zu verorten und Behinderung als eine Normabweichung anzusehen (vgl. Hirschberg 2003, S. 120ff.).

Als Nachfolgemodell der ICIDH gilt die ICF (International Classification of Functioning, Disability and Health, WHO 2005/2001; ▶ Abschn. 4.2). Diese ist in ihren Vorstellungen über Normalität flexibler; „dadurch ist eine größere Bandbreite der Betrachtung möglich" (Hirschberg 2003, S. 128). Dennoch wird an der ICF oftmals kritisiert, dass sie immer noch – v. a. in der praktischen Anwendung (z. B. in der ICF-Checklist) – eine tendenziell medizinische Orientierung aufweist (vgl. ebd.).

Das medizinische/individuelle Modell hat umfassende praktische und soziale Implikationen. So schreibt etwa Cloerkes (2001) in seinem Buch „Soziologie der Behinderten":

» Das Medizinische Modell hat erhebliche Auswirkungen auf das heutige Arzt-Patient-Verhältnis und den klinischen Betrieb insgesamt. Krankheit verliert ihre soziale und subjektive Dimension [...]. Das ärztliche Interesse gilt der Krankheit, nicht dem Menschen. (Cloerkes 2001, S. 12)

Dem medizinischen/individuellen Modell wird oftmals ein fragmentiertes, die Ganzheit des Menschen vernachlässigendes Verständnis vom Menschen und von Gesundheit/Krankheit vorgeworfen. Es blendet einzelne Dimensionen des Mensch-Seins aus (z. B. die soziale oder politische Dimension) und nimmt eine bestimmte und enge Perspektive ein (z. B. Fokus auf das Biologische).

Soziales Modell von Behinderung

Das soziale Modell nimmt hingegen eher die Beziehung bzw. die Passung zwischen Individuum und Umwelt und den Einfluss der (sozialen) Umwelt in den Blick, um das Phänomen der Behinderung theoretisch zu fassen. Dieses Modell bezweifelt „grundsätzlich die Annahme, dass es einen kausalen Zusammenhang zwischen dem Vorliegen einer Beeinträchtigung und dem Behindert-Werden gibt" (Priestley 2003, S. 25). Hier sind es v. a. die gesellschaftlichen oder sozialen Barrieren, die Menschen mit Beeinträchtigung an der Teilhabe und der Einnahme gesellschaftlicher Positionen und Rollen behindern. Im Rahmen dieses Modells kann auch besser herausgearbeitet und begründet werden, dass es sich in vielen Fällen der Behinderung um Phänomene der Diskriminierung und/oder Unterdrückung handelt. Denn dass ein Mensch mit Beeinträchtigung behindert wird, liegt nicht an ihm oder ihr selbst oder gar an seiner oder ihrer Natur, sondern an „den Anderen". Dementsprechend schreibt etwa die Organisation Union of Physically Impaired Against Segregation (UPIAS) bereits in den 1970er-Jahren:

» Nach unserer Ansicht ist es die Gesellschaft, die behindert [...]. Behinderung ist etwas, das zusätzlich auf unsere Beeinträchtigungen aufgesetzt wird, indem wir unnötigerweise isoliert und von der vollen Teilhabe in der Gesellschaft ausgeschlossen werden. Behinderte Menschen sind deshalb eine unterdrückte Bevölkerungsgruppe. (UPIAS, zitiert nach Priestley 2003, S. 26).

Interventionen, die auf dem sozialen Modell der Behinderung beruhen, versuchen nicht, das Individuum zu „verändern", sondern die Umwelt entsprechend zu gestalten, um die Teilhabe von Menschen mit Beeinträchtigung zu gewährleisten.

Kulturelles Modell von Behinderung

Das kulturelle Modell von Behinderung wurde im deutschsprachigen Raum v. a. von Waldschmidt geprägt. Während das soziale Modell von Behinderung die sozialen und gesellschaftlichen Strukturen in ihrer behindernden Dimension betrachtet, sind es im kulturellen Modell v. a. die Kultur, die Denkmuster und Diskurse, die einer Analyse unterzogen werden. Bereits das soziale Modell zeigt auf, dass Behinderung eine soziale und damit auch eine sozial konstruierte Dimension aufweist. Behinderung entsteht im alltäglichen Handeln und aufgrund bestehender sozialer Strukturen und Verhältnisse. Darum hat es auch in den Disability Studies so etwas wie einen „cultural turn" gegeben, v. a. um die Komplexität von Behinderung abbilden und begreifen zu können. Die kulturwissenschaftliche Dimension der Disability Studies legt den Fokus nicht so sehr auf Behinderung oder auf die Bedürfnisse von Menschen mit Behinderung selbst, sondern auf die Kultur bzw.

Kulturen einer Gesellschaft, wie diese Differenz und Normalität „produzieren".

» Wagt man diesen Perspektivenwechsel, so kann man überraschend neue Einsichten gewinnen, zum Beispiel in der Art und Weise, wie kulturelles Wissen über Körperlichkeit produziert wird, wie Normalitäten und Abweichungen konstruiert werden, wie Differenzierungskategorien entlang körperlicher Merkmale etabliert werden, wie gesellschaftliche Praktiken der Ein- und Ausschließung gestaltet sind, wie personale und soziale Identitäten geformt und neue Körperbilder und Subjektbegriffe geschaffen werden. (Waldschmidt 2003a, S. 16f.)

Waldschmidt (2003b) konstatiert, dass wir in einer Normalisierungsgesellschaft leben, da „wir unser Verhalten danach ausrichten, was die Mehrheit von uns fordert" (ebd., S. 132). Unsere Gesellschaft ist weniger repressiv geworden, jedoch in subtiler Weise (selbst)disziplinierend. Die Vorstellung von Normalität wird jedoch auch flexibilisiert. Das heißt, wir haben in unserem Verhalten und unseren Eigenschaften innerhalb einer Bandbreite einen gewissen Spielraum. „Im Endeffekt kommt es zu vielfältigeren und weitläufigeren Übergangszonen, nicht aber zu einer vollständigen Entgrenzung. Das Feld von Normalität und Behinderung verändert sich in seinem Innenraum, als solches bleibt es aber stabil und mit ihm der Tatbestand der Ausgrenzung, der für das Phänomen der Behinderung wohl konstitutiv ist. In der flexiblen Normalisierungsgesellschaft wird Behindert-sein zwar einerseits ‚normaler', doch ‚ganz normal' kann es anscheinend nicht werden – dafür sorgen die Normierungsverfahren, die offenbar die Stützpfeiler der Behinderungskategorie bleiben." (Ebd., S. 137)

In der Analyse der kulturellen Dimension wird die kulturelle und soziale Konstruiertheit von Behinderung (nochmals) deutlich. Auch die historische Betrachtung dieses Begriffs und der daraus resultierende Umgang mit behinderten Menschen verdeutlicht die Wandelbarkeit der Vorstellung von Behinderung (vgl. ebd., S. 18). Behinderung ist unter dieser Perspektive auch immer kulturell eingebetteter Bedeutungsgehalt, ein Symbol, das prinzipiell sprachlich dekonstruiert werden kann. Obwohl im Diskurs der Disability Studies die Unterschiede zwischen sozialem und kulturellem Modell viel und breit diskutiert werden, steht außer Frage, dass sich die beiden Ansätze in ihrer Perspektive gut ergänzen (vgl. Priestley 2003, S. 30).

Krankheit: Begriff und Modelle

Ähnlich dem Begriff Behinderung kann auch jener der (psychischen) Krankheit unterschiedlich konzipiert werden. Hier soll v. a. auf die philosophisch orientierte Diskussion rund um den Begriff der Krankheit eingegangen werden (für eine ausführliche Darstellung der folgenden Positionen s. Gruber et al. 2014, S. 57ff.).

Zunächst kann man die Begriffe Krankheit und Gesundheit danach differenzieren, ob sie a) als Gegenbegriffe oder b) als idealisierte Begriffe verstanden werden. Im Rahmen der ersten Konzeption wird unter Gesundheit ganz einfach die Abwesenheit von Krankheit – und umgekehrt – verstanden. Die WHO definiert hingegen den Ausdruck Gesundheit in einer bekannten Definition aus dem Jahr 1947 als einen „Zustand des vollständigen körperlichen, geistigen und sozialen Wohlergehens und nicht nur das Fehlen von Krankheit oder Gebrechen". Hierbei handelt es sich um einen idealisierten Begriff, der nahezu von keiner Person erfüllt wird bzw. werden kann.

Helmchen (2005) sieht in dem idealisierten Begriff von Gesundheit so etwas wie eine „regulative Idee" (ebd., S. 272) im Sinne Kants, die die Funktion einer Handlungsorientierung hat.

Unabhängig von dieser Unterscheidung wollen wir an dieser Stelle v. a. 3 verschiedene Modelle des Krankheitsbegriffs – eine naturalistische, eine normative und eine skeptische Konzeption – betrachten.

Naturalistische Modelle von Krankheit

Naturalistische Konzeptionen des Krankheitsbegriffs sind jenen medizinischer Provenienz nicht unähnlich. Sie gehen in der Regel davon aus, dass Krankheit
- die Abwesenheit von Gesundheit darstellt,
- objektiv durch die Angabe messbarer Kriterien feststellbar ist,
- eine Eigenschaft ist, die im Individuum verortet ist.

Eine berühmte Konzeption dieser Art legte der Philosoph Boorse (2012/1977) vor. Für ihn ist Krankheit eine „Störung" des evolutionär bedingten „funktionalen Designs" eines Organismus. Die Funktionen von Körperteilen oder biologischen Mechanismen sind dann gestört, wenn sie einen evolutionär

3

vorgesehenen Effekt nicht oder nicht mit angemessener Effizienz zeigen. Demnach sind für Boorse z. B. Organe und ihre Funktionen natürliche Kategorien, deren Funktionieren oder Nicht-Funktionieren objektiv feststellbar ist.

Boorse analysierte v. a. den Krankheitsbegriff für den Bereich des Somatischen. Schramme (2003) übertrug diese Konzeption auch auf psychische Erkrankungen.

Normative Modelle von Krankheit

Diese Spielart des Begriffes geht davon aus, dass der Krankheitsbegriff nicht auf neutrale Tatsachen reduziert werden kann, da diesem notwendig eine negative Wertung innewohnt. Diese Position kann wiederum untergliedert werden. Zum einen könnte behauptet werden, dass es negative Zustände im Sinne einer objektiven Tatsache gibt (siehe z. B. Clouser et al. 2012/1981). Zum anderen wird z. B. von Engelhardt (2012/1975) postuliert, dass diese dem Krankheitsbegriff inhärente negative Bewertung durch subjektive oder gesellschaftliche Wertvorstellungen und Zuschreibungen zu erklären ist. Andere Konzeptionen versuchen, die naturalistische und normative Position zu kombinieren, indem sie – wie z. B. Schramme (2003) – von einem mehrstufigen Begriff ausgehen. So werden in einem ersten Schritt objektivierbare Kriterien für das Vorliegen einer Krankheit festgelegt und angewendet. In einem zweiten Schritt muss der festgestellte Zustand mit einer Bewertung belegt werden, da ansonsten die zahlreichen sozialen Funktionen und notwendigen Konsequenzen einer Diagnose, wie z. B. jene der Behandlung, nicht gerechtfertigt werden.

Skeptische Positionen

Skeptische Positionen heben meist auf die soziale Funktion von Krankheitszuschreibungen ab. Sie betonen, dass die Kategorie „krank" vorwiegend die Funktion hat, mit den von der Zuschreibung betroffenen Personen in bestimmter Weise umzugehen und um diese zu legitimieren. Wie im Abschnitt zur Geschichte der Psychiatrie und Sozialpsychiatrie, im Speziellen in den Ausführungen zum Thema Antipsychiatrie (▶ Abschn. 2.2.5), deutlich wurde, gehen v. a. gesellschafts- und psychiatriekritische Positionen davon aus, dass die Psychiatrie im Allgemeinen und Diagnosen im Speziellen ein Mittel zur Unterdrückung und zum Ausschluss von „störenden"

Individuen darstellen. Wie im Falle des „labeling approach" postulieren skeptische Positionen oftmals, dass die kategorialen Krankheitszuschreibungen soziale Konstruktionen sind, die durch einen komplexen institutionellen Apparat vollzogen und reproduziert werden. Keupp (1972a) schreibt daher in „Psychische Störungen als abweichendes Verhalten" u. a. zu diesen Positionen:

> » Der Versuch, bestimmten, als symptomatisch betrachteten Verhaltensweisen oder erschlossenen Persönlichkeitsstrukturen das Etikett „Krankheit" oder „Abnormität" aufzukleben, mußte und muß deshalb scheitern, weil nicht diese Verhaltensweisen oder Persönlichkeitseigenschaften „krank" oder „abnorm" *sind*, sondern sozial-evaluativ im jeweiligen Gesellschaftskontext so definiert werden. (Keupp 1972a, S. 79, Hervorhebung im Original)

Neben diesen tendenziell gesellschafts- und verhältniskritischen Ansätzen gibt es weitere alternative Krankheitsbegriffe, wie z. B. „sinnbezogene Konzeptionen" (vgl. Gruber et al. 2014, S. 61). So geht etwa Bock (2012) in seinem Buch „Eigensinn und Psychose" davon aus, dass krankheitsbezogene Symptome auch als funktionale und je individuelle Äußerungen im Umgang mit einer Situation und einer Krankheit interpretiert werden können.

Erstes Zwischenfazit: Ebene des Diskurses

Die verschiedenen Spielarten der Begriffe Behinderung und Krankheit verdeutlichen die potenzielle gesellschaftliche Macht die damit einhergeht, welche begriffliche Konzeption von Behinderung und Krankheit vorherrschend ist bzw. Deutungshoheit genießt. Hierzu sollen 3 Beispiele angeführt werden:

- Das soziale Modell von Behinderung regt v. a. dazu an, Behinderung nicht oder nicht nur auf das betroffene Individuum zu projizieren, sondern auch im Umfeld, in den materiellen, diskursiven und sozialen Strukturen der Umwelt zu suchen und auszumachen. Die Beseitigung von Behinderung ist unter dieser Perspektive auch immer mit einer Veränderung der Gesellschaft verbunden.

— Stellt man etwa die konstrukthafte und normierende Perspektive des kulturellen Modells von Behinderung in den Vordergrund, werden wir und auch die Sozialpsychiatrie in ihrem politischen Handeln versucht sein, herrschende Vorstellungen über das Phänomen Behinderung zu dekonstruieren, Normen und damit den Umgang mit den betroffenen Menschen infrage zu stellen.

— Ein naturalistisches und/oder normatives Verständnis von Krankheit wird diese stets im Individuum verorten, negativ bewerten und sich Heilung bzw. Linderung vorwiegend durch die Behandlung des Individuums versprechen. Skeptische Positionen werden hingegen v. a. die gesellschaftliche Dimension und soziale Funktionen von krankheitsbezogenen Zuschreibungen/Etikettierungen in den Blick nehmen.

Unterscheidet man die verschiedenen Modelle von Behinderung und Krankheit, kann man beobachten oder erkennen, dass es in unserer Gesellschaft tatsächlich ein Diskursgeflecht gibt, in dem verschiedene Vorstellungen dieser Begriffe verwendet werden und teilweise auch aufeinandertreffen. So ist in der medizinisch orientierten Psychiatrie relativ klar eine medizinische oder naturalistische Interpretation des Behinderungs- bzw. Krankheitsbegriffs vorherrschend. Dementsprechend orientiert sich ein großer Teil der Forschung an diesem Paradigma. Aber hier sind Veränderungen zu erkennen. So berücksichtigt etwa das Klassifikationssystem ICF (▶ Abschn. 4.4) – wenn auch nicht umfassend – vermehrt die soziale Dimension von Behinderung. In Teilen der Sozialpsychiatrie und v. a. in emanzipatorischen Bewegungen, wie etwa der „Selbstbestimmt Leben Initiative", ist vorwiegend das soziale Modell von Behinderung vorherrschend. Auch die UN-Konvention über die Rechte von Menschen mit Behinderung beruht vorwiegend auf dem sozialen Modell. Naue (2009), die den Diskurs um den Begriff der Behinderung in Österreich historisch nachgezeichnet hat, kommt demnach u. a. zu folgenden Schlüssen:

» Definitionen von Behinderung [haben] einen weit reichenden Einfluss auf die Gestaltung von Behindertenpolitik – nicht nur im unmittelbaren Kontext eines bestimmten Gesetzestextes, sondern als Spiegelbild von gesellschaftlichen Einstellungen und als Einflussfaktor auf gesellschaftliche Haltungen zum Thema Behinderung und behinderte Menschen. Definitionen von Behinderung können bestimmte Gruppen innerhalb „der behinderten Menschen" ausschließen und benachteiligen […] und sie können ein sehr medizinisches Verständnis von Behinderung widerspiegeln. Österreich hat nach wie vor einen stark am medizinischen Modell orientierten Zugang zur Definition von Behinderung. Dies muss eingebettet in ein allgemeines Verständnis von Behinderung interpretiert werden, das nach wie vor ebenso auf Defizite, Mängel und Normabweichungen in Bezug auf behinderte Menschen fokussiert. (Naue 2009, S. 286)

Hier erscheint es noch wichtig, darauf hinzuweisen, dass es bei den verschiedenen Konzeptionen von Behinderung und Krankheit nicht um ein Entweder-oder geht. Wie die Diskussion gezeigt hat, können in einer Gesellschaft verschiedene Vorstellungen vorhanden, je nach Praxisfeld jedoch unterschiedlich dominant sein. Auch müssen sich die einzelnen Interpretationen nicht zwingend widersprechen. Gesellschaft ist niemals ein (gut) geordnetes System, sondern geprägt von Widersprüchen, Konflikten und ineinander verwobenen Kontinuitäten sowie Brüchen.

3.1.2 Ebene der Strukturen

Wie bereits erwähnt, sind es nicht nur die herrschenden Diskurse, sondern auch die bestehenden gesellschaftlichen Strukturen, die maßgeblichen Einfluss auf das Selbstverständnis der Sozialpsychiatrie, auf ihre Ausrichtung, Ziele und institutionalisierte Praktiken haben. Als Beispiel soll hier die kapitalistische Verfasstheit unserer Gesellschaft herangezogen werden.

Neoliberaler Kapitalismus

Der Begriff Kapitalismus bezeichnet ein Strukturprinzip, das unsere Gesellschaft – neben anderen Herrschaftsformen und Ideologien, wie z. B.

Nationalismus und Patriarchat (vgl. z. B. Klinger 2003; Klinger u. Knapp 2007) – maßgeblich prägt. Der Kapitalismus in all seinen Varianten zeichnet sich – im Rahmen eines marxistisch orientierten Verständnisses – u. a. dadurch aus, dass

- die Produktionsmittel und damit auch die Produktion in vorwiegend privaten Händen unter der Bedingung von Konkurrenz organisiert werden,
- Waren und Dienstleistungen – einschließlich der Ware Arbeitskraft – über freie Märkte (der Begriff frei meint hier v. a. Vertragsfreiheit und ohne Eingriff durch Dritte, z. B. den Staat) organisiert, vertrieben und gehandelt werden,
- die Produktion bzw. das Wirtschaften im Allgemeinen auf die Akkumulation von Kapital – d. h. aus Wert noch mehr Wert zu machen – ausgerichtet ist.

Soziale Ungleichheit ist in diesem System eine zwangsläufige Folge, da z. B.

- die Gewinne privat einbehalten werden und
- ein diffiziles Anreizsystem zur Wahrung der Leistungsbereitschaft und zur Nutzung der Potenziale am Markt – z. B. durch ein Konkurrenzsystem am Arbeitsmarkt – vorausgesetzt wird.

Flankiert werden kapitalistische Verhältnisse durch den Staat, der einerseits – z. B. durch rechtliche Regelungen – kapitalistische Institutionen wie die Märkte absichert bzw. auch ermöglicht und andererseits Konsequenzen und auftretende Widersprüche, die durch kapitalistische Verhältnisse, wie z. B. ökologische Schäden, Armut, Arbeitslosigkeit etc., verursacht werden, abmildert oder versucht zu beseitigen (v. a. mit Steuermitteln) (vgl. Lessenich 2012, S. 141 ff.). Staatliche Institutionen sind somit sowohl Teil der Wert- und Kapitalakkumulation als auch eine Instanz, die diesen Prozess sozusagen von außen beeinflusst. Durch diese (mindestens) doppelte Funktion ist der Staat – verstanden als komplexer Handlungszusammenhang – dazu gezwungen, Widersprüchlichkeiten in sich selbst aufzunehmen, z. B. den klassischen Widerspruch zwischen Arbeit und Kapital. Der Staat ist sozusagen einem *„double bind"* (ebd., S. 148, Hervorhebung im Original) ausgesetzt, da er zum einen die Interessen der

Kapitalverwertung, z. B. jene der Unternehmer, der Aktionäre und Anleger, bedienen muss – auch deswegen, weil sie die Grundlage für seine Steuereinnahmen bilden. Zum anderen muss er die Arbeiter vor der Kapitalverwertung und ihren Konsequenzen schützen (z. B. durch arbeits- und sozialrechtlichen Schutz der Arbeiter, Sozialleistungen etc.). Folgt man dem marxistischen Theoretiker Althusser (2010/1970), werden die kapitalistischen Verhältnisse des Weiteren durch repressive Staatsapparate (RSA), wie z. B. die Polizei und ihre Sanktionsgewalt, und durch ideologische Staatsapparate (ISA), wie z. B. Schule, Recht, Kirche etc., gestützt. Beide Institutionsformen gewährleisten *„die Reproduktion der Produktionsverhältnisse"* (ebd., S. 60, Hervorhebung im Original). Die ISA vollziehen dies durch in der Regel subtile Einflussnahme, wie z. B. durch die Vermittlung bestimmter Inhalte in der Schule.

In den 1970er- und 1980er-Jahren geriet der Fordismus – eine Spielart kapitalistischer Produktion und Verwertung, die v. a. auf industrielle Massenproduktion und -konsum und eine stete Ausdehnung von Produktionskapazitäten setzte – in die Krise. Getragen wurde diese Form des Kapitalismus von einem Klassenkompromiss, der die Arbeiterschaft an der Produktion von Wohlstand zu einem gewissen Ausmaß teilhaben ließ. Die genauen Gründe für die Krise des Fordismus sind umstritten. Dörre (2012, S. 51 ff.) gibt u. a. folgende Ursachen an:

- Druck durch sinkende Kapitalakkumulation, da die Akkumulation aufgrund von Überkapazitäten „stockte",
- traditionelle Rationalisierungsmaßnahmen waren zunehmend ausgeschöpft,
- die Individualisierung von Lebensstilen passte immer weniger zur vereinheitlichten Massenproduktion,
- der Zerfall des Bretton-Woods-Systems, zunehmende wirtschaftliche Globalisierung und die damit zusammenhängende Öffnung von Märkten verschärfen die internationale Konkurrenz,
- die Staatsverschuldung nahm zu,
- ökologische Krisen und das Bewusstsein ihrer Relevanz nahmen zu,
- historische Ereignisse wie die Ölkrise der 1970er-Jahre oder die erfolgreiche

Arbeiterbewegung der 1960er-Jahre beförderten Krisenerscheinungen zusätzlich,

— später – v. a. auch durch den Zusammenbruch sozialistischer Staaten – wurde kapitalismuskritisches Gedankengut vermehrt zurückgedrängt.

Als Antwort auf diese Krise(n) transformierte sich der Kapitalismus. Um die Kapitalakkumulation aufrechtzuerhalten, begann man, die internationalen Märkte und v. a. die Finanzmärkte zu deregulieren, woraufhin Massen von Kapital in die Finanzmärkte flossen. Die Akkumulation von Kapital geht seither – so Dörre (2012, S. 57ff.) – finanzdominiert vonstatten. Dies konnte die Rentabilität des Kapitals teilweise aufrechterhalten, jedoch zu den Kosten vermehrter Krisen, z. B. durch die Intransparenz des Finanzmarkts, vermehrter Blasenbildung und Prozesse der finanzbezogenen Machtkonzentration. Die Akkumulation von Kapital auf der Basis von Finanzkapital hatte und hat natürlich auch Konsequenzen für die Realwirtschaft und die Arbeitnehmer. So führte die Orientierung großer Konzerne an den Shareholder Value zu weitreichenden Umstrukturierungen in der Produktion, z. B. durch „[s]traffe Profitsteuerung" (ebd., S. 61) und neue „Managementregime", die den Arbeitnehmern mehr Flexibilität, mehr Selbstdisziplin und Selbstausbeutung abverlangen sowie Gewerkschaften und Interessenvertretungen – z. B. durch den Verweis auf die internationale Konkurrenz, die Marktzwänge und die Notwendigkeit der Standortsicherung – vermehrt entmachten. Die Politik liefert hierfür Rahmenbedingungen und unterstützende Instrumente, wie z. B. die Förderung eines Niedriglohnsektors (Stichwort: Hartz IV) und von flexiblen Arbeitsverhältnissen, Instrumente zum Drücken von Lohnkosten (z. B. durch Ausweitung des Prinzips der Leiharbeiterschaft), den aktivierenden Sozialstaat, der vermehrt Druck auf die Arbeitnehmer ausübt und sie zu immer schlechteren Konditionen in den Arbeitsmarkt zu integrieren versucht.

Als Legitimation für einen finanzmarktgetriebenen Kapitalismus und v. a. für die genannten sozial- und wirtschaftspolitischen Maßnahmen wird in der Regel eine Wirtschaftstheorie bzw. Ideologie herangezogen, die in der Regel als Neoliberalismus bezeichnet wird. Der (akademische)

Neoliberalismus – dessen Wurzeln bis vor den 2. Weltkrieg zurückreichen, aber der seinen Durchbruch erst in den 1970er-Jahren feiern konnte – ist keine völlig einheitliche Theorietradition. So gibt es zwischen den einzelnen Autoren durchaus Unterschiede. Gemeinsam sind vielen neoliberalen Ansätzen – wie zu erwarten – nicht nur ein ökonomistisches und individualistisches Menschenbild (Stichwort: „homo oeconomicus") oder der Glaube an den Markt als jene Institution, die Freiheit konstituiert und erhält. Nach Fischer (2016) zeichnen den Neoliberalismus v. a. die nachfolgend aufgeführten 2 Merkmale aus.

■ **Sozialphilosophien**

Neoliberale Ansätze legen in der Regel eine Form von Sozialphilosophie zugrunde, die sich nicht nur mit der Wirtschaft beschäftigt, sondern auch „den Anspruch [erhebt], zu wissen, wie das gesellschaftliche Ganze organisiert sein soll, wie Individuen und Kollektive gelenkt werden sollen, mehr noch, sie produzieren Wahrheiten darüber, was den Menschen selbst ausmacht" (Fischer 2016, S. 17). Dieses Gemeinsame ist wohl auch mitverantwortlich dafür, dass sich neoliberale Theoretiker zu nahezu allen Gesellschaftsbereichen äußern und ihr Konzept des freien Marktes auch auf staatliches, politisches, soziales etc. Handeln übertragen. Konsequenz davon ist die viel zitierte Ökonomisierung des Sozialen. Das heißt, es werden nicht nur zunehmend mehr gesellschaftliche Teilbereiche, Institutionen, Verhaltensweisen etc. mithilfe ökonomischer Theorien und Hintergrundannahmen analysiert, sondern auch dahingehend abgeklopft und umgeändert, dass sie möglichst gut dem Prinzip der ökonomischen Verwertbarkeit unterworfen werden können bzw. diesem dienen. Wie die Beispiele etwas weiter unten verdeutlichen, ist die Ausdehnung des Ökonomismus besonders häufig bei politischem Regierungshandeln zu beobachten. Einige kritische Autoren gehen aber auch davon aus, dass die zunehmende Dominanz ökonomischer Prinzipien auch unser individuelles Selbstverständnis, unsere Subjektivität verändert. So wandeln wir uns zunehmend zu „Unternehmer unserer selbst" (Bröckling), die auch weite Teile des Privatlebens nach ihrer ökonomischen Verwertbarkeit beurteilen (vgl. Voss u. Weiss 2014; Bröckling 2013; Han 2014; Schreiner 2015).

Dies wird oftmals mit dem Begriff der Selbstdisziplinierung beschrieben, da neoliberal geprägte Subjekte vermehrt und in der Regel aus freien Stücken vieles daransetzen, marktfähig zu sein und zu bleiben.

■ **Verteidigung des freien Marktes**

Ein zweites zentrales Merkmal ist die nahezu bedingungslose Verteidigung des freien Marktes. In Bezug auf mögliche Eingriffe in den Markt (z. B. auch durch ein Minimum überschreitende Sozialausgaben) fordert der Neoliberalismus in der Regel einen schwachen und schlanken Staat. Was jedoch die rechtliche und existenzielle Absicherung des Marktes angeht, verlangt der Neoliberalismus nach einem starken Staat. So schreibt Fischer (2016):

> » Staatliche Maßnahmen sind gestattet, ja sogar notwendig, um das freie Spiel der Marktkräfte zu garantieren bzw. wirksamer zu machen [...]. Mithin verlangt neoliberale Ordnungspolitik nicht nach weniger, sondern nach einem anderen Staat. Er muss das Privateigentum effektiv schützen und das möglichst störungsfreie Funktionieren des Marktes als Ordnungsprinzip sicherstellen. (Fischer 2016, S. 14)

Freiheit – und zwar jene des Marktes, auf dem die Individuen ihren Eigeninteressen nachgehen können – muss nach von Hayek, einem der zentralen Theoretiker des Neoliberalismus, „unbeugsam, dogmatisch und doktrinär" (von Hayek 1960/1961, S. 105) verteidigt werden. Dafür erscheint (nahezu) jedes Mittel legitim, auch die Einschränkung der Demokratie; denn der Markt setzt Demokratie nicht voraus, dieser kann auch durch eine Diktatur gewährleistet werden. Demnach ist „Demokratie [...] aus neoliberaler Sicht so lange akzeptabel, wie der Marktprozess in seiner Substanz unangetastet bleibt" (Ptak 2008, S. 69; vgl. auch Lösch 2008; Fischer 2016, S. 12f.). Auch soziale Ungleichheit ist in den Augen neoliberaler Ideologie nichts, das bekämpft werden müsste. Sie ist in einem System, das auf Eigentum und Wettbewerb beruht, unvermeidbar und Folge sowie Ausdruck individueller Freiheit (vgl. von Hayek 2011/1944, S. 135ff.). In einem Interview mit der *Wirtschaftswoche* ließ sich von Hayek sogar dazu hinreißen, Ungleichheit als

„höchst erfreulich" (von Hayek 1981, S. 36) darzustellen. Neben der Anrufung des Subjekts als unternehmerisches Selbst und der damit einhergehenden Aufforderung zur Selbstdisziplinierung, setzt der neoliberale Staat zusätzlich auf die Strategie der Fremddisziplinierung, und zwar in dem Sinne, dass abweichendes Verhalten, Normnonkonformität, aber auch Arbeitslosigkeit und Armut tendenziell schneller und rigoroser sanktioniert werden (vgl. z. B. Dimmel u. Schmee 2008). Dabei findet Sanktionierung im neoliberalen Staat sozial selektiv statt. Ziel der Interventionen sind in der Regel jene Personengruppen, die aufgrund ihres sozialen Hintergrunds Schwierigkeiten haben, sich in den Markt zu integrieren. Hierzu zählen Arbeitslose, Migranten, Menschen mit Behinderung etc. Sanktionierungen können verschiedene Formen annehmen: Abwertung und Stigmatisierung (Sozialschmarotzer), Pädagogisierung und Aktivierung (Kurse, Beratung und Betreuung), finanzielle Strafen und Kürzungen (z. B. Kürzung der Mindestsicherung), Repression und Gewalt (z. B. polizeiliche Räumungen, Strafe und Gefängnis).

Die Neigung zur Disziplinierung wird oftmals direkt aus den ideologischen Überzeugungen des Neoliberalismus abgeleitet (vgl. Dimmel u. Schmee 2008). Der französische Soziologe Wacquant (2009) forciert hingegen folgenden Zusammenhang: Er stellt zunächst fest, dass man in vielen westlichen Ländern – aber nicht nur in diesen – nicht darauf verzichtete, „in verstärktem Maße auf die Strafjustiz zurückzugreifen, BürgerInnenrechte wurden neu bestimmt, gleichzeitig wurde eine Reihe sozialer Ansprüche eingeschränkt oder selektiv ausgedehnt" (ebd., S. 108). Der Einsatz disziplinierender Mittel wurde aber laut Wacquant v. a. durch Unruhen und durch steigende Kriminalitätsraten verursacht, die wiederum durch den Sozialabbau und den zunehmenden sozialen Ausschluss weiter Teile der Gesellschaft entstanden.

Neoliberale Entwicklungen in Österreich

Die in diesem Abschnitt dargelegten ökonomischen und politischen Entwicklungen haben auch – wie zu erwarten – nicht vor Österreich haltgemacht. In weiterer Folge werden einige Veränderungen in Bezug auf die österreichische Arbeitsmarkt- und Sozialpolitik aufgelistet.

— Pernicka und Stadler (2015) stellen etwa fest, dass in Österreich seit dem EU-Beitritt – und v. a. während der Zeit der ÖVP-FPÖ/

BZÖ-Regierung – „[a]ngebotsseitige Elemente […] in der Arbeitsmarktpolitik an Bedeutung gewonnen" (ebd., S. 261, S. 265) haben. Gleichzeitig wurde Arbeitslosigkeit durch zunehmende arbeitsbezogene Flexibilisierung bekämpft. Dies trug zur schwachen Lohnentwicklung bei (vgl. Ederer et al. 2015, S. 37). (Dennoch weist Österreich – im Vergleich zu anderen europäischen Ländern – in seinen Arbeitslosenzahlen und im Anteil atypischer Beschäftigungsverhältnisse ein weniger hohes Niveau auf (vgl. z. B. Pernicka u. Stadler 2015, S. 262–263; Mayrhuber 2015, S. 248.)

– Stelzer-Orthofer (2011) beschreibt die österreichische Mentalität der Arbeitsmarktpolitik mit dem Sinnbild des Zuckerbrots und der Peitsche: Einerseits wird durch aktive Maßnahmen (z. B. Schulungen) das individuelle Arbeitslosigkeitsrisiko gesenkt, andererseits „wird der Druck auf arbeitslose Menschen erhöht, der Zugang zu Lohnersatzleistungen erschwert und das Leistungsniveau gesenkt" (ebd., S. 143).

– Was die Sozialpolitik betrifft, spricht Mayrhuber (2015) von einer „strukturellen Neuausrichtung"; von einer „Abkehr von langfristige[r] Gemeinwohlorientierung mit sozialen Grundrechten, von der Chancengerechtigkeit für die Bevölkerung etc." und von einer „Hinwendung zum Effizienz-, Gewinnorientierungs- und Verwertungsprinzip" (ebd., S. 243). Zudem nehmen „Leistungskürzungen" und die „Dämpfung der Sozialausgaben" (ebd., S. 250; vgl. auch Geber 2009, S. 81f.) zu.

– Heitzmann et al. (2015) stellen fest, dass die Vergabe und Finanzierung sozialer Dienste seit den 1990er-Jahren durch Leistungsverträge organisiert werden. Durch die Prinzipien der leistungsvertraglichen Vereinbarungen stehen sich soziale Organisationen vermehrt in einer Quasi-Konkurrenz gegenüber. Zudem führten diese Veränderungen zu komplexeren Abrechnungs- und Dokumentationsprozeduren und zu höherem Legitimations- und Preisdruck. (Dabei ist anzumerken, dass „[p]rivate gewinnorientierte Unternehmen […] nach wie vor eine untergeordnete, jedoch wachsende Rolle" [Heitzmann et al. 2015, S. 121] in Österreich spielen.)

– Die Ökonomisierung sozialer Dienste hat auch Einfluss auf die Arbeitsbedingungen der dort tätigen Mitarbeiter. So ist der Anteil atypischer Beschäftigungsverhältnisse im Steigen begriffen, und Personal- und Lohnkürzungen stehen oftmals auf der Tagesordnung (vgl. Buestrich et al. 2008, S. 113; Seithe 2010, S. 100ff.; Dimmel 2012, S. 30f., S. 40f.). Aufgrund des hohen Anteils an weiblichen Arbeitskräften in den sozialen Diensten, sind es wiederum Frauen, die am meisten von der Prekarisierung in diesem Bereich betroffen sind (vgl. Dimmel 2012, S. 40f.). Schlussendlich bleibt immer weniger Zeit für die eigentliche Aufgabe, die Unterstützung der Klienten, übrig.

Zweites Zwischenfazit: Ebene der Strukturen

Manche werden sich fragen, was dieser Exkurs zur kapitalistischen Verfasstheit unserer Gesellschaft mit dem Thema Sozialpsychiatrie zu tun hat. Die Antwort auf diese Frage hat in ihrem Kern 2 Dimensionen:

a) Zum einen kann nur eine Analyse dieser Art verdeutlichen, welche Dominanz und Sogwirkung der Kapitalismus und seine Strukturen (heute) haben. Der Kapitalismus – verstanden als ein Strukturierungsprinzip moderner Gesellschaften – ist darauf festgelegt, aus Wert mehr Wert zu machen. Diese Logik der Akkumulation stößt immer wieder an Grenzen und führt zu sozialen und ökologischen Widersprüchen und Missständen. Davon zeugen die immer wieder auftretenden Krisen, die zunehmende Prekarisierung großer Teile der Bevölkerung, die ökologischen Probleme etc. Die Sozialpsychiatrie, die in der Regel diese Menschen unterstützt, muss – um ihre Praxis theoretisch fundieren und begründen zu können – über die dargestellten Verhältnisse und Mechanismen Bescheid wissen, zumal es eben diese sind, die für eine Vielzahl von psychosozialen Problemlagen vieler Menschen verantwortlich gemacht werden können. Sozialpsychiatrie – so die Auffassung der Autoren – beinhaltet somit stets die Kritik sozialer Verhältnisse.

b) Zum anderen sind – wie dargestellt wurde – die Sozialpsychiatrie und ihre Institutionen von der Tendenz zur Ökonomisierung selbst betroffen. Die Prinzipien des Marktes und der ökonomischen

3

Effizienz werden auf das Arbeitsfeld der sozialen Dienste übertragen und ausgedehnt. Dies hat zum einen interne Umstrukturierungen in den sozialen Organisationen zur Folge. Zum anderen werden immer mehr sozialpsychiatrische Leistungen auf das Ziel ausgerichtet, Menschen in den Arbeitsmarkt zu integrieren bzw. dazu einen Beitrag zu leisten. Dies hat eine zunehmende Verengung der Zieldimension in der Sozialpsychiatrie zur Konsequenz. Auch diese Entwicklung muss sich die Sozialpsychiatrie – als kritische Wissenschaft – stets ins Bewusstsein rufen, um sich selbst und die herrschenden Rahmenbedingungen, mit denen sie zurechtkommen muss, reflektieren zu können. Um mit Adorno zu sprechen: Die Sozialpsychiatrie muss verstehen und verstehen lernen, „ihre Verfilzung mit den gesellschaftlichen Verhältnissen, von denen sie umklammert wird" (Adorno 1969, S. 19), zu verstehen.

3.1.3 Fazit: Sozialpsychiatrie im gesellschaftlichen Kontext

Die beiden Abschnitte zu den Themen Diskurs und Struktur sollen verdeutlichen, dass Sozialpsychiatrie und ihre Praxis niemals im luftleeren Raum agieren. Sie ist von Gesellschaft, ihren Diskursen und Strukturen, durchzogen. Dies macht es erforderlich, dass sich Sozialpsychiatrie in regelmäßigen Abständen einem Prozess der Selbstreflexion unterzieht. Sie sollte sich – zumindest gelegentlich – die Frage stellen, ob und wieweit sie von gesellschaftlichen Prozessen beeinflusst oder gar vereinnahmt wird. Die in diesem Kapitel herangezogenen Beispiele verdeutlichen, dass auf der Ebene des Diskurses stets verschiedene Perspektiven eingenommen werden können, die sich in verschiedene Formen sozialpsychiatrischer Praxis übersetzen lassen. Für die Sozialpsychiatrie ist es – genauso wie für andere gesellschaftliche Handlungsfelder – nicht egal, wie z. B. über Behinderung und Krankheit gesprochen wird und wie diese Begriffe konzipiert werden. In Bezug auf die vorherrschenden gesellschaftlichen Strukturen wurde konstatiert, dass es die sich reproduzierenden materiellen Verhältnisse sind, die auch in der Sozialpsychiatrie zu Widersprüchen und Problemen führen.

3.2 Menschenrechte und Behinderung

Im alltäglichen Diskurs umfassen „Menschenrechte diejenigen Rechte, die alle Menschen aufgrund ihres bloßen Menschseins für sich in Anspruch nehmen dürfen" (Koenig 2005, S. 8).

> Grundsätzlich gibt es viele verschiedene Formen der Begründung von Menschenrechten, wie z. B. theologisch, naturrechtlich, vernunftrechtlich, republikanisch oder anthropologisch motivierte Begründungsversuche. Heute werden die Menschenrechte, wie z. B. im Rahmen der „Allgemeinen Erklärung der Menschenrechte" oftmals begründungsoffen formuliert (vgl. Koenig 2005, S. 62).

Die Tatsache, dass wir heute den Begriff Menschenrechte mit einer gewissen Selbstverständlichkeit verwenden, darf nicht darüber hinwegtäuschen, dass ihre Formulierung und die bisher zum Teil gelungene Institutionalisierung die Geschichte eines Kampfes war (vgl. Koenig 2005, S. 26ff.). Des Weiteren ist zu berücksichtigen, dass die Internationalisierung der Menschenrechte, die seit der Nachkriegszeit forciert wird, noch lange nicht abgeschlossen ist. Für benachteiligte Gruppen, wie z. B. Menschen mit Behinderung, bedarf es eines besonderen Schutzes. Darum wurde von den Vereinten Nationen im Jahr 2006 die UN-Konvention über die Rechte von Menschen mit Behinderung verabschiedet. Die Inhalte dieser Konvention sollen im Zentrum dieses Abschnitts stehen. Zuvor sollen jedoch noch einige Aspekte zu EU-rechtlichen und verfassungsrechtlichen Grundlagen in Österreich erläutert werden.

3.2.1 EU- und verfassungsrechtliche Grundlagen

Der Verfassungsgerichtshof (VfGH) Österreichs hat im Jahr 2012 entschieden, dass die EU-Grundrechte-Charta – die 2009 mit dem Vertrag von Lissabon in Kraft trat –, „[i]n Verfahren, in denen Unionsrecht eine Rolle spielt, [...] wie die Verfassung zu sehen [ist]" (VfGH, 2012, S. 1, Presseinformation). Das bedeutet, dass alle in der EU-Charta verbrieften Rechte vor dem Verfassungsgerichtshof grundsätzlich einklagbar sind. Würden – außerdem – Gesetze im Widerspruch zur EU-Charta stehen, müssten diese – nach einem entsprechenden Verfahren – aufgehoben werden (vgl. ebd., S. 2).

Wie bereits Schöny et al. (2015, S. 124) richtig feststellen, ist dieser Entscheid auch im Hinblick auf die Integration von Menschen mit Behinderung von Relevanz. Denn Artikel 26 der EU-Charta mit dem Titel „Integration von Menschen mit Behinderung" hält Folgendes fest:

» Die Union anerkennt und achtet den Anspruch von Menschen mit Behinderung auf Maßnahmen zur Gewährleistung ihrer Eigenständigkeit, ihrer sozialen und beruflichen Eingliederung und ihrer Teilnahme am Leben der Gemeinschaft. (Europäisches Parlament, Rat der Europäischen Union und Kommission der Europäischen Union 2000)

Des Weiteren ist zu beachten, dass dem Gleichheitssatz im Bundes-Verfassungsgesetz (Artikel 7, Abs. 1) 1997 Folgendes beigefügt wurde:

» Niemand darf wegen seiner Behinderung benachteiligt werden. Die Republik (Bund, Länder, Gemeinden) bekennt sich dazu, die Gleichbehandlung von behinderten und nicht behinderten Menschen in allen Bereichen des täglichen Lebens zu gewährleisten. (BKA 1997, BGBl 87, Teil I)

Zu Beginn dieses Jahrhunderts veröffentlichte die Europäische Union Vorgaben zur Vermeidung von Diskriminierung, die in Österreich gesetzliche Neuregelungen zur Folge hatten. Diese waren

- das Gleichbehandlungsgesetz (BKA 2004a, BGBl 66, Teil I),
- das Bundes-Gleichbehandlungsgesetz (BKA 2004b, BGBl 65, Teil I) und
- das Bundes-Behindertengleichstellungsgesetz (BKA 2005, BGBl 82, Teil I).

Seit dem Jahr 2006 wurden auf der Ebene der Bundesländer verschiedenste Chancen(gleichheits)

gesetze (bzw. Behindertengesetze) geschaffen bzw. wurden diese novelliert. Zuletzt gab es im Bundesland Salzburg eine Novellierung des Salzburger Behindertengesetzes. Die wohl größten rechtlichen Veränderungen brachte die Ratifizierung der UN-Konvention über die Rechte von Menschen mit Behinderung im Jahr 2008 mit sich. Diese Konvention soll im folgenden Abschnitt etwas genauer dargestellt werden.

3.2.2 UN-Konvention über die Rechte von Menschen mit Behinderung

Der Staat Mexiko initiierte 2001 die Verhandlung der UN-Konvention über die Rechte von Menschen mit Behinderung (BMASK 2011) – oder kurz: UN-Behindertenrechtskonvention (UN-BRK). Im Dezember 2006 wurde sie von der Generalversammlung der Vereinten Nationen schließlich verabschiedet (vgl. Weiß 2006, S. 293). Österreich unterzeichnete die Konvention im März 2007. Im Mai 2008 trat sie in Kraft, und im Oktober desselben Jahres wurde sie von Österreich schlussendlich ratifiziert (vgl. Naue 2009, S. 287). Sowohl das Land Österreich, die einzelnen Bundesländer als auch die Gemeinden sind dazu angehalten, „die Konvention in Österreich umzusetzen" (BMASK 2010, S. 1). In Österreich wurde darum im Jahr 2012 der sog. Nationale Aktionsplan Behinderung 2012–2020 (BMASK 2012) ins Leben gerufen. Laut dieser Publikation soll bis zum Jahr 2020 eine „inklusive Gesellschaft" (ebd., S. 6) verwirklicht sein, in der alle Menschen – und damit auch alle Menschen mit Beeinträchtigung – „an allen Aktivitäten der Gesellschaft teilhaben können" (ebd.).

Bei der UN-BRK handelt sich um ein Dokument, das die Menschenrechte für beeinträchtigte Personen garantiert, und zwar für alle Betroffenen mit einer schweren Behinderung – egal ob körperlich, seelisch, geistig oder sinnesbeeinträchtigt. Die Notwendigkeit der Verabschiedung einer eigenen Konvention, die ausschließlich behinderte Menschen und deren Rechte betrifft, liegt u. a. darin begründet, dass etwa in der Allgemeinen Erklärung der Menschenrechte

3

Menschen mit Behinderung nicht explizit erwähnt werden (vgl. Schulze 2011, S. 12). Demnach verfolgt die UN-BRK das Ziel

» […] den vollen und gleichberechtigten Genuss aller Menschenrechte und Grundfreiheiten durch alle Menschen mit Behinderungen zu fördern, zu schützen und zu gewährleisten und die Achtung der ihnen innewohnenden Würde zu fördern (Artikel 1 der UN-Konvention; BMASK 2011, S. 5).

Vor der Einführung der Konvention lag dem Recht und der Rechtsprechung das individuelle/medizinische Modell von Behinderung zugrunde. Nach der Ratifizierung der UN-BRK änderte sich dies. Seither garantiert sie, dass Menschen mit Beeinträchtigung „als Subjekte, die selbstbestimmt alle Menschenrechte barrierefrei und – wo notwendig mit Unterstützung – selbst verwirklichen können sollen" (ebd., S. 15), wahrgenommen werden. Hier kann durchaus von einem Paradigmenwechsel gesprochen werden, zumal nun der Fokus darauf liegt, dass Menschen mit Beeinträchtigung nicht behindert sind, sondern vielmehr behindert werden (vgl. auch Gruber 2016, S. 29). In der Präambel der Konvention ist daher folgerichtig zu lesen,

» […] dass das Verständnis von Behinderung sich ständig weiterentwickelt und dass Behinderung aus der Wechselwirkung zwischen Menschen mit Beeinträchtigungen und einstellungs- und umweltbedingten Barrieren entsteht, die sie an der vollen, wirksamen und gleichberechtigten Teilhabe an der Gesellschaft hindern […] (Präambel, Punkt e; BMASK 2011, S. 2).

Aber was sind nun die konkreten Inhalte der UN-BRK? Die ◻ Tab. 3.1 gibt hierzu einen Überblick, jedoch ohne einen Anspruch auf Vollständigkeit zu erheben. Dabei soll v. a. deutlich werden, dass die Konvention nicht nur sehr grundlegende Rechte, wie z. B. Personenschutzrechte, sondern auch soziale und ökonomische Rechte, die in der Regel zur zweiten Generation der Menschenrechte gezählt werden, beinhaltet.

Die UN-BRK gilt für viele als ein Meilenstein zur Durchsetzung von Rechten für Menschen mit Beeinträchtigung. So sind etwa Wollrad et al. (2010) der Ansicht, dass diese Konvention „[…] einen Meilenstein in der Behindertenpolitik dar[stellt], da sie das Selbstbestimmungsrecht und umfassenden Diskriminierungsschutz festlegt sowie eine inklusive Gesellschaft fordert" (ebd., S. 7). Die bereits erwähnte Wissenschaftlerin Naue (2009) konstatiert ebenfalls, dass die Bedeutung der UN-BRK „kaum zu überschätzen" (ebd., S. 290) ist. Denn laut Naue hat sie das Potenzial „[e]inerseits, bereits bestehende Rechte zu gewährleisten und andererseits, auf diese Weise beizutragen, dass Staaten tatsächlich einen Paradigmenwechsel in Bezug auf Behindertenpolitik durchmachen" (ebd.). Es ist daher mit Schulze (2011), der ehemaligen Vorsitzenden des österreichischen Monitoringausschusses, zu konstatieren, dass die Ratifizierung der Konvention notwendig erscheint, da in den „letzten 60 Jahren […] Menschen mit Behinderung und die Barrierefreiheit von Menschenrechten wenig Beachtung gefunden haben" (ebd., S. 12).

Der Monitoringausschuss besteht in Österreich aus 7 Mitgliedern und 7 Ersatzmitgliedern und ist ehrenamtlich und ohne Aufwandsentschädigung tätig. „Der Ausschuss ist ausschließlich für Bundesangelegenheiten zuständig. Die Aufteilung anhand der föderalistischen Struktur macht die Einrichtung von korrespondierenden Gremien […] in den Bundesländern erforderlich." (Schulze 2011, S. 23) Aufgrund der Ansiedelung des Ausschusses beim Ministerium und aufgrund fehlender finanzieller Mittel (eigenes Budget) ist die Unabhängigkeit des Monitoringausschusses in Österreich nicht gewährleistet (vgl. ebd., S. 24).

Was die UN-Konvention betrifft, ist aber nicht alles positiv zu bewerten. So wurde a) zum einen an der deutschen Übersetzung und b) zum anderen an der Umsetzung und den dafür notwendigen Rahmenbedingungen Kritik geübt. Diese beiden Kritikpunkte sollen in weiterer Folge kurz skizziert werden.

■ **Kritik an der deutschen Übersetzung der UN-BRK**

In der deutschen Übersetzung der UN-BRK fand der Begriff der Inklusion („inclusion"; ▶ Abschn. 3.1.1), der u. a. die Anpassung gesellschaftlicher Strukturen an (behinderte) Menschen – und nicht umgekehrt – meint, im Gegensatz zur englischen Originalfassung lange Zeit keine Verwendung. Dieser

◼ **Tab. 3.1** Zentrale Artikel der UN-Konvention über die Rechte von Menschen mit Behinderung. (Inhalte aus BMASK 2011)

Generelle Bestimmungen	
Artikel 1	Legt fest, dass es in der Konvention v. a. um die soziale Dimension von Ausgrenzung und deren Ursachen geht; betont die Relevanz des sozialen Modells von Behinderung
Artikel 2	Definiert verschiedene Begriffe und Prinzipien, u. a. die der Barrierefreiheit, Partizipation und Inklusion
Artikel 4	Verpflichtet Österreich, gesetzliche und praktische Anpassungen zu realisieren, um die Konvention zu erfüllen; verpflichtet Österreich zur Involvierung der Zivilgesellschaft und der Menschen mit Beeinträchtigung
Artikel 5	Verpflichtet Österreich auf das Gebot der Antidiskriminierung und zu Vorkehrungen zur Einhaltung des Gebots der Gleichbehandlung
Artikel 6	Verpflichtet Österreich, Frauen mit Behinderung vor Mehrfachdiskriminierung zu schützen
Artikel 7	Verpflichtet Österreich, Kinder mit Behinderung vor Diskriminierung zu schützen
Artikel 8	Verlangt Maßnahmen zur Bewusstseinsbildung für die Rechte von Menschen mit Beeinträchtigung
Artikel 9	Garantiert Zugang „zur physischen Umwelt, zu Transportmitteln, Information und Kommunikation, […] sowie zu anderen Einrichtungen und Diensten, die der Öffentlichkeit in städtischen und ländlichen Gebieten offenstehen oder für sie bereitgestellt werden" (BMASK 2011, S. 12)
Personenschutzrechte	
Artikel 10, 11, 14–17	Umfassen u. a. das Recht auf Leben, Freiheit von Folter und unmenschlicher Behandlung, Freiheit von Ausbeutung, Gewalt und Missbrauch, Schutz und Unversehrtheit der Person
Selbstbestimmungsrechte	
Artikel 12	Beinhaltet die Anerkennung der Rechts- und Geschäftsfähigkeit von Menschen mit Beeinträchtigung
Artikel 19	Garantiert die Möglichkeit, ein selbstbestimmtes Leben zu führen, Unabhängigkeit und soziale Inklusion
Artikel 9	Garantiert die Möglichkeit von Unterstützungsmaßnahmen, v. a. jener der persönlichen Assistenz
Artikel 4 (Abs. 3) und 29	Garantieren das Recht auf politische Partizipation und Organisation
Artikel 13	Garantiert Zugang zur Justiz
Freiheitsrechte und Recht auf Familienleben	
Artikel 18, 20 und 21	Garantieren das Recht auf Mobilität, Bewegungsfreiheit, Nationalität und Meinungsfreiheit
Artikel 22	Garantiert das Recht auf Privatheit (z. B. auch datenschutzbezogene Rechte)
Artikel 23	Garantiert das Recht der Eltern, für beeinträchtigte Kinder zu sorgen, und das Recht von beeinträchtigten Eltern, für ihre Kinder zu sorgen

3

☐ **Tab. 3.1** Fortsetzung	
Wirtschaftliche und soziale Rechte	
Artikel 24–28, 30	Garantieren das Recht auf Bildung, Gesundheitsversorgung, Rehabilitation, Arbeit, sozialen Schutz, kulturelle Teilhabe und die Inklusion von Menschen mit Beeinträchtigung in diese Bereiche
Durchführungsbestimmungen	
Artikel 31–40	Durchführungs- und Umsetzungsbestimmungen: z. B. Möglichkeit von Individualbeschwerden; unabhängige Überwachung aller Institutionen, die behinderte Menschen unterstützen; Einrichtung einer unabhängigen Stelle zur Überwachung der Einhaltung der UN-BRK (Monitoringausschuss)

Die Kategorisierung der verschiedenen Artikel in generelle Bestimmungen, Personenschutzrechte, Selbstbestimmungsrechte, Freiheitsrechte und Recht auf Familienleben, wirtschaftliche und soziale Rechte und Durchführungsbestimmungen wurde in Anlehnung an Schulze (2011, S. 17ff.) vorgenommen

wurde in der deutschsprachigen Version zunächst mit dem meist als veraltet geltenden Integrationsbegriff ersetzt, der lediglich das Ziel beinhaltet, Menschen mit Beeinträchtigung ein möglichst normales Leben zu ermöglichen. Auch wenn die Konvention unter Experten meist unter einem inklusiven Verständnis gelesen wurde (vgl. z. B. Flieger u. Schönwiese 2011, S. 29), entsprach die Übersetzung somit nicht dem englischen Original. Aus diesem Grund wurde nach dem Erscheinen der deutschen Übersetzung eine sog. Schattenübersetzung ausgearbeitet, die u. a. den Begriff der Inklusion beinhaltete (siehe z. B. Beauftragte der Bundesregierung für die Belange behinderter Menschen 2014). In Österreich wurde die Übersetzung Mitte 2016 schließlich überarbeitet (s. BKA 2016, BGBl 105, Teil III). In der neuen Version wird nun der Inklusionsbegriff verwendet.

- Umgang mit und Rahmenbedingungen für die Umsetzung der UN-BRK

Ein weiterer Kritikpunkt betrifft den Umgang mit und die Rahmenbedingungen für die Umsetzung der UN-BRK. Becker (2015) macht etwa darauf aufmerksam, dass sich die Politik in ihrer Haltung als Anwalt für Menschen mit Behinderung gefällt, jedoch mit dem Verweis auf knappe finanzielle Mittel stets eine Ausrede für die Mängel in der Umsetzung der Konvention parat hat. Aber es

kommt noch schlimmer: Becker befürchtet, dass die Idee der Inklusion und damit auch die UN-BRK vermehrt für Einsparungsmaßnahmen missbraucht werden. Durch die Versuche, immer mehr Menschen mit Beeinträchtigung in den Arbeitsmarkt zu inkludieren und durch eine inklusive Schule z. B. Gebäude- und Personalkosten zu sparen, „kalkulieren viele Kämmerer der öffentlichen Kassen nicht etwa Mehrausgaben ein, sondern spekulieren auf Einsparungen" (ebd., S. 10), obwohl es für die Umsetzung der UN-BRK eigentlich eines Mehr an Mitteln bedarf, zumal Inklusion auch die Veränderung von gesellschaftlichen und institutionellen Strukturen erfordern würde. Damit wird auch die Chance verspielt, bessere Bedingungen für alle – egal ob mit oder ohne Behinderung – zu schaffen.

3.2.3 Fazit: Menschenrechte und Behinderung

In den letzten Jahren konnten viele rechtliche und in weiterer Folge auch praktische Verbesserungen für Menschen mit Behinderung erreicht werden. Dafür ist die UN-Konvention über die Rechte von Menschen mit Behinderung, die mittlerweile von vielen Ländern unterzeichnet und ratifiziert wurde, maßgeblich verantwortlich. Diese Fortschritte – so die Ansicht der Autoren – sind jedoch keine

Selbstverständlichkeit. Davon zeugt so mancher Versuch, mithilfe der UN-Konvention Einsparungen zu erzielen. Es ist daher umso wichtiger, die UN-Konvention zu verteidigen. Oder um es mit den Worten von einem der Autoren zu sagen: „Die BRK darf […] ihren emanzipatorischen Charakter nicht verlieren; denn sie ist eines der wenigen ‚Instrumente‘, die es möglich machen, […] ‚Kerben‘ in die kapitalistische Hegemonie zu schlagen. Wir sollten uns daher hüten, sie vorschnell einer […] Vereinnahmung oder auch nur ‚Verwässerung‘ Preis zu geben." (Gruber 2016, S. 45)

3.3 Inklusion, Recovery und Empowerment

In diesem Abschnitt sollen 3 zentrale normative Konzepte der Sozialpsychiatrie – Inklusion, Empowerment und Recovery – kurz skizziert und vorgestellt werden. Dabei soll es v. a. um die Vermittlung der Grundidee der 3 Konzepte gehen. Da das Prinzip der Inklusion eng mit den Inhalten der UN-BRK verbunden ist, soll diesem Konzept besondere Aufmerksamkeit geschenkt werden.

3.3.1 Inklusion

Basierend auf dieser umfassenderen Sicht auf das Phänomen der Krankheit bzw. Beeinträchtigung wurde u. a. das normative Konzept der Inklusion entwickelt, das die Teilhabe von Menschen mit Behinderung bzw. Erkrankungen ermöglichen soll bzw. diese Forderung nach Teilhabe (besser) umschreibt.

Inklusion, Exklusion und Integration

Für was steht nun der Begriff der Inklusion genau? Und wie grenzt sich dieser Begriff von jenen der Exklusion und Integration ab? Diese Fragen sollen u. a. anhand der nachstehenden Punkte skizziert werden.

- Soziale Teilhabe und Selbstbestimmung stellen die Grundforderung von Inklusion dar

Grundsätzlich meint der Ausdruck Inklusion „die selbstverständliche Teilhabe von Menschen mit Behinderung an allen gesellschaftlichen Bereichen" (Steinhart 2008, S. 29). Etwas technischer ausgedrückt bedeutet das, dass Inklusion die Einbeziehung von Menschen mit Beeinträchtigung in spezifische (gesellschaftliche und gemeinschaftliche) Funktionsbereiche, wie z. B. in jene der Wirtschaft, des Rechts, der Bildung etc., zur Folge hat (vgl. Fuchs-Heinritz et al. 2007, S. 296). Die Teilhabe und die Lebensgestaltung im Allgemeinen sollen unter dem Paradigma der Inklusion (möglichst) selbstbestimmt verwirklicht werden können. Mit anderen Worten: „Teil-Haben und Eingebunden-Sein" sind die Grundpfeiler von Inklusion, wodurch Selbst-Bestimmung (vs. Fremd-Bestimmung) und Fremd-Unterstützung (vs. keine Unterstützung) im Alltagsleben von Menschen mit (und auch ohne) Behinderungen ermöglicht werden (sollten).

- Inklusion ist ein Menschenrecht

Die Idee der Menschenrechte versinnbildlicht den Gedanken, dass Menschenrechte jene Rechte sind, die man kraft Menschseins hat. Es sind dies die Rechte auf Zugehörigkeit, Selbstbestimmung, Partizipation, Barrierefreiheit, Nicht-Aussonderung und Ressourcenorientierung und somit die Akzeptanz von Heterogenität, Individualität und Kontextorientierung (vgl. Schwalb u. Theunissen 2009, S. 17f.), die mit Inklusion verbunden sind. Viele dieser Rechte sind in der UN-Konvention über die Rechte von Menschen mit Behinderung verankert (▸ Abschn. 3.2).

- Behinderung wird als soziales Phänomen betrachtet

Die Grundlage von Inklusion bildet das bereits beschriebene soziale Modell von Behinderung (▸ Abschn. 3.1.1). Das heißt, wenn man (psychische) Beeinträchtigungen nicht medizinisch, sondern sozial analysiert, kann Behinderung nicht (mehr) als individuelles Problem betrachtet, sondern muss aus der Wechselwirkung zwischen Menschen mit Beeinträchtigungen und einstellungs- und umweltbedingten Barrieren heraus erklärt werden (vgl. Schulze 2011, S. 11). Unterstützende Maßnahmen können nach diesem Modell nicht mehr alleinig am Individuum, z. B. durch Behandlung, ansetzen.

■ **Inklusion ist vorwiegend eine Anpassungsleistung der Umwelt**

Inklusion geht mit der Forderung einher, der sozialen Ausgrenzung (Exklusion) von Menschen mit Behinderung bzw. psychischer Erkrankung entgegenzuwirken (vgl. Hillmann 2007, S. 377). Dabei soll nicht das Individuum an die Gesellschaft bzw. Umwelt, sondern vielmehr die Umwelt an das Individuum angepasst werden. Die Strukturen (der sozialpsychiatrischen/psychosozialen) Leistungen sollen sich demnach an die Menschen anpassen – und nicht umgekehrt. Dies ist auch der entscheidende Unterschied zur Integration, bei der sich der Mensch an die Strukturen anpassen soll/muss. Oder mit Walker

gesprochen: „It is not about fixing people but about fixing society" (vgl. Schulze 2011, S. 15).

■ **Inklusion bedeutet eine Neudefinition der Rollenbilder**

Inklusion distanziert sich von einem paternalistisch orientierten Fürsorgegedanken (vgl. u. a. Krisor 2005, S. 52f.). Der Weg führt somit weg von einem bewahrenden, verwahrenden und (ausschließlich) schützenden Versorgungsauftrag hin zu einem Unterstützungssystem, das Selbstbestimmung zulässt bzw. fördert und individualisiert sowie gemeindenah agiert. Im Rahmen dieses Ansatzes ist der Betroffene Experte. Unterstützung basiert somit auf einer nichthierarchischen Beziehung zwischen beeinträchtigten Personen und Profis.

Die ◘ Tab. 3.2 von Hinz (2006, S. 4) verdeutlicht nochmals die Unterschiede zwischen Exklusion, Integration und Inklusion in erweiterter und systematischer Form. Die Aneinanderreihung der Paradigmen kann dabei auch als eine (historische) Abfolge von Entwicklungsphasen im Betreuungs-/

◘ **Tab. 3.2** Entwicklungsphasen im Betreuungs-/Hilfe-/Unterstützungssystem. (Mod. nach Hinz 2006, S. 4, mit freundl. Genehmigung)

Fokus	Institutionsreform (Entspricht den Begriffen Exklusion/Segregation)	De-Institutionalisierung (Entspricht dem Begriff Integration)	Leben mit Unterstützung (Entspricht dem Begriff Inklusion)
Person	Patient	Klient	Bürger
Rahmen von Dienstleistungen	In der Institution	In Wohngruppen, Werkstätten für Behinderte, Sonderschulen und -unterricht	In üblichen Wohnungen, Betrieben, Schulen und Klassen
Alltagstheoretische Basis der Arbeit	Pflegerisches/ medizinisches Modell	Entwicklungspsychologisches/ verhaltenstherapeutisches Modell	Modell der individuellen Unterstützung
Dienstleistung	Pflege/Betreuung	Förderung	Assistenz
Planungsmodelle	Betreuungs- und Versorgungspläne	Individuelle Erziehungs-/Förder-/ Qualifizierungspläne	Gemeinsame persönliche Zukunftsplanung
Kontrolle durch …	Medizinisch/pflegerische Fachkraft	Interdisziplinäres Team	Persönlicher Unterstützerkreis
Priorität bei …	Grundbedürfnissen	Tüchtigkeit	Selbstbestimmung in sozialer Kohäsion
Problemdefinition	Behinderung, Schädigung, Defizit	Abhängigkeit, Unselbstständigkeit	Umwelthindernisse der Teilhabe
Problemlösung	Behandlung, Therapie	Förderung der am wenigsten einschränkenden Umwelt	Neugestaltung der Umwelt als inklusive Gesellschaft

Hilfe-/Unterstützungssystem für Menschen mit Behinderungen interpretiert werden.

Abschließend ist hier noch festzuhalten, dass es stets einer Unterscheidung bedarf, ob Inklusion in der sozialpsychiatrischen/psychosozialen Arbeit im Kontext

- sozialpolitischer Forderungen,
- theoretischer und empirischer Auseinandersetzung oder
- praktischer sozialpsychiatrischer bzw. psychosozialer Arbeit

betrachtet wird (vgl. Priebe u. Finzen 2002, S. 47f.).

Bei aller Selbstbestimmung bedürfen Menschen mit Beeinträchtigungen einmalig, mehrmalig oder auch dauernd einer Unterstützung, wenn sie diese benötigen bzw. in Anspruch nehmen. In diesem Sinne ist Selbst-Bestimmung das Maß aller Dinge – aber Fremd-Unterstützung (vgl. dazu auch das Modell der unterstützten selbstbestimmten

Entscheidungsfindung im Kontext der Neuorganisation des Sachwalterrechts in Österreich) eine notwendige Ergänzung, ohne daraus eine Fremd-Bestimmung zu machen. Wir sind als Menschen auf andere angewiesen – nicht nur im Alltag, sondern v. a. auch in Phasen und Abschnitten unseres Lebens, in denen wir auch aufgrund psychischer Probleme Unterstützung nachfragen und benötigen.

Des Weiteren ist zu beachten, dass es verschiedene Formen/Dimensionen/Schattierungen von Inklusion und Exklusion gibt. Dies soll die Matrix in ◘ Abb. 3.1 andeuten, in der zwischen 4 Formen von In- und Exklusion unterschieden wird. Dabei wird zwischen der Achse/Ebene der Struktur(en) und Rahmenbedingungen und der Achse/Ebene der Inhalt(e) und Prozess(e) unterschieden. Diese Unterscheidung bzw. Differenzierung ist deshalb wichtig, weil es nicht nur um Strukturen/Rahmenbedingungen – das Was –, sondern auch um Inhalte/Prozesse – also das Wie – von Inklusions- und

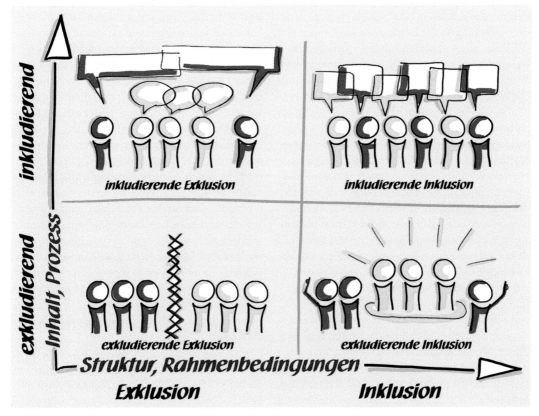

◘ **Abb. 3.1**　4-Felder-Matrix der Inklusion und Exklusion. (Erstellt von Erwin Kargl; Abdruck mit freundl. Genehmigung von pro mente Austria)

3

Exklusionsdiskussionssträngen geht. Anhand der folgenden Beschreibungen sollen diese Differenzierungen etwas näher dargestellt werden (zu den Begriffspaaren inkludierende Exklusion und exkludierende Inklusion siehe z. B. Stichweh 2009, S. 38ff.).

■ **Exkludierende Exklusion**

Sie beschreibt den rigorosen Ausschluss betroffener Menschen. Als Beispiel hierfür kann die Anstaltspsychiatrie der früheren Jahre genannt werden, die – im Sinne „totaler Institutionen" (Goffman 1973/1961) – Menschen fernab der Städte segregierte und verwahrte. Castel verwendet in diesem Zusammenhang den Begriff der „Entkoppelten" bzw. die „vollständige Ausgrenzung einer bestimmten Gruppe" (Castel 2008).

■ **Inkludierende Exklusion**

Sie schließt Menschen zwar nicht physisch aus, ordnet sie aber anderen Personen und Personengruppen aufgrund ihrer Beeinträchtigung unter. So entsteht eine soziale Hierarchisierung. Diese strukturelle Exklusion ist Maßstab vieler gesetzlicher Grundlagen, die Zugänge zu Leistungen erst auf Basis von exkludierenden Zugangsparametern festlegt – so z. B. das Vorliegen einer Behinderung/Beeinträchtigung. Basis dieses Modells ist der sozialstaatliche Ansatz (in) der Behindertenpolitik, in dem Menschen mit Beeinträchtigung(en) als besondere Personengruppe erfasst werden und für diese Personengruppe besondere Leistungen, Maßnahmen, Dienste bzw. Institutionen geschaffen werden. Nun ist dieser Ansatz von der Struktur her Exklusion – in weiterer Folge stellt sich aber die Frage, inwiefern im Betreuungsalltag inkludierende Inhalte und Prozesse praktiziert werden. Am Beispiel eines Wohnhauses für Menschen mit Beeinträchtigungen soll dies kurz skizziert werden: Es handelt sich dann zwar um eine besondere Einrichtung für Menschen mit Beeinträchtigungen – im Lebensalltag der in diesem Wohnhaus lebenden Menschen kann aber vieles an inkludierenden Parametern umgesetzt werden, wodurch sich die in diesem Wohnhaus lebenden Menschen als integriert bzw. inklusiv lebend erfahren. Mit der Beschreibung dieser Form der inkludierenden Exklusion soll festgehalten werden, dass es nicht allein um die Struktur bzw. die Rahmenbedingungen geht, sondern auch

und v. a. um die Inhalte und Prozesse, wie Betreuung im Alltag funktioniert.

■ **Exkludierende Inklusion**

Sie bezeichnet eine weitverbreitete und teilweise sehr subtile Form eines fragwürdigen Umgangs mit beeinträchtigten Menschen. Durch eine (moralische) Idealisierung von Betroffenen, einen übertriebenen Paternalismus oder ein inszeniertes Unterstützungsverhalten, bei dem ein Machtgefälle stets mitschwingt (hier die Person, die hilft; dort jene, der geholfen werden muss), wird das Gegenüber – oftmals auch ungewollt – als anders, hilfsbedürftig und schwach markiert. Diese Form widerspiegelt sich oftmals in mobilen Leistungen für Menschen mit Beeinträchtigungen, die von der Struktur bzw. den Rahmenbedingungen so leben wie andere auch, z. B. in einer Wohnung in einem Mehrfamilienhaus. Diese Menschen mit Beeinträchtigungen leben dann zwar wie alle anderen – erhalten aber noch zusätzlich (in diesem Falle z. B.) mobile Unterstützungsleistungen. Das Anders-Sein dieser Menschen mit Beeinträchtigungen im normalen Lebensumfeld kann aber verschiedenste Ausgrenzungstendenzen (durch die sog. normalen Menschen) befördern, wodurch die Teilhabe, die Partizipation und v. a. die Lebensqualität und -zufriedenheit der Menschen mit Beeinträchtigungen ungleich niedriger ist, als wenn sie mit „ihresgleichen" leben würden. Diese sehr heiklen und teilweise förderlichen, aber auch hinderlichen Muster können nur durch sozialraumorientiertes Arbeiten und Miteinbezug des (direkten, nachbarschaftlichen) sozialen Umfeldes hintangehalten werden. Fakt ist hier Folgendes: Es liegt nicht nur allein in der Struktur bzw. den Rahmbedingungen des normalen Lebens im Sinne von Inklusion, sondern auch der darin innewohnenden Prozesse, wie das gemeinschaftliche Miteinander im Alltag passiert. Daher ist es nicht verwunderlich, dass sich Menschen mit Beeinträchtigungen manchmal in normalen Lebenskontexten mit anderen Menschen mehr ausgegrenzt fühlen, als wenn sie mit ihresgleichen leben.

■ **Inkludierende Inklusion**

Sie bezeichnet den Idealfall, bei dem alle Menschen, egal ob beeinträchtigt oder nicht, auf Augenhöhe miteinander interagieren. Dieses hohe Zielbild, wo sowohl auf der strukturellen als auch inhaltlichen Ebene Inklusion zur Lebensrealität geworden ist, bedeutet aber nicht, dass somit Menschen mit (oder auch ohne) Beeinträchtigungen keine Hilfeleistungen mehr in Anspruch nehmen können/sollen. Dieses Modell besagt nur, dass es Ziel sozialpsychiatrischen bzw. psychosozialen Handelns ist, dass Menschen so weit unterstützt und befähigt werden, sich selbst zu helfen (Hilfe zur Selbsthilfe), oder im Bedarfsfall von Unterstützung wissen, wohin sie sich wenden können (Helfen statt Ausgrenzen). Dieser letzte Gedanke ist dann schlussendlich auch nicht mehr (oder weniger) als das, was jeder Mensch im Falle des Bedarfes nach Hilfe und Unterstützung im besten Falle weiß: Ich weiß, wohin und an wen ich mich wende.

Systemische, soziale und anerkennungsbezogene Inklusion

Sich mit Fragen der Teilhabe und Ausgrenzung bzw. mit Fragen der In- und Exklusion zu beschäftigen setzt jedoch zunächst eine Klärung darüber voraus, welchen theoretischen Gesellschaftsentwurf in Bezug auf die Kategorie der sozialen Teilhabe man berücksichtigt (vgl. Wansing 2007, S. 276). Hierfür bedarf es eines Blickes in die Disziplin der Soziologie. Denn dort wird das Thema der Inklusion und Exklusion seit ungefähr 4 Jahrzehnten diskutiert (vgl. Stichweh 2009, S. 29f.). In der Soziologie werden zumindest 2 Ansätze der Inklusion und Exklusion unterschieden. Ergänzt werden diese Positionen durch die in den letzten Jahren immer wichtiger gewordene Debatte um das Thema der (sozialen) Anerkennung. Diese Diskussion wird unter Punkt 3 kurz dargestellt.

1)   Systemtheoretische Aspekte

Die Begriffe der Inklusion und Exklusion können einerseits nach Luhmann unter systemtheoretischen Aspekten begriffen und erforscht werden (hierzu Nassehi 1997, 2003; Wilke 2000; Merten u. Scherr 2004; Wansing 2005; Farzin 2006; Stichweh u. Windolf 2009). Dabei werden Inklusion und Exklusion als tatsächlicher Ein- und Ausschluss in bzw. aus gesellschaftlichen Subsystemen verstanden. Diese Unterteilung in ein Drinnen und Draußen beinhaltet jedoch für Menschen mit psychosozialem Unterstützungsbedarf einige Probleme, da es für deren reale Lebenswelt oft vielmehr um die Frage um ein Mehr oder Weniger bzw. der Qualität von Ein- und Ausschlüssen geht. In Bezug auf die nicht vorhandene soziale Dimension von Behinderung ist auch der Oppositionsbegriff der Exklusion wenig hilfreich (vgl. Böhm 2013, S. 37). Nach Wansing (2009, S. 68) wird Behinderung erst dadurch geschaffen und erkennbar, „dass Personen mit den Kommunikationserwartungen der verschiedenen Gesellschaftssysteme konfrontiert (= inkludiert) werden, diese aber aufgrund persönlicher (z. B. psychischer, körperlicher) Voraussetzungen und/oder Umweltfaktoren nicht oder nicht in der Weise erfüllen können, dass sie mit dem Erwerb relevanter Ressourcen (Bildung, Einkommen, Macht, Netzwerke) rechnen können" (Wansing 2009, S. 68). Nach dem Systemtheoretiker Nassehi (2000) sollte man daher darüber nachdenken, Behinderung als Inklusions- anstatt als Exklusionsfolge zu diskutieren (vgl. Wansing 2009, S. 68).

2)   Soziale Frage

Ein weniger kategorisches Verständnis von Ein- und Ausschlüssen haben andererseits jene Soziologen, die sich mit dem Thema der sozialen Ungleichheit beschäftigen und den Exklusionsbegriff hierfür als wichtige sozialwissenschaftliche Kategorie bestimmen (hierzu Castel 2000; Bude u. Willisch 2006; Kronauer 2010). Teilhabe und Zugehörigkeit werden in diesem Zusammenhang v. a. unter Berücksichtigung der historischen Erfahrungen des 2. Weltkrieges thematisiert. Diese Theorietradition folgt der Einsicht, dass Demokratie nur möglich ist, wenn die Absicherung der materiellen und sozialen Teilhabe durch persönliche und politische Rechte gesichert wird. Gerade Erfahrungen von Massenarbeitslosigkeit, prekären Erwerbsverhältnissen, Folgen von Emigration sowie Immigration oder eines niedrigeren Bildungsniveaus zeigen, dass diese Menschen oder Gruppen an den Rand der Gesellschaft gedrängt werden oder von sozialer Ungleichheit betroffen sind und unter dieser leiden. Der Begriff Exklusion wird im Rahmen dieses Verständnisses als Sammelbegriff für verschiedene Formen von Ausgrenzungen, Ausschlüssen sowie empfundener Überflüssigkeit verwendet (vgl. Bude u. Willisch 2006; Felder 2012, S. 122).

3

3) Anerkennungstheoretische Perspektive

Neben der unter Punkt 2 thematisierten sozialen Frage kann der Inklusions- bzw. Exklusionsbegriff auch unter einer anerkennungstheoretischen Perspektive betrachtet werden.

Die Frage, in welchem Verhältnis Anerkennung und soziale Fragen, wie z. B. der Umverteilung von Reichtum, zueinander stehen, wird in der Soziologie schon seit Längerem diskutiert (prominent s. Fraser u. Honneth 2003). Honneth subsumiert sowohl die soziale/wirtschaftliche als auch die identitätsbezogene Dimension unter dem Begriff Anerkennung (Anerkennungsmonismus). Fraser plädiert hingegen für eine analytische Unterscheidung zwischen Anerkennung und Umverteilung.

Was ist damit gemeint? Neben ökonomischen Belangen haben Menschen in der Regel das Bedürfnis, dass ihre Identität, Gefühlswelt und sozialen Zugehörigkeiten von ihren Mitmenschen, aber auch von gesellschaftlichen Institutionen zu einem gewissen Grad Anerkennung – d. h. Wertschätzung – erfahren. Inklusion meint in diesem Zusammenhang damit die identitäts- und/oder gefühlsbezogene Einbeziehung einer Person. Um dieses Phänomen noch genauer fassen zu können, müssen zumindest 2 Sphären von sozialer Inklusion unterschieden werden: eine gemeinschaftliche und eine gesellschaftliche.

Das Begriffspaar Gemeinschaft und Gesellschaft geht auf den Soziologen Tönnies zurück. Er unterscheidet u. a. Gemeinschaften des Geistes (Freundschaften) und Gemeinschaften des Ortes (Nachbarschaften) (vgl. Tönnies 2005/1935, S. 12f.). Weber prägte im Anschluss an Tönnies die Begriffe Vergemeinschaftung und Vergesellschaftung (hierzu Weber 1980/1922).

Geht es bei der ersten Sphäre um zwischenmenschliche Kontakte beispielsweise in der Familie oder in Vereinen, so geht es bei der gesellschaftlichen Sphäre um den Einzelnen als Teil eines größeren, gesellschaftlichen Ganzen. „Damit zeichnet sich ein Inklusionsbegriff ab, der in den zwei Sphären jeweils eine unterschiedliche Form von Inklusion bezeichnet: Eine Inklusion im Nahbereich respektive auf gemeinschaftlicher Ebene, in welcher sich Menschen als konkrete Andere wechselseitig anerkennen, sowie eine Inklusion auf gesellschaftlicher Ebene, in welcher Menschen einander als abstrakte Andere, als BürgerInnen, gegenübertreten und deren Anerkennungsdimension einerseits über diesen Status, andererseits auch über Organisationen sowie Institutionen laufen kann." (Felder 2012, S. 134)

Für die Sozialpsychiatrie und ihre Unterstützungssysteme bedeutet dies, dass sie nicht nur auf physische, ökonomische, rechtliche etc., sondern auch auf eine identitätsbezogene Inklusion von Menschen mit Beeinträchtigung achten sollten. Letztere betrifft die Anerkennung und Wertschätzung sowohl im nahen sozialen Umfeld als auch im Kontakt mit gesellschaftlichen Institutionen.

3.3.2 Recovery

Der Begriff Recovery, der aus der Betroffenenbewegung heraus entstanden ist, ist in der Psychiatrie und Sozialpsychiatrie mittlerweile weitverbreitet. Inzwischen gibt es bereits einige Länder – v. a. englischsprachige –, die ihre Politik und Versorgungsstruktur nach diesem Konzept ausrichten (vgl. Amering u. Schmolke 2012, S. 35ff.; Schrank u. Amering 2007, S. 45f.). Aber was bedeutet Recovery genau? Grundsätzlich gibt es eine Vielzahl von Definitionen (für einen Überblick siehe z. B. Amering u. Schmolke 2012, S. 25ff.). Nach Davidson et al. (2005, zitiert nach Amering u. Schmolke 2012, S. 26ff.) setzt sich Recovery aus folgenden 4 Elementen zusammen:

- **Rückkehr zum Normalzustand**: Recovery beschreibt den Versuch, zu einem Normalzustand zurückzukehren. Jedoch bezieht sich diese Rückkehr nicht auf die Vergangenheit im Sinne eines „Wie es damals war", sondern auf einen angestrebten zukünftigen Zustand (vgl. ebd., S. 27).
- **Prozesshaftigkeit**: Recovery beschreibt stets einen oder den Prozess, in dem man versucht „die Kontrolle über die eigene Sicherheit und das eigene Leben wiederzugewinnen" (ebd., S. 28). Dabei wird in der Regel die aktive Gestaltung durch die betroffene Person betont.
- **Wiederherstellung und Gewinn**: Recovery ist ein „Prozess von persönlichem Wachstum und Entwicklung, in dem Betroffene die persönlichen, sozialen und gesellschaftlichen Folgen einer psychischen Erkrankung überwinden und zurück zu einem erfüllten, sinnhaften und selbst bestimmten [sic!] Leben finden […]" (Schrank u. Amering 2007, S. 45f.).

Dieser Vorgang der Wiederherstellung bezieht sich nicht nur auf die Krankheit und auf ihre Überwindung oder Linderung, sondern auf das Individuum und sein Leben als Ganzes, der für das betroffene Subjekt insgesamt sinnstiftend erlebt wird (vgl. Amering u. Schmolke 2012, S. 28).

▬ **Nützliches beibehalten, Unnützes vermeiden**: Im Rahmen des Recovery-Prozesses wird nicht nur auf Wachstum und Entwicklung gesetzt, sondern auch auf einen konstruktiven und kreativen Umgang mit der Erkrankung, den Symptomen, mit den eigenen Stärken und Schwächen. In vielen Fällen können und sollen diese auch Teil der eigenen Identität werden. So kann ein guter Umgang damit eher gewährleistet werden. Es geht daher nicht nur um Genesung, sondern um Selbstbestimmung und Lebensqualität, die trotz Symptomatik und Behinderung erlangt werden (vgl. ebd., S. 29f.).

Ein systematischer Review von Leamy et al. (2011) identifiziert für den Recovery-Prozess 5 zentrale Dimensionen, die auch als „CHIME-framework" bekannt sind („connectedness", „hope", „identity", „meaning" and „empowerment"):

▬ **Vernetzung, Verbundenheit**: verweist auf die Bedeutung von Beziehungen, Zugehörigkeit und Unterstützung durch und von anderen;

▬ **Hoffnung und Optimismus für die Zukunft**: verweist v. a. auf die Motivation, die durch Hoffnung auf Veränderung, Optimismus und Träume erlangt wird und werden kann;

▬ **Identität**: verweist auf den Aufbau einer positiven und selbstbestimmten Identität und auf das Überwinden von Stigmatisierung;

▬ **Sinnstiftung, Sinn im Leben**: verweist auf die Bedeutung, die Krankheitserfahrungen, Spiritualität, soziale Rollen und Ziele haben können, und auf das Erlangen von Lebensqualität;

▬ **Empowerment**: verweist u. a. auf die individuelle Verantwortung der Betroffenen und die Notwendigkeit, die eigenen Stärken zu betonen.

Eine Studie von Resnick et al. (2005) erfasst Recovery als individuelle Haltung von Personen mit Schizophrenie. Auf der Grundlage statistischer Verfahren

konnten folgende 4 Dimensionen von Recovery ausgemacht werden:

▬ Empowerment,
▬ Gefühl, Kenntnis über die eigene Krankheit und das Unterstützungssystem zu haben,
▬ Zufriedenheit/Lebensqualität,
▬ Optimismus und Hoffnung.

Um das Recovery-Konzept umfassend zu verstehen, muss außerdem zwischen inneren und äußeren Faktoren (Amering u. Schmolke 2012, S. 30), die für den Recovery-Prozess wichtig sind, unterschieden werden. Die ◻ Tab. 3.3 gibt hierzu einige Beispiele.

Den bisherigen Ausführungen entsprechend, ist Recovery ein komplexes Konstrukt, das aus verschiedenen Dimensionen aufgebaut ist.

Die Komplexität und Vielschichtigkeit des Recovery-Konzepts könnte u. a. auch dazu führen, dass die dahinterliegenden Annahmen missverstanden oder auch missbräuchlich verwendet werden. Slade et al. (2014) geben einen Überblick über gängige „abuses" von Recovery.

Die Dimension des Empowerments verdeutlicht, wie zentral die Aspekte der Betroffenenbeteiligung und der Stärkung von Selbstbestimmung sowie Lebensqualität sind. Aus diesem Grund sollen der Begriff und das Konzept des Empowerments etwas genauer betrachtet werden.

◻ **Tab. 3.3** Innere und äußere Faktoren von Recovery. (Beispiele aus Amering u. Schmolke 2012, S. 30)

Innere Faktoren	Äußere Faktoren
Gesundheitsbezogene Faktoren (z. B. Symptomatik)	Kultur, die Unterstützung fördert
Hoffnung	Psychiatrisches und sozialpsychiatrisches Versorgungssystem
Identität	Unterstützungsleistungen (z. B. durch den Staat)
Selbstwert	
Beziehungen und Netzwerke	

3

3.3.3 Empowerment

Der Begriff Empowerment kann verschiedentlich übersetzt werden. Oftmals wird er im Sinne von Selbstbefähigung oder Selbstermächtigung verwendet. Eine aus politischer Perspektive etwas schwächere Bedeutung setzt Empowerment mit Hilfe zur Selbsthilfe gleich. Ursprünglich entstammt dieser Begriff aus Bürgerrechtsbewegungen v. a. jener schwarzer Minderheiten in den USA, die sich für mehr Rechte und Gleichstellung einsetzten und kämpften. Es handelt sich somit um einen primär politischen Begriff, der den Kampf gegen Diskriminierung zum Ausdruck bringt und daher eine Vielzahl von Gruppen, die von Ausgrenzung bedroht sind, inspiriert (vgl. zusammenfassend Theunissen u. Schwalb 2009, S. 26). Empowerment kann dabei sowohl ein Kampf um Anerkennung als auch ein Kampf um soziale und ökonomische Besserstellung sein.

Übertragen auf die Praxis psychosozialer Versorgung ist Empowerment mit einem Ansatz verbunden, der

- Selbstbestimmung fördert,
- ressourcenorientierte Unterstützungsleistungen forciert,

- sich für die Enthierarchisierung von Strukturen und Beziehungen einsetzt und
- grundsätzlich für Demokratisierung eintritt (vgl. Mahler et al. 2014, S. 54).

Das heißt, Menschen mit psychischen Problemen sollen durch Empowerment bei der Rückgewinnung ihrer Entscheidungs- und Wahlfreiheit wie bei einer autonomen Lebensgestaltung unterstützt werden. Von ähnlichen Annahmen geht auch Keupp (1999, zitiert nach Krisor 2005, S. 53) aus. Er fasst die folgenden 4 Grundsätze unter Empowerment zusammen:

- Ressourcen- und Kompetenzorientierung, Salutogenese,
- Selbstorganisation und Mitwirkung der Betroffenen, keine Bevormundung, keine Expertenlösungen,
- Räume und Möglichkeiten für Selbstorganisation und Aufbau von Ressourcen,
- Räume und Möglichkeiten für gemeinschaftliches, statt individuelles Handeln.

Doch wie kann Empowerment in der psychiatrischen Praxis umgesetzt werden? In Anlehnung an Knuf (2003, S. 18) und Lenz (2002, S. 14) können hierzu die in ◘ Tab. 3.4 aufgeführten Beispiele genannt werden.

◘ Tab. 3.4 Unterstützungsmaßnahmen zur Förderung von Empowerment. (Beispiele aus Knuf 2003, S. 18; Lenz 2002, S. 14)

Dimensionen von Empowerment	Unterstützungsmaßnahmen (Beispiele)
Empowerment nicht behindern	Bevormundende Therapie und Unterstützung vermeiden
	Dem Entstehen erlernter Hilflosigkeit vorbeugen
	Traumatisierungen vermeiden
Selbsthilfe und Selbstbestimmung fördern	Selbstwirksamkeit fördern
	Die Verantwortung bei den Betroffenen belassen
	Behandlungs- und Unterstützungsformen beratschlagen und absprechen
Gemeinschaftliches Empowerment fördern	Räume für Selbstorganisation zur Verfügung stellen
	Betroffenenbeteiligung in allen Bereichen: Peer-Beratung, Öffentlichkeitsarbeit, Forschung etc.
	Organisationen enthierarchisieren
Kompetenzen stärken	Kritisches Denken fördern
	Das Wissen über die eigenen Rechte stärken
	Das Gefühl, etwas verändern zu können, stärken

Empowerment hat jedoch nicht nur eine politische, sondern auch eine soziale und gesundheitliche Seite. So ist nicht auszuschließen, dass sich durch Empowerment in diesen Bereichen Verbesserungen einstellen. Lauber und Rössler (2005, S. 216f.) fassen hierzu Forschungsergebnisse wie folgt zusammen:

- Durch Empowerment können sowohl die sozialen Netzwerke als auch die soziale Situation (z. B. die Wohnsituation) der Betroffenen gestärkt und verbessert werden.
- Durch Empowerment kann die Stigmatisierung der Betroffenen reduziert und die Lebensqualität (v. a. durch die Berücksichtigung der Wünsche und Bedürfnisse der Betroffenen) gesteigert werden.
- Empowerment verbessert die Beziehung zwischen Betroffenen und Profis (z. B. durch Abbau von Widerständen).

Die Beteiligung von Betroffenen, die Selbst- und Interessenvertretung sind für den Empowerment-Prozess essenziell (zum Thema Partizipation ▶ Abschn. 9.2.3). Erst dadurch können die Interessen und Forderungen gebündelt und artikuliert werden. Oder wie es eine Interessenvertreterin, Frau Niedl, ausdrückt: „Es ist auch die Aufgabe von uns Interessenvertretern, Ängste und Sorgen hin zur Politik, zu den Einrichtungen […] und anderen Stellen zu moderieren" (pro mente OÖ 2014, S. 111). Es ist anzunehmen, dass Empowerment positiv auf den Recovery-Prozess wirkt (vgl. Amering u. Schmolke 2012, S. 96). Zwischen den beiden Konzepten gibt es auch einen Zusammenhang. So hat sich in der Forschung gezeigt, dass Empowerment die Recovery-Haltung der Betroffenen maßgeblich beeinflusst, d. h. fördert (vgl. zusammenfassend ebd., S. 96f.; ▶ Abschn. 3.3.1).

Als Beispiel für ein Angebot, das den geschilderten Dimensionen von Empowerment gut entspricht, können die sog. Clubhäuser genannt werden. Clubhäuser sind von den Betroffenen selbst verwaltete Organisationen, in denen selbstbestimmt und unentgeltlich Tätigkeiten verrichtet werden und die das vorrangige Ziel haben, den Mitgliedern zu helfen,

„ihr Selbstwertgefühl und Selbstvertrauen wiederzugewinnen" (Clubhouse International 2012, S. 2). Nach den internationalen Clubhaus-Richtlinien, die vom Internationalen Clubhausdachverband (http://clubhouse-intl.org) konsensual beschlossen und in regelmäßigen Abständen überarbeitet werden (vgl. ebd., S. 1), sollen Clubhäuser zur Unterstützung von psychisch erkrankten Menschen u. a. folgenden Kriterien entsprechen:

- Clubhäuser unterstützen ihre Mitglieder einerseits darin, „Klinikaufenthalte zu vermeiden", und andererseits, „soziale, finanzielle, Bildungs- und berufliche Ziele zu erreichen" (ebd., S. 1).
- Sowohl die Mitarbeiter als auch die Mitglieder sind für das Funktionieren des Clubhauses verantwortlich.
- Die Mitglieder können selbstbestimmt entscheiden, wann sie das Clubhaus besuchen, ob und welche Tätigkeiten sie dort verrichten.
- Die Mitglieder können an der Erstellung ihrer Rehabilitationspläne und Fortschrittsberichte mitwirken.
- Die Mitglieder werden für ihre Tätigkeit weder bezahlt noch anderweitig materiell entschädigt.
- Das jeweilige Clubhaus schafft Strukturen, die es den Mitgliedern ermöglichen, bei den Entscheidungen der Clubhaus-Leitung mitzuwirken.

3.3.4 Fazit: Inklusion, Recovery und Empowerment

Der vorangegangene Abschnitt bietet einen Überblick über die in der Sozialpsychiatrie weitverbreiteten normativen Konzepte Inklusion, Recovery und Empowerment. Ihnen ist wohl gemeinsam, dass sie alle das Individuum und seine Teilhabe, seinen Genesungsprozess und sein Wohlbefinden als Maßstab heranziehen. Diese Konzepte können und sollen die Richtschnur nicht nur für die psychosoziale Praxis, sondern auch für die sozialpsychiatrische Forschung darstellen.

3

3.4 Sozialpsychiatrie: Gesellschaftstheoretische und normative Grundlagen – ein Resümee

Die Ausführungen zum gesellschaftlichen und gesellschaftstheoretischen Kontext haben gezeigt, dass die Institutionen der Sozialpsychiatrie stets unter bestimmten Bedingungen „operieren" (müssen). Ihre Ausrichtung, ihre Denkmöglichkeiten, ihre Aufgabenfelder und Ziele sind nicht nur von ihrem historischen Gewordensein, sondern auch von herrschenden Diskursgeflechten und den strukturellen Gegebenheiten abhängig. Ein umfassendes Verständnis des Feldes Sozialpsychiatrie kann daher nur durch eine Analyse der gesellschaftlichen Verhältnisse, die es „umklammern", erlangt werden. Erst dadurch wird verständlich,

- wie unsere Gesellschaft strukturiert und beschaffen ist (kapitalistisch, nationalstaatlich, patriarchal) und mit welchen Bedingungen die Bevölkerung z. B. eines Landes – systematisch betrachtet – konfrontiert ist (z. B. wie sich Gesellschaft reproduziert; welchen Belastungen die Menschen z. B. im Kontext Arbeit ausgesetzt sind; was als normal gilt; wie mit abweichendem Verhalten umgegangen wird etc.);
- unter welchen Bedingungen die Institutionen der Sozialpsychiatrie selbst arbeiten müssen: z. B. welche theoretische Perspektive auf das Phänomen psychischer Erkrankungen geworfen wird und welche die vorherrschende ist; mit welchen und wie viel Mitteln die Sozialpsychiatrie ausgestattet wird; wie die rechtlichen Rahmenbedingungen beschaffen sind etc. So waren in den letzten Jahren viele sozialpsychiatrische Institutionen damit beschäftigt, mit erschwerten Rahmenbedingungen fertigzuwerden;
- auf welche Ziele die Sozialpsychiatrie hingeordnet ist und wird. So wird die Erwartung gegenüber der Sozialpsychiatrie, dass sie Menschen mit psychischen Problemen und Beeinträchtigungen bei der Arbeitsmarktintegration unterstützen solle, immer dominanter. Dadurch wird auch die Funktion zur Stützung kapitalistischer Strukturen und Prozesse durch die Sozialpsychiatrie immer offensichtlicher.

(Grundsätzlich ist die Sozialpsychiatrie mit dem Widerspruch konfrontiert, dass sie in vielen Fällen den Kapitalismus und seine Verwerfungen kritisiert, jedoch selbst zum Funktionieren desselben zumindest beiträgt.)

Die Sozialpsychiatrie – so wie sie die Autoren dieses Buches verstehen – hat daher die gesellschaftlichen Verhältnisse in ihrer „Totalität" (Adorno) zu begreifen. Jedes zu analysierende soziale Element – so auch die Sozialpsychiatrie und ihre Institutionen – muss in seinen Beziehungen zum gesellschaftlichen Ganzen betrachtet werden. Nur so kann die Sozialpsychiatrie ihre eigene Rolle verstehen und reflektieren, ihre eigenen Maßstäbe entwickeln und auf der Grundlage dieser – wenn notwendig – (Gegen-)Maßnahmen ergreifen. Dies stellt die Voraussetzung für eine sich selbst als „normativ" verstehende Wissenschaft und Praxis dar, die sich kritisch für die Anliegen der Betroffenen einsetzt bzw. einsetzen kann. Sozialpsychiatrie bedarf – um mit Horkheimer (1992/1937) zu sprechen – einer Theorie, deren Elemente

» […] Momente eines begrifflichen Ganzen [sind], dessen Sinn nicht in der Reproduktion der gegenwärtigen Gesellschaft, sondern in ihrer Veränderung zum Richtigen zu suchen ist (Horkheimer 1992/1937, S. 235).

Die Ausführungen zur Geschichte der Psychiatrie in ▶ Abschn. 2.2 zeigen außerdem, dass die Psychiatrie nicht nur die medizinische und biologische Forschung vorantreibt, sondern sich auch darüber im Klaren sein muss, dass der Blick auf die Psychiatrie und auf das Phänomen der psychischen Störungen geschichtlich und kulturell zu relativieren ist. Dies wird auch durch die Überlegungen des Philosophen Foucault (1973/1961) deutlich, der sich v. a. in seinem Frühwerk mit dem Verhältnis zwischen Wahnsinn und Gesellschaft auseinandersetzte. Er skizziert eine sehr kritische Geschichte des Wahnsinns und der Psychiatrie, in der er den Wandel des Konstrukts Wahnsinn mit dem Aufstieg der Aufklärung in Zusammenhang bringt (Wahnsinn als das „Andere der Vernunft"), der eine zunehmende Exklusion von „wahnsinnigen Menschen" mit sich bringt. Das heißt, die Geschichte der Psychiatrie zeigt uns, wie das Menschenbild einem stetigen Wandel unterworfen ist.

» Die Psychiatriegeschichte […] kann den Nachweis führen, wie sehr jede psychiatrische Konzeption – sei ihr Selbstverständnis „realwissenschaftlich", „biologisch", „anthropologisch", „sozialwissenschaftlich" oder „psychodynamisch" – notwendigerweise mit bestimmten theoretischen Vorannahmen, v. a. zum Menschenbild, verknüpft ist. (Hoff 2005, S. 23)

Nimmt man diese Einsicht ernst, so hat sie auch potenzielle Auswirkungen auf die sozialpsychiatrische Praxis. Denn unsere Konzeptionen vom Menschen und von dem Wesen psychischer Erkrankungen beeinflussen auch den Umgang mit den Betroffenen.

Für den Anspruch der Sozialpsychiatrie, sich selbst als normative Disziplin zu verstehen, die stets versucht, im Sinne der Betroffenen zu handeln, bilden u. a. die 3 dargestellten normativen Konzepte – Inklusion, Recovery und Empowerment – eine Grundlage. Sie sind – neben z. B. der UN-Konvention über die Rechte von Menschen mit Behinderung – Instrumente, um den Anliegen der Betroffenen Geltung zu verschaffen. Sie geben sowohl betroffenen Menschen als auch Professionellen eine normative Orientierung an die Hand. Die wohl zentralsten Werte, die diesen Konzepten zugrunde liegen, sind Teilhabe/Partizipation/Inklusion und Selbstbestimmung. Menschen mit einer psychischen Beeinträchtigung oder in psychosozialen Problemlagen muss die Möglichkeit zur gesellschaftlichen Teilhabe und zu einem selbstbestimmten Leben geboten werden.

Zu guter Letzt soll die Frage gestellt werden, ob und inwieweit die beschriebenen normativen Konzepte, aber auch die rechtlich-normativen Bestimmungen eine Umsetzung erfahren haben. Bezugnehmend auf den „Bericht der Bundesregierung zur Lage von Menschen mit Behinderungen in Österreich" für Österreich aus dem Jahr 2008 (BMASK 2008), zeichnet etwa Naue (2009) in Hinblick auf die Inklusion von Menschen mit Behinderung und deren Bild in der Öffentlichkeit ein eher tristes Bild:

» Die Feststellung in diesem Bericht, dass in Österreich die Rechte behinderter Menschen bereits in der Rechtsordnung verankert seien […], geht an der Tatsache vorbei, dass das Bild behinderter Menschen in der Öffentlichkeit noch recht weit davon entfernt ist, die Basis für tatsächliche Inklusion im Sinne von uneingeschränkter Teilhabe zu bilden. Denn Gesetze alleine reichen nicht aus – es geht darum, sie tatsächlich politisch zu implementieren, und dies setzt ein anderes Bild behinderter Menschen in der Öffentlichkeit voraus. (Naue 2009, S. 275)

Im aktuellen Menschenrechtsbefund 2016 der Österreichischen Liga für Menschenrechte (Österreichische Liga für Menschenrechte 2016) vom Dezember 2016 ist bezüglich der Rechte von Menschen mit Behinderungen folgendes Fazit zu lesen:

» Die rechtlichen Rahmenbedingungen sind zum Teil vielversprechend. Nun gilt es diesen rechtlichen Rahmen auch mit Leben zu erfüllen. Die Möglichkeit der Rechtsdurchsetzung im Bundes-Behindertengleichstellungsgesetz ist allerdings dringend sicherzustellen. Sie ist derzeit völlig unzureichend geregelt. Die UN Konvention ist endlich vollständig in nationales Recht umzusetzen, damit Menschen mit Behinderungen in den vollen Genuss ihrer Menschenrechte kommen. Hinsichtlich der Partizipation von Menschen mit Behinderungen setzt sich langsam, aber doch, die Erkenntnis durch, dass es sinnvoll ist, nicht über, sondern mit betroffenen Menschen zu sprechen und mit ihnen die einschlägigen gesetzlichen Rahmenbedingungen zu entwickeln. Im Bereich Behinderung ist das Menschenrechtsbewusstsein in Österreich auch 10 Jahre nach Inkrafttreten der UN Konvention über die Rechte von Menschen mit Behinderungen noch immer nicht stark ausgeprägt. Vielmehr werden Menschen mit Behinderungen nach wie vor aus dem Blickwinkel der Sozialpolitik und des

3

Wohlfahrtsstaates betrachtet. Es bedarf dringend eines gesamtgesellschaftlichen Umdenkens: Es ist an der Zeit, Menschen mit Behinderungen als selbstbestimmte, gleichberechtigte Staatsbürgerinnen und Staatsbürger sowie als Expertinnen und Experten in eigener Sache anzuerkennen. Wir wollen nicht länger ausschließlich als passive Empfängerinnen und Empfänger von wohltätiger Unterstützung wahrgenommen werden. Wir wollen uns als aktive Staatsbürgerinnen und Staatsbürger in die Gesellschaft einbringen und diese mitgestalten. (Österreichische Liga für Menschenrechte 2016, S. 9)

Dieses Zitat verdeutlicht – entsprechend dem Konzept des Tetralogs –, dass die Verwirklichung der beschriebenen Rechte und normativen Konzepte nicht nur ein Anliegen der Betroffenen und der Politik, die durch die Verabschiedung von Gesetzen Inklusion verordnet, sein kann. Sie muss vielmehr durch die Gesellschaft als Ganzes, also auch durch die zivile Bevölkerung und die Öffentlichkeit im Allgemeinen, vorangetrieben werden.

Literatur

Adorno, T. W. (1969). *Spätkapitalismus oder Industriegesellschaft? Verhandlungen des 16. Deutschen Soziologentages.* Stuttgart: Enke.

Althusser, L. (2010/1970). *Ideologie und ideologische Staatsapparate.* Hamburg: VSA.

Amering, M. & Schmolke, M. (2012). *Recovery. Das Ende der Unheilbarkeit.* 5. überarbeitete Aufl. Bonn: Psychiatrie Verlag.

Beauftragte der Bundesregierung für die Belange behinderter Menschen (2014). Die UN-Behindertenrechtskonvention. Übereinkommen über die Rechte von Menschen mit Behinderung. deutsch, deutsch – Schattenübersetzung, englisch. Berlin. http://www.behindertenbeauftragter.de/SharedDocs/Publikationen/DE/Broschuere_UNKonvention_KK.pdf?__blob=publicationFile. Zugegriffen: 9. August 2016.

Becker, U. (2015). *Die Inklusionslüge. Behinderung im flexiblen Kapitalismus.* Bielefeld: transcript.

BKA Bundeskanzleramt (1997). Bundesgesetzblatt für die Republik Österreich. 87. Bundesverfassungsgesetz: Änderung des Bundes-Verfassungsgesetzes.

Teil I. Wien. https://www.ris.bka.gv.at/Dokumente/BgblPdf/1997_87_1/1997_87_1.pdf. Zugegriffen: 9. August 2016.

BKA Bundeskanzleramt (2004a). Bundesgesetzblatt für die Republik Österreich. 65. Bundesgesetz: Änderung des Bundes-Gleichbehandlungsgesetzes. Teil I. Wien. https://www.ris.bka.gv.at/Dokumente/BgblAuth/BGBLA_2004_I_65/BGBLA_2004_I_65.pdf. Zugegriffen: 9. August 2016.

BKA Bundeskanzleramt (2004b). Bundesgesetzblatt für die Republik Österreich. 66. Bundesgesetz: Gleichbehandlungsgesetz – GlBG und Änderung des Bundesgesetzes über die Gleichbehandlung von Frau und Mann im Arbeitsleben. Teil I. Wien. https://www.ris.bka.gv.at/Dokumente/BgblAuth/BGBLA_2004_I_66/BGBLA_2004_I_66.pdf. Zugegriffen: 9. August 2016.

BKA Bundeskanzleramt (2005). Bundesgesetzblatt für die Republik Österreich. 82. Bundesgesetz: Bundes-Behindertengleichstellungsgesetz – BGStG sowie Änderung des Behinderteneinstellungsgesetzes, des Bundesbehindertengesetzes, des Bundessozialamtsgesetzes, des Gleichbehandlungsgesetzes, des Bundesgesetzes über die Gleichbehandlungskommission und die Gleichbehandlungsanwaltschaft sowie des Bundes-Gleichbehandlungsgesetzes. Teil I. Wien. https://www.ris.bka.gv.at/Dokumente/BgblAuth/BGBLA_2005_I_82/BGBLA_2005_I_82.pdf. Zugegriffen: 9. August 2016.

BKA Bundeskanzleramt (2016). Bundesgesetzblatt für die Republik Österreich. 105. Kundmachung: Korrektur der deutschsprachigen Übersetzung des Übereinkommens über die Rechte von Menschen mit Behinderungen sowie des Fakultativprotokolls zum Übereinkommen über die Rechte von Menschen mit Behinderungen. Teil III. Wien: http://www.behindertenarbeit.at/wp-content/uploads/BGBLA_2016_III_105.pdf. Zugegriffen: 2. November 2016.

BMASK Bundesministerium für Arbeit, Soziales und Konsumentenschutz (2008). Bericht der Bundesregierung zur Lage von Menschen mit Behinderungen in Österreich. Wien. https://www.sozialministerium.at/cms/site/attachments/9/3/4/CH2092/CMS1407932711107/behindertenbericht2008barrierefrei.pdf. Zugegriffen: 2. August 2016.

BMASK Bundesministerium für Arbeit, Soziales und Konsumentenschutz (2010). UN-Behindertenrechtskonvention. Erster Staatenbericht Österreichs. Wien. https://www.sozialministerium.at/cms/site/attachments/0/5/9/CH3141/CMS1415978600199/1__staatenbericht_crpd_-_deutsche_fassung1.pdf. Zugegriffen: 23. November 2016.

BMASK Bundesministerium für Arbeit, Soziales und Konsumentenschutz (2011). UN-Konvention. Übereinkommen über die Rechte von Menschen mit Behinderung und Fakultativprotokoll. Wien. https://www.sozialministerium.at/cms/site/attachments/2/5/8/CH2218/CMS1314697554749/un-konvention_inkl._fakultativprotokoll,_de.pdf. Zugegriffen: 3. August 2016.

BMASK Bundesministerium für Arbeit, Soziales und Konsumentenschutz (2012). Nationaler Aktionsplan Behinderung 2012–2020. Strategie der österreichischen Bundesregierung zur Umsetzung der UN-Behindertenrechtskonvention. Wien. https://www.sozialministerium.at/cms/site/attachments/1/1/5/CH2081/CMS1343116498970/120725_nap_web.pdf. Zugegriffen: 27. Juli 2016.

Bock, T. (2012). *Eigensinn und Psychose. „Noncompliance" als Chance.* 5. Aufl. Neumünster: Paranus.

Böhm, M. (2013). Soziale Teilhabe von Menschen mit Behinderung(en). *Sozialpädagogische Impulse 2/2013,* 36–37.

Boorse, C. (2012/1977). Gesundheit als theoretischer Begriff. In T. Schramme (Hrsg.), *Krankheitstheorien* (S. 63–110). Frankfurt a. M.: Suhrkamp.

Brackhane, R. (1988). Behinderung, Rehabilitation, Rehabilitationspsychologie: Terminologische Vorbemerkungen und Begriffsklärungen. In U. Koch, G. Lucius-Hoene & R. Stegie (Hrsg.), *Handbuch der Rehabilitationspsychologie* (S. 20–34). Berlin: Springer.

Bröckling, U. (2013). *Das unternehmerische Selbst. Soziologie einer Subjektivierungsform.* 5. Aufl. Frankfurt a. M.: Suhrkamp.

Bude, H., & Willisch, A. (Hrsg.) (2006). *Das Problem der Exklusion – Ausgegrenzte, Entbehrliche, Überflüssige.* Hamburg: Hamburger Edition.

Buestrich, M., Burmester, M., Dahme, H.-J., & Wohlfahrt, N. (2008). *Die Ökonomisierung Sozialer Dienste und sozialer Arbeit. Entwicklung – Theoretische Grundlagen – Wirkungen.* Baltmannsweiler: Schneider.

Castel, R. (2000). *Die Metamorphosen der sozialen Frage: Eine Chronik der Lohnarbeit.* Konstanz: UVK Universitätsverlag.

Castel, R. (2008). *Die Fallstricke des Exklusionsbegriffs.* In H. Bude & A. Willisch (Hrsg.), *Die Debatte über die „Überflüssigen".* Frankfurt a. M.: Suhrkamp.

Cloerkes, G. (2001). *Soziologie der Behinderten. Eine Einführung.* 2., neu bearbeitete und erweiterte Aufl. Heidelberg: Winter.

Clouser, D. K., Cluver, C. M., & Gert, B. (2012/1981). Gebrechen: Eine neue Betrachtung der Krankheit. In T. Schramme (Hrsg.), *Krankheitstheorien* (S. 111–134). Frankfurt a. M.: Suhrkamp.

Clubhouse International (2012). Internationale Clubhaus-Richtlinien (deutsche Übersetzung). New York. https://www.clubhouse-intl.org/documents/Richtlinien_dt_2012.pdf. Zugegriffen: 30. November 2016.

Davidson, L., O'Connell, M. J., Staehli, M., Weingarten, R., Tondora, J., & Evans, A. C. (2005). *Concepts of recovery in behavioral health: history, reveiw of the evidence, and criticque.* http://www.ct.gov/dmhas/LIB/dmhas/Recovery/concepts.pdf. Zugegriffen: 12. August 2016.

Dimmel, N. (2012). Sozialwirtschaft unter Prekarisierungsdruck. *WISO 35,* 27–47.

Dimmel, N., & Schmee, J. (Hrsg.) (2008). *Die Gewalt des neoliberalen Staates. Vom fordistischen Wohlfahrtsstaat zum repressiven Überwachungsstaat.* Wien: Facultas.

Dörre, K. (2012). Die neue Landnahme. Dynamiken und Grenzen des Finanzmarktkapitalismus. In K. Dörre, S. Lessenich & H. Rosa (Hrsg.), *Soziologie – Kapitalismus – Kritik. Eine Debatte* (S. 21–86). 4. Aufl. Frankfurt a. M.: Suhrkamp.

Ederer, S., Stockhammer, E., & Ćetković, P. (2015). 20 Jahre Österreich in der EU – Neoliberale Regulationsweise und exportgetriebenes Akkumulationsregime. In BEIGEWUM Beirat für gesellschafts-, wirtschafts- und umweltpolitische Alternativen (Hrsg.), *Politische Ökonomie Österreichs. Kontinuitäten und Veränderungen seit dem EU-Beitritt* (S. 34–58). Wien: Mandelbaum.

Engelhardt, H. T. (2012/1975). Die Begriffe „Gesundheit" und „Krankheit". In T. Schramme (Hrsg.), *Krankheitstheorien* (S. 41–62). Frankfurt a. M.: Suhrkamp.

Europäisches Parlament, Rat der Europäischen Union & Kommission der Europäischen Union (2000). Charta der Grundrechte der Europäischen Union. http://www.europarl.europa.eu/charter/pdf/text_de.pdf. Zugegriffen: 9. August 2016.

Farzin, S. (2006). *Inklusion/Exklusion – Entwicklungen und Probleme einer systemtheoretischen Unterscheidung.* Bielefeld: transcript.

Felder, F. (2012). *Inklusion und Gerechtigkeit – Das Recht behinderter Menschen auf Teilhabe.* Frankfurt a. M./New York: Campus.

Fischer, K. (2016). Was ist Neoliberalismus? Geschichte, Grundüberzeugungen und Strategien des neoliberalen Denkkollektivs. *SWS-Rundschau 56,* 6–26.

Flieger, P., & Schönwiese, V. (2011). Die UN-Konvention über die Rechte von Menschen mit Behinderung: Eine Herausforderung für die Integrations- und Inklusionsforschung. In P. Flieger & V. Schönwiese (Hrsg.), *Menschenrechte – Integration – Inklusion. Aktuelle Perspektiven aus der Forschung* (S. 27–38). Kempten: Julius Klinkhardt.

Foucault, M. (1973/1961). *Wahnsinn und Gesellschaft. Eine Geschichte des Wahns im Zeitalter der Vernunft.* Frankfurt a. M.: Suhrkamp.

Foucault, M. (2007/1972). *Die Ordnung des Diskurses.* 10. Aufl. Frankfurt a. M.: Fischer.

Fraser, N., & Honneth, A. (2003). *Umverteilung oder Anerkennung? Eine politisch-philosophische Kontroverse.* Frankfurt a. M.: Suhrkamp.

Fuchs-Heinritz, W., Lautmann, R., Rammstedt, O., & Wienold, H. (Hrsg.) (2007). *Lexikon zur Soziologie.* Wiesbaden: VS Verlag für Sozialwissenschaften.

Geber, F. (2009). *Wohlfahrtsstaat Österreich. Grundsicherung für alle?* Wien: ÖGBVerlag.

Goffman E. (1973/1961). *Asyle: Über die soziale Situation psychiatrischer Patienten und anderer Insassen.* Frankfurt a. M.: Suhrkamp.

Gruber, D. (2016). Der Neoliberalismus und die UN-Konvention über die Rechte von Menschen mit Behinderung. Widersprüche und Unvereinbarkeiten. *SWS-Rundschau 56,* 27–47.

Gruber, D., Schmidbauer, R., Paulik, R., Schaireiter, M. M., Koren, G., & Schöny, W. (2014). *Prävention psychischer Proble-*

me – Einführung, Grundlagen und Diskurs. Linz: pro mente edition.

Han, B.-C. (2014). *Psychopolitik. Neoliberalismus und die neue Machttechnik*. Frankfurt a. M.: S. Fischer.

Hayek, F. A. v. (1960/1961). Die Ursachen der ständigen Gefährdung der Freiheit. *ORDO. Jahrbuch für die Ordnung von Wirtschaft und Gesellschaft 12*, 103–109.

Hayek, F. A. v. (1981). „Ungleichheit ist nötig" (Interview mit von Hayek). *Wirtschaftswoche 35*, 36–40.

Hayek, F. A. v. (2011/1944). *Der Weg zur Knechtschaft*. Neuaufl. München: Olzog.

Heitzmann, K., Österle, A., & Pennerstorfer, A. (2015). Soziale Dienstleistungen in Österreich: Zwischen Anspruch und Wirklichkeit. In BEIGEWUM Beirat für gesellschafts-, wirtschafts- und umweltpolitische Alternativen (Hrsg.), *Politische Ökonomie Österreichs. Kontinuitäten und Veränderungen seit dem EU-Beitritt* (S. 120–131). Wien: Mandelbaum.

Helmchen, H. (2005). Zum Krankheitsbegriff in der Psychiatrie. *Der Nervenarzt 77*, 271–275.

Hillmann, K. (2007). *Wörterbuch der Soziologie*. Stuttgart: Alfred Kröner Verlag.

Hinz, A. (2006). Inklusion und Arbeit – wie kann das gehen? *Impulse 39*, 3–12.

Hirschberg, M. (2003). Normalität und Behinderung in den Klassifikationen der Weltgesundheitsorganisation. In A. Waldschmidt (Hrsg.), *Kulturwissenschaftliche Perspektiven der Disability Studies. Tagungsdokumentation* (S. 117–128). Kassel: bifos.

Hoff, P. (2005). Geschichte der Psychiatrie. In H.-J. Möller, G. Laux & H.-P Kapfhammer (Hrsg.), *Psychiatrie & Psychotherapie* (S. 5–26). 2. Aufl. Heidelberg: Springer.

Horkheimer, M. (1992/1937). *Traditionelle und kritische Theorie. Fünf Aufsätze*. 7. Aufl. Frankfurt a. M.: Fischer.

Keupp, H. (1972a). *Psychische Störungen als abweichendes Verhalten. Zur Soziogenese psychischer Störungen*. München: Urban & Schwarzenberg.

Keupp, H. (1972b). Sind psychische Störungen Krankheiten? – Einführung in die Kontroverse. In H. Keupp (Hrsg.), *Der Krankheitsmythos in der Psychopathologie. Darstellung einer Kontroverse* (S. 1–43). München: Urban & Schwarzenberg.

Keupp, H. (1999). Empowerment als Prinzip der Gemeindepsychiatrie. In M. Krisor & H. Pfannkuch (Hrsg.), *Psychiatrie auf dem Weg – Menschenbild, Krankheitsverständnis und therapeutisches Handeln* (S. 26–51). Lengerich: Pabst Science Publishers.

Klinger, C. (2003). Ungleichheit in den Verhältnissen von Klasse, Rasse und Geschlecht. In G.-A. Knapp & A. Wetterer (Hrsg.), *Achsen der Differenz, Gesellschaftstheorie und feministische Kritik II* (S. 14–49). Münster: Westfälisches Dampfboot.

Klinger, C., & Knapp, G.-A. (2007). Achsen der Ungleichheit – Achsen der Differenz: Verhältnisbestimmungen von Klasse, Geschlecht, „Rasse"/Ethnizität. In C. Klinger, G.-A. Knapp & B. Sauer (Hrsg.), *Achsen der Ungleichheit. Zum Verständnis von Klasse, Geschlecht und Ethnizität* (S. 19–49). Frankfurt a. M./New York: Campus.

Knuf, A. (2003). Empowerment fördern – Beispiel Psychiatrie. *Managed Care 07/2003*, 17–19.

Koenig, M. (2005). *Menschenrechte*. Frankfurt a. M.: Campus.

Krisor, M. (2005). *Aufgehoben in der Gemeinde. Entwicklung und Verankerung einer offenen Psychiatrie*. Bonn: Psychiatrie-Verlag.

Kronauer, M. (2010). *Exklusion. Die Gefährdung des Sozialen im hoch entwickelten Kapitalismus*. Frankfurt a. M./New York: Campus.

Lauber, C., & Rössler, W. (2005). Empowerment und Stigma. In W. Gaebel, H.-J. Möller & W. Rössler (Hrsg.), *Stigma – Diskriminierung – Bewältigung. Der Umgang mit sozialer Ausgrenzung psychisch Kranker* (S. 212–219). Stuttgart: Kohlhammer.

Leamy, M., Bird, V., Le Boutillier, C., Williams, J., & Slade, M. (2011). Conceptual framework for personal recovery in mental health: systematic review and narrative synthesis. *The British Journal of Psychiatry 199*, 445–452.

Lenz, A. (2002). Empowerment und Ressourcenaktivierung – Perspektiven für die psychosoziale Praxis. In A. Lenz & W. Stark (Hrsg.), *Empowerment* (S. 13–53). Tübingen: dgvt.

Lessenich, S. (2012). Mobilität und Kontrolle. Zur Dialektik der Aktivgesellschaft. In K. Dörre, S. Lessenich & H. Rosa (Hrsg.), *Soziologie – Kapitalismus – Kritik. Eine Debatte* (S. 126–177). 4. Aufl. Frankfurt a. M.: Suhrkamp.

Lösch, B. (2008). Die neoliberale Hegemonie als Gefahr für die Demokratie. In C. Butterwegge, B. Lösch & R. Ptak (Hrsg.), *Kritik des Neoliberalismus* (S. 221–283). 2., verbesserte Aufl. Wiesbaden: VS Verlag für Sozialwissenschaften.

Mahler, L., Jarchov-Jàdi, I., Montag, C., & Gallinat, J. (2014). *Das Weddinger Modell. Resilienz- und Ressourcenorientierung im klinischen Kontext*. Köln: Psychiatrie Verlag.

Mayrhuber, C. (2015). Sozialpolitische Entwicklungen in Österreich. In BEIGEWUM Beirat für gesellschafts-, wirtschafts- und umweltpolitische Alternativen (Hrsg.), *Politische Ökonomie Österreichs. Kontinuitäten und Veränderungen seit dem EU-Beitritt* (S. 241–259). Wien: Mandelbaum.

Merten, R., & Scherr, A. (2004). *Inklusion und Exklusion in der Sozialen Arbeit*. Wiesbaden: VS Verlag für Sozialwissenschaften.

Nassehi, A. (1997). Inklusion, Exklusion – Integration, Desintegration. Die Theorie funktionaler Differenzierung und die Desintegrationsprobleme. In W. Heitmeyer (Hrsg.), *Bundesrepublik Deutschland: Auf dem Weg von der Konsens- zur Konfliktgesellschaft. Bd.2: Was hält die Gesellschaft zusammen?* (S. 113–148). Frankfurt a. M.: Suhrkamp.

Nassehi, A. (2000). Exklusion als soziologischer oder sozialpolitischer Begriff? *Mittelweg 36*, 18–25.

Nassehi, A. (2003). Inklusion: Von der Ansprechbarkeit zur Anspruchsberechtigung. In S. Lessenich (Hrsg.), *Wohlfahrtsstaatliche Grundbegriffe: Historische und aktuelle Diskurse* (S. 331–352). Frankfurt a. M./New York: Campus.

Naue, U. (2009). Österreichische Behindertenpolitik im Kontext nationaler Politik und internationaler Diskurse zu Behinderung. *SWS-Rundschau 49*, 274–292.

Österreichische Liga für Menschenrechte (2016). Menschenrechtsbefunde 2016. http://www.liga.or.at/site/assets/files/2106/liga_41.pdf. Zugegriffen: 10. Dezember 2016.

Pernicka, S., & Stadler, B. (2015). Beschäftigungspolitik. In BEIGEWUM Beirat für gesellschafts-, wirtschafts- und umweltpolitische Alternativen (Hrsg.), *Politische Ökonomie Österreichs. Kontinuitäten und Veränderungen seit dem EU-Beitritt* (S. 260–274). Wien: Mandelbaum.

Priebe, S., & Finzen, A. (2002). On the different donnotations of docial psychiatry. *Social Psychiatry and Psychiatric Epidemiology 37*, 47–49.

Priestley, M. (2003). Worum geht es bei den Disability Studies? Eine britische Sichtweise. In A. Waldschmidt (Hrsg.), *Kulturwissenschaftliche Perspektiven der Disability Studies. Tagungsdokumentation* (S. 23–35). Kassel: bifos.

pro mente Oberösterreich (2014). *50 Jahre helfen statt ausgrenzen. 1964–2014.* Linz: pro mente edition.

Ptak, R. (2008). Grundlagen des Neoliberalismus. In C. Butterwegge, B. Lösch & R. Ptak (2008), *Kritik des Neoliberalismus* (S. 13–86). 2., verbesserte Aufl. Wiesbaden: VS Verlag für Sozialwissenschaften.

Resnick, S. G., Fontana, A., Lehman, A. F., & Rosenheck, R. A. (2005). An empirical conceptualization oft he recovery orientation. *Schizophrenia Research 75*, 119–128.

Schöny, W., Koren, G., Unteregger, S., Gruber, D., Woisetschläger, N., & Weichbold, M. (2015). NÖ Psychiatrieplan. Evaluation 2014. Evaluation der sozialpsychiatrischen/psychosozialen Versorgung in Niederösterreich. Linz. http://www.noegus.at/fileadmin/user_upload/Downloads_Publikationen/PsychiatrieplanEval2014_END.pdf. Zugegriffen: 26. Juli 2016.

Schramme, T. (2003). *Psychische Krankheit aus philosophischer Sicht.* Neuaufl. Gießen: Psychosozial-Verlag.

Schramme, T. (2012). Einleitung: Die Begriffe „Gesundheit" und „Krankheit" in der philosophischen Diskussion. In T. Schramme (Hrsg.), *Krankheitstheorien* (S. 9–37). Frankfurt a. M.: Suhrkamp.

Schrank, B., & Amering, M. (2007). „Recovery" in der Psychiatrie. *Neuropsychiatrie 21*, 45–50.

Schreiner, P. (2015). *Unterwerfung als Freiheit. Leben im Neoliberalismus.* Köln: PapyRossa.

Schulze, M. (2011). Menschenrechte für alle: Die Konvention über die Rechte von Menschen mit Behinderung. In P. Flieger & V. Schönwiese (Hrsg.), *Menschrechte – Integration – Inklusion. Aktuelle Perspektiven aus der Forschung* (S. 11–25). Kempten: Julius Klinkhardt.

Schwalb, H., & Theunissen, G. (2009). *Inklusion, Partizipation und Empowerment in der Behindertenarbeit. Best-Practice-Beispiele: Wohnen – Leben – Arbeit – Freizeit.* Stuttgart: Kohlhammer.

Seithe, M. (2010). *Schwarzbuch Soziale Arbeit.* Wiesbaden: VS Verlag für Sozialwissenschaften.

Slade, M., Amering, M., Farkas, M., Hamilton, B., O'Hagan, M., Panther, G., Perkins, R., Shepherd, G., Tse, S., & Whitley R. (2014). Uses and abuses of recovery: Implementing recoverry-oriented practices in mental health systems. *World Psychiatry 13*, 12–20.

Steinhart, I. (2008). Praxis trifft Inklusion. *Verhaltenstherapie/Psychosoziale Praxis 40*, 29–34.

Stelzer-Orthofer, C. (2011). Mindestsicherung und Aktivierung – Strategien der österreichischen Arbeitsmarktpolitik. In C. Stelzer-Orthofer & J. Weidenholzer (Hrsg.), *Aktivierung und Mindestsicherung. Nationale und europäische Strategien gegen Armut und Arbeitslosigkeit* (S. 141–156). Wien: Mandelbaum.

Stichweh, R. (2009). Leitgesichtspunkte einer Soziologie der Inklusion und Exklusion. In R. Stichweh & P. Windolf (Hrsg.), *Inklusion und Exklusion: Analysen zur Sozialstruktur und sozialen Ungleichheit* (S. 29–42). Wiesbaden: VS Verlag für Sozialwissenschaften.

Stichweh, R., & Windolf, P. (Hrsg.) (2009). *Inklusion und Exklusion: Analysen zur Sozialstruktur und sozialen Ungleichheit.* Wiesbaden: VS Verlag für Sozialwissenschaften.

Theunissen, G., & Schwalb, H. (2009). Von der Integration zur Inklusion im Sinne von Empowerment. In H. Schwalb & G. Theunissen (Hrsg.), *Inklusion, Partizipation und Empowerment in der Behindertenarbeit. Best-Practice-Beispiele: Wohnen – Leben – Arbeit – Freizeit* (S. 11–36). Stuttgart: Kohlhammer.

Tönnies, F. (2005/1935). *Gemeinschaft und Gesellschaft: Grundbegriffe der reinen Soziologie.* 4. Aufl. Darmstadt: Wissenschaftliche Buchgesellschaft.

VfGH Verfassungsgerichtshof Österreich (2012). *Grundrechte-Charta der Europäischen Union ist wie die Verfassung zu sehen.* Presseinformation. Wien. https://www.vfgh.gv.at/cms/vfgh-site/attachments/8/1/2/CH0004/CMS1353421605654/grundrechtechartapresseinformation.pdf. Zugegriffen: 9. August 2016.

Voss, G., & Weiss, C. (2014). Burnout und Depression – Leiterkrankungen des subjektivierten Kapitalismus oder: Woran leidet der Arbeitskraftunternehmer? In S. Neckel & G. Wagner (Hrsg.), *Leistung und Erschöpfung. Burnout in der Wettbewerbsgesellschaft* (S. 29–57). Frankfurt a. M.: Suhrkamp.

Wacquant, L. (2009). Die Wiederkehr des Verdrängten – Unruhen, „Rassen" und soziale Spaltung in drei fortgeschrittenen Gesellschaften. In R. Castel & K. Dörre (Hrsg.), *Prekarität, Abstieg, Ausgrenzung. Die soziale Frage am Beginn des 21. Jahrhunderts* (S. 85–112). Frankfurt a. M.: Campus.

Waldschmidt, A. (2003a). „Behinderung" neu denken: Kulturwissenschaftliche Perspektiven der Disability Studies. In A. Waldschmidt (Hrsg.), *Kulturwissenschaftliche Perspektiven der Disability Studies. Tagungsdokumentation* (S. 11–22). Kassel: bifos.

Waldschmidt, A. (2003b). Behinderte Menschen zwischen Normierung und Normalisierung. In A. Waldschmidt (Hrsg.), *Kulturwissenschaftliche Perspektiven der Disability Studies. Tagungsdokumentation* (S. 129–137). Kassel: bifos.

Wansing, G. (2005). *Teilhabe an der Gesellschaft – Menschen mit Behinderung zwischen Inklusion und Exklusion.* Wiesbaden: VS Verlag für Sozialwissenschaften.

Wansing, G. (2007): Behinderung: Inklusions- oder Exklusionsfolge? Zur Konstruktion paradoxer Lebensläufe in der modernen Gesellschaft. In A. Waldschmidt & W. Schneider (Hrsg.), *Disability Studies, Kultursoziologie und Soziologie der Behinderung – Erkundungen in einem neuen Forschungsfeld* (S. 275–297). Bielefeld: transcript.

Wansing, G. (2009). Ist Inklusion eine geeignete Zielperspektive für die Heil- und Sonderpädagogik? Diskussionsim-

3

pulse aus der Systemtheorie. In A. Bürli, U. Strasser & A.-D. Stein (Hrsg.), *Integration/Inklusion aus internationaler Sicht* (S. 65–73). Bad Heilbrunn: Julius Klinkhardt.

Weber, M. (1980/1922). *Wirtschaft und Gesellschaft. Grundriss der verstehenden Soziologie.* 5. Aufl. Tübingen: Mohr Siebeck.

Weiß, N. (2006). Die neue UN-Konvention über die Rechte von Menschen mit Behinderungen – weitere Präzisierung des Menschenrechtsschutzes. *MenschenRechtsMagazin 3/2006,* 293–300.

WHO World Health Organization (1980). *International classification of impairments, disabilities, and handicaps.* Genf. http://whqlibdoc.who.int/publications/1980/9241541261_eng.pdf. Zugegriffen: 2. August 2016.

WHO World Health Organization (2005/2001). *Internationale Klassifikation der Funktionsfähigkeit, Behinderung und Gesundheit.* Genf. http://www.dimdi.de/static/de/klassi/icf/index.htm. Zugegriffen: 2. August 2016.

Wilke, H. (2000). Die Gesellschaft der Systemtheorie. *Ethik und Sozialwissenschaften 11,* 195–209.

Wollrad, E., Jacob, J., & Köbsell, S. (2010). Einleitung. In J. Jacob, S. Köbsell & E. Wollrad (Hrsg.), *Gendering Disability. Intersektionale Aspekte von Behinderung und Geschlecht* (S. 7–13). Bielefeld: transcript.

Sozialpsychiatrie als ursachenbezogene und epidemiologische Forschung

Dominik Gruber, Martin Böhm, Marlene Wallner, Gernot Koren

© Springer-Verlag GmbH Deutschland 2018
W. Schöny (Hrsg.), *Sozialpsychiatrie – theoretische Grundlagen und praktische Einblicke*,
DOI 10.1007/978-3-662-54626-0_4

4

4.1 Sozialpsychiatrie als ursachenbezogene und epidemiologische Forschung: theoretische Grundlagen

Allen Klassifikationssystemen liegt die Annahme zugrunde, dass psychische Störungen in ihrer Verursachung und in ihrem Verlauf einer Vielzahl von Einflussfaktoren unterliegen. Sie müssen daher multifaktoriell erklärt werden (vgl. z. B. Wancata et al. 2007). Speziell in der sozialpsychiatrischen Theorie und Praxis wird daher in der Regel versucht, ein ganzheitliches Bild vom Menschen zu zeichnen, indem ein Individuum als ein in die Geschichte und in die physische/soziale/gesellschaftliche Umwelt eingebettetes Wesen begriffen wird. Paradigmatisch kann für diese Annahme auf das biopsychosoziale Modell von Krankheit bzw. Gesundheit verwiesen werden (siehe z. B. Engel 1980; zusammenfassend Egger 2005; Gaebel 2005; für das Krankheitsbild der Depression s. Brakemeier et al. 2008). Auch im sog. Vulnerabilitäts-Stress-Modell psychischer Erkrankungen stecken diese Annahmen drinnen. Dabei wird davon ausgegangen, dass Menschen gegenüber Stressoren oder

Risikofaktoren unterschiedlich verletzlich (vulnerabel) sind. Dem wirken sog. protektive Faktoren (Schutzfaktoren) entgegen, die Risikofaktoren kompensieren können bzw. mit diesen interagieren (vgl. auch ► Abschn. 7.1.3). Dabei können Risiko- und Schutzfaktoren sowohl auf subpersonaler, personaler als auch sozialer/gesellschaftlicher Ebene auftreten. Auf biologischer und genetischer Ebene spricht man in der Regel von biopsychologischer Vulnerabilität. Der Begriff Stressor wird in der Regel zur Bezeichnung von Umwelteinflüssen (z. B. schlechtes Familienklima, hohe Arbeitsbelastung etc.) verwendet (vgl. Petermann u. Petermann 2005; Petermann u. Schmidt 2006). Die ◘ Abb. 4.1 verdeutlicht die Begrifflichkeiten und das Zusammenwirken der 3 Ebenen.

4.2 Psychische Krankheiten: Beschreibung ausgewählter Erkrankungen

Im Folgenden sollen einige ausgewählte psychische Erkrankungen dargestellt werden. Die Ausführungen zu den jeweiligen psychischen Krankheiten

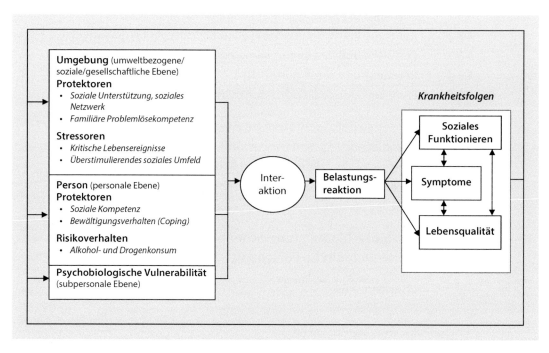

◘ **Abb. 4.1**   Vulnerabilitäts-Stress-Modell. (Mod. und erweitert nach Rüesch u. Neuenschwander 2004, S. 8 [in Anlehnung an Nuechterlein et al. 1994;], mit freundl. Genehmigung des Springer-Verlags)

(Angststörung, Depression, Demenz und Schizophrenie) erfolgen in einer knappen Darlegung des Krankheitsbildes, dessen Symptome sowie der Entstehung bzw. der Formen der Krankheit nach der ICD (International Classification of Diseases)-10-Klassifikation. Den Abschluss der Ausführungen bei den jeweiligen Krankheitsbildern bildet jeweils der Aspekt des Verlaufs und der Prognose der Krankheit. Die folgende Darstellung ausgewählter psychischer Erkrankungen gibt nur einen Ausschnitt bestehender Erkenntnisse wieder und erhebt keinen Anspruch auf Vollständigkeit. So werden beispielsweise keine umfassenden Angaben zur Behandlung dieser Erkrankungen gemacht.

4.2.1 Beispiel 1: Angststörung

Angst ist ein ganz normales menschliches Gefühl wie Freude, Trauer, Furcht, Wut, Überraschung und Ekel und an sich kein pathologisch psychischer Zustand (vgl. Morschitzky 2009, S. 1). Erst wenn Angst in einer Form auftritt, die von der betroffenen Person als unverhältnismäßig stark empfunden und als unbegründet eingestuft wird bzw. vermeintlich bedrohlich erlebte Situationen laufend gemieden werden, dann kann ein pathologisches Ausmaß attestiert werden (vgl. Lieb u. Witthauer 2015, S. 140). So kann Angst zu einem starken Leidensdruck sowie einer Verschlechterung der Lebensqualität führen. Das heißt, dass diese Angst – trotz der subjektiven Einschätzung, dass sie unbegründet ist – außergewöhnlich stark und oft erlebt wird. Die pathologische Angst ist allen den Angststörungen zugeordneten Störungsbildern inne (vgl. Lieb u. Wittchen 2005).

■ **Symptome**
Angstsymptome unterliegen biologischen Einflussfaktoren, sind sozial vermittelt und kulturell geformt. So werden Ängste in unterschiedlichen Kulturen verschieden ausgedrückt (hierzu siehe u. a. Morschitzky 2009, S. 3). Angst hat viele Gesichter, erfüllt als Emotion wichtige Aufgaben, beeinflusst das Denken und Verhalten. Angst stellt eine unangenehme Emotion mit Warnfunktion dar. Auf der körperlichen Ebene zeigen sich Symptome einer Angstreaktion als Zittern, Muskelanspannung, Unruhe und Ermüdbarkeit. Zudem können Symptome

wie Atemschwierigkeiten, Herzrasen, Schwitzen, Schwindelgefühle, kalte Hände, Mundtrockenheit, Magen-Darm-Probleme, Harndrang, das Gefühl, einen Kloß im Hals zu haben, Kälte- oder Hitzewallungen auftreten. Aufseiten der Vigilanz kann es zu Schlaf- und Konzentrationsstörungen sowie erhöhter Schreckhaftigkeit und Reizbarkeit kommen. Die intensivste Ausprägung von Angst ist die Panik (vgl. Becker 2011, S. 16ff. und S. 42). Weitere Symptome können die Hyperventilation und die Angst vor einem Kontrollverlust darstellen (vgl. Voos 2015, S. 77ff.).

■ **Entstehung und ICD-10-Klassifikation**
Angststörungen sind psychische Störungen, die in der Allgemeinbevölkerung häufig und weitverbreitet sind (vgl. Lieb u. Witthauer 2015, S. 140ff.). Sie entstehen durch aktuelle und/oder chronische Belastungen (sozial, psychologisch, biologisch) unter Berücksichtigung der individuellen Anfälligkeit (Prädisposition, Vulnerabilität). Die Vulnerabilität ist beeinflusst von biologischen, genetischen, familiengenetischen, kognitiven (wie früh erworbene Denkstile oder Störungen in der Informationsverarbeitung) und umweltbezogenen (Traumata, Eigenschaften des Umfelds) Aspekten (vgl. Lieb u. Wittchen 2005; Schneider 2004).

Zu den Risikofaktoren bzw. Faktoren, die in Zusammenhang mit dem Auftreten einer Angststörung stehen, zählen das Vorhandensein einer Angststörung in der Familie, belastende Lebensereignisse, Nikotinkonsum, fehlender Sport, Arbeitslosigkeit, ein niedriger sozioökonomischer Status, eine niedrige Schulbildung und der Beziehungsstatus (Rate der Angststörungen ist höher bei Personen, die verwitwet, alleinlebend oder geschieden sind, als bei Verheirateten). Körperliche Erkrankungen und Angststörungen gehen oft miteinander einher. Inwiefern sich die beiden als Risikofaktoren wechselseitig beeinflussen, konnte noch nicht geklärt werden. Angststörungen treten je nach Geschlecht unterschiedlich häufig auf, Frauen weisen eine deutlich höhere Rate auf (s. Lieb u. Witthauer 2015, S. 143).

Bei Angststörungen unterscheidet man nach ICD-10 zwischen F40 Phobische Störungen und F41 Andere Angststörungen. Zu den phobischen Störungen gehören folgende Diagnosen: F40.0 Agoraphobie (F40.00 Agoraphobie ohne Angabe einer

4

Panikstörung und F40.01 Agoraphobie mit Panik-störung), F40.1 soziale Phobien, F40.2 spezifische (isolierte) Phobien, F40.8 sonstige phobische Stö-rungen und F40.9 Phobische Störung, nicht näher bezeichnet. Zu F41 Andere Angststörungen gehören F41.0 Panikstörung (episodisch paroxysmale Angst), F41.1 generalisierte Angststörung, F41.2 Angst und depressive Störung, gemischt, F41.3 andere gemischte Angststörungen, F41.8 sonstige spezifi-sche Angststörungen und F41.9 Angststörung, nicht näher bezeichnet (vgl. Deutsches Institut für Medizi-nische Dokumentation und Information 2016).

- **Verlauf und Prognose**

Angststörungen zählen zu den psychischen Erkran-kungen, die sich früh manifestieren. So zeigen Studien, dass die ersten 2 Lebensjahrzehnte eine sen-sible Phase für die Erstmanifestation darstellen. In Abhängigkeit von der Art der Angststörung zeigen sich Unterschiede im Erstmanifestationsalter (vgl. Lieb u. Witthauer 2015, S. 141).

Werden Agoraphobien nicht behandelt, so können sie sich entweder chronifizieren, lange bestehen bleiben oder spontan heilen (bei etwa 38%). Hält die Angst an, so weitet sie sich auf unter-schiedliche Situationen aus und führt zu Ein-schränkungen in unterschiedlichen Lebensberei-chen (vgl. Morschitzky 2009, S. 38). Bei Panikatta-cken ist die Wahrscheinlichkeit einer Heilung bei den situationsbezogenen höher als bei Panikatta-cken, die spontan auftreten. Bei Nichtbehandlung der Panikstörung ist die Prognose schlechter und der Verlauf chronischer als bei depressiv Erkrank-ten (vgl. ebd., S. 60). Die generalisierte Angststörung nimmt bei Nichtbehandlung häufig einen chroni-schen Verlauf, die Spontanheilungsrate ist niedrig. Zwar erleben viele Betroffene symptomfreie Phasen, jedoch steigen meistens mit der Dauer der Angststö-rung die Anzahl und die Ausprägung der Symptome, und es können komorbide Störungen hinzukommen (vgl. ebd., S. 76). Menschen, die von einer spezifi-schen Phobie betroffen sind, können im Gegensatz zu Personen mit einer sozialen Phobie lange Zeit ohne soziale Beeinträchtigungen leben. Eine spezi-fische Phobie stellt keine Belastung dar, sofern sie keine Einschränkungen oder gefährliche Verhal-tensweisen bewirkt (z. B. Unfall mit einem Auto wegen einer Kleintierphobie; vgl. ebd., S. 84). Soziale

Phobien haben einen langsameren Entwicklungs-verlauf im Vergleich zu den anderen Angststörun-gen. Wird keine Behandlung in Anspruch genom-men, so ergibt sich normalerweise eine Chronifizie-rung, wobei der Verlauf Schwankungen unterliegt und es bei den Wenigsten zu einer Spontanremission kommt. Die Komorbidität ist sehr hoch: Drei Viertel der Betroffenen erleiden zusätzliche psychische Stö-rungen (vgl. ebd., S. 101).

Angststörungen können bei Inanspruchnahme einer professionellen Unterstützung effektiv behan-delt werden. Psychologische Maßnahmen haben eine gute und nachhaltige Wirkung. Medikamente können eine Unterstützung sein, jedoch ist die Psy-chotherapie häufig effektiver. Abgeraten von Medi-kamenten wird bei den spezifischen Phobien (vgl. Becker 2011, S. 80).

4.2.2 Beispiel 2: Depression

Depressionen gehören zur Gruppe der affektiven Störungen. In dieser Gruppe liegen Störungen der Affekte und Stimmungen vor, die sich entweder in Form einer traurig-gedrückten Stimmung oder in Form einer gehobenen Stimmung äußern. Bei der Depression kommt es zu länger anhaltenden dauer-haften Müdigkeits- und Erschöpfungserscheinungen und dem Gefühl der Energielosigkeit. Vielfach ver-lieren die Betroffenen das Interesse an Dingen, die ihnen früher Freude bereitet haben (vgl. Böhm et al. 2015, S. 25; Böhner u. Meyer 2006, S. 290; Wancata 2013, S. 16). Die richtige Diagnostik von Depression, also das Einordnen und Erkennen einer Depression, ist nach wie vor in Fachkreisen ein umstrittenes und sich ständig weiterentwickelndes Thema. Unter-schieden wurde früher zwischen „einer eher lebens-geschichtlich bedingten Depression, die als Reak-tion auf eine Situation auftrat, und einer eher biolo-gisch bedingten Depression, für die kein auslösendes Ereignis gefunden werden konnte" (Bischkopf 2015, S. 22f.). Mittlerweile geht man heute von einer Kom-bination verschiedener Auslöser aus. Jede Depres-sion hat demnach innere (biologische) und äußere (reaktive) Faktoren. Die Behandlung erfolgt somit in Form einer Kombination aus mehreren Behand-lungsformen, wie z. B. Psychotherapie und Medika-tion (vgl. ebd., S. 23).

Die häufigste Erkrankung aus der Gruppe der affektiven Störungen stellen Depressionen dar. Häufig tritt die Erkrankung zwischen dem 20. und 40. Lebensjahr auf, sie kann sich aber auch bereits in der Kindheit oder bis ins hohe Alter hinein entwickeln. Epidemiologische Studien weisen auf eine Zunahme der depressiven Erkrankungen hin (vgl. Hautzinger 2009, S. 126; ▶ Abschn. 4.3.2). Bei Depressionen ist die Wahrscheinlichkeit einer komorbiden Störung sehr hoch. So findet sich bei drei Viertel der Betroffenen eine weitere Diagnose, zumeist eine Angststörung, substanzinduzierte Abhängigkeit oder somatoforme Störung (vgl. Hautzinger 2013, S. 16f.).

- **Symptome**

Die Kennzeichen einer Depression sind eine Beeinträchtigung der Stimmungslage, Niedergeschlagenheit, Verlust an Interesse, Freude und Antrieb sowie unterschiedliche somatische Beschwerden (vgl. Hautzinger 2009, S. 126). Ein typisches Symptom ist eine niedergeschlagene oder traurige Stimmung, seltener eine gereizte und missmutige Stimmung. Die gedrückte Stimmungslage hält zumeist über längere Zeiträume hinweg den gesamten Tag an. Betroffene interessieren sich weniger für Aktivitäten, die ihnen normalerweise Freude bereiten. Gefühle des Glücks oder der Freude können in geringerem Ausmaß empfunden werden. Der Antrieb und das Energielevel sind reduziert, und es kommt rascher zu Ermüdungserscheinungen. Bei schweren Depressionen kommt es nicht nur zu subjektiv empfundenen, sondern auch zu objektiv nachweisbaren Einbußen in der Konzentrations- und Denkfähigkeit. Menschen mit einer Depression können sich entweder innerlich gehemmt fühlen, was sich nach außen hin in einer Verlangsamung u. a. beim Sprechen oder beim Bewegen zeigt, oder sie empfinden eine innere Unruhe mit Schwierigkeiten beim Entspannen. Weitere Begleiterscheinungen können Selbstvorwürfe, Schuldgefühle, sozialer Rückzug, ein Morgentief, vermehrtes Weinen, ein reduziertes Selbstvertrauen und Selbstwertgefühl sein. Schlafstörungen können in unterschiedlicher Form auftreten, sei es als Einschlaf-/Durchschlafstörungen oder als vorzeitiges Erwachen. Häufig verspüren depressiv Erkrankte einen Mangel an Appetit, der zu einer Gewichtsabnahme führen kann. Selten wird von einem gesteigerten Appetit berichtet. Weitere Symptome können

Verzweiflungszustände und Gefühle der Hoffnungslosigkeit sein. Bei schwerer oder lang anhaltender Symptomatik können auch Suizidgedanken und Suizidhandlungen auftreten. Im Rahmen einer ausgeprägten Symptomatik und nur sehr selten werden Halluzinationen und Wahnideen erlebt (vgl. Böhm et al. 2015, S. 27f.; Wancata 2013, S. 36ff.).

Diese Symptome können in mehrere Beschwerdegruppen zusammengefasst werden: somatische/vegetative (z. B. Schlafstörung, Appetitlosigkeit), motorische/verhaltensbezogene (Verlangsamung, Inaktivität), emotionale/affektive (z. B. Niedergeschlagenheit, Angst), motivationale/volitionale (z. B. Verlust von Antrieb und Interesse), kognitive/mentale (z. B. Konzentrationsschwierigkeiten, Selbstvorwürfe) und interaktive/zwischenmenschliche (z. B. gesellschaftlicher Rückzug). Die Diagnostik bedarf einer sorgfältigen Untersuchung, da nicht alle Symptome vorhanden sein müssen, nicht alle alleinig der Ausdruck einer Depression sind und das Symptommuster unterschiedlich ausgeprägt sein kann (s. Hautzinger 2013, S. 12).

- **Entstehung und ICD-10-Klassifikation**

Für die Entstehung einer Depression gibt es nicht „die" eine Ursache. Unterschiedliche soziale, lebensgeschichtliche und biologische Faktoren sowie aktuelle Lebensereignisse und Muster der kognitiven Verarbeitung können bei der Entwicklung einer Depression zusammenwirken (vgl. Wancata 2013, S. 76).

» Die Experten stimmen heute darin überein, dass genetische, neuromodulatorische, endokrine, physikalische, neurobiologische, lern- und lebensgeschichtliche, traumatisierende, kognitive, emotionale, interaktionale, soziale, kulturelle und ökonomische Faktoren auf distaler und proximaler Ebene miteinander interagieren und sich in beeinträchtigten Hirnfunktionen und dysfunktionalem Hirnstoffwechsel zeigen und [...] eine Depression entsteht. (Hautzinger 2013, S. 38f.)

Die genetische Komponente im Sinne einer Vererbung stellt nur einen Teilfaktor dar. Eine Depression entsteht im Zusammenwirken von Gen-Umwelt-Interaktionen. Bedeutsame Einflüsse entspringen u. a. der Sozialisation, Umweltfaktoren und Erfahrungen (vgl. Wancata 2013, S. 79 und S. 83).

4

Depressionen treten häufig in Zusammenhang mit kritischen Lebensereignissen auf, zumeist durch die Erfahrung von Verlust, Ausweglosigkeit oder Misserfolg (vgl. Bischkopf 2015, S. 25). Belastungen und kritische Ereignisse können zwar jeden treffen, jedoch ist bei Betroffenen die Widerstandskraft in Bezug auf körperliche, seelische und lebensgeschichtliche belastende Faktoren geringer als bei Gesunden. Die sog. Vulnerabilität (▶ Abschn. 4.1) spielt eine entscheidende Rolle im Hinblick auf die Ätiologie und den Krankheitsverlauf. Insgesamt steigt das Risiko einer Depression mit dem Ausmaß der Vulnerabilität (vgl. Wancata 2013, S. 76).

Bei Betroffenen sind Veränderungen der Neurotransmitter, insbesondere von Noradrenalin und Serotonin, nachweisbar. Diese Botenstoffe stehen in Zusammenhang mit positiven Gefühlen und den Stressbewältigungsfähigkeiten. Es ist noch nicht geklärt, ob die Veränderungen ursächlich für die Depression sind. Studien haben zudem veränderte Aktivitäten im limbischen System im Rahmen einer depressiven Episode aufgezeigt. Auch hier ist nicht geklärt, ob dies eine Ursache oder Folge darstellt. Weitere ursächliche Faktoren können anhaltender Stress, ungünstige Erfahrungen, negative Selbstzuschreibungen, wenig soziale Unterstützung und psychosoziale Belastungsfaktoren wie Partnerschaftskonflikte sein. Aber auch Medikamente, körperliche Erkrankungen, Lichtmangel, Schwangerschaft und Geburt können zu depressiven Symptomen führen (vgl. ebd., S. 77ff.).

Affektive Störungen werden unterteilt in F30 Manische Episode, F31 Bipolare affektive Störungen, F32 Depressive Episode, F33 Rezidivierende depressive Störung, F34 Anhaltende affektive Störungen, F38 Andere affektive Störungen und F39 Nicht näher bezeichnete affektive Störung. Bei F31 treten mindestens 2 Episoden auf, die einmal von einer (hypo)manischen Stimmung und darauffolgend wieder von einer Depression gekennzeichnet sind. Der Schweregrad einer depressiven Episode (F32) kann in Abhängigkeit von der Symptomanzahl und -intensität in eine leichte (F32.0), mittelgradige (F32.1) und in eine schwere (F32.2 und F32.3) unterteilt werden. Wiederholte depressive Episoden (F32.-) werden als rezidivierende depressive Störung (F33) bezeichnet, wobei auch hier der Schweregrad bestimmt werden kann. Die anhaltenden affektiven

Störungen (F34) stellen lang andauernde, zumeist fluktuierende Störungen der Stimmung dar, welche nicht die Schwere einer hypomanischen oder leichten depressiven Episode erfüllen (laut ICD-10; s. WHO 2016/1992). Nach der ICD-10 gibt es 3 Kernsymptome einer Depression und 7 Zusatzsymptome (vgl. Wancata 2013, S. 51):

- Kernsymptome:
  - Niedergeschlagene Stimmung über meist den gesamten Tagesverlauf hinweg,
  - Freudlosigkeit und Interessenverlust,
  - reduzierter Antrieb und erhöhte Ermüdbarkeit;
- Zusatzsymptome:
  - verringertes Selbstvertrauen,
  - Schuldgefühle und Selbstvorwürfe,
  - Einbußen in der Denk- und Konzentrationsfähigkeit,
  - Hemmung oder Unruhe,
  - Schlafstörungen,
  - Appetitverlust,
  - wiederkehrende Gedanken an den Tod und Suizidalität.

Um die Symptomatik als Krankheit diagnostizieren zu können, müssen für mindestens 2 Wochen mindestens 2 der 3 Kernsymptome sowie mindestens 2 der 7 Zusatzsymptome vorliegen (vgl. ebd.).

■ **Verlauf und Prognose**

Der Großteil der Betroffenen erlebt mehrere depressive Phasen. Die Wahrscheinlichkeit eines vollständigen Rückgangs der Symptomatik sinkt mit zunehmender Dauer der Episode. Von einer Chronifizierung kann in etwa bei 15–20% der Depressionen ausgegangen werden. Gleichzeitig kann auch nach einer langen Krankheitsphase das Abklingen einer Depression möglich sein (vgl. Bischkopf 2015, S. 32f.). Üblicherweise verlaufen Depressionen in Episoden und unterliegen somit einer zeitlichen Begrenzung. Das Risiko einer weiteren Episode erhöht sich bei Vorliegen einer zweiten depressiven Phase auf 70% und bei der dritten Episode auf 90% (vgl. Wancata 2013, S. 64).

Nach einer depressiven Episode ist es möglich, dass der Betroffene vollständig symptomfrei ist. In manch anderen Fällen ist zwar eine deutliche Besserung zu verzeichnen, aber eine leichte Symptomatik bleibt bestehen. Seltener bleibt die Symptomatik über längere Zeit bestehen und entwickelt einen chronischen Verlauf (vgl. ebd., S. 64f.). Hält eine depressive Episode ohne Besserung über 2 Jahre an, dann spricht man von einer chronischen Episode (auch Major-Depression) (vgl. Böhm et al. 2015, S. 29).

Das Rückfallrisiko erhöht sich durch folgende krankheits- und personenbezogene Faktoren (vgl. Wancata 2013, S. 67):

- Erkrankungsfaktoren: höhere Anzahl an Krankheitsphasen, längere Dauer der Episode, kürzere gesunde Phasen zwischen den Episoden, Vorliegen einer Komorbidität oder chronischen körperlichen Erkrankung;
- Faktoren des Betroffenen: jüngeres Alter bei Erstmanifestation, weibliches Geschlecht, wenig soziale Unterstützung, späterer Behandlungsbeginn.

4.2.3 Beispiel 3: Demenz

Demenz stellt die häufigste Diagnose der psychischen Störungen bei Personen über 60 Jahre dar. Aufgrund der steigenden Lebenserwartung wird auch von einem Anstieg der Demenzerkrankungen ausgegangen (vgl. Kastner u. Löbach 2007, S. 4). Demenzen (aus dem lat. „de" = weg, „mens" = Geist) zeigen unterschiedliche Formen sowie Ursachen mit Beeinträchtigungen nicht nur im kognitiven, sondern auch u. a. in sozialen und verhaltensbezogenen Bereichen (vgl. Böhm et al. 2015, S. 34; Engel 2012, S. 11). Ein Demenzsyndrom stellt eine nicht altersentsprechende, zunehmende Störung unterschiedlicher kognitiver Fähigkeiten dar, die zu einer Beeinträchtigung des beruflichen und sozialen Alltags führen. Für die Diagnose reicht eine alleinige Gedächtnisstörung nicht aus, sondern es muss ein weiterer Bereich der kognitiven Funktionen wie Konzentration, Urteilsvermögen, Orientierung oder Aufmerksamkeit beeinträchtigt sein. Um eine zuverlässige Diagnose stellen zu können, müssen die Symptome mindestens 6 Monate vorhanden gewesen sein (vgl. Vasak u. Unterluggauer 2013, S. 16 und S. 28).

- **Symptome**
Demenzsymptome können, Kastner und Löbach (2007) folgend, in 5 Hauptgruppen unterteilt werden.

Kognitive Symptome Hierunter fallen die Gedächtnisstörungen, die v. a. für Laien das typische Symptom einer Demenz darstellen. Im Allgemeinen sind je nach betroffenem zerebralem Bereich unterschiedliche Symptome zu finden, die allgemein Störungen der Denkprozesse bewirken können. Neben den Gedächtnisstörungen können Beeinträchtigungen im Urteilsvermögen, beim Problemlösen, in der Orientierung, bei der Aufmerksamkeitsfähigkeit, in den visokonstruktiven, praktischen Fähigkeiten und bei den Exekutivfunktionen sowie Aphasie, Apraxie oder Agnosie auftreten.

Psychische Störungen und Verhaltensänderungen (BPSD) Die Gründe für das Auftreten von BPSD sind multifaktorieller Natur. Die Verhaltensstörungen können von einem leichten Grad wie nächtliche Unruhe und Apathie bis zu extremem Verhalten mit aggressiven Zuständen reichen. Je stärker der Schweregrad der demenziellen Erkrankung ist, desto häufiger treten Verhaltensstörungen auf.

> „Aufgrund ihrer herausragenden Bedeutung für die Versorgung, Therapie und Pflege hat man diesen Symptomkomplex mit dem Begriff BPSD (Englisch: **b**ehavioral and **p**sychological **s**ymptoms of **d**ementia) umschrieben. In der Pflegewissenschaft hat sich der Begriff ‚**Herausforderndes Verhalten**' etabliert." (Kastner u. Löbach 2007, S. 13, Hervorhebung im Original)

Psychische Symptome Veränderungen im psychischen Bereich treten häufig auf, müssen sich jedoch nicht wie die kognitiven Symptome in Zusammenhang mit der Progredienz der Demenz verschlechtern. Die häufigsten psychischen Symptome stellen Depressivität, Ängste, Frustrationen und Wahrnehmungsstörungen dar.

Verhaltensänderungen Am häufigsten fallen Störungen des Schlaf-Wach-Rhythmus, das Sammeln und Verstecken von Gegenständen, Unruhe und Agitiertheit, aggressive und sexuelle Verhaltensänderungen auf.

Körperliche Symptome Diese treten in Abhängigkeit der Demenzart in unterschiedlichen Stadien auf, im fortgeschrittenen Stadium ist jedoch jede demenzerkrankte Person von körperlichen Beeinträchtigungen betroffen. Schlafstörungen, Inkontinenz,

4

Einschränkungen in der Mobilität, Schwierigkeiten beim Essen und Schlucken sowie Schmerzen können Probleme im somatischen Bereich darstellen (vgl. ebd., S. 10ff.).

■ **Entstehung und ICD-10-Klassifikation**

Im Hinblick auf die Entstehung der Symptomatik wird zwischen primärer und sekundärer Demenzform unterschieden. Die primäre Demenz ist gekennzeichnet von einer direkten Schädigung des Gehirns (vgl. Engel 2012, S. 12). Primäre Demenzen können in degenerative (fortschreitende Demenz) und nichtdegenerative (nicht fortschreitende Demenz) Formen unterteilt werden. Zu den fortschreitenden Demenzen zählen die Alzheimer-Krankheit, die vaskuläre Demenz, die frontotemporale Demenz, die Lewy-Körperchen-Demenz und die Demenz bei Morbus Parkinson (vgl. Kastner u. Löbach 2007, S. 29). Die häufigste Form stellt die Alzheimer-Krankheit (50–60%) dar, gefolgt von der vaskulären Demenz (10–15%), Lewy-Körperchen-Demenz (5–15%) und frontotemporalen Demenz (5–10%). Es gibt noch weitere Mischformen der Demenz sowie seltenere Demenzformen (vgl. Vasak u. Unterluggauer 2013, S. 14f.). „Die Alzheimer-Krankheit ist eine primär degenerative zerebrale Krankheit mit unbekannter Ätiologie" (ICD-10; s. WHO 2016/1992, S. 282), während die vaskuläre Demenz „das Ergebnis einer Infarzierung des Gehirns als Folge einer vaskulären Krankheit, einschließlich der zerebrovaskulären Hypertonie" (ebd.) ist.

Für die nichtdegenerativen Demenzen können ein Gehirntumor, Schädel-Hirn-Trauma, Gefäßentzündungen oder ein Hydrozephalus ursächlich sein. „Werden diese Demenzen rechtzeitig erkannt, so sind sie teilweise heilbar, oder es kann zumindest der Schweregrad der Demenz gebessert werden, bzw. die Demenz schreitet nicht weiter voran." (Kastner u. Löbach 2007, S. 29) Da diesen Formen der Demenz das Merkmal der Progredienz fehlt, werden sie oft nicht zu den eigentlichen demenziellen Erkrankungen gezählt (ebd., S. 9).

Bei der sekundären Demenzerkrankung ist das Gehirn selbst nicht geschädigt, jedoch sind die Funktionen durch eine andere Erkrankung oder Beeinträchtigung im Körper eingeschränkt. Bei dieser Form können sich die Symptome der Demenz wieder zurückbilden, sofern die Grunderkrankung behandelt wird (vgl. Engel 2012, S. 12). Sekundäre Demenzen werden am häufigsten durch Medikamente (u. a. Benzodiazepine, Analgetika), Stoffwechselstörungen und Alkoholkonsum verursacht. Aber auch Vergiftungen oder parasitäre Erkrankungen sind mögliche Ursachen (vgl. Kastner u. Löbach 2007, S. 37f.).

Dem ICD-10 folgend, gehören Demenzen (F00–F03) zu den organischen, einschließlich symptomatischen psychischen Störungen (F00–F09). Das ICD-10 unterscheidet zwischen 4 Kategorien: F00 Demenz bei Alzheimer-Krankheit, F01 Vaskuläre Demenz, F02 Demenz bei andernorts klassifizierten Krankheiten und F03 Nicht näher bezeichnete Demenz (laut ICD-10; s. WHO 2016/1992). Nach dem ICD-10 werden Demenzen wie folgt definiert:

» Demenz (F00-F03) ist ein Syndrom als Folge einer meist chronischen oder fortschreitenden Krankheit des Gehirns mit Störung vieler höherer kortikaler Funktionen, einschließlich Gedächtnis, Denken, Orientierung, Auffassung, Rechnen, Lernfähigkeit, Sprache und Urteilsvermögen. Das Bewusstsein ist nicht getrübt. (ICD-10; s. WHO 2016/1992, S. 282)

■ **Verlauf und Prognose**

Ein schleichender Abbau, dessen Beginn nicht mit einem genauen Zeitpunkt bestimmt werden kann, charakterisiert Demenzerkrankungen. „Zwischen normalem physiologischem Altern und einer klar abgrenzbaren Demenz hat sich das Konzept der *leichten kognitiven Störungen* etabliert" (Schulz u. Hartje 2006, S. 216, Hervorhebung im Original). Betroffene einer leichten kognitiven Störung bemerken eine Beeinträchtigung der kognitiven Leistungsfähigkeit, sei es z. B. in den Gedächtnisfähigkeiten, beim Lernen oder bei der Konzentrationsfähigkeit. Die kognitiven Beeinträchtigungen zeigen sich auch bei neuropsychologischen Untersuchungen. Sie erfüllen jedoch nicht die Kriterien einer demenziellen Erkrankung, stehen aber mit einem erhöhten Risiko, eine Demenz zu entwickeln, in Zusammenhang. So zeigt sich innerhalb eines Jahres bei 10–15% derjenigen mit einer leichten kognitiven Störung eine Demenz (vgl. Vasak u. Unterluggauer 2013, S. 61 und S. 63). Somit kann die leichte kognitive Störung ein Vorstadium einer Demenz darstellen. Im

Unterschied zur Demenzerkrankung kommt es bei der leichten kognitiven Störung zu keiner oder zu einer geringen Beeinträchtigung des Alltagslebens (vgl. Lüders u. Schrader 2015, S. 1599).

Häufig ist die Unterscheidung zwischen normalen, alterstypischen Veränderungen und dem Beginn einer demenziellen Erkrankung schwer zu treffen. Anzeichen einer Demenzerkrankung können beispielsweise sozialer Rückzug, Schwierigkeiten bei alltäglichen Aktivitäten und beim Orientieren in neuen Umgebungen sowie das Fehlen des Zeitgefühls sein (vgl. Kastner u. Löbach 2007, S. 24).

Den Verlauf der Demenz betreffend, zeigt sich häufig „[i]nnerhalb der einzelnen Erkrankungsbilder […] eine nahezu regelhafte Abfolge der Symptome, so dass es möglich wäre, durch eine längere Beobachtung des Betroffenen die richtige Diagnose zu stellen" (Kastner u. Löbach 2007, S. 24f.). Am Ende der Krankheitsentwicklung ähneln sich die einzelnen Krankheitsbilder (vgl. ebd., S. 25), während sich die unterschiedlichen Demenzformen in der Symptomatik zu Beginn noch deutlich unterscheiden. Bei Alzheimer-Erkrankungen gibt es einen typischen Verlauf, jedoch können Symptome auch in unterschiedlicher Reihung auftreten und Abweichungen vorkommen (vgl. Schwarz 2010, S. 23).

Die Demenz bei Alzheimer-Krankheit ist die häufigste Form der Demenzerkrankung, weswegen ihr Verlauf hier exemplarisch genauer beschrieben wird (s. Kastner u. Löbach 2007, S. 25):

- Leichte Demenz: Im ersten Stadium sind Frühsymptome vorhanden. Diese sind verringerte Merkfähigkeit, berufliche und soziale Leistungseinbußen, Vergessen von Verabredungen, fehlendes Zurechtfinden in neuer Umgebung, Wortfindungsstörungen, Verlegen von vertrauten Gegenständen, emotionaler Rückzug und Antriebsmangel. Die Einbußen werden oft erst bei intensiven Gesprächen von anderen bemerkt, und Symptome können vom Betroffenen noch überspielt werden.
- Mittelschwere Demenz: Beim zweiten Stadium der Demenz kommt es zusätzlich zu Problemen im Alltagsleben. Dies äußert sich bei der Auswahl von Kleidungsstücken, bei Schwierigkeiten beim Einkaufen, sprachlichen Problemen und bei der Vernachlässigung der Körperpflege. Psychische Symptome wie

wahnhaftes Erleben, Angst und erste Verhaltensstörungen treten auf, und es bedarf der Unterstützung z. B. durch Angehörige beim Alltagsleben.
- Schwere Demenz: Die Kennzeichen der letzten Phase der Erkrankung sind schwere körperliche Beeinträchtigungen. Die Betroffenen zeigen u. a. Verhaltensstörungen, weisen Gangstörungen auf, die später in Bettlägerigkeit münden, und sie leiden unter Harn- und Stuhlinkontinenz (vgl. ebd., S. 26ff.).

Die Einschätzung der Demenzstadien kann anhand von unterschiedlichen Skalen erfolgen. Am häufigsten werden die Schwere und der Verlauf anhand der Reisberg-Skala (Global-Deterioration-Skala nach Reisberg) erfasst. Die Einstufung erfolgt in 7 Stadien, die von „keine kognitiven Einbußen" bis zu „sehr schwere kognitive Einbußen" reichen (vgl. Vasak u. Unterluggauer 2013, S. 29).

4.2.4 Beispiel 4: Schizophrenie

Obwohl Schizophrenie zu den am meisten belastenden Krankheiten für die Betroffenen und deren Umfeld zählt und im Sinne der „global burden of disease" durchaus mit großen Volkskrankheiten wie Schlaganfall oder Diabetes mellitus vergleichbar ist, betrifft diese Erkrankung eine vergleichsweise kleine Gruppe von Menschen (vgl. Klosterkötter 2008, S. 363; Gruber et al. 2014, S. 170). Schizophrenie stellt eine Gruppe von psychischen Störungen dar, „die durch Veränderungen bzw. Störungen des Denkens, der Wahrnehmung, der Motorik, des Affekts und der Ich-Identität gekennzeichnet ist" (Schmidt 2012, S. 19). Es gibt kein Leitsymptom, das bei allen Betroffenen vorhanden sein muss; das Symptommuster kann sehr heterogen sein. Häufig erkennen die Betroffenen die Symptome nicht als psychisches Problem an, weswegen es für sie schwierig sein kann, professionelle Unterstützung anzunehmen (vgl. Mehl et al. 2016, S. 13). Nach einer Record-Linkage-Studie von Böhm et al. (2013) zur Inanspruchnahme ambulanter Leistungen von Psychiatriepatienten mit hoher Wiederaufnahmerate (Heavy User) weisen 30% dieser sog. Heavy User eine F2-Diagnose (Schizophrenie, schizotype und wahnhafte Störungen) auf (vgl. Böhm et al. 2013).

4

▪ Symptome

Bei der Schizophrenie werden Positivsymptome, Negativsymptome, affektive Symptome und neurokognitive Defizite unterschieden. Zu den Positivsymptomen gehören formale Denkstörungen, die sich wiederum in positive formale (vermehrte psychische Aktivität wie assoziative Auflockerung oder Zerfahrenheit), negative formale (verringerte psychische Aktivität wie Gedankenarmut), subjektive (selber erfassbar) und objektive formale (durch andere erfassbar) Denkstörungen unterteilen lassen. Weitere Positivsymptome stellen Ich-Störungen (u. a. Gedankenausbreitung, -entzug, -eingebung), Wahn und Halluzinationen dar. Zu den Negativsymptomen zählen die Affektverflachung, Anhedonie, sozialer Rückzug, verringerte Motivation und Sprachverarmung. Affektive Symptome können sich ebenso als Affektverflachung (u. a. starre Mimik, verringerter Blickkontakt), Ambivalenz im Bereich der Gefühle, Gedanken und damit einhergehenden Entscheidungsschwierigkeiten, unpassender Affekt, depressive oder (hypo)manische Stimmung und Ängste zeigen. Die kognitiven Defizite sind heterogen mit möglichen Beeinträchtigungen im Bereich des Gedächtnisses, der Aufmerksamkeit und Konzentration, der exekutiven Funktionen und sozialkognitiven Fertigkeiten (vgl. Mehl et al. 2016, S. 14ff.)

Oft wird das Denken als vage, verzerrt oder verschwommen wahrgenommen, was auch zu Kommunikationsschwierigkeiten führen kann. So können bei Erzählungen von Erlebnissen oftmals besonders nebensächliche Aspekte hervorgehoben werden, anstatt dass zentrale Elemente der Situation näher erläutert werden. Betroffene erleben sich oftmals als entfremdet, depersonalisiert und sind hinsichtlich ihrer Identität und Entscheidungsfindung irritiert, was bis zu Wahnvorstellungen von sich und der Umwelt führen kann (vgl. Häfner 2010, S. 9f.; Österreichische Gesellschaft für Schizophrenie 2016).

▪ Entstehung und ICD-10-Klassifikation

Die Ätiologie von Schizophrenie muss multifaktoriell erklärt werden und bezieht sowohl die genetische Vulnerabilität als auch organische und umweltbezogene Faktoren mit ein (vgl. zusammenfassend Hummer 2008; Häfner 2010). Auch Geburtskomplikationen, Drogenkonsum und sozial bedingter Stress (z. B. aufgrund von Konflikten) sind mögliche

Risikofaktoren (vgl. ebd.). Die ursächlichen Zusammenhänge stellen sich als sehr komplex dar, sodass zur Erklärung schizophrener Erkrankungen eine einfache Vulnerabilitäts-Stress-Hypothese nicht ausreicht (vgl. Alanen 2003). Schizophrenie und ihr dazugehöriges Kernsyndrom Psychose können nicht durch einen biologischen Test oder körperlichen Befund diagnostiziert werden, weswegen die Kriterien der Diagnose auf der Erlebnis- und Verhaltensebene formuliert werden (vgl. Häfner 2010, S. 20).

Für die Weltgesundheitsorganisation (WHO) erfordert die Diagnose von Schizophrenie „nach ICD-10: F20 mindestens ein eindeutiges Symptom (zwei oder mehr, wenn weniger eindeutig) der nachfolgend aufgeführten Gruppen 1–4 oder mindestens zwei Symptome der Gruppen 5–8" (Häfner 2010, S. 20; ◘ Tab. 4.1). Laut ICD soll von Schizophrenie als seelische Erkrankung „erst nach einem Monat produktiv-schizophrener Symptomatik, nach DSM erst nach sechs Monaten Negativsymptomatik, darunter aber auch mindestens ein Monat mit akut-produktiver Symptomatik, gesprochen werden" (Schweitzer u. Schlippe 2015, S. 44).

▪ Schizophrenieformen

Schizophrenie (F20) kann in folgende Unterformen unterteilt werden: F20.0 Paranoide Schizophrenie, F20.1 Hebephrene Schizophrenie, F20.2 Katatone Schizophrenie, F20.3 Undifferenzierte Schizophrenie, F20.4 Postschizophrene Depression, F20.5 Schizophrenes Residuum, 20.6 Schizophrenia simplex, F20.8 Sonstige Schizophrenie und in F20.9 Schizophrenie, nicht näher bezeichnet (vgl. Deutsches Institut für Medizinische Dokumentation und Information 2016). Im klinischen Alltag ist v. a. die akute schizophreniforme psychotische Störung (F23.2) von Bedeutung (vgl. Rudolf 2000, S. 31).

▪ Verlauf und Prognose

Etwa 75% der Betroffenen berichten bei Erstmanifestation von einer durchschnittlich 5 Jahre andauernden Prodromalphase mit unspezifischen Symptomen wie Konzentrations- und Aufmerksamkeitsstörungen, verringertem Antrieb, depressiver Verstimmung und Reizbarkeit, die zu sozialen und beruflichen Schwierigkeiten führen können (vgl. Mehl et al. 2016, S. 22). Was den Verlauf der Erkrankung nach Erstmanifestation betrifft, so gibt es unterschiedliche Möglichkeiten.

❏ Tab. 4.1 Mögliche Symptome der Schizophrenie (ICD-10: F20). (Aus WHO World Health Organization 2015, S. 129, mit freundl. Genehmigung des Hogrefe-Verlags)

1.	Gedankenlautwerden, -eingebung, -entzug, -ausbreitung
2.	Kontrollwahn, Beeinflussungswahn, Gefühl des Gemachten bezüglich Körperbewegungen, Gedanken, Tätigkeiten oder Empfindungen, Wahnwahrnehmungen
3.	Kommentierende oder dialogische Stimmen, die über den Patienten und sein Verhalten sprechen, oder andere Stimmen, die aus einem Körperteil kommen
4.	Anhaltender, kulturell unangemessener Wahn und völlig unrealistischer Wahn wie der, eine religiöse oder politische Persönlichkeit zu sein, übermenschliche Kräfte und Möglichkeiten zu besitzen, z. B. das Wetter kontrollieren zu können oder in Kontakt mit Außerirdischen zu stehen
5.	Anhaltende Halluzinationen jeder Sinnesmodalität, begleitet entweder von flüchtigen oder undeutlichen ausgebildeten Wahngedanken, ohne deutliche affektive Beteiligung oder begleitet von anhaltenden überwertigen Ideen, täglich für Wochen oder Monate auftretend
6.	Gedankenabreißen oder Einschiebungen in den Gedankenfluss, was zu Zerfahrenheit, Danebenreden oder Neologismen führt
7.	Katatone Symptome wie Erregung, Haltungsstereotypien oder wechselnde Biegsamkeit (Flexibilitas cerea), Negativismus, Mutismus und Stupor
8.	„Negative" Symptome wie auffällige Apathie, Sprachverarmung, verflachte oder inadäquate Affekte (dies hat zumeist sozialen Rückzug und ein Nachlassen der sozialen Leistungsfähigkeit zur Folge. Es muss sichergestellt sein, dass diese Symptome nicht durch eine Depression oder eine neuroleptische Medikation verursacht werden)

Beinahe ein Drittel ist nach dem Auftreten der Psychose wieder geheilt. Zwei Drittel der Betroffenen müssen mit einem Wiederauftreten der Symptomatik rechnen, was in unbestimmter Zeit – sei es nach Monaten, Jahren oder auch manchmal nach Jahrzehnten – erfolgen kann. Wie in der ersten Episode kann sich darauffolgend die Symptomatik wieder zurückbilden, über längere Zeit bestehen oder einen chronischen, rezidivierenden Verlauf entwickeln (vgl. Finzen 2013, S. 103). „Eine frühzeitige und dem Krankheitsverlauf angepasste Therapie mit Antipsychotika ist die wichtigste Maßnahme in der Behandlung der Schizophrenie, um einem chronischen Verlauf vorzubeugen." (Zielasek u. Gaebel 2016, S. 55)

Der Verlauf einer Schizophrenie wird u. a. durch ungünstige Faktoren, wie z. B. psychische Erkrankungen in der Familie, eine lange Prodromalphase und männliches Geschlecht, beeinflusst. „Die verschiedenen Formen von Schizophrenie können sich im jeweiligen Zustandsbild oder auch im langfristigen Verlauf unterscheiden. Die Art der Symptome kann von Krankheitsepisode zu Krankheitsepisode wechseln. Das ist ein Grund dafür, warum manche Patienten im Laufe der Erkrankung mehrere verschiedene

Diagnosen genannt bekommen." (Österreichische Gesellschaft für Schizophrenie 2016)

Oftmals wurde bereits eine Veränderung des Verhaltens bei den betroffenen Personen vor der Diagnose wahrgenommen, jedoch nicht als Hinweis auf eine spätere Erkrankung erkannt, und die Symptomatik blieb somit unbehandelt. Bei zwei Drittel der Erkrankten tritt die Erkrankung bereits vor dem 30. Lebensjahr auf (vgl. Gaebel u. Wölwer 2010, S. 11). Hinsichtlich der Altersverteilung zwischen den Geschlechtern besteht ein systematischer Unterschied. So liegt bei Männern der Höhepunkt der Ersterkrankungen zwischen 15 und 25 Jahren und fällt dann wieder monoton ab. Bei den Frauen ist der Anstieg der Ersterkrankungshäufigkeit langsamer, und der Höhepunkt wird zwischen 15 und 29 Jahren erreicht, danach fällt dieser flach ab, um später einen zweiten kleineren Gipfel zu erreichen. Bei Frauen sind die Erkrankungsraten im hohen und höheren Alter höher als bei Männern (vgl. Häfner 2010, S. 32). Der Beginn der Erkrankung ist bei Männern etwa 4 Jahre früher, während Frauen einen zweiten Erkrankungshöhepunkt nach der Menopause zeigen (vgl. Mehl et al. 2016, S. 21).

4

4.2.5 Fazit: Beschreibung ausgewählter psychischer Erkrankungen

Der vorangegangene Abschnitt bietet einen Überblick über die Symptomatik, die Ätiologie, die ICD-10-Klassifikation, den Verlauf und die Prognose von 4 ausgewählten psychischen Erkrankungen: Angststörung, Depression, Demenz und Schizophrenie. Die Erläuterungen der psychischen Erkrankungen zeigen das multifaktorielle Geschehen bei der Krankheitsentstehung auf. (Die Risiko- und Schutzfaktoren in Bezug auf die Erkrankung Demenz werden in ► Abschn. 7.2.3 dargestellt.) Im Sinne des biopsychosozialen Modells von Krankheit und Gesundheit und des Vulnerabilitäts-Stress-Modells spielen sowohl individuelle Faktoren als auch u. a. soziale und gesellschaftliche Konstellationen sowie deren Wechselwirkungen eine Rolle. Anhand der Beispiele wird deutlich, dass für die Diagnose bzw. Klassifikation einer psychischen Störung bestimmte Kriterien erfüllt sein müssen. Psychische Störungen können in unterschiedlichen Lebensphasen auftreten. Es gibt Störungen, die sich eher früh manifestieren, während andere erst im höheren Lebensalter auftreten. Wichtig ist die Inanspruchnahme einer professionellen Behandlung, um das Ausmaß der Symptomatik zu verringern, Einschränkungen im Alltagsleben zu bewältigen und eine Verschlechterung oder Chronifizierung zu vermeiden.

Vor allem aufgrund der Wechselwirkungen zwischen individuellen und umweltbezogenen Faktoren soll neben der professionellen Behandlung und Betreuung von Betroffenen im Sinne eines multifaktoriellen Ansatzes auch auf gesellschaftlicher Ebene versucht werden, Risikofaktoren, die in der Entstehung einer psychischen Störung eine Rolle spielen, abzubauen und Schutzfaktoren aufzubauen.

4.3 Epidemiologie psychischer Erkrankungen

Was bedeutet der Begriff Epidemiologie? „Die [psychiatrische] Epidemiologie beschäftigt sich mit der Verteilung einer [psychiatrischen] Krankheit in Zeit und Raum sowie mit Faktoren, die diese Verteilung beeinflussen." (Meller u. Fichter 2005, S. 49) Dieser Zweig der Psychiatrie liefert Informationen über die Häufigkeit des Auftretens von (Neu-)Erkrankungen (Prävalenz und Inzidenz), über die Veränderungen der Auftrittsrate in Abhängigkeit von Person, Raum und Zeit sowie über Risikofaktoren für bestimmte Krankheiten (vgl. ebd., S. 50).

Die Epidemiologie erforscht auch für die (Sozial-)Psychiatrie relevante Daten. Sie lässt sich in einen deskriptiven, analytischen und experimentellen Zweig unterteilen. So arbeitet beispielsweise die analytische Epidemiologie die „Risikofaktoren für eine spätere Erkrankung oder für eine Zustandsveränderung heraus, indem sie verschiedene Gruppen vergleicht. Als Risikofaktoren können sowohl soziodemographische Merkmale, Lebensereignisse als auch biologische, genetische und weitere Faktoren berücksichtigt werden" (ebd., S. 51). Der analytischen Epidemiologie „kommt demnach ein besonderer Stellenwert für die Bedarfsplanung von Behandlungseinrichtungen, die Ätiologie-, Präventions- und Evaluationsforschung sowie Gesundheitsförderung und Public Health zu" (Ihle u. Esser 2002, S. 159).

Die experimentelle Epidemiologie versucht zu überprüfen, ob Interventionen – um z. B. die Häufigkeit des Auftretens einer Krankheit zu senken – wirken. Das heißt, dieser Zweig der Epidemiologie „beschäftigt sich mit der Einschätzung der Effektivität von präventiven und therapeutischen Gesundheitsmaßnahmen. Falls ein möglicher Risikofaktor identifiziert wurde und die Wahrscheinlichkeit einer Verursachung angenommen wird, ist es möglich, Interventionen vorzunehmen und zu überprüfen, wie effektiv die Intervention ist." (Ebd.)

4.3.1 Prävalenz psychischer Erkrankungen

Da es in Österreich keine aktuellen epidemiologischen Daten zur Häufigkeit von psychischen Erkrankungen gibt, wird zur Abschätzung der Prävalenzrate in Österreich einerseits auf die prominente

Metaanalyse „The size and burden of mental disorders and other disorders of the brain in Europe 2010" (Wittchen et al. 2011) und andererseits auf die „Studie zur Gesundheit Erwachsener in Deutschland (DEGS)" (vgl. z. B. Jacobi et al. 2014) zurückgegriffen.

Prävalenz in Europa

Die angesprochene Metaanalyse von Wittchen et al. (2011) schätzt die Prävalenzrate (12-Monats-Prävalenz) verschiedener psychischer Erkrankungen und Gehirnerkrankungen auf der Grundlage zahlreicher Primärstudien aus Europa ab. Die Metaanalyse inkludiert Studien seit den 1990er-Jahren aus Ländern der Europäischen Union (EU-27), der Schweiz, Island und Norwegen. Laut dieser Studie leiden jährlich 38,2 % der EU-Population an einer psychischen Erkrankung. Es ist zu beachten, dass die Diagnosen auf der Grundlage des DSM (Diagnostic and Statistical Manual of Mental Disorders)-IV-TR gestellt wurden. Die Diagnosen wurden jedoch mithilfe der F-Diagnosen des ICD-10 kategorisiert. Die in dieser Studie angegebene 12-Monats-Prävalenz gibt an, welcher Anteil (%) der Bevölkerung im Zeitraum von 12 Monaten von einer psychischen Erkrankung betroffen ist/war; hierzu einige Beispiele (hier wird das expertenbasierte Rating der Studie wiedergegeben; vgl. ebd., S. 663f.):

- **Abhängigkeitserkrankungen**: Alkohol (3,4 %), Opioide (0,1–0,4 %), Cannabis (0,3–1,8 %),
- **affektive Störungen** (7,8 %): Major-Depression (6,9 %), bipolare Störung (0,9 %),
- **Angststörungen** (14,0 %),
- **somatoforme Störungen** (4,9 %),
- **Essstörungen**: Anorexia nervosa (0,2–0,5 %), Bulimia nervosa (0,1–0,9 %),
- **Demenz** (5,4 %) (bei Menschen über 60 Jahren).

Viele der angeführten Störungen treten je nach Geschlecht unterschiedlich häufig auf. So leiden Männer häufiger an Abhängigkeitserkrankungen (bei Alkohol z. B. mehr als 3-mal so häufig wie Frauen). Affektive Störungen treten hingegen häufiger bei Frauen auf (Frauen entwickeln etwa 2,3-mal häufiger eine Major-Depression als Männer). Frauen sind des Weiteren bei folgenden Erkrankungen zahlenmäßig mehr betroffen: Angststörungen (2,5-mal

häufiger), somatoforme Störungen (2,1-mal häufiger) und Demenz (1,6-mal häufiger) (vgl. ebd.).

Prävalenz in Deutschland

Die „Studie zur Gesundheit Erwachsener in Deutschland (DEGS)" aus Deutschland (Jacobi et al. 2014), die die Prävalenz psychischer Erkrankungen in der Allgemeinbevölkerung im Alter von 18–79 Jahren untersuchte, errechnete eine 12-Monats-Prävalenz von insgesamt 27,7 % (Frauen: 33,3 %; Männer: 22,0 %). Die Studie wurde auf Grundlage des DSM-IV-TR durchgeführt. Die ◻ Tab. 4.2 zeigt die detaillierte Aufschlüsselung der Prävalenz nach verschiedenen ICD-10-Diagnosen.

4.3.2 Zur Frage der steigenden Prävalenz psychischer Erkrankungen

Es ist unklar, ob die Anzahl der psychisch erkrankten Personen über die Jahre und Jahrzehnte hinweg gestiegen ist. Wittchen u. Jacobi (2005) führten bereits 2005 eine Untersuchung durch, bei der 27 Studien von Personen aus 16 unterschiedlichen Ländern inkludiert wurden. Den Ergebnissen zufolge litten, bezogen auf die letzten 12 Monate, 27,4 % zumindest an einer psychischen Störung. Die bereits dargestellte Studie von Wittchen et al. aus dem Jahr 2011 ergab eine 12-Monats-Prävalenz von 38,2 %. Diese deutlich höhere Prävalenzschätzung wird nicht auf einen tatsächlichen Anstieg der psychischen Störungen zurückgeführt, sondern auf eine Erweiterung der inkludierten Diagnosen. Werden dieselben Diagnosen zwischen 2005 und 2011 verglichen, so ergibt sich keine veränderte Prävalenz. Mit Ausnahme der Störungen im Zusammenhang mit psychotropen Substanzen und aus dem Bereich der Intelligenzminderung zeigen sich keine besonderen länderspezifischen oder kulturellen Unterschiede. Den Autoren zufolge werde die Prävalenz mit 38,2 % unterschätzt (vgl. Wittchen et al. 2011).

Außerdem ist zu beachten, dass sich im Laufe der Jahre und Jahrzehnte die soziale und kulturelle Konstruktion von psychischen Erkrankungen aller Wahrscheinlichkeit nach verändert hat. So wird immer wieder der Vorwurf geäußert, dass es in

4

◻ **Tab. 4.2** 12-Monats-Prävalenz psychischer Störungen in der Allgemeinbevölkerung in Deutschland. (Leicht mod. nach Jacobi et al. 2014, S. 80, mit freundl. Genehmigung des Springer-Verlags)

Störung bzw. Störungsgruppe (ICD-10)	Frauen	Männer	Gesamt	Anzahl (Mio.)
	Prozent (95%-Konfidenzintervall)			
Psychische Störung aufgrund medizinischen Krankheitsfaktors oder substanzinduzierte Störung (F06)	1,2 (0,8–1,9)	1,2 (0,8–1,8)	1,2 (0,9–1,6)	0,8
Störung durch Substanzgebrauch (F1)	13,9 (12,4–15,6)	19,4 (17,5–21,3)	16,6 (15,4–17,9)	10,6
Störung durch Substanzgebrauch (ohne Nikotinabhängigkeit)	3,5 (2,8–4,5)	7,9 (6,7–9,4)	5,7 (5,0–6,6)	3,7
– Alkoholmissbrauch	0,4 (0,2–0,9)	3,1 (2,4–4,1)	1,8 (1,4–2,3)	1,2
– Alkoholabhängigkeit	1,6 (1,1–2,2)	4,4 (3,5–5,5)	3,0 (2,5–3,6)	1,9
– Medikamentenmissbrauch	1,7 (1,1–2,4)	1,5 (1,0–2,2)	1,6 (1,2–2,0)	1,0
– Medikamentenabhängigkeit	0,7 (0,4–1,2)	0,3 (0,1–0,6)	0,5 (0,3–0,8)	0,3
– Nikotinabhängigkeit	11,7 (10,3–13,3)	14,6 (13,0–16,3)	13,1 (12,1–14,3)	8,4
Mögliche psychotische Störung (F2 und andere Gruppen psychotischer Störungen)	3,1 (2,3–4,1)	2,1 (1,5–2,8)	2,6 (2,1–3,2)	1,7
Affektive Störungen (F3)	12,4 (10,9–14,1)	6,1 (5,1–7,2)	9,3 (8,3–10,3)	6,0
– Unipolare Depression	10,6 (9,2–12,2)	4,8 (4,0–5,7)	7,7 (6,9–8,6)	4,9
– Major-Depression	8,4 (7,2–9,9)	3,4 (2,8–4,3)	6,0 (5,2–6,8)	3,9
– Dysthyme Störung	2,5 (1,9–3,2)	1,4 (1,0–2,0)	2,0 (1,6–2,4)	1,3
– Bipolare Störung	1,7 (1,2–2,5)	1,3 (0,8–2,0)	1,5 (1,1–2,0)	1,0
– Bipolar I	1,1 (0,7–1,6)	0,9 (0,5–1,5)	1,0 (0,7–1,4)	0,6
– Bipolar II	0,7 (0,4–1,3)	0,5 (0,2–1,1)	0,6 (0,4–1,0)	0,4
Angststörung (F40, F41)	21,3 (19,4–23,2)	9,3 (8,0–10,8)	15,3 (14,2–16,6)	9,8
– Panikstörungen	2,8 (2,2–3,6)	1,2 (0,8–1,8)	2,0 (1,6–2,5)	1,3
– Agoraphobie	5,6 (4,6–6,8)	2,3 (1,7–3,1)	4,0 (3,4–4,7)	2,6
– Soziale Phobie	3,6 (2,7–4,8)	1,9 (1,4–2,5)	2,7 (2,2–3,4)	1,7
– Generalisierte Angststörung	2,9 (2,2–4,0)	1,5 (1,1–2,2)	2,2 (1,8–2,8)	1,4
– Spezifische Phobien	15,4 (13,8–17,2)	5,1 (4,2–6,2)	10,3 (9,3–11,3)	6,6
Zwangsstörung	4,0 (3,1–5,1)	3,3 (2,6–4,3)	3,6 (3,1–4,4)	2,3
Posttraumatische Belastungsstörung	3,6 (2,8–4,6)	0,9 (0,6–1,5)	2,3 (1,8–2,8)	1,5
Somatoforme Störung (F45)	5,2 (4,3–6,4)	1,7 (1,3–2,4)	3,5 (2,9–4,1)	2,2
– Somatic-Symptom-Index (SSI 4,6)	0,9 (0,6–1,6)	0,6 (0,4–1,0)	0,8 (0,5–1,1)	0,5
– Schmerzstörung	5,0 (4,1–6,2)	1,3 (0,9–1,8)	3,2 (2,6–3,8)	2,1
Essstörung (F50)	1,4 (0,9–2,1)	0,5 (0,3–0,9)	0,9 (0,7–1,3)	0,6
– Anorexia nervosa	1,1 (0,7–1,8)	0,3 (0,2–0,8)	0,7 (0,5–1,1)	0,5
– Bulimia nervosa	0,3 (0,2–0,5)	0,1 (0,0–0,3)	0,2 (0,1–0,3)	0,1

◻ **Tab. 4.2**   Fortsetzung

Störung bzw. Störungsgruppe (ICD-10)	Frauen	Männer	Gesamt	Anzahl (Mio.)
	Prozent (95%-Konfidenzintervall)			
– Binge-eating-Störung	0,1 (0,0–0,4)	0,1 (0,0–0,2)	0,1 (0,0–0,2)	0,1
Irgendeine der genannten (ohne Nikotinabhängigkeit)	33,3 (31,2–35,5)	22,0 (20,1–24,1)	27,7 (26,3–29,2)	17,8
– Eine Diagnose	50,2	64,0	55,6	9,9
– Zwei Diagnosen	22,3	21,7	22,1	3,9
– Drei Diagnosen	11,7	6,3	9,6	1,7
– Vier und mehr Diagnosen	15,8	7,1	12,8	2,3

n = 5317; gewichtet nach Alter, Geschlecht und Designfaktoren
Eine Addition der Untergruppen ist aufgrund von komorbider Störung nicht möglich
Bezugsgröße: 64,1 Mio. Deutsche im Alter von 18–79 Jahren

den letzten Jahren zu einer zunehmenden Pathologisierung bzw. Psychiatrisierung von alltäglichen Problemen gekommen ist und sich daher einige Diagnosen konzeptionell-inhaltlich verändert haben (vgl. z. B. Groenemeyer 2008, S. 126f.). Demnach wäre die tatsächliche Veränderung der Prävalenz psychischer Erkrankungen äußerst schwierig festzustellen.

Auch ein Review von Richter und Berger (2013) zeigt auf, dass es zwar eine erhöhte Inanspruchnahme von psychologischen und psychiatrischen Gesundheitsleistungen gibt, diese jedoch nicht auf einer Zunahme an psychischen Beeinträchtigungen basiert. Der Großteil der inkludierten Studien gibt keinen Anstieg von psychischen Problemen oder Störungen an. Ein systematischer Literaturüberblick (s. Barkmann u. Schulte-Markwort 2004) von in Deutschland durchgeführten Studien zur Prävalenz von psychischen Auffälligkeiten und Störungen im Kindes- und Jugendalter zwischen 1949 und 2003 wies auf eine durchschnittliche Prävalenz von 17,2% hin. Insgesamt ergibt sich sogar über die Zeit hinweg eine leichte Abnahme der erfassten Prävalenz, jedoch kann aufgrund der Heterogenität der verwendeten Methoden nicht auf eine Veränderung der realen Prävalenz geschlossen werden.

Im Gegensatz zu diesen Ergebnissen wird an einigen Stellen ein Anstieg von Depressionen beschrieben (s. Klerman u. Weisman 1988). Bei depressiven Störungen ist einer Studie (Wittchen u. Jacobi 2006) zufolge das durchschnittliche Alter bei Beginn der Erkrankung im Vergleich zu früher niedriger und dadurch die Prävalenz höher. Die Gründe dafür können möglicherweise in der Veränderung der gesellschaftlichen und sozialen Rahmenbedingungen liegen, beispielsweise im Wachsen der sozialen Ungleichheit, der vermehrten Übernahme von Verantwortung, des Zwanges zur Selbstdisziplinierung, der Urbanisierung, den Anforderungen in der Arbeitswelt und an die Flexibilität/Mobilität (vgl. z. B. Wittchen u. Jacobi 2006; Keupp 2009; Ehrenberg 2006; Wilkinson u. Pickett 2009; Bramesfeld 2011; ▶ Abschn. 8.3).

Im Gegensatz zur viel diskutierten Frage, ob die Prävalenz psychischer Erkrankungen – gemessen in **absoluten** Zahlen – gestiegen ist oder nicht, gilt es als unbestritten, dass affektive Störungen im Hinblick auf ihre zunehmend volkswirtschaftliche und damit gesellschaftliche Folgen an Bedeutung gewinnen, u. a. da ihr relativer Anteil an allen Erkrankungen zunimmt. Bereits seit Langem wird die Zunahme der gesellschaftlichen Belastung in Zusammenhang mit der unipolaren Depression thematisiert (vgl. Salize u. Kilian 2010; Murray u. Lopez 1996). Einer Einschätzung von Murray u. Lopez (1996) zufolge wird die unipolare Depression im Ranking der belastungsstärksten Erkrankungen von Platz 4 im Jahr 1990 auf

4

Platz 2 im Jahr 2020 steigen. Insgesamt machen die direkten und indirekten Kosten von psychischen Erkrankungen mehr als 4% des Bruttoinlandproduktes aus (OECD 2014).

Im Hinblick auf die Prävalenzrate ist zu beachten, dass im Rahmen des demografischen Wandels und der zunehmenden Anzahl älterer Personen auch die Anzahl an Demenzerkrankten steigen wird. Gleichzeitig wird die Anzahl erwerbsfähiger Personen in den nächsten Jahren sinken. Ein beträchtlicher Anteil von dementen Personen wird in Heimen versorgt, während die Mehrheit von Angehörigen gepflegt wird. Aufgrund der Zunahme der Prävalenz der Erkrankung wird mit einer beträchtlichen gesellschaftlichen Belastung v. a. durch die hohe Pflegebedürftigkeit, die Notwendigkeit der Errichtung von Tagespflegeheimen bzw. weiteren Heimplätzen in Österreich, aber auch in anderen europäischen Ländern zu rechnen sein (vgl. Wancata 2002; Salize u. Kilian 2010).

4.3.3 Prävalenz und ihre Einflussfaktoren

Aus den dargestellten und weiteren Studien lassen sich u. a. folgende statistischen Einflussfaktoren auf die Prävalenz psychischer Erkrankungen feststellen (auf eine Darstellung der statistischen Zusammenhänge differenziert nach Erkrankung wird hier verzichtet):

- Die Prävalenzrate ist bei Frauen in der Regel höher als bei Männern (vgl. Jacobi et al. 2014).
- Die Prävalenz psychischer Erkrankungen variiert über das Lebensalter hinweg. So sind Menschen mittleren Alters anteilsmäßig meist häufiger betroffen (vgl. z. B. Jacobi et al. 2014).
- Alleinstehende, ledige, verwitwete, alleinerziehende Personen leiden – statistisch betrachtet – häufiger an psychischen Belastungen und Erkrankungen (vgl. Fasel et al. 2010, S. 30; Robert Koch-Institut 2003).
- Menschen mit geringem sozioökonomischem Status und arbeitslose Personen sind häufiger von psychischen Erkrankungen betroffen (vgl. z. B. Mauz u. Jacobi 2008).

- Es gibt Hinweise darauf, dass Menschen, die in der Stadt bzw. in dichter besiedelten Gebieten leben, ein erhöhtes Risiko aufweisen, an einer psychischen Erkrankung zu leiden (vgl. z. B. Jacobi et al. 2014).

4.3.4 Prävalenz und Versorgung

Zwar leiden Schätzungen zufolge 38,2% der europäischen Bevölkerung jährlich an einer psychischen Störung (12-Monats-Prävalenz), jedoch erhält weniger als ein Drittel der Betroffenen eine Behandlung (Wittchen et al. 2011). Somit scheint es im Vergleich zu einer früheren Studie (26%; Wittchen u. Jacobi 2005) keine besonderen Verbesserungen in der Versorgung und in der Inanspruchnahme von psychisch erkrankten Menschen gegeben zu haben. Neben der geringen Inanspruchnahme und Versorgung kommt das weitere Problem des großen zeitlichen Abstandes zwischen Erstmanifestation der Erkrankung und dem Behandlungsbeginn hinzu.

Der hohen Prävalenz psychischer Erkrankungen und der damit verbundenen Kosten ist mit einer Optimierung der Versorgungslandschaft und einer umfangreicheren und bedarfsorientierteren Inanspruchnahme entgegenzuwirken. Denn Studien zufolge lassen sich durch eine adäquate Behandlung und Versorgung sowohl die volkswirtschaftliche als auch die gesellschaftliche Krankheitslast ("burden of disease") von affektiven Störungen deutlich reduzieren (s. Studien aus dem englischsprachigen Raum: Vos et al. 2004; Chisholm et al. 2004; Andrews et al. 2004).

4.3.5 Fazit: Epidemiologie psychischer Erkrankungen

Generell stellen psychische Erkrankungen eine große Herausforderung für das Gesundheitssystem im 21. Jahrhundert dar. Erkrankungen wie Depression oder Demenz gelten bereits als Volkskrankheiten. Aufgrund ihrer entweder steigenden Prävalenz und/oder ihrer gesellschaftlichen Bedeutung bzw. Belastung besteht Handlungsbedarf. Der Ausbau von Versorgung und v. a. von Präventionsmaßnahmen ist daher geboten. Beim Ausbau der Versorgungslandschaft ist zu beachten, dass bei der Behandlung geschlechtsspezifische Maßnahmen gesetzt werden müssen. So sind Männer häufiger von Alkoholabhängigkeit betroffen, Frauen greifen hingegen öfter zu Tabletten. Differenzierter Betrachtungen bedarf es natürlich auch für andere Merkmale wie Alter, sozioökonomischer Status und spezifische Risiko- und Schutzfaktoren. Letztendlich ist die Verbesserung des psychiatrischen und psychosozialen Versorgungssystems notwendig, v. a. in Anbetracht der Tatsache, dass diese in ganz Europa schleppend vorangeht.

Unabhängig von der Frage, ob das Ausmaß psychischer Erkrankungen gestiegen ist oder nicht, kommt es – allem voran in der täglichen Arbeitswelt – zu einem immer größeren Maß an subjektiv empfundener Belastung und zu einer erhöhten Inanspruchnahme sozialpsychiatrischer Leistungen (▶ Abschn. 5.3). Die Vermutung liegt nahe, dass dies mit gesellschaftlichen Veränderungen in Zusammenhang steht (vgl. z. B. Keupp 2009). Gesellschafts- und sozialpolitische Maßnahmen, z. B. zur Bekämpfung von Armut und sozialer Ungleichheit, die diesen Entwicklungen entgegenwirken, könnten somit auch präventive Wirkung entfalten.

4.4 ICF als sozialpsychiatrische Alternative zu ICD und DSM

Wie beschrieben, wird im deutschsprachigen Raum vorwiegend das Klassifikationssystem psychischer Erkrankungen ICD-10 eingesetzt. Im angloamerikanischen Raum findet das System DSM V weite Verbreitung. An diesen Klassifikationssystemen wird immer wieder Kritik geübt. An dieser Stelle seien 4 Aspekte genannt:

— Sie orientieren sich hauptsächlich an der Symptomatik und sind somit defizitorientiert.
— Kategoriale Systeme weisen Grenzen und damit auch Grenzfälle auf, bei denen oftmals schwer zu entscheiden ist, ob diese (noch) als pathologisch gelten. (Moncrieff [2003] schreibt etwa: „Da es keine natürlichen oder physikalischen Grenzwerte für die Definition abnormen Verhaltens und seelischen Erlebens gibt, sind die Grenzen psychischer Störungen besonders fließend." [Ebd., S. 15])

— In ihrem Kern unterscheiden sie nicht zwischen Symptomatik und Funktionsfähigkeit; denn in vielen Fällen erfüllt man die Kriterien einer Erkrankung, kommt jedoch im Alltag gut zurecht. (Fiedler [2001] schreibt etwa in Bezug auf Persönlichkeitsstörungen: „Nicht gerade wenige Menschen erfüllen […] die Mindestzahl von Kriterien einer oder mehrerer Persönlichkeitsstörungen, kommen jedoch in ihren sozialen Bezügen ohne große Probleme zurecht, gehören gelegentlich sogar zu hoch angesehenen Personen unserer Gesellschaft." [Fiedler 2001, S. 39])
— Die Symptomatik, aber auch die subjektiven Erkrankungstheorien, der Verlauf und der Umgang mit der Erkrankung, variieren oftmals von Kultur zu Kultur. (Wohlfart et al. [2006] konstatieren etwa: „Im westlichen Behandlungskontext erarbeitete Diagnosemanuale erheben einen Universalitätsanspruch, der, trotz späterer Aufnahme ‚kulturgebundener Syndrome' (culture-bound syndroms), angesichts zunehmender Internationalisierung der behandelnden Klientel heute grundsätzlich hinterfragt werden muss." [Ebd., S. 144])

Neben den klinisch und medizinisch orientierten Klassifikationssystemen gibt es Bemühungen – z. B. von der WHO – alternative Kategoriensysteme, die sich auf Konzepte mit anderen Schwerpunkten stützen und z. B. auf dem „sozialen Modell von Behinderung" aufbauen, einzuführen. Ein Beispiel hierfür stellt die ICF (Internationale Klassifikation der Funktionsfähigkeit, Behinderung und Gesundheit) dar.

4.4.1 Grundlegende Systematik der ICF

Die ICF orientiert sich explizit am bereits beschriebenen Konzept des biopsychosozialen Modells von Gesundheit (siehe z. B. WHO 2005/2001, S. 5 und S. 25). Sie versucht damit ein breiteres Bild sowohl von somatischen als auch psychischen Erkrankungen zu zeichnen, wobei nicht – wie im Rahmen von ICD und DSM – eine Klassifikation der Erkrankungen und deren Symptome –, sondern vielmehr die

4

krankheitsbedingten Folgen im Hinblick auf die Körperfunktionen (inklusive psychischen/mentalen Funktionen), Aktivitäten und der Teilhabe im Zentrum stehen. Die Grundlage bildet dabei weniger eine Defizit-, sondern vielmehr eine Ressourcenorientierung. Ein grundlegender Begriff bildet dabei jener der funktionalen Gesundheit, der nicht nur für Menschen mit Beeinträchtigung, sondern auch für gesunde Personen Anwendung findet. „Funktional gesund" ist eine Person dann, wenn

„– ihre körperliche Funktionen (einschließlich des mentalen Bereichs) und Körperstrukturen denen eines gesunden Menschen entsprechen (Konzepte der Körperfunktionen und -strukturen).

– sie all das tut oder tun kann, was von einem Menschen ohne Gesundheitsproblem (ICD) erwartet wird (Konzept der Aktivitäten).

– sie ihr Dasein in allen Lebensbereichen, die ihr wichtig sind, in der Weise und dem Umfang entfalten kann, wie es von einem Menschen ohne gesundheitsbedingte Beeinträchtigung der Körperfunktionen oder -strukturen oder der Aktivitäten [Teilhabe] erwartet wird (Konzept der Partizipation an Lebensbereichen)." (WHO, 2005/2001, S. 4)

Diese gesundheitsbezogene Orientierung bildet sich auch in den 4 Komponenten der ICF ab, die mit neutralen Begriffen benannt wurden:

— Körperfunktionen,
— Körperstrukturen,
— Aktivitäten und Partizipation,
— Umweltfaktoren,

wobei diese Komponenten in Wechselwirkung zueinander stehen (◨ Abb. 4.2).

Das heißt, die Funktionsfähigkeit eines Menschen ergibt sich aus der komplexen und dynamischen Wechselwirkung zwischen den genannten Komponenten, wobei die personenbezogenen Faktoren zwar in ◨ Abb. 4.2, aber nicht in der Klassifikationsstruktur der ICF selbst berücksichtigt wurden. So ist es möglich, ein umfassendes Bild von der Funktionsfähigkeit bzw. vom funktionalen Gesundheitszustand einer Person unter der Berücksichtigung von umweltbezogenen Faktoren zu zeichnen, egal ob eine Schädigung (z. B. der Körperstruktur) vorliegt oder nicht. Die ICF stellt insgesamt 1424 „Codes", also Einschätzungen des funktionalen Gesundheitszustands über die 4 genannten Komponenten hinweg, zur Verfügung, sodass der Zustand und die Situation einer Person relativ umfassend und aus verschiedenen Blickwinkeln betrachtet, eingeordnet und bewertet werden können.

Trotz ihrer Komplexität kann die ICF in verschiedenen Funktionsbereichen und Kontexten eingesetzt werden. Die ICF kann u. a. (vgl. WHO 2005/2001, S. 11)

— als Dokumentationsinstrument,
— als Forschungsinstrument,
— zur Planung und Konzeptualisierung von Versorgungsleistungen und
— als analytisches und didaktisches Instrument

Verwendung finden.

4.4.2 ICF, psychische Erkrankung und Rehabilitation

Durch die Komplexität der ICF soll gewährleistet werden, dass neben den pathologischen Aspekten (Komponente: Körperfunktionen) auch die

◨ **Abb. 4.2** Wechselwirkungen zwischen den Komponenten der ICF (Internationale Klassifikation der Funktionsfähigkeit, Behinderung und Gesundheit). (Wiederabgedruckt aus Internationale Klassifikation der Funktionsfähigkeit, Behinderung und Gesundheit, WHO, S. 23, Copyright [2005/2001])

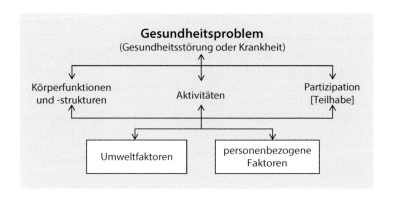

Möglichkeit zur Teilhabe möglichst individuell und kontextspezifisch/-abhängig erhoben wird;

» In der ICF finden daher die Einflüsse der Umwelt, die Einstellungen der Gesellschaft, ihre Normen und Werte, wie auch die Qualität der sozialen aber auch die professionellen Unterstützungssysteme Berücksichtigung. Das Teilhabekonzept der ICF zielt auf Daseinsentfaltung und ein selbstbestimmtes Leben in verschiedenen Lebensbereichen […]. Zentrale Aufgabe der Rehabilitation ist in diesem Sinne die Wiederherstellung oder wesentliche Besserung der Funktionsfähigkeit eines Individuums mit dem Ziel der Sicherung oder (Wieder-)Herstellung der Teilhabe an den unterschiedlichen menschlichen Lebensbereichen […]. (Hinterhuber u. Meise 2007, S. 2)

Durch diesen multiperspektivischen Ansatz sollen einerseits die psychische Störung und ihre Symptomatik anerkannt und der Behandlung zugänglich gemacht werden. Andererseits soll sich die medizinisch-psychiatrische Rehabilitation auch auf die Möglichkeit zur Teilhabe, die Lebensgestaltung und deren Verbesserung richten. Dabei sollen v. a. die Stärken der Personen in den Fokus genommen werden. Hinterhuber u. Meise (2007) stellen daher heraus, dass die medizinische Rehabilitation v. a. auf die ICF-Komponenten Funktionen, Aktivitäten und Partizipation abzielt bzw. abzielen sollte. Grundsätzlich kann mithilfe der ICF aufgrund der Berücksichtigung der Komponenten Aktivitäten, Partizipation und Umweltfaktoren eine Diagnostik implementiert werden, die das Individuum und seine alltagsbezogenen Bedürfnisse und Behinderungen (und v. a. die Individuum-Umwelt-Passung) besser berücksichtigen kann. Natürlich ist diesbezüglich der Umfang der ICF oftmals ein Hemmnis für die Anwendung dieses Kategorienschemas. Für die Einschätzung von konkreten Fällen bedarf es jedoch in der Regel nur einer bestimmten Auswahl von Codes, wodurch – je Erkrankung – wiederum handhabbare, ICF-basierte Instrumente entwickelt werden können.

4.4.3 ICF als Grundlage sozialpsychiatrischer Forschung

Tatsächlich wurden mittlerweile einige auf der ICF basierende Instrumente entwickelt – auch für den deutschsprachigen Raum. (Einen Überblick über deutschsprachige ICF-Projekte [abgeschlossen und laufend] gibt das „Deutsche Institut für Medizinische Dokumentation und Information" [DIMDI]; s. http://www.dimdi.de/static/de/klassi/icf/projekte/index.htm.) Die ICF kann im Forschungskontext als Instrument der Outcome-Identifikation und -Klassifikation verwendet werden. Außerdem implementiert die ICF eine Systematik in die vielschichtige Outcome-Forschung. Bisher waren v. a. Konzepte wie „quality of life", „well-being", „health-related-quality" in der Outcome-Forschung vorherrschend. Eine Besonderheit an der ICF ist, dass mithilfe des Begriffs „functioning" in der ICF ein einheitliches Konzept vorgelegt wurde.

» First, the concepts health status, functional status, well-being, quality of life and health-related quality of life are often applied interchangeably in discourse and in outcome research […], which makes it difficult to understand, interpret and compare study results. With the International Classification of Functioning, Disability and Health (ICF) […] a common conceptual understanding of patient-oriented outcome measures is now emerging. Based on the ICF, the concept of functioning will be seen as distinct from quality of life and health preferences in the future. While functioning refers to limitations and restrictions related to a health problem, quality of life refers to how someone feels about these limitations and restrictions. (Cieza et al. 2005, S. 212)

Ein positiver Aspekt der Outcome-Forschung ist der, dass sie die objektive Symptomatik vom Konzept des „functioning" konzeptionell trennt. In der ICF werden beispielsweise sowohl Funktionsstörungen bzw. Strukturschäden als auch die Möglichkeit zur

4

Teilhabe („Aktivitäten und Partizipation", „Umweltfaktoren") berücksichtigt. So kann die sehr komplexe Beziehung zwischen Symptomatik und Funktionsfähigkeit und -möglichkeit dargestellt werden. Denn eine Linderung der Symptomatik (bzw. von einzelnen Symptomen) muss nicht zwingend eine Verbesserung der Funktionsfähigkeit bedeuten. So schreiben etwa Juckel und Morosini (2008) im Kontext der Therapie von Schizophrenie: „[A] pure symptomatic remission does not mean that either premorbid professional or private function level is regained. A remission is a necessity, but not a sufficient prerequisite, for recovery. […] The deciding factor is how well the patient is able to fulfil private and professional requirements." (Ebd., S. 633f.)

Es gibt mittlerweile für verschiedene Krankheitsbilder und Arbeitsbereiche sog. ICF-Core-Sets. Diese benennen – kurz gesagt – die zentralen ICF-Kategorien für eine Krankheit bzw. für ein Praxisfeld, wie z. B. für bipolare Störungen, Schizophrenie, Schlafstörungen oder für den Bereich der beruflichen Rehabilitation. Das heißt, die „Core Sets umfassen die wichtigsten Funktionen, Strukturen, Aktivitäten und die Partizipation (ICF) für eine Krankheitsdiagnose (ICD). So wird es möglich, mit vertretbarem Aufwand die wichtigsten Parameter der Patientenbefindlichkeit zu messen und einen Behandlungserfolg zu dokumentieren." (Weber 2008, S. 456) Der Definition eines Core-Sets liegt ein komplexer Entwicklungs- und Forschungsprozess zugrunde, den Ewert et al. (2002) wie folgt beschreiben:

» Basierend auf Voruntersuchungen, welche empirische Daten mittels der Checkliste, Delphi-Verfahren und systematische Literaturanalysen beinhalten, wird das Spektrum prototypischer Kategorien in verschiedenen Bereichen ermittelt. Die so gewonnenen ICF-Kategorien werden im Rahmen einer Konsensuskonferenz einer Gruppe von internationalen Experten einschließlich Betroffener präsentiert und diskutiert. Zum Abschluss dieser Konferenzen werden die Vorschläge für die Core-Sets verabschiedet. Anschließend werden diese Core-Sets in einer multizentrischen Kohortenstudie an 3000 Patienten hinsichtlich der Praktikabilität,

Reliabilität, Validität und Sensitivität überprüft […]. (Ebd., S. 161)

Die ◘ Tab. 4.3 gibt des Weiteren einige Beispiele für ICF-basierte Instrumente, die im Bereich der Sozialpsychiatrie Anwendung finden bzw. finden können und sich v. a. auf die Komponenten Aktivitäten und Partizipation beziehen.

4.4.4   Fazit: ICF als sozialpsychiatrische Alternative zu ICD und DSM

Nach wie vor werden psychische Erkrankungen im deutschsprachigen Raum nach dem ICD-10-Klassifikationssystem erfasst. Da dieses jedoch ein klinisch und medizinisch orientiertes Klassifikationssystem darstellt, sollten Bemühungen in Richtung eines Klassifikationssystems, das dem sozialen Modell von Behinderung gerecht wird, forciert werden. Hierfür wäre eine stärkere Implementierung des ICF in der sozialpsychiatrischen Praxis wünschenswert. Der Schwerpunkt der Ausrichtung der Klassifizierung von Krankheiten sollte sich von einer grundsätzlich symptom- und defizitorientierten Sichtweise in Richtung einer ressourcen- und umweltfaktorenorientierten Sichtweise verändern, und dahingehend sind Bemühungen und Bestrebungen sozialer Einrichtungen zu verstärken. Bisher gibt es einige standardisierte Erhebungsinstrumente mit ICF-Orientierung. Die Entwicklung weiterer ICF-Tools zur standardisierten Datenerhebung sollte gefördert werden.

4.5   Sozialpsychiatrie als ursachenbezogene und epidemiologische Forschung – ein Resümee

Im ersten Abschnitt des Kapitels geben die 4 ausgewählten Beispiele psychischer Erkrankungen – Angststörung, Depression, Demenz und Schizophrenie – einen Einblick in die Symptomatik, die Ätiologie, die ICD-10-Klassifikation, in den Verlauf und die Prognose der psychischen Erkrankungen. Dabei werden vielfach die multifaktoriellen Einflüsse bei der Krankheitsentwicklung deutlich, was die Ansätze

◼ Tab. 4.3 ICF-basierte Instrumente (Beispiele)	
Instrument	**Beschreibung/Erläuterungen**
ICF-Checkliste	Die WHO stellt die sog. ICF-Checkliste zur Verfügung. „The ICF Checklist is a practical tool to elicit and record information on the functioning and disability of an individual." (WHO 2003, S. 1) Mithilfe der ICF-Checkliste können aber auch die Komponenten („Aktivitäten und Partizipation", „Umweltfaktoren") erhoben werden. Insgesamt deckt sie 125 Kategorien der ICF ab
WHODAS-II	Das Word Health Organization Disability Assessment Schedule II (WHODAS-II) ist ein Instrument, das von der WHO zur Verfügung gestellt wird und v. a. Fragen zur Komponente „Aktivitäten und Partizipation" enthält. Der WHODAS-II liegt in unterschiedlicher Länge, Komplexität und Sprache vor (vgl. O'Donovan u. Doyle 2007). Im Rahmen dieses Instruments wird gefragt, inwieweit die betroffene Person in den letzten 30 Tagen mit bestimmten Aktivitäten Schwierigkeiten hatte
ICF-Psych A&P	In Hamburg wurde ein ICF-orientiertes Instrument für die Erfassung der Komponente „Aktivitäten und Partizipation" für Patienten mit psychischen Erkrankungen entwickelt. Die Daten werden dabei im Selbstbericht erfasst. Es wurde bereits getestet und entspricht den gängigen Gütekriterien. Es umfasst die Domänen Funktionsfähigkeit, Kommunikation, Mobilität, Beziehungen, Freizeit, Interaktion (vgl. Brütt et al. 2008)
Mini-ICF-P	Das Mini-ICF-Rating für psychische Störungen (Mini-ICF-P) ist ein kurzes Fremdbeurteilungsinstrument zur Erfassung der Komponente „Aktivitäten und Partizipation" bei psychischen Erkrankungen. Es zielt v. a. auf Fähigkeitsstörungen ab. Es kann auch als klinisches Instrument verwendet werden, das die Funktionsfähigkeit einer Person unabhängig von Psychopathologien zu erfassen versucht (vgl. Juckel u. Morosini 2008). Es hat sich zur Erfassung von Fähigkeitsstörungen als „geeignet" erwiesen (vgl. z. B. Linden u. Baron 2005)
ICF AT 50-Psych	Der ICF AT 50-Psych ist ein Instrument „zur Erfassung von Beeinträchtigungen der Aktivitäten und Teilhabe" (Dietsche et al. 2008, S. 125). Es wird beispielsweise als Ergänzung zur Routinediagnostik in Rehabilitationskliniken herangezogen (vgl. ebd.). Dieser Fragebogen wird von der betroffenen Person ausgefüllt. Das Instrument gilt als valide (vgl. ebd.) und reliabel (vgl. Nosper 2008)
PSP	Juckel u. Morosini (2008) entwickelten ein Instrument – Personal and Social Performance (PSP) – zur Feststellung der funktionalen Gesundheit speziell für an Schizophrenie erkrankte Personen. Dieser Fragebogen umfasst Domänen, wie z. B. soziale Aktivitäten, soziale Beziehungen, Selbstpflege, störendes und aggressives Verhalten. Dieses Instrument liegt auch in deutscher Sprache vor und wurde als valide und reliabel befunden (vgl. ebd., S. 637)

des biopsychosozialen Modells von Krankheit und Gesundheit sowie des Vulnerabilitäts-Stress-Modells widerspiegelt. Im Sinne eines multifaktoriellen Ansatzes ist es demnach wichtig, dass sowohl bei der Prävention als auch bei der Behandlung von psychischen Störungen Veränderungsansätze nicht nur auf die betroffenen Personen abzielen, sondern ebenso Überlegungen angestellt werden, welche gesellschaftlichen Gegebenheiten geändert werden können, um Risikofaktoren für die Entstehung einer psychischen Störung abzubauen und die Resilienz zu stärken.

Im zweiten Abschnitt wurden zentrale Erkenntnisse zur Häufigkeit und zur Verteilung psychischer Erkrankungen dargestellt. Durch die Prävalenzangaben wird ersichtlich, dass psychische Erkrankungen laut Studien bzw. Metaanalysen eine hohe Prävalenz aufweisen. Durch epidemiologische Forschung können u. a. Risikogruppen und (potenzielle) Einflussfaktoren auf die Entstehung psychischer Erkrankungen identifiziert werden. Aus einer sozialwissenschaftlichen bzw. soziologischen Perspektive sind v. a. die gesellschaftlichen Bedingungen bzw. Verhältnisse und ihr Einfluss auf die Häufigkeit und Verteilung psychischer Erkrankungen von Interesse. In ▶ Abschn. 8.3 wird auf dieses Thema nochmals genauer eingegangen. Es wird u.

a. der Zusammenhang zwischen sozialer Ungleichheit und der Prävalenz psychischer Erkrankungen genauer beleuchtet.

Psychische Erkrankungen, ihre Erscheinungsformen, Symptome, Häufigkeit und Verteilung werden in der Regel auf der Grundlage gängiger Klassifikationssysteme, wie z. B. dem ICD- oder dem DSM-System, beschrieben. Seit einigen Jahren gibt es die sog. ICF (Internationale Klassifikation der Funktionsfähigkeit, Behinderung und Gesundheit), ein umfassendes und multidimensionales Klassifikationssystem, das das in ▶ Abschn. 3.1.1 beschriebene soziale Modell besser abbilden kann bzw. diesem eher entspricht. Die ICF ist somit eine Alternative für die Belange sozialpsychiatrischer Forschung und auch Praxis.

Insgesamt stellen die Bereiche der Ursachenforschung und der Epidemiologie jene Forschungsfelder dar, bei denen sich die Sozialpsychiatrie der traditionellen Psychiatrie sozusagen am ehesten „annähert" bzw. in Teilen mit dieser „deckungsgleich" ist. Dies gilt v. a. dann, wenn sich sozialpsychiatrische Forschung an den gängigen Klassifikationsschemata (ICD, DSM) orientiert. Die ICF bietet hier eine Alternative. Durch diese könnten sozialpsychiatrische Grundannahmen (wieder) vermehrt Einzug in die epidemiologische Forschung halten. Mithilfe der ICF kann bzw. könnte die Sozialpsychiatrie auch in diesen Feldern Forschung betreiben, die sich wieder mehr einem sozialen bzw. einem sozialwissenschaftlichen Verständnis von psychischen Erkrankungen annähert.

Literatur

Alanen, Y. O. (2003). Schizophrene Vulnerabilität – auf dem Wege zu einer integrativen Sichtweise. In V. Aderhold, Y. O. Alanen, G. Hess & P. Hohn (Hrsg.), *Psychotherapie der Psychosen. Integrative Behandlungsansätze aus Skandinavien* (S. 21–37). Psychosozial-Verlag: Gießen.

Andrews, G., Issakidis, C., Sanderson, K., Corry, J., & Lapsley, H. (2004). Utilising survey data to inform public policy: comparison of the cost-effectiveness of treatment of ten mental disorders. *British Journal of Psychiatry 184*, 526–533.

Barkmann, C., & Schulte-Markwort, M. (2004). Prävalenz psychischer Auffälligkeit bei Kindern und Jugendlichen in Deutschland – ein systematischer Literaturüberblick. *Psychiatrische Praxis 31*, 278–287.

Becker, E. (2011). *Angst*. München: Ernst Reinhardt.

Bischkopf, J. (2015). *So nah und doch so fern – Mit depressiv erkrankten Menschen leben*. 3. Aufl. Köln: Balance.

Böhm, M., Gruber, D., Koren, G., Schöny, W., & Endel, F. (2013). „*Wenn sich die Türe dreht … ". Personenspezifika und Inanspruchnahme ambulanter Leistungen von Psychiatriepatienten mit hoher Wiederaufnahmerate in ausgewählten Bundesländern in Österreich*. Linz: pro mente edition.

Böhm, M., Stiglbauer, B., Öhlinger, G., Weichbold, M., Weichbold, B., Koren, G., & Schöny, W. (2015). *Gerontopsychiatrie in Pflegeheimen in Vorarlberg*. pro mente edition, Linz.

Böhner, W., & Meyer, M. (2006). Affektive Störungen. In M. Gaßmann, W. Marschall & J. Utschakowski (Hrsg.), *Psychiatrische Gesundheits- und Krankenpflege – Mental Health Care* (S. 289–295). Heidelberg: Springer Medizin.

Brakemeier, E.-L., Normann, C., & Berger, M. (2008). Ätiopathogenese der unipolaren Depression. Neurobiologische und psychosoziale Faktoren. *Bundesgesundheitsblatt – Gesundheitsforschung – Gesundheitsschutz 51*, 379–391.

Bramesfeld, A. (2011). Soziale Ungleichheit, psychische Gesundheit und Versorgung. *Psychiatrische Praxis 38*, 363–365.

Brütt, A. L., Schulz, H., Koch, U., & Andreas, S. (2008). Entwicklung eines an der ICF orientierten Instrumentes für die Erfassung von Aktivitäten und Partizipation bei Patienten mit psychischen Erkrankungen. http://www.forschung-patientenorientierung.de/files/andreas-poster.jpg. Zugegriffen: 21. November 2016.

Chisholm, D., Sanderson, K., Ayuso-Mateos, J. L., & Saxena, S. (2004). Reducing the global burden of depression. Population-level analysis of intervention cost-effectiveness in 14 world regions. *British Journal of Psychiatry 184*, 393–403.

Cieza, A., Geyh, S., Chatterji, S., Kostanjsek, N., Üstün, B., & Stucki, G. (2005). ICF linking rules: An update based on lessions learned. *Journal of Rehabilitation Medicine 37*, 212–218.

Deutsches Institut für Medizinische Dokumentation und Information (2016). ICD-10-GM Version 2016 Systematisches Verzeichnis Internationale statistische Klassifikation der Krankheiten und verwandter Gesundheitsprobleme, 10. Revision. www.icd-code.de. Zugegriffen: 18. Januar 2016.

Dietsche, S., Nosper, M., Egle, U.T., & Löschmann, C. (2008). Differenzielle Therapiezuweisung in der psychosomatischen Rehabilitation mit Hilfe eines ICF-konformen Fragebogens (ICF AT 50-Psych). In Deutsche Rentenversicherung (Hrsg.), *17. Rehabilitationswissenschaftliches Kolloquium. Evidenzbasierte Rehabilitation – zwischen Standardisierung und Individualisierung. Tagungsband* (S. 125–127). Berlin. http://forschung.deutsche-rentenversicherung.de/ForschPortalWeb/ressource?key=tagungsband_17_reha_kolloqu.pdf. Zugegriffen: 21. November 2016.

Egger, J. W. (2005). Das biopsychosoziale Krankheitsmodell. Grundzüge eines wissenschaftlich begründeten ganzheitlichen Verständnisses von Krankheit. *Psychologische Medizin 16*, 3–12.

Ehrenberg, A. (2006). Gesellschaftlicher Kontext. Die Depression, Schattenseite der Autonomie? In G. Stoppe, A. Bramesfeld & F.-W. Schwartz (Hrsg.), *Volkskrankheit Depression? Bestandsaufnahme und Perspektiven* (S. 123–137). Berlin: Springer.

Engel, G. L. (1980). The clinical application of the biopsychosocial model. *American Journal of Psychiatry 137*, 535–544.

Engel, S. (2012). *Alzheimer & Demenzen. Die Methode der einfühlsamen Kommunikation. Unterstützung und Anleitung für Angehörige – auch auf DVD.* 2., vollständig überarbeitete Aufl. Stuttgart: TRIAS.

Ewert, T., Cieza, A., & Stuckie, G. (2002). Die ICF in der Rehabilitation. *Physikalische Medizin Rehabilitationsmedizin Kurortmedizin 12*, 157–162.

Fasel, T., Baer, N., & Frick, U. (2010). Dynamik der Inanspruchnahme bei psychischen Problemen. Soziodemographische, regionale, krankheits- und systembezogene Indikatoren (Obsan Dossier 13). Neuchâtel: Schweizerisches Gesundheitsobservatorium. http://www.obsan.admin.ch/sites/default/files/publications/2015/obsan_dossier_13.pdf. Zugegriffen: 3. Mai 2016.

Fiedler, P. (2001). *Persönlichkeitsstörungen.* 5., völlig neu bearbeitete Aufl. Weinheim: Beltz.

Finzen, A. (2013). *Schizophrenie. Die Krankheit verstehen, behandeln, bewältigen.* 2. Aufl. Köln: Psychiatrie Verlag.

Gaebel, W. (2005). Ätiopathogenetische Konzepte und Krankheitsmodelle in der Psychiatrie. In H.-J. Möller, G. Laux & H.-P. Kampfhammer (Hrsg.), *Psychiatrie & Psychotherapie* (S. 26–48). 2. Aufl. Heidelberg: Springer.

Gaebel, W., & Wölwer, W. (2010). Schizophrenie. In Robert Koch-Institut (Hrsg.), *Gesundheitsberichterstattung des Bundes. Heft 50.* Berlin. http://www.gbe-bund.de/gbe10/abrechnung.prc_abr_test_logon?p_uid=gast&p_aid=0&p_knoten=FID&p_sprache=D&p_suchstring=13064#Kap2.3. Zugegriffen: 14. Januar 2016.

Groenemeyer, A. (2008). Eine schwierige Beziehung – Psychische Störungen als Thema soziologischer Analysen. *Soziale Probleme 2*, 113–136.

Gruber, D., Schmidbauer, R., Paulik, R., Schaireiter, M. M., Koren, G., & Schöny, W. (2014). *Prävention psychischer Probleme – Einführung, Grundlagen und Diskurs.* Linz: pro mente edition.

Häfner, H. (2010). *Schizophrenie. Erkennen, Verstehen, Behandeln.* München: C. H. Beck.

Hautzinger, M. (2009). Depression. In J. Margraf & S. Schneider (Hrsg.), *Lehrbuch der Verhaltenstherapie. Band 2: Störungen im Erwachsenenalter – Spezielle Indikationen – Glossar* (S. 125–138). 3., vollständig bearbeitete und erweiterte Aufl. Heidelberg: Springer Medizin.

Hautzinger, M. (2013). *Kognitive Verhaltenstherapie bei Depressionen.* 7., vollständig überarbeitete und erweiterte Aufl. Weinheim, Basel: Beltz.

Hinterhuber, H., & Meise, U. (2007). Zum Stellenwert der medizinisch-psychiatrischen Rehabilitation. *Neuropsychiatrie 21*, 1–4.

Hummer, M. (2008). Schizophrenie – die Krankheit. In H. Rittmannsberger & J. Wancata (Hrsg.), *Der Österreichische Schizophreniebericht 2008.* Linz u. a., 14–18.

Ihle, W., & Esser, G. (2002). Epidemiologie psychischer Störungen im Kindes- und Jugendalter: Prävalenz, Verlauf, Komorbidität und Geschlechtsunterschiede. *Psychologische Rundschau 53*, 159–169.

Jacobi, F., Höfler, M., Strehle, J., Mack, S., Gerschler, A., Scholl, L., Busch, M.A., Maske, U., Hapke, U., Gaebel, W., Maier, W., Wagner, M., Zielasek, J., & Wittchen, H.-U. (2014). Psychische Störungen in der Allgemeinbevölkerung. Studie zur Gesundheit Erwachsener in Deutschland und ihr Zusatzmodul Psychische Gesundheit (DEGS1-MH). *Nervenarzt 85*, 77–87.

Juckel, G., & Morosini, L. (2008). The new approach: Psychosocial functioning as a necessary outcome criterion for therapeutic success in schizophrenia. *Current Opinion in Psychiatry 21*, 630–639.

Kastner, U., & Löbach, R. (2007). *Handbuch Demenz.* München, Jena: Urban & Fischer.

Keupp, H. (2009). Psychische Störungen und Psychotherapie in der spätmodernen Gesellschaft. *Psychotherapeut 54*, 130–138.

Klerman, G. L., & Weisman, M. M. (1988). The changing epidemiology of depression. *Clinical Chemistry 34*, 807–812.

Klosterkötter, J. (2008). Indizierte Prävention schizophrener Erkrankungen. *Deutsches Ärzteblatt 105*, 363–370.

Lieb, R., & Wittchen, H.-U. (2005). Angststörungen: Klassifikation und Diagnostik. In M. Perrez & U. Baumann (Hrsg.), *Lehrbuch Klinische Psychologie – Psychotherapie* (S. 894–904). Bern: Hans Huber.

Lieb, R., & Witthauer, C. (2015). Angststörungen. In W. Rössler & V. Ajdacic-Gross (Hrsg.), *Prävention psychischer Störungen. Konzepte und Umsetzungen* (S. 140–148). Stuttgart: Kohlhammer.

Linden, M., & Baron, S. (2005). Das „Mini-ICF-Rating für psychische Störungen (Mini-ICF-P)". Ein Kurzinstrument zur Beurteilung von Fähigkeitsstörungen bei psychischen Erkrankungen. *Rehabilitation 44*, 144–151.

Lüders, S., & Schrader, S. (2015). Vaskuläre Demenz und Hypertonie. *Deutsche Medizinische Wochenschrift 140*, 1599–1603.

Mauz, E., & Jacobi, F. (2008). Psychische Störungen und soziale Ungleichheit im Geburtskohortenvergleich. *Psychiatrische Praxis 35*, 343–352.

Mehl, S., Falkenberg, I., & Kircher, T. (2016). Symptomatik der Schizophrenie. In P. Falkai (Hrsg.), *Praxishandbuch Schizophrenie. Diagnostik – Therapie – Versorgungsstrukturen* (S. 13–24). München: Urban und Fischer.

Meller, I., & Fichter, M. M. (2005). Psychiatrische Epidemiologie. In H.-J. Möller, G. Laux, & H.-P. Kapfhammer (Hrsg.), *Psychiatrie & Psychotherapie* (S. 49–68). 2. Aufl. Heidelberg: Springer.

Moncrieff, J. (2003). Steht die Psychiatrie zum Verkauf an? Eine Untersuchung zum Einfluss der pharmazeutischen Industrie auf die Psychiatrie als Wissenschaft und Praxis. *Sozialpsychiatrische Informationen 38*, 8–19.

4

Morschitzky, H. (2009). *Angststörungen. Diagnostik, Konzepte, Therapie, Selbsthilfe.* 4. Aufl. Wien: Springer.

Murray, C. J. L., & Lopez, A. D. (1996). *The global burden of disease and injury series. Volume 1: A comprehensive assessment of mortality and disability from diseases, injuries, and risk factors in 1990 and projected to 2020.* Cambridge: Harvard University Press.

Nosper, M. (2008). ICF AT-50 Psych. Entwicklung eines ICF-konformen Fragebogens für die Selbstbeurteilung von Aktivitäten und Teilhabe bei psychischen Störungen. In Deutsche Rentenversicherung (Hrsg.), *17. Rehabilitationswissenschaftliches Kolloquium. Evidenzbasierte Rehabilitation – zwischen Standardisierung und Individualisierung* (S. 127–129). Bremen: Tagungsband.

Nuechterlein, K. H., Dawson, M. E., Ventura, J., Gitlin, M., Subotnik, K. L., Snyder, K. S., Mintz, J., & Bartzokis, G. (1994). The vulnerability/stress model of schizophrenic relapse: A longitudinal study. *Acta Psychiatrica Scandinavica 89*, 58–64.

O'Donovan, M.-A., & Doyle, A. (2007). Measure of Activity and Participation (MAP). World Health Organization's Disability Assessment Schedule (WHODAS II). *MAP Bulletin 2*, 1–6.

OECD Organisation für wirtschaftliche Zusammenarbeit und Entwicklung (2014). *Making mental health count. The social and economic costs of neglecting mental health care.* OECD Health Policy Studies: Paris: OECD Publishing.

Österreichische Gesellschaft für Schizophrenie (2016). *Was ist Schizophrenie?* http://www.schizophrenie.or.at/was-ist-schizophrenie/allgemeines-zur-schizophrenie/. Zugegriffen: 18. Januar 2016

Petermann, U., & Petermann, F. (2005). Risiko- und Schutzfaktoren in der kindlichen Entwicklung. In J. Althammer (Hrsg.), *Familienpolitik und soziale Sicherung. Festschrift für Heinz Lampert* (S. 39–55). Berlin: Springer.

Petermann, U., & Petermann, M. H. (2006). Ressourcen – ein Grundbegriff der Entwicklungspsychologie und Entwicklungspathologie? *Kindheit und Entwicklung 15*, 118–127.

Richter, D., & Berger, K. (2013). Nehmen psychische Störungen zu? Update einer systematischen Übersicht über wiederholte Querschnittsstudien. *Psychiatrische Praxis 40*, 176–182.

Robert Koch-Institut (in Zusammenarbeit mit dem Statistischen Bundesamt) (2003). Gesundheit alleinerziehender Mütter und Väter. In Robert Koch-Institut (Hrsg.), *Gesundheitsberichterstattung des Bundes. Heft 14.* http://edoc.rki.de/documents/rki_fv/reUzuR53Jx9JI/PDF/27ZIDyKPODMF_59.pdf. Zugegriffen: 4. Mai 2016.

Rudolf, G. A. E. (2000). *Der schizophrene Patient in der ärztlichen Sprechstunde. Praxisleitfaden Psychiatrie.* 4., überarbeitete und aktualisierte Aufl. Wiesbaden: Deutscher Universitätsverlag.

Rüesch, P., & Neuenschwander, M. (2004). Soziale Netzwerke und soziale Unterstützung. In W. Rössler (Hrsg.), *Psychiatrische Rehabilitation* (S. 7–20). Berlin: Springer.

Salize, H. J., & Kilian, R. (2010). *Gesundheitsökonomie in der Psychiatrie. Konzepte, Methoden, Analysen.* Stuttgart: Kohlhammer.

Schmidt, F. (2012). *Nutzen und Risiken psychoedukativer Interventionen für die Krankheitsbewältigung bei schizophrenen Erkrankungen.* Bonn: Psychiatrie Verlag.

Schneider, S. (2004). Risikofaktoren für die Entwicklung von Angststörungen. In S. Schneider (Hrsg.), *Angststörungen bei Kindern und Jugendlichen. Grundlagen und Behandlung* (S. 55–77). Berlin: Springer.

Schulz, J. B., & Hartje, W. (2006). Demenzen. In H.-O. Karnath, W. Hartje & W. Ziegler (Hrsg.), *Kognitive Neurologie* (S. 216–229). Stuttgart: Thieme.

Schwarz, G. (2010). *Basiswissen: Umgang mit demenzkranken Menschen.* 2. Aufl. Bonn: Psychiatrie Verlag.

Schweitzer, J., & Schlippe, A. v. (2015). *Lehrbuch der systemischen Therapie und Beratung II. Das störungsspezifische Wissen.* 6., unveränderte Aufl. Göttingen: Vandenhoeck & Ruprecht.

Vasak, G., & Unterluggauer, H. (2013). *Verwehte Erinnerung. Demenz-Patienten verstehen und begleiten.* Wien: Molden.

Voos, D. (2015). *Die eigene Angst verstehen. Ein Ratgeber.* Gießen: Psychosozial-Verlag.

Vos, T., Haby, M. M., Barendregt, J. J., Kruijshaar, M., Corry, J., & Gavin, A. (2004). The burden of major depression avoidable by longer-term treatment strategies. *Archives of General Psychiatry 61*, 1097–1103.

Wancata, J. (2002). Die Epidemiologie der Demenzen. *Wiener Medizinische Wochenschrift 3–4*, 52–56.

Wancata, J. (2013). *Von der Depression zur Lebensfreude.* Wien: MedMedia Verlag.

Wancata, J., Kapfhammer, H.-P., Schüssler, G., & Fleischhacker, W. W. (2007). Sozialpsychiatrie: essentieller Bestandteil der Psychiatrie. *Psychiatrie und Psychotherapie 3*, 58–64.

Weber, M. (2008). International Classification of Functioning, Disability and Health (ICF): Eine gemeinsame Basis für den funktionsorientierten, rehabilitativen Zugang zur Gesundheit. *Schweizerisches Medizin-Forum 8*, 456–457.

WHO World Health Organization (2003). ICF Checklist. http://www.who.int/classifications/icf/icfchecklist.pdf?ua=1. Zugegriffen: 24. Oktober 2016.

WHO World Health Organization (WHO) (2005/2001). *Internationale Klassifikation der Funktionsfähigkeit, Behinderung und Gesundheit.* Genf. http://www.dimdi.de/dynamic/de/klassi/downloadcenter/icf/stand2005/icfbp2005.zip. Zugegriffen: 21. April 2015.

WHO World Health Organization (2015). Internationale Klassifikation psychischer Störungen ICD-10 Kapitel V (F) Klinische-diagnostische Leitlinien. 10., überarbeitete Auflage. Herausgegeben von Dilling, H., Mambour, W., & Schmidt, M. H. Bern: Hogrefe.

WHO World Health Organization (2016/1992). *ICD-10. Internationale statistische Klassifikation der Krankheiten und verwandter Gesundheitsprobleme.* 10 Revision. Genf. https://www.dimdi.de/dynamic/de/klassi/downloadcenter/

icd-10-who/version2016/systematik/. Zugegriffen: 10. Oktober 2016.

Wilkinson, R., & Pickett, K. (2009). *Gleichheit ist Glück. Warum gerechte Gesellschaften für alle besser sind*. Berlin: Tolkemitt.

Wittchen, H.-U., & Jacobi, F. (2005). Size and burden of mental disorders in Europe – a critical review and appraisal of 27 studies. *European Neuropsychopharmacology 15*, 357–376.

Wittchen, H.-U., & Jacobi, F. (2006). Epidemiologie. In Stoppe G., Bramesfeld A. & Schwartz F.-W. (Hrsg.), *Volkskrankheit Depression? Bestandsaufnahme und Perspektiven* (S. 15–39). Heidelberg: Springer.

Wittchen, H.-U., Jacobi, F., Rehm, J., Gustavsson, A., Svensson, M., Jönsson, B., Olesen, J., Allgulander, C., Alonso, J., Faravelli, C., Fratiglioni, L., Jennum, P., Lieb, R., Maercker, A., van Os, J., Preisig, M., Salvador-Carulla, L., Simon, R., & Steinhauser, H.-C. (2011). The size and burden of mental disorders and other disorders of the brain in Europe 2010. *European Neuropsychopharmacology 21*, 655–679.

Wohlfart, E., Hodzic, S., & Özbek, T. (2006). Transkulturelles Denken und transkulturelle Praxis in der Psychiatrie und Psychotherapie. In Wolfart E. & Zaumseil M. (Hrsg.), *Transkulturelle Psychiatrie – Interkulturelle Psychotherapie. Interdisziplinäre Theorie und Praxis* (S. 141–169). Heidelberg: Springer.

Zielasek, J., & Gaebel, W. (2016). Diagnose und Differenzialdiagnose, Verlauf und Prognose. In Falkai P. (Hrsg.), *Praxishandbuch Schizophrenie. Diagnostik – Therapie – Versorgungsstrukturen* (S. 43–60). München: Urban und Fischer.

Sozialpsychiatrie als Versorgungsforschung

Dominik Gruber, Martin Böhm, Marlene Wallner, Gernot Koren

© Springer-Verlag GmbH Deutschland 2018

W. Schöny (Hrsg.), *Sozialpsychiatrie – theoretische Grundlagen und praktische Einblicke*,

DOI 10.1007/978-3-662-54626-0_5

5

5.1 Qualität und Standards in der sozialpsychiatrischen Versorgung

Das Thema Versorgung psychisch erkrankter Menschen ist ein breites Forschungs- und Anwendungsfeld in der Psychiatrie und Sozialpsychiatrie. Sozialpsychiatrische Versorgung kann grundsätzlich im Lichte verschiedener Perspektiven betrachtet werden (für einen Überblick siehe z. B. Becker et al. 2008):

- in ihrer historischen Entwicklung,
- in ihrer methodischen und ideologischen Ausrichtung,
- in ihrer Zielsetzung,
- in ihrer grundsätzlichen Organisationsform (Versorgungsmodelle),
- in der Zusammensetzung der angebotenen Leistungen an verschiedenen Standorten (Versorgungsstruktur),
- in ihrer Vernetzung (Naht- und Schnittstellenmanagement),
- in ihrer Finanzierung (Finanzierungsmodelle),
- in ihrem Verhältnis zwischen Kosten und Effektivität/Nutzen (Gesundheitsökonomie) etc.

Es gibt auch verschiedene Handlungsfelder, in denen sozialpsychiatrische Versorgung von Bedeutung ist, wie z. B. Aufklärung, Prävention, Beratung, Diagnostik, Behandlung, Rehabilitation. Die Versorgungsleistungen und deren Zusammensetzung/Struktur müssen von politischer Seite geplant und in ihrer Wirksamkeit evaluiert werden. Für die Planung und Ausrichtung der sozialpsychiatrischen Versorgung bedarf es wiederum Überlegungen zu folgenden Punkten:

- Zielformulierungen (Was soll mit der Implementierung eines bestimmten Angebots erreicht werden?),
- Standards der Implementierung und Durchführung (Nach welchen Kriterien soll ein Angebot implementiert und durchgeführt werden?),
- finanzielle Mittel (Wie kann das Angebot finanziert werden?),
- Know-how (Wie können die Angebote konkret umgesetzt werden?),
- Evaluation (Wie können die Angebote und deren Wirksamkeit überprüft, adaptiert und verbessert werden?).

Die sozialpsychiatrische Evaluationsforschung, die in der Regel das Outcome bzw. die Wirkung psychosozialer Einrichtungen erforscht und überprüft, wird im Rahmen dieses Buches in einem eigenen Kapitel dargestellt (▶ Kap. 6).

Eine moderne sozialpsychiatrische Versorgung versucht, ihr Angebot auf der Grundlage definierter Qualitätsstandards zu implementieren und anzubieten. Aber was bedeutet der Begriff Qualität in diesem Zusammenhang? Und wie kann Qualität operationalisiert und in weiterer Folge umgesetzt werden? Diese Fragen sind Thema des ersten Teils dieses Kapitels. Zunächst sollen die Begriffe Qualität und Qualitätsstandards genauer bestimmt werden. Danach soll der Prozess verdeutlicht werden, wie auf der Grundlage von normativ orientierten Leitprinzipien Qualitätsindikatoren abgeleitet werden können.

5.1.1 Struktur-, Prozess- und Ergebnisqualität

Im Rahmen einer sehr allgemeinen Begriffsbestimmung wird unter Qualität die „Gesamtheit von Merkmalen einer Einheit bezüglich ihrer Eignung, festgelegte und vorausgesetzte Erfordernisse zu erfüllen" (DIN ISO 8402, zitiert in Piechotta 2008, S. 6), verstanden. Der Begriff der Qualität kann – nach Donabedian (1966) – des Weiteren in unterschiedliche Dimensionen untergliedert werden, und zwar in

- die Strukturqualität,
- die Prozessqualität und
- die Ergebnisqualität.

Die einzelnen Dimensionen bauen aufeinander auf; d. h. qualitätsvolle Strukturen erlauben eine gute Umsetzung und Prozessgestaltung. Diese erlauben wiederum die gesetzten Ziele, also die Ergebnisse, zu erreichen. Die Frage, welche jeweiligen Aspekte unter die 3 Dimensionen fallen, soll ▢ Tab. 5.1 beantworten.

Die Qualität sozialpsychiatrischer Praxis sollte natürlich gesichert werden. Das bedeutet jedoch nicht nur die Wahrung qualitätsvoller Leistung für die Klienten, „sondern darüber hinaus die kritische Betrachtung und Reflexion der therapeutischen Arbeit als ‚Kernprozess' der psychiatrischen Versorgung […]" (Spöhring u. Richter 2001, S. 732). Das heißt, es sollten im Prozess der Versorgung immer wieder Kontrollmechanismen

◘ Tab. 5.1 Aspekte der Struktur-, Prozess- und Ergebnisqualität

Qualitätsdimension	Beispiele
Strukturqualität	Finanzielle Ausstattung
	Infrastruktur
	Organisation und Struktur der Institution
	Personelle Ausstattung (z. B. Zusammensetzung der Berufsgruppen und Qualifikationen)
	Qualitätsmanagementstrukturen
Prozessqualität	Leitliniengetreue Diagnostik, Behandlung, Unterstützung, Nachbetreuung von Klienten
	Verschiedene und angemessene Formen der Behandlung/Unterstützung
	Adäquate Dokumentation
	Evaluierung und Adaption von Abläufen
	Adäquates Schnittstellenmanagement (nahtloser Übergang von einer zur anderen Leistung)
Ergebnisqualität	Effektivität
	Krankheitsbezogene Indikatoren (gemessen an objektiven Maßen, subjektiver Einschätzung der Klienten)
	Körperliche und geistige Funktionen (z. B. kognitive Leistungsfähigkeit)
	Lebensqualität
	Erwerbsfähigkeit
	Effizienz

eingebaut werden, die mögliche Fehlerquellen entdecken und in weiterer Folge beseitigen. Dafür bedarf es der Transparenz, eines Blicks auf die Versorgung und Prozesse von verschiedenen Stellen und Instrumente zur Dokumentation und Bewertung der Prozesse und Leistungen (in der Regel durch einen Soll-Ist-Vergleich) (vgl. ebd., S. 732 und S. 740f.). Diesen Prozess der Qualitätskontrolle und -sicherung bezeichnet man in der Regel als Qualitätsmanagement. Viele Anbieter sozialpsychiatrischer Leistungen – seien es staatliche Institutionen, Vereine oder gar gewinnorientierte Unternehmen – haben ein Qualitätsmanagement bzw. ein Stelle oder eine Abteilung, die die Sicherung der Qualität koordiniert bzw. sich darum kümmert. Die laufende Verbesserung der Versorgungsqualität ist nicht nur dem Anliegen geschuldet, die Klienten bestmöglich zu unterstützen, sondern auch dem zunehmenden ökonomischen Druck, dem die Sozialpsychiatrie sowie das Gesundheitswesen im Allgemeinen ausgesetzt sind (▶ Abschn. 9.2.2).

5.1.2 Leitprinzipien und Qualitätsindikatoren

Um die Qualität eines Gegenstands, Prozesses oder Systems angeben zu können, bedarf es eines Maßes bzw. Kriterien, die angeben, ob die definierten Erfordernisse erfüllt werden oder nicht. Diese Erfordernisse orientieren sich an sog. Leitprinzipien. Daraus werden wiederum Qualitätsstandards abgeleitet, die wiederum mithilfe von Qualitätskriterien oder -indikatoren sichtbar gemacht werden (Operationalisierung). Leitprinzipien werden auf der Grundlage von normativen (Ziel-)Vorstellungen formuliert, wie z. B. der UN-Konvention über die Rechte von Menschen mit Behinderung. Tansella und Thornicroft (2001, zitiert nach DGPPN 2013, S. 193) formulieren auf der Grundlage eines systematisch erstellten Modells folgende Leit- bzw. Qualitätsprinzipien:

- „**autonomy**": Ermöglichung der Selbstbestimmung für die Klienten,
- „**continuity**": Gewährleistung einer kontinuierlichen Unterstützung bzw. Behandlung,

5

- „**effectiveness**": effektive Unterstützung bzw. Behandlung,
- „**accessibility**": Erreichbarkeit des Angebots,
- „**comprehensiveness**": umfangreiches und intensives Angebot,
- „**equity**": Gleichbehandlung aller Betroffenen,
- „**accountability**": Verlässlichkeit des Angebots,
- „**co-ordination**": Koordination des Angebots über verschiedene Organisationen und Anbieter hinweg,
- „**efficiency**": Wirtschaftlichkeit des Angebots und der Durchführung.

Das Land Oberösterreich hat für die psychosoziale Praxis, z. B. im Bereich „Wohnen und mobile Betreuung", folgende Standards festgelegt (s. Amt der OÖ Landesregierung 2011, S. 31f.). Das psychosoziale Angebot sollte

- sich an den Bedürfnissen, die sowohl allgemeiner als auch spezieller Natur sein können, orientieren (**Bedürfnisorientierung**),
- eine selbstbestimmte und individuelle Lebensführung ermöglichen (**Selbstbestimmung und Individualität**),
- die soziale Teilhabe durch die Berücksichtigung der Interessen und Wünsche der Betroffenen garantieren und Diskriminierungen vorbeugen (**Partizipation**),
- die Teilnahme und Eingliederung betroffener Menschen fördern und ermöglichen (**Integration in die soziale Umwelt**),
- eine gemeindenahe und regionale Versorgung garantieren (**Gemeindenähe und Regionalisierung**),
- den Betroffenen ein möglichst „normales" Leben ermöglichen, das sich am Alltag der Bevölkerung orientiert (**Normalitätsprinzip**),
- vernetzt zur Verfügung gestellt werden, sodass die Probleme der Betroffenen effizient und individuell bearbeitet werden können (**Vernetzung**),
- die Selbsthilfe und die Eigenständigkeit der Betroffenen fördern (**Hilfe zur Selbsthilfe**),
- vorbeugend, präventiv und gesundheitsfördernd arbeiten und wirken, sodass psychosoziale Beeinträchtigungen vermieden werden können (**Prävention**),

- die Möglichkeit bieten – unter der Berücksichtigung der Finanzierbarkeit –, zwischen verschiedenen Unterstützungsleistungen zu wählen (**Wahlmöglichkeit**),
- grundsätzlich nach den Kriterien der Wirtschaftlichkeit implementiert und durchgeführt werden (**Wirtschaftlichkeit, Zweckmäßigkeit und Sparsamkeit**).

Auf der Grundlage dieser Standards oder Leitprinzipien können Qualitätsindikatoren formuliert werden. Dabei ist darauf zu achten, dass die Indikatoren nicht nur in Zusammenhang mit dem entsprechenden Leitprinzip stehen, sondern auch, dass diese sowohl bedeutsam und relevant als auch überhaupt messbar sind (vgl. Weinmann et al. 2009, S. 31ff.). Für die Qualitätseinschätzung bedarf es einerseits spezifischer Messgrößen – also Indikatoren – und andererseits Referenzwerte bzw. Vergleichsparameter, durch die eingeschätzt werden kann, ob (Teil-)Ziele erreicht oder in welcher Güte bzw. welchem Ausmaß diese erreicht wurden (vgl. Hensen 2008, S. 173ff.; Ollenschläger et al. 2007, S. 567). Was die Qualitätsdimensionen betrifft, sollen Indikatoren „als Steuerungsinstrumente in der Versorgung von Menschen mit psychischen Störungen dienen und darum möglichst einen geeigneten ‚Mix' an Struktur-, Prozess- und Ergebnisindikatoren umfassen" (Großimlinghaus et al. 2013, S. 362). Wenn es um konkrete Empfehlungen bei der Umsetzung von Leistungen – in Bezug auf die Wahl der Form, Implementierung, Durchführung, Rahmenbedingungen und Effektivität – geht, können auch die sog. S3-Leitlinien mit dem Titel „Psychosoziale Therapien bei schweren psychischen Erkrankungen" (DGPPN 2013) herangezogen werden, die auf einer umfangreich und systematisch recherchierten Evidenz beruhen. Entsprechend der in ◻ Tab. 5.1 genannten Ebenen der Struktur-, Prozess und Ergebnisqualität, können nun auf der Grundlage konkreter Zielformulierung und Qualitätsstandards konkrete Qualitätsindikatoren formuliert werden. Die ◻ Tab. 5.2 gibt je Ebene 2 konkrete Beispiele wieder, die für verschiedene psychosoziale Interventionen als Indikatoren dienen können.

Grundsätzlich ist darauf zu achten, dass – entsprechend den normativen Grundlagen, wie z. B.

Tab. 5.2 Beispiele für Indikatoren auf den Ebenen der Struktur-, Prozess- und Ergebnisqualität

Qualitätsdimension	Beispiele für Indikatoren
Strukturqualität	Die Ziele der Selbstbestimmung und Ressourcenorientierung sind im Leitbild der Organisation verankert und ausformuliert
	Von der Organisation wird für jeden Mitarbeiter bzw. jede Mitarbeiterin ein Weiterbildungsbudget zur Verfügung gestellt
Prozessqualität	Es gibt standardisierte Routinen für den Fall, dass ein Klient bzw. eine Klientin die Betreuungsform, die Organisation oder die Unterstützungsmaßnahme wechseln will
	Die Unterstützungsleistungen werden auf der Grundlage evidenzbasierter Leitlinien implementiert und durchgeführt
Ergebnisqualität	Durch die Unterstützungsleistung können die Symptombelastung und in weiterer Folge die Krankenstände der Klienten im Schnitt gesenkt werden
	Das sozialtherapeutische Angebot führt in der Regel zu einer Stärkung (Erweiterung, Verdichtung) des sozialen Netzwerks

dem Konzept des Empowerments – die Formulierung und Umsetzung von Zielen, Leitprinzipien und Qualitätsstandards partizipativ erfolgen. So sollten beispielsweise Leitlinien unter der Beteiligung von Betroffenen entwickelt werden (vgl. Schöny et al. 2015, S. 100).

5.1.3 Fazit: Qualität und Standards in der sozialpsychiatrischen Versorgung

Sozialpsychiatrische Forschung und Praxis sollten sich an einem umfangreichen Qualitätsbegriff orientieren, der sowohl die Ebenen der Strukturen als auch jene der Prozesse und Ergebnisse berücksichtigt (Struktur-, Prozess- und Ergebnisqualität). Für die inhaltliche Definition von Qualität und der einzelnen Qualitätsstandards sollten ethische und normativ gut begründete Ziele und Konzeptionen (Leitprinzipien) zugrunde gelegt werden (z. B. Orientierung an der Idee der Inklusion) (► Abschn. 3.3). In einem weiteren Schritt sollten die definierten Qualitätsstandards gut operationalisiert werden, sodass ihre Umsetzung, Messbarkeit und Adaptierung möglich erscheinen. Der gesamte Prozess der Qualitätskontrolle und -sicherung sollte multidimensional und

multidisziplinär ausgerichtet sein. Das heißt, die Definition darf sich nicht nur an einer Dimension, z. B. an dem klinisch definierten Gesundheitszustand oder gar der Effizienz orientieren, sondern muss z. B. auch Prinzipien der sozialen Teilhabe, der Gleichheit und Gerechtigkeit berücksichtigen. Die Festlegung und die Umsetzung von Qualitätsstandards erfordern daher die Zusammenarbeit verschiedener und vielfältiger Professionen.

5.2 Theoretische Grundlagen der Versorgungsforschung

Psychische Erkrankungen erlangen immer mehr gesellschaftliche und volkswirtschaftliche Bedeutung (► Abschn. 4.3). Häufig ist die Krankheitslast, die mit psychischen Störungen einhergeht, gemessen als Verlust von Lebensjahren durch Leid, Beeinträchtigung und Tod in Zusammenhang mit der psychischen Erkrankung, enorm (hierzu u. a. Institute for Health Metrics and Evaluation 2013).

Laut der OECD-Studie „Health at a Glance" (2014) liegt Österreich bei den öffentlichen Gesundheitsausgaben pro Kopf an vierter Stelle innerhalb der EU, jedoch bei der durchschnittlichen Anzahl an gesunden Lebensjahren pro Einwohner nur im Mittelfeld (OECD 2014).

Die Versorgung und Betreuung von psychisch erkrankten Menschen hat in den letzten Jahrzehnten eine starke Veränderung erfahren. Wurden psychisch erkrankte Menschen bis in die 1960er-Jahre noch in großen Institutionen, wohnortfern und unter menschenunwürdigen Bedingungen betreut (vgl. Goffman 1973/1961), so verlagerte sich in den letzten Jahrzehnten die Betreuung in Richtung gemeindenaher, dezentraler und personenzentrierter Betreuung (hierzu u. a. Riedel-Heller et al. 2008, S. 157; Grausgruber et al. 2006; ▸ Abschn. 2.2.6). Diese Änderungen in der Versorgung von psychisch erkrankten Menschen wurden u. a. durch psychiatriekritische Bewegungen (z. B. die Antipsychiatrie) und durch die Psychiatrieenquete in Deutschland im Jahr 1975 erreicht. Letztlich stimulierten diese auch die Versorgungsforschung (vgl. Riedel-Heller 2008, S. 157), die dieser Abschnitt zum Thema hat.

5.2.1 Begriffsbestimmung

Nach Pfaff (2003, S. 13) ist das Gesundheitswesen gekennzeichnet durch eine Vielfalt an Problemen der Kranken- und Gesundheitsversorgung, zu deren Bewältigung keine tragfähigen Lösungen vorhanden sind, bzw. es gibt auch seitens der involvierten Akteure (Praktiker, Politiker und Wissenschaftler) keine adäquaten Antworten auf ökonomische und qualitätsbezogene Probleme. Einerseits liegt dies in der Komplexität der Versorgungsprobleme und andererseits in den beschränkten Problemlösungskapazitäten des Gesundheitswesens begründet. Generell mangelt es hierzu an Daten und Wissen hinsichtlich der Versorgungssituation und deren Zusammenhänge (vgl. ebd.; diese „Diagnose" hat wohl weit über den deutschsprachigen Raum Gültigkeit.) Um diese Probleme bearbeiten zu können, bedarf es eines Ausbaus der sog. Versorgungsforschung.

Zum Begriff der Versorgungsforschung („Health Services Research") existiert derzeit eine Vielzahl von unterschiedlichen Definitionen (hierzu siehe u. a. Badura et al. 2001; Lohr u. Steinwachs 2002; Pfaff 2003). Eine gängige Definition stammt vom Arbeitskreis Versorgungsforschung in Deutschland. Dieser wissenschaftliche Beirat der Bundesärztekammer beschreibt Versorgungsforschung folgendermaßen:

» Versorgungsforschung ist die wissenschaftliche Untersuchung der Versorgung von Einzelnen und der Bevölkerung mit gesundheitsrelevanten Produkten und Dienstleistungen unter Alltagsbedingungen. (Arbeitskreis Versorgungsforschung beim wissenschaftlichen Beirat der Bundesärztekammer 2004, S. 2)

Nach Pfaff (2003, S. 13) kann diese „als ein fachübergreifendes Forschungsgebiet, das die Kranken- und Gesundheitsversorgung und ihre Rahmenbedingungen beschreibt und kausal erklärt, zur Entwicklung wissenschaftlich fundierter Versorgungskonzepte beiträgt, die Umsetzung neuer Versorgungskonzepte begleitend erforscht und die Wirksamkeit von Versorgungsstrukturen und -prozessen unter Alltagsbedingungen evaluiert", definiert werden. Die Versorgungsforschung untersucht – so Pfaff (2003) – die letzte Stufe („letzte Meile") des Transfers wissenschaftlicher Erkenntnis in die Praxis der Patientenversorgung. Unter der letzten Meile des Gesundheitssystems sind die entscheidenden Versorgungsleistungen der Kranken- und Gesundheitsversorgung, die von den Krankenhäusern, Arztpraxen und anderen Gesundheitseinrichtungen erbracht werden, zu verstehen (vgl. ebd., S. 13f.). Das heißt, die zentrale Frage für die Versorgungsforschung ist, wie dafür gesorgt werden kann, dass wissenschaftliche Erkenntnisse aus dem Bereich der Gesundheitsversorgung auch bei der Behandlung der Patienten berücksichtigt und im klinischen Alltag adäquat angewendet werden können. So werden u. a. Behandlungsmethoden von der Versorgungsforschung unter Alltagsbedingungen evaluiert (vgl. Schrappe u. Pfaff 2011, S. 381f.). Neben der Generierung von anwendungsnahem Wissen erfüllt die Versorgungsforschung auch so etwas wie eine politische Funktion, indem sie die generierten Erkenntnisse der Öffentlichkeit sowie den Entscheidungsträgern zur Verfügung stellt (vgl. Pfaff 2003). In ihrer Ausrichtung sollte Versorgungsforschung nach Pfaff und Schrappe (2011, S. 2) und Schrappe und Pfaff (2011, S. 381) folgende 3 Aspekte in jedem Fall berücksichtigen:

- **Ergebnis- und Outcome-Orientierung**: Hier steht die Gesundheitsversorgung im Mittelpunkt, die tatsächlich bei den Klienten bzw. Patienten ankommt.

- **Multidisziplinarität und -professionalität:** Zusätzlich zur klinischen Medizin kommen andere wissenschaftliche Disziplinen zur Anwendung.
- **Patientenorientierung:** Sogenannte „patient reported outcomes" sollen das Behandlungsergebnis aus der Patientensicht wiedergeben.

5.2.2 Ziele und Fragestellungen

Wie bereits erwähnt, ist das Ziel der Versorgungforschung einerseits der Erwerb von grundlegendem und anwendungsnahem Wissen über die Praxis der Kranken- und Gesundheitsversorgung und andererseits die Vermittlung dieses Wissens an die Öffentlichkeit. Dies geschieht mittels medizinischen, ökonomischen und sozialwissenschaftlichen Theorien und Methoden und der Verknüpfung zwischen dem Wissen der klinischen Medizin und dem der Versorgungspraktiker (vgl. Badura et al. 2001).

Neugebauer et al. (2008, S. 84) definieren 5 Hauptfunktionen von Forschung – Beschreibung, Erklärung, Gestaltung, Intervention und Evaluation. Entlang dieser Funktionen lassen sich verschiedene Fragen der Versorgungsforschung stellen. Hierzu einige Beispiele:

- **Beschreibungsfunktion:** Wie ist das sozialpsychiatrische Versorgungssystem ausgestaltet?
- **Erklärungsfunktion:** Wie ist das Versorgungssystem entstanden, und wie fügen sich seine Teile zusammen?
- **Gestaltungsfunktion:** Welche Versorgungsmodelle bzw. Maßnahmen sind auf der Grundlage von Forschungsergebnissen als sinnvoll einzustufen, und welche sollten umgesetzt werden?
- **Evaluative Begleitungsfunktion:** Welche Probleme sind mit Umsetzung der Intervention verschiedener Versorgungselemente verbunden, und wie können diese gelöst werden?
- **Belegfunktion, summative Evaluation:** Wie wirksam sind die implementierten Versorgungselemente und Interventionen in der Praxis?

Hinsichtlich der zuvor genannten Definition von Versorgungsforschung kann diese in eine Grundlagen- und eine Anwendungsforschung unterteilt

werden. In der Grundlagenforschung werden einzelne Elemente des Versorgungssystems beschrieben und untersucht. Die gewonnenen Erkenntnisse und das Wissen aus der Grundlagenforschung werden in der Anwendungsforschung bei der Entwicklung von Versorgungskonzepten eingebracht und durch wissenschaftliche Untersuchungen (Begleitforschung) in ihrer Umsetzung und Wirksamkeit in die Alltagspraxis begleitet und evaluiert. Hinsichtlich der Einteilung in Grundlagen- und Anwendungsforschung kann festgehalten werden, dass es im ersten Fall um das Beschreiben und Erklären geht, währenddessen Letztgenanntes Konzeptentwicklung, Begleit- und Umsetzungsforschung sowie Evaluation zum Thema hat (vgl. Pfaff 2003, S. 14).

Auf Grundlage der Erkenntnisse der beschreibenden und erklärenden Versorgungsforschung leistet die gestalterische Versorgungsforschung mittels Konzeptentwicklung und Beratung einen wichtigen Beitrag zum Ausbau einer evidenzbasierten Kranken- und Gesundheitsversorgung. Durch die Praktiker erfolgt die Implementierung neuer Versorgungskonzepte und -modelle in die Praxis, die in der begleitenden Versorgungsforschung im Hinblick auf ihre Umsetzung und ihre Verankerung in der Alltagspraxis evaluiert werden. Die Wirksamkeit von Behandlungen, Verfahren und Leitlinien sowie von komplexen Versorgungsstrukturen und -prozessen zu evaluieren stellt die Aufgabe der bewertenden Versorgungsforschung dar (vgl. Pfaff 2003, S. 19f.).

5.2.3 Gegenstandsbereiche und Teildisziplinen

Nach Schwartz und Busse (2003) befasst sich Gesundheitssystemforschung allgemein mit „Bedarf, Inanspruchnahme, Ressourcen, Strukturen, Prozessen, Ergebnissen und zuschreibbaren Resultaten (Outcomes) von systemisch organisierten Ansätzen der Krankheitsverhütung, -bekämpfung oder -bewältigung" (ebd., S. 523). Die Versorgungsforschung hingegen bezieht sich konkret „auf die Mikroebene des Gesundheitssystems – insbesondere auf Krankenhäuser, ÄrztInnenpraxen oder einzelne Gesundheitstechnologien" (ebd., S. 523). Prägen Organisationen, Institutionen und deren institutionelle Arrangements auf der Mesoebene sowie

5

Krankenkassen oder Ärzteverbände bzw. Selbsthilfeorganisationen, sprich die Rahmenbedingungen der Versorgungssysteme auf der Makroebene, die letzte Meile der Leistungserbringung mit und sind sie zur Erklärung der Versorgungssituation notwendig, dann gehören sie auch zum Gegenstand der Versorgungsforschung (vgl. Pfaff 2003, S. 14; Riedel-Heller et al. 2008, S. 157).

Pfaff (2003) unterteilt die Versorgungsforschung im Sinne einer systemtheoretischen Sicht als ein Forschungsgebiet, „welches untersucht, wie das Versorgungssystem und seine kulturellen, sozialen, personalen, technischen, ökonomischen und organisatorischen Eigenheiten und Rahmenbedingungen Input, Output und Outcome dieses Systems beeinflussen" (Pfaff 2003, S. 15). Die ◘ Tab. 5.3 zeigt die Elemente dieser Begriffsbestimmung, um den Gegenstandsbereich der Versorgungsforschung zu verdeutlichen.

Hinsichtlich dieser „Input – Throughput – Output – Outcome"-Unterscheidung zur Untersuchung des Versorgungssystems lassen sich nach dem Arbeitskreis Versorgungsforschung beim wissenschaftlichen Beirat der Bundesärztekammer (2004, S. 3) folgende Zuordnungen treffen:

- Die **Input-Forschung** untersucht den Bedarf und das Inanspruchnahmeverhalten von Klienten bzw. Patienten und jene Bedingungen sowie Einflussfaktoren, die diese beeinflussen. So kann es z. B. zu geschlechts- oder altersspezifischen Unterschieden in der Inanspruchnahme bestimmter Leistungen kommen. Der ▶ Abschn. 5.3 gibt hierzu einen Überblick über einige Erkenntnisse in diesem Bereich.
- Die **Throughput-Forschung** erforscht die Struktur und die Prozesse der Versorgung, wie z. B. die Organisation, den Aufbau von Leistungen und deren Vernetzung (Schnittstellenmanagement); sie untersucht die Beziehung zwischen verschiedenen Stakeholdern, z. B. die Ärzte-Patienten-Beziehung; sie erstellt Handlungsanleitungen für die Diagnostik, Behandlung und Unterstützung (Leitlinien). Der ▶ Abschn. 5.4 gibt Beispiele für verschiedene sozialpsychiatrische Versorgungsmodelle.
- Die **Output-Forschung** betrachtet die unmittelbar erbrachten Angebote. In der Regel liefern diese grundlegende Kennziffern, wie z. B. Auslastungszahlen, Kontakthäufigkeiten, Typologie und Anzahl von Behandlungen bzw. Unterstützungsleistungen.
- Die **Outcome-Forschung** versucht hingegen, die Erreichung der eigentlich gesteckten Ziele, wie z. B. die Verbesserung des Gesundheitszustandes, die Wiederherstellung des sozialen Funktionsniveaus oder der Arbeitsfähigkeit, zu messen und in letzter Konsequenz auch zu bewerten. Der Outcome-Forschung widmen wir uns v. a. in ▶ Kap. 6.

Wie jedes soziale System besteht das Versorgungssystem aus einer nach außen hin scheinbar abgegrenzten Gesamteinheit von Elementen zwischen deren (Wechsel-)Beziehungen eine Struktur herrscht und Rückkopplungsprozesse stattfinden (vgl. Pfaff 2003, S. 15). Wichtig ist hierbei, dass letztlich immer die sog. letzte Meile im Gesundheitssystem (z. B. konkrete Kranken- und Gesundheitsversorgung in den Krankenhäusern und Ärztepraxen) als Gegenstand der Versorgungsforschung adressiert ist (vgl. ebd., S. 13). Da Versorgungsprobleme nicht an einzelne Disziplinen gebunden sind und auch nicht innerhalb dieser haltmachen, muss die Versorgungsforschung als Querschnittfach zur Problembeschreibung und

◘ **Tab. 5.3** Systemtheoretisches Modell des Versorgungssystems. (Mod. nach Pfaff 2003, S. 15; in Teilen auch Schrappe u. Pfaff 2011, S. 383, mit freundl. Genehmigung des Hogrefe-Verlags)

Input	→	Throughput	→	Output	→	Outcome
Versorgungsbedarf/-inanspruchnahme (z. B. Ressourcen, Dienstleister, Patienten etc.)		Versorgungsstrukturen, -prozesse bzw. -technologien		Erbrachte Versorgungsleistung		Zugewinn an Gesundheits- bzw. Lebensqualität (Wirkung/Ergebnis)

◘ Tab. 5.4 Teildisziplinen der Versorgungsforschung. (Aus Pfaff 2003, S. 18, mit freundl. Genehmigung des Hogrefe-Verlags)

Teildisziplinen der Versorgungsforschung	Bedarfsforschung	Inanspruchnahmeforschung	Organisationsforschung	Health Technology Assessment	Versorgungsökonomie	Qualitätsforschung	Versorgungsepidemiologie
Gegenstand der Betrachtung	Bedarf – objektiver – subjektiver	Inanspruchnahme	Versorgungsstrukturen/-prozesse	Versorgungstechnologien/-mittel	Finanzierung Kosten Nutzen	Qualität	Gesundheit Wohlbefinden
Ansatzpunkt im systemtheoretischen Modell	Input	Input	Throughput	Throughput Output Outcome	Input Throughput Output Outcome	Throughput Output Outcome	Outcome

-lösung unterschiedliche Disziplinen (medizinische, gesundheitswissenschaftliche und organisationswissenschaftliche) zusammenführen. Einen Überblick über die unterschiedlichen Teildisziplinen gibt ◘ Tab. 5.4. Aufgrund der fortschreitenden Ausdifferenzierung der Gesundheitswissenschaften und der damit verbundenen Arbeitsaufteilung entsteht ein hoher Koordinationsaufwand (vgl. ebd., S. 20).

5.2.4 Fazit: Theoretische Grundlagen der Versorgungsforschung

Zusammenfassend kann festgehalten werden, dass die Aufgabe der Versorgungsforschung darin besteht, durch ein wissenschaftlich fundiertes Vorgehen Versorgungsdefizite zu identifizieren und an der Entwicklung bzw. Umsetzung neuer Versorgungskonzepte mitzuwirken und deren Wirksamkeit zu evaluieren. Kennzeichen für die Versorgungsforschung sind die „Untersuchung des Versorgungsbedarfs (‚Input'), der Versorgungsstrukturen bzw. -prozesse (‚Throughput'), der erbrachten Versorgungsleistungen (‚Output') und des Zugewinns an Gesundheits- bzw. Lebensqualität (‚Outcome') sowie die unmittelbar gesundheitspolitische Entscheidungsrelevanz der Forschungsergebnisse" (ZVFK 2014), wobei der Throughput v. a. auf die Ebenen der Struktur- sowie der Prozessqualität und Output und Outcome v. a. auf die Ergebnisqualität

verweisen. Um das Ziel einer evidenzbasierten sozialpsychiatrischen Versorgung zu gewährleisten, die den gewählten Leitprinzipien und Qualitätsstandards entspricht, sollte zum einen auf die bereits umfangreichen Erkenntnisse der Versorgungsforschung zurückgegriffen werden und zum anderen eine für die lokalen Bedürfnisse adaptierte Versorgungsforschung implementiert werden.

5.3 Bedarf und Inanspruchnahme sozialpsychiatrischer Leistungen (Input)

Entsprechend der Einteilung der Versorgung in Input, Throughput, Output und Outcome (siehe u. a. ◘ Tab. 5.4), wollen wir uns in einem ersten Schritt dem Input, d. h. dem Thema des Bedarfs und der Inanspruchnahme sozialpsychiatrischer Leistungen widmen. Im Anschluss und aufbauend darauf, sollen im darauffolgenden ▶ Abschn. 5.4 verschiedene grundsätzliche Versorgungsstrukturen und -modelle skizziert werden (Throughput).

Vor jeder Entscheidung, eine bestimmte sozialpsychiatrische Leistung einzuführen bzw. anzubieten, muss geklärt werden, ob es überhaupt einen Bedarf für dieses Angebot gibt. Dafür bedarf es u. a. Kenntnisse darüber,

— welche Personen welcher Leistung bedürfen und diese in Anspruch nehmen würden,

5

- welche Leistungen zu welchem Grad bereits genutzt werden und
- wie durch welche Faktoren die Inanspruchnahme von sozialpsychiatrischen Leistungen beeinflusst wird.

Dieser Abschnitt soll hierzu einige Hinweise bzw. Erkenntnisse liefern. Zu Beginn werden die Begriffe Bedarf und Inanspruchnahme etwas genauer erläutert.

5.3.1 Zu den Begriffen Bedarf und Inanspruchnahme

Was bedeuten die Begriffe Bedarf und Inanspruchnahme? Unter Bedarf im sozialpsychiatrischen Versorgungskontext wird das individuelle oder aggregierte Bedürfnis nach Behandlung bzw. Unterstützung (z. B. persönliche Assistenz, Beratung) mit dem Ziel der gesundheitsbezogenen Stabilisierung, Verbesserung oder Prävention bezeichnet. Die Feststellung eines Bedarfs sollte nach wissenschaftlichen Kriterien erfolgen (objektiver Bedarf). Des Weiteren ist zu beachten, dass im Rahmen der Bedarfsfeststellung die Möglichkeiten der Bedürfnisbefriedigung berücksichtigt werden. Denn ein Bedarf ist nur dann abdeckbar, wenn entsprechende (finanzielle) Mittel zur Verfügung stehen (objektiver Behandlungsbedarf) (vgl. Becker et al. 2008, S. 106f.).

Unter Inanspruchnahme wird das individuelle oder aggregierte Verhalten der Nutzung sozialpsychiatrischer Leistungen verstanden. Im psychiatrischen Handlungsfeld ist seit Langem bekannt, dass das Ausmaß des Bedarfs sehr oft über jenem der Inanspruchnahme liegt. Während epidemiologische Daten über die tatsächliche Häufigkeit und Verteilung von psychischen Erkrankungen Aufschluss geben, sagen sie jedoch nichts darüber aus, ob, in welchem Umfang und von wem das medizinische/psychiatrische oder psychosoziale Versorgungssystem in Anspruch genommen wird (vgl. Fasel et al. 2010, S. 13).

Grundsätzlich gibt es unterschiedliche Ursachen für eine fehlende Passung zwischen Bedarf und Angebot/Inanspruchnahme (siehe z. B. Wittchen

et al. 2011; Jacobi et al. 2014; Wittchen 2002; Ravens-Sieberer et al. 2007; Andrews et al. 2006):

- fehlende Versorgung/Unterversorgung: kein oder zu wenig Angebot von Leistungen vorhanden,
- Überversorgung: zu viel Angebot vorhanden,
- Nicht-Inanspruchnahme: trotz indizierter Behandlung, keine Inanspruchnahme,
- verzögerte Inanspruchnahme: trotz indizierter Behandlung, verspätete Inanspruchnahme,
- nicht adäquate Inanspruchnahme/Versorgung: trotz indizierter Behandlung, falsche Versorgung bzw. Inanspruchnahme.

Für systematische Fehlleistungen dieser Form gibt es zahlreiche empirische Anhaltspunkte. So weisen etwa Wittchen at al. (2011) in ihrer bekannten Metaanalyse epidemiologischer Daten zu psychischen Erkrankungen in Europa auf das Folgende hin:

» [O]nly one out of two patients with a mental disorder has ever received some professional attention. Among those with at least one contact, the vast majority is seen only in primary care. There is little doubt that only about one in four of all subjects with mental disorders receive any professional mental help, and even fewer receive notionally adequate (10%) mental health care by drugs or psychotherapy. (Ebd. 2011, S. 671).

Die niedrige Behandlungsrate ist ein sehr weit verbreitetes Phänomen, dem man bereits seit langer Zeit entgegenwirken möchte; aber bisher mit mangelndem Erfolg (vgl. ebd., S. 671).

5.3.2 Daten zur Versorgung psychisch erkrankter Menschen in Österreich

Im Jahr 2011 wurde u. a. vom Hauptverband der Österreichischen Sozialversicherungsträger ein Bericht zur psychischen Gesundheit und Versorgung psychisch Erkrankter herausgebracht, der vorwiegend Daten aus dem Jahr 2009 analysiert.

Nachfolgend werden zentrale Ergebnisse des Berichts dargestellt (vgl. Hauptverband der österreichischen Sozialversicherungsträger u. Salzburger Gebietskrankenkasse 2012):

- In den letzten Jahren ist generell ein starker Anstieg in der Versorgung von psychischen Erkrankungen zu verzeichnen, wobei es sich hier zum Großteil um eine Steigerung der leichteren Erkrankungen handelt. Die Anzahl der stationären Aufenthalte stieg um 1,5% und die der verschriebenen Medikamente innerhalb von 2 Jahren um 17%.
- Etwa 3% der Österreicher, das sind zwischen 200.000 und 250.000 Personen, sind von ihrer psychischen Erkrankung in einem sehr hohen Ausmaß betroffen.
- Das Versorgungssystem wurde im Jahr 2009 von etwa 800.000–900.000 Menschen aufgrund psychischer Probleme in Anspruch genommen.
- Im Jahr 2009 bekamen rund 840.000 Österreicher Psychopharmaka (Tranquilizer, Antipsychotika, Antidepressiva) verschrieben; 68% der Erstverschreibungen wurden von Allgemeinmedizinern ausgestellt, und ca. zwei Drittel der Psychopharmaka waren Antidepressiva.
- Psychopharmaka bekamen rund 8100 Kinder unter 10 Jahren und 26.000 Jugendliche bis 19 Jahre.
- Etwa 120.000 Personen suchten einen Facharzt/eine Fachärztin für Psychiatrie auf.
- Im Krankenstand aufgrund einer psychischen Diagnose waren etwa 78.000 Österreicher.
- Wegen einer psychischen Diagnose hatten 70.000 Österreicher einen stationären Aufenthalt. Insgesamt stehen 3380 Betten zur Verfügung. Aufgrund der immer kürzer werdenden Aufenthaltsdauer sind intensive Nachbetreuungsmöglichkeiten nach dem stationären Aufenthalt nötig, von denen aktuell zu wenige vorhanden sind.
- Knapp über die Hälfte der Betroffenen ist älter als 60 Jahre; dies ist v. a. in Anbetracht des Hauptfokus des öffentlichen Diskurses bemerkenswert, der v. a. Menschen im erwerbsfähigen Alter, Kinder und Jugendliche zum Thema hat.
- Es waren 46% der Patienten (400.000 Personen) im erwerbsfähigen Alter. Ab dem 20. Lebensjahr kann eine deutliche Steigerung, ab dem 40. Lebensjahr sogar ein drastischer Anstieg an Erkrankungen festgestellt werden sowie ein weiterer nach dem Erlangen des Pensionsalters.
- Für Psychotherapie haben sich seit 2001 die Aufwendungen mehr als verdoppelt. Im Rahmen der sozialen Krankenversicherung konnten 130.000 Personen eine psychotherapeutische Unterstützung erhalten.

Der Bericht lässt deutliche Trends erkennen, v. a. den Anstieg der Inanspruchnahme von Versorgungsleistungen. Die Daten geben Aufschluss darüber, in welchem Ausmaß Menschen mit psychischen Erkrankungen Leistungen beanspruchten. Jedoch ermöglichen sie keine Auskunft über den tatsächlichen Bedarf, der vermutlich höher liegt (vgl. ebd., S. 11).

Wohl nicht zuletzt wegen der starken Wachstumsdynamik in der Inanspruchnahme medizinischer und psychiatrischer Leistungen steht das österreichische Gesundheitssystem vor vielen Herausforderungen. Im Bericht des Hauptverbandes der österreichischen Sozialversicherungsträger und der Salzburger Gebietskrankenkasse (2012, Anhang 1 zu den HVB Berichtsteilen, S. 66) werden u. a. folgende zukünftige Aufgaben- und Betätigungsfelder, die von Politik und Versorgung in Angriff genommen werden sollten, genannt:

- die Unter-, Über- bzw. Fehlversorgung psychisch erkrankter Personen in Österreich,
- die vielschichtigen Folgen psychischer Erkrankungen (auf die Lebensqualität, die Arbeitsfähigkeit, soziale Beziehungen, die Kriminalität etc.),
- die Unterschiede in der Inanspruchnahme von und Ungleichheit im Zugang zu verschiedenen Gesundheitsleistungen,
- die Stigmatisierung und Tabuisierung psychisch erkrankter Menschen,
- Gesundheitsförderung und Prävention.

Bereits 2012 hat der Hauptverband der österreichischen Sozialversicherungsträger (2012) ein Strategiepapier („Strategie psychische Gesundheit") veröffentlicht, in dem konkrete Maßnahmen zur Verbesserung der Versorgung psychisch erkrankter Menschen für folgende Zielbereiche vorgeschlagen werden:

- Auf- und Ausbau von Gesundheitsförderung und Prävention: z. B. durch Erarbeitung evidenzbasierter Konzepte, Früherkennung, Fokussierung auf erwerbstätige Personen, Kinder, Jugendliche und Hochrisikogruppen;
- Versorgungsangebot verbessern: z. B. durch Aufbau einer integrierten Versorgung, Case Management, Stärkung der Kompetenzen von Allgemeinmedizinern, Ausbau des psychotherapeutischen Angebots, Ausbau der Kinder- und Jugendpsychiatrie;
- Invalidität verringern und Rehabilitation verstärken: z. B. durch Unterstützung bei drohender Arbeitsunfähigkeit, Ausbau von stationärer und ambulanter Rehabilitation, Aufbau einer psychiatrischen Kinder- und Jugendrehabilitation.

5.3.3 Inanspruchnahme und ihre Einflussfaktoren

Fasel et al. (2010, S. 44) berichten in einem internationalen Review davon, dass zwischen psychischer Ersterkrankung und psychiatrischem Behandlungsbeginn durchschnittlich 10 Jahre vergehen. Oftmals liegt zum Zeitpunkt der Behandlung bereits eine Chronifizierung der Störung vor. Grundsätzlich gibt es eine Vielzahl von Faktoren, die auf die Häufigkeit, den Zeitpunkt und die Dauer der Inanspruchnahme von gesundheitsbezogenen Leistungen Einfluss nehmen. In weiterer Folge wird eine Auswahl zentraler Ergebnisse des Reviews von Fasel et al. (2010) dargestellt und mit weiteren Erkenntnissen ergänzt.

Soziodemografische Faktoren

Vielfach wird angenommen, dass Menschen mittleren Alters am häufigsten von psychischen Erkrankungen betroffen sind (im Vergleich zu jüngeren und älteren Populationsteilen). Hierfür sind die

Ergebnisse jedoch inkonsistent. So berichten Jacobi et al. (2014), dass der Anteil an Personen mit psychischen Störungen unter jüngeren Menschen (18–34 Jahre) am höchsten ist. Grundsätzlich wird vermutet, dass psychiatrische Angebote von jüngeren Personen eher in Anspruch genommen werden (vgl. Fasel et al. 2010, S. 27f.).

In Bezug auf das Geschlecht sind Frauen Studienergebnissen zufolge häufiger von psychischen Erkrankungen betroffen (u. a. von Depression, Angst- und Essstörungen) (siehe z. B. Jacobi et al. 2014; ▶ Abschn. 4.3). Was das Inanspruchnahmeverhalten angeht, kommt die Mehrzahl der Studien zum Resultat, dass Frauen – sowohl im allgemeinmedizinischen als auch im psychiatrischen Versorgungsbereich – eine höhere Rate der Inanspruchnahme aufweisen als Männer. Letztere nehmen außerdem Leistungen – im Vergleich zu Frauen – häufig verzögerter an (vgl. auch Galdas et al. 2005, S. 617f.). Versorgungsdaten aus Österreich zeigen, dass im Jahr 2009 insgesamt 750.019 Frauen und 391.277 Männer Leistungen (Medikamente, stationärer Aufenthalt, Arbeitsunfähigkeit) in Anspruch genommen haben (vgl. Hauptverband der österreichischen Sozialversicherungsträger u. Salzburger Gebietskrankenkasse 2012, S. 24). Daten aus der Schweiz lassen zudem vermuten, dass die geschlechtsspezifische Inanspruchnahme je nach Diagnose und Alter variiert. Außerdem sind neben dem Faktor des Geschlechts stets sozioökonomische Einflussvariablen zu berücksichtigen; d. h., „dass das Merkmal ‚Geschlecht' nicht isoliert betrachtet werden darf" (Fasel et al. 2010, S. 30; für eine Diskussion s. Stengler u. Jahn 2015).

Der Review von Fasel et al. (2010, S. 29) weist darauf hin, dass Männer bei der Inanspruchnahme von bestimmten Leistungen in der Personengruppe der Heavy User überwiegen, es jedoch in Bezug auf den generellen Zusammenhang zwischen Geschlecht und intensiver Inanspruchnahme durchweg inkonsistente Forschungsergebnisse gibt (zum Thema Heavy User ▶ Abschn. 9.3.3). Ein Review von Roick et al. (2002) zeigt ebenfalls auf, dass die Ergebnisse in Bezug auf das Geschlechterverhältnis inkonsistent sind. Eine Studie von Böhm et al. (2013) stellt für die Gruppe der Heavy User in Österreich ein relativ ausgewogenes Verhältnis zwischen Männern und Frauen fest.

Auch der Familienstand stellt eine zentrale Variable dar. So gilt es, der bisherigen Datenlage folgend, als nahezu unbestritten, dass „[a]lleinstehende, getrennte sowie geschiedene Personen […] im Vergleich zu verheirateten beziehungsweise in Partnerschaft lebenden Personen vermehrte psychische Belastungen, einen schlechteren psychischen Gesundheitszustand sowie eine erhöhte Wahrscheinlichkeit für psychische Erkrankungen" (Fasel et al. 2010, S. 30) aufweisen. Eine Studie des Robert Koch-Instituts (2003, S. 11) zeigt etwa, dass alleinerziehende Mütter mehr als das doppelte Risiko aufweisen, an einer psychischen Erkrankung zu leiden, als verheiratete Mütter. Ob der Familienstand generell eine abhängige oder unabhängige Variable darstellt, ist nicht geklärt. Personen, die ledig, getrennt oder geschieden oder verwitwet leben, weisen auch eine höhere Inanspruchnahme sozialpsychiatrischer Leistungen auf (vgl. Fasel et al. 2010, S. 31).

Studien zeigen auf, dass Personen mit geringem sozioökonomischem Status und arbeitslose Menschen ein höheres Risiko haben, psychisch zu erkranken (vgl. Mauz u. Jacobi 2008; Wittchen u. Jacobi 2006; ▸ Abschn. 8.3.2 und ▸ Abschn. 8.3.3). Diese Personengruppen weisen in der Regel ein erhöhtes Inanspruchnahmeverhalten auf, auch deswegen weil sie meist auch an einem schlechteren Gesundheitszustand leiden (vgl. Mewes et al. 2013). Ein höherer Bildungsstand geht mit einer Inanspruchnahme spezialisierter, psychiatrischer Angebote einher. Menschen mit geringerem Einkommen nehmen Leistungen öfter in Anspruch (vgl. Fasel et al. 2010, S. 33ff.).

Der Review von Fasel et al. (2010, S. 36f.) findet auf der Grundlage von Studien aus dem deutschsprachigen, aber auch dem englischsprachigen Raum keine eindeutigen Ergebnisse in Bezug auf den Einfluss der Herkunft auf das Inanspruchnahmeverhalten von psychisch erkrankten Personen. Hier ist jedoch zwischen Migranten aus angrenzenden Nachbarländern und/oder der EU und Menschen, die z. B. aufgrund von Verfolgung flüchten, zu unterscheiden. Einige Studien aus dem deutschsprachigen Raum berichten hingegen davon, dass Migranten eine „Hard-to-reach-Gruppe" darstellen (vgl. Mayer 2011). Die Inanspruchnahme von Migranten variiert nach bzw. weicht von Einheimischen je nach Geschlecht und Alter ab (vgl. Fasel et al. 2010, S. 36f.).

Abschließend ist festzuhalten, dass das Inanspruchnahmeverhalten neben den genannten Faktoren sowohl durch kulturelle als auch soziale Variablen

(z. B. Bildungsniveau und sozioökonomischer Status) beeinflusst wird (vgl. Bermejo et al. 2012, S. 64; Assion u. Koch 2014, S. 320; ▸ Abschn. 9.3.2).

Versorgungssystem

Versorgungssysteme unterscheiden sich von Land zu Land oftmals eklatant. So kann es länderspezifische Unterschiede in der (Re-)Hospitalisierungsrate z. B. aufgrund unterschiedlicher Behandlungspraxis geben. Je höher die Versorgungsdichte, desto eher werden Leistungen in Anspruch genommen. Räumlich gut erreichbare Versorgungsangebote werden eher in Anspruch genommen (vgl. Fasel et al. 2010., S. 43f.; für diesen Zusammenhang bei sozialpsychiatrischen Leistungen siehe z. B. Kluge et al. 2007). Wang et al. (2007) stellen fest, dass in weniger entwickelten Ländern das Ausmaß der Versorgung besonders gering ist.

Personen mit psychischen Störungen nehmen häufiger allgemeinmedizinische Dienste als der Rest der Bevölkerung in Anspruch (für Deutschland siehe z. B. Gaebel et al. 2013). Vor allem Personen mit Depression, Angststörungen oder Somatisierungserkrankungen suchen besonders häufig allgemeinmedizinische Angebote auf (z. B. Krankenhaus, Hausärzte, Notfalldienste). Bei gemeindenahen und ambulanten Angeboten sind v. a. Menschen mit psychotischen Störungen und Angsterkrankungen, aber auch Personen mit Depressionen und Persönlichkeitsstörungen zu verzeichnen (vgl. Fasel 2010, S. 44f.). Hausärzte sind zentrale Zuweiser zu weiteren psychiatrischen Versorgungsleistungen und sind in der Regel leicht zugänglich und erreichbar (vgl. z. B. Torge et al. 2010, S. 366). Eine hohe Konsultationsrate von Hausärzten führt in der Regel zu einer geringeren Inanspruchnahme von Fachärzten (vgl. Fasel 2010, S. 44f.).

Wie zentral die Position der Hausärzte und Allgemeinmediziner in der Versorgung psychisch erkrankter Personen in Österreich ist, zeigt auch der bereits erwähnte Bericht des Hauptverbandes der österreichischen Sozialversicherungsträger und der Salzburger Gebietskrankenkasse (2011): 68% der Erstverschreibungen von Psychopharmaka werden von Allgemeinmedizinern durchgeführt (vgl. ebd., S. 7).

Generell ist eine vorangegangene Hospitalisierung ein Indikator für weitere Inanspruchnahme von (stationären) Leistungen. Die Rate der Rehospitalisierung hängt von der Qualität der Behandlung, von der Nachsorge- und Entlassungsplanung und vom Ausmaß der ambulanten und gemeindepsychiatrischen Strukturen ab. Je besser diese ausgeprägt sind, desto niedriger ist die (Re-)Hospitalisierungsrate (vgl. Fasel et al. 2010, S. 45).

Regionale Faktoren

Die Rate der Hospitalisierung ist in strukturell/ökonomisch deprivierten Gebieten höher. Dies gilt v. a. für die Erkrankungen Schizophrenie und Substanzabhängigkeit. Auch die Arbeitslosenrate eines Gebietes ist ein Prädiktor für erhöhte Inanspruchnahme. Grundsätzlich ist aber nicht klar, ob in solchen Gebieten tatsächlich der Bedarf höher ist. Womöglich weist die Behandlung in strukturell/ökonomisch besser gestellten Gegenden eine höhere Qualität auf (vgl. Fasel et al. 2010, S. 40).

Im Vergleich zu ländlichen Gegenden gibt es tendenziell in Gebieten mit höherer Bevölkerungsdichte eine höhere Prävalenz psychischer Störungen (vgl. z. B. Jacobi et al. 2014; Fasel et al. 2010, S. 40f.). Die Inanspruchnahme von medizinischen oder psychiatrischen Leistungen ist in der Regel in städtischen Gebieten – im Vergleich zu ländlichen Gegenden – stärker ausgeprägt. Auch wenn die genannten Ergebnisse auf einen Zusammenhang zwischen der Erreichbarkeit von Leistungen und der Inanspruchnahme hinweisen, so gibt es diesbezüglich international betrachtet widersprüchliche Ergebnisse (vgl. Fasel et al. 2010, S. 41).

Erkrankungs- und personenbezogene Faktoren

Das Vorliegen einer Erkrankung sowie ein objektiv und/oder subjektiv schlechter Gesundheitszustand erhöhen die Wahrscheinlichkeit einer Inanspruchnahme medizinischer Leistungen (über alle Versorgungssektoren hinweg) (vgl. Fasel et al. 2010, S. 16f.; s. auch Jacobi et al. 2004; Mewes et al. 2013). Des Weiteren kann angenommen werden, dass das Ausmaß der Inanspruchnahme von Gesundheitsleistungen mit jeder zusätzlichen Diagnose signifikant steigt (vgl. Jacobi et al. 2014).

Auch gesundheitsbezogene Einstellungen und Verhaltensweisen stellen Prädiktoren für das Inanspruchnahmeverhalten medizinischer Angebote dar. Fehlende sportliche Betätigung führt in der Regel zu einer erhöhten Inanspruchnahme medizinischer Leistungen. Persönlichkeitsmerkmale wie Kontrollüberzeugung, Ursachenzuschreibung, Selbstkritikfähigkeit stehen im Zusammenhang mit dem Ausmaß der Inanspruchnahme. Zum Beispiel führt die Überzeugung, mit Problemen selbst fertigwerden zu müssen, zu einer geringeren Wahrscheinlichkeit, eine Anlaufstelle aufzusuchen (vgl. Fasel et al. 2010, S. 24f.).

5.3.4 Fazit: Bedarf und Inanspruchnahme sozialpsychiatrischer Leistungen

Wie bereits in ▸ Abschn. 5.3.2 dargelegt, sind die Inanspruchnahme und damit wahrscheinlich auch der Bedarf an sozialpsychiatrischen Leistungen im Steigen begriffen. Die Ausführungen in diesem Abschnitt verdeutlichen, dass bei der Planung, Implementierung und Durchführung sozialpsychiatrischer Versorgungsleistungen eine Vielzahl von Einflussfaktoren berücksichtigt werden muss.

Obwohl eine 100%ige Deckung des Bedarfs an sozialpsychiatrischen Leistungen wohl nie vollständig erreicht werden kann, gibt es zahlreiche Möglichkeiten, eine höhere Bedarfsdeckung zu erlangen. So ist beispielsweise der ausbleibenden und verzögerten Inanspruchnahme von Versorgungsleistungen unter Menschen mit psychischen Erkrankungen entgegenzuwirken. Dabei sind verschiedene Maßnahmen von Bedeutung, wie z. B. der bedarfsorientierte Aus- und Umbau des Versorgungssystems oder auch Maßnahmen, die die Stigmatisierung psychisch erkrankter Menschen bekämpfen, da dies als maßgebliches Hindernis bei der Inanspruchnahme von Versorgungsleistungen gilt (vgl. Rüsch et al. 2005, S. 226f.). Um mögliche Fehlversorgungen zu eruieren und zu beheben, sollte vermehrt in die sozialpsychiatrische Versorgungsforschung investiert werden.

Es ist davon auszugehen, dass der Großteil der Personen mit psychischen Erkrankungen von einem

Hausarzt oder einer Hausärztin behandelt wird. Aufgrund z. B. der guten Erreichbarkeit und des in der Regel guten Vertrauensverhältnisses erscheint die starke Frequentierung von Allgemeinmedizinern bei psychischen Problemen nachvollziehbar. Es hat sich jedoch gezeigt, dass die Erkennungsrate (diagnostische Qualität) (vgl. z. B. Becker u. Abholz 2005; Cepoiu et al. 2007; Mitchell et al. 2009) und die Adäquatheit der Behandlung (vgl. z. B. Wittchen et al. 2011; Mitchell et al. 2009) von psychischen Erkrankungen in Hausarztpraxen nicht gut ausgeprägt ist. Daher ist es notwendig, die Qualität der hausärztlichen Versorgung von Personen mit psychischen Erkrankungen zu verbessern (vgl. Gaebel et al. 2013). Neben einfachen Weiterbildungsmaßnahmen, die in der Regel nicht sehr wirkungsvoll sind (vgl. Gruber et al. 2015; Sikorski et al. 2012; Gilbody et al. 2003), sind im Kontext hausärztlicher und allgemeinmedizinischer Versorgung komplexere Bildungsmaßnahmen, die Implementierung von Leitlinien (vgl. Sikorski et al. 2012) und/oder organisationale Veränderungen – z. B. durch die Einführung von Collaborative-Care-Modellen (vgl. Chang-Quan et al. 2009) – zu empfehlen. Dies führt uns bereits zum nächsten Abschnitt, der sich mit der grundlegenden Strukturierung von sozialpsychiatrischen Leistungen und auch mit deren Vernetzung beschäftigt.

5.4 Struktur und Modelle sozialpsychiatrischer Versorgung (Throughput)

Im Rahmen dieses Abschnitts sollen verschiedene Strukturen bzw. einzelne Modelle sozialpsychiatrischer Versorgung skizziert werden. Dabei kann aber nur auf ausgewählte Aspekte der Throughput-Forschung eingegangen werden. Die in diesem Abschnitt darzustellenden Strukturen und Modelle verweisen auf sehr grundsätzliche Formen der Strukturierung und des Aufbaus sozialpsychiatrischer Leistungen. Neben einer kurzen Beschreibung der einzelnen Modelle soll v. a. über die Effektivität dieser Strukturen Auskunft gegeben werden. Das heißt, hier können die Bereiche des Throughput, des Output und des Outcome nicht (ganz) getrennt voneinander

betrachtet werden. Dennoch muss betont werden, dass die hier skizzierten Modelle die zugrunde liegenden Prozesse sozialpsychiatrischer Unterstützung maßgeblich strukturieren und damit zentral für den Forschungsbereich des Throughput sind. Aufgrund des sozialpsychiatrischen Schwerpunkts in diesem Buch wird hier vorwiegend auf Versorgungsmodelle fokussiert, die verschiedene Formen außerstationärer bzw. nichtvollstationärer Behandlungs- und Unterstützungsleistungen betreffen.

5.4.1 Versorgungsstrukturen und -modelle

Es gibt mittlerweile eine Vielzahl von psychiatrischen Versorgungsstrukturen und -modellen, die versuchen Prinzipien wie jene der Gemeindenähe und der Bedürfnisorientierung umzusetzen. Meist fußen diese Konzepte auf dem biopsychosozialen Modell von Gesundheit und können u. a. danach differenziert werden, ob sie aufsuchend oder teambasiert agieren. Beide Kriterien erfüllen beispielsweise das Assertive Community Treatment (ACT) und das Home Treatment (HT). Tageskliniken oder Ansätze des Case Management (CM) arbeiten in der Regel weder in Teams, noch werden die Klienten im Rahmen dieses Organisationssettings aufsuchend behandelt. Des Weiteren sind manche Modelle eher für eine akute Behandlung von Betroffenen konzipiert, wie z. B. das Home Treatment. Mobile sozialpsychiatrische Dienste unterstützen ihre Klienten hingegen in der Regel im Alltag.

Die Deutsche Gesellschaft für Psychiatrie, Psychotherapie und Nervenheilkunde (DGPPN) gab im Jahr 2013 eine umfassende S3-Leitlinie zu psychosozialen Therapien bei schweren psychischen Erkrankungen heraus, die auch einen umfassenden Überblick über die Evidenz zur Wirksamkeit vieler Versorgungsmodelle bietet (DGPPN 2013, v. a. S. 35ff.) Die ◘ Tab. 5.5 gibt einen beispielhaften Überblick über einzelne Unterstützungsstrukturen und Modelle und deren Effektivität. Dabei wird einerseits auf aktuelle Konzeptionen, die v. a. aus dem englischsprachigen Raum wie England oder den USA stammen (z. B. ACT), verwiesen. Andererseits werden auch klassische Organisationsformen, wie z. B. Case-Management-Ansätze, Tageskliniken und Soziotherapie, kurz skizziert.

Vor allem die komplexeren Formen dieser Versorgungsmodelle, wie z. B. das ACT oder die CMHT (Community Mental Health Teams), sind im deutschsprachigen Raum noch relativ wenig verbreitet (für eine Einschätzung für Deutschland siehe z. B. Stengler et al. 2015, S. 117; für das Konzept des Home Treatment siehe z. B. Gühne et al. 2011).

5.4.2 Vernetzung und Integration von Versorgungsstrukturen

Nachdem wir beispielhaft einige Versorgungsmodelle dargestellt haben, wollen wir nun noch eine Stufe „höher" steigen. Es soll in weiterer Folge um die Frage der Integration und Vernetzung der einzelnen Versorgungsangebote und -strukturen gehen.

Die sozialpsychiatrische Versorgungslandschaft ist in der Regel komplex, fragmentiert und von Vielfalt geprägt. Dies liegt u. a. daran, dass die Versorgungsstrukturen einzelner geografischer bzw. politischer Gebiete historisch gewachsen sind, von verschiedenen Organisationen geprägt wurden bzw. werden sowie unter unterschiedlichen Rahmenbedingungen arbeiten. In Österreich beruhen beispielsweise die psychiatrischen und sozialpsychiatrischen Versorgungsleistungen in den einzelnen Bundesländern auf unterschiedlichen Psychiatrieplänen. Des Weiteren ist das Versorgungssystem oftmals sektoral (z. B. stationär, teilstationär, ambulant) fragmentiert. Dies macht kontinuierliche und auf das Individuum zugeschnittene Behandlung und Betreuung oftmals schwierig.

Um eine einheitliche, den festgelegten Zielen und Qualitätsprinzipien entsprechende Versorgung gewährleisten zu können, beginnt man vermehrt, die einzelnen sozialpsychiatrischen Leistungen zu vernetzen bzw. zu integrieren. In Deutschland ist man an vielen Stellen daher dazu übergegangen, übergeordnete Strukturen, sog. gemeindepsychiatrische Verbünde, aufzubauen. Diese „Verbünde dienen grundsätzlich der Verbesserung der Qualität der Versorgung über alle Leistungsbereiche und Sektoren hinweg. Sie sorgen durch verbindliche Vereinbarungen der beteiligten Leistungserbringer untereinander unter Einbezug der Kommune für die Gewährleistung der Versorgungsverpflichtung. Gleichzeitig

schaffen sie die Voraussetzung für eine am individuellen Bedarf der psychisch kranken Menschen ausgerichtete und koordinierte Hilfeleistung." (DGPPN 2013, S. 193) Im Jahr 2006 wurde sogar eine Bundesarbeitsgemeinschaft Gemeindepsychiatrischer Verbünde (BAG GPV) installiert, deren Mitglieder sich u. a. auf gemeinsame Qualitätsstandards in der gemeindepsychiatrischen Versorgung verpflichten (vgl. ebd.; http://www.bag-gpv.de/).

Die Notwendigkeit der Vernetzung verschiedener Leistungen mit dem Ziel eines bedarfsgerechten, personenbezogenen, gemeindenahen, kontinuierlichen, effektiven und effizienten Unterstützungsangebots, das u. a. sektorale Grenzen zwischen stationären, teilstationären und ambulanten Leistungen überwindet (vgl. Kunze u. Priebe 2006, S. 54), indem z. B. Brüche in der Behandlung und Unterstützung von Betroffenen entlang dieser Sektoren vermieden werden, wird in der sozialpsychiatrischen Literatur oftmals unter dem Stichwort der integrierten Versorgung diskutiert. Um eine integrierte Versorgung realisieren zu können, bedarf es Strukturen, die

- flexibel und dezentral organisiert arbeiten, jedoch in einem übergeordneten Netzwerk zusammengefasst sind,
- verschiedene Sektoren und Leistungsformen, wie z. B. stationäre und ambulante sowie präventive und akute Angebote verzahnen,
- Naht- und Schnittstellenprobleme erkennen und lösen,
- eine lückenlose, kontinuierliche und gemeindenahe Unterstützung garantieren,
- interindividuelle Unterschiede in der Bedürfnisstruktur und den notwendigen Leistungen berücksichtigen,
- multiprofessionell organisiert sind,
- insgesamt – z. B. durch die Gewährleistung kontinuierlicher Behandlung und die Vermeidung stationärer Aufenthalte – Kosten sparen.

(Vgl. u. a. Luthe 2013; Bühler 2013; Pfammatter u. Junghahn 2012; Piepenhagen 2008; Meise et al. 2008, S. 238; Kunze u. Priebe 2006; Weinmann u. Gaebel 2005)

Die in ◘ Tab. 5.5 beschriebenen Modelle können als verschiedene Bausteine einer integrierten Versorgung dienen. Voraussetzung dafür ist die intensive

☐ Tab. 5.5 Beispiele für verschiedene Versorgungsstrukturen und Modelle: Charakteristika und Effektivität

Struktur/ Modell	Charakteristika (nach Becker et al. 2008, S. 125ff; Stengler et al. 2015; DGPPN 2013)	Wirkung/Effektivität (Überblick, Auswahl)[a]	Quelle/Studien
Assertive Community Treatment (ACT)	– Ziel: Menschen mit schweren psychischen Erkrankungen im persönlichen Umfeld langfristig und intensiv zu behandeln und zu unterstützen – Vor allem für schwer erkrankte Klientel, u. a. bei häufigen Behandlungsabbrüchen und bei akuten Fällen – Gemeindenah, aufsuchend – Teambasiert, multidisziplinäre Teams (Psychiater, Psychotherapeuten, Sozialarbeiter, Pfleger etc.) – Möglichst geringe Fallzahl pro Team – In den 1970er-Jahren in den USA entwickelt – Mittlerweile gibt es einige modifizierte Varianten des ACT, z. B. das „Flexible Assertive Community Treatment" (FACT)	ACT v. a. in den USA gut untersucht; mittlerweile gibt es auch einige Studien in Deutschland; gute Effekte in Bezug auf folgende Parameter: – Bessere Vermeidung von (Re-)Hospitalisierung – Kontakt zu Versorgung kann gut aufrechterhalten werden – Verbesserte Teilhabe in der Gesellschaft – Kaum Verbesserung des klinischen Outcomes (z. B. Symptomatik) und des sozialen Funktionsniveaus – Gute Patientenzufriedenheit – Potenzielle Kosteneinsparnisse (v. a. durch geringere Hospitalisierung)	DGPPN (2013, S. 44ff.) Bond et al. (2001) Weinmann et al. (2012, S. 828) Karow et al. (2013) Lambert et al. (2013) Kilian (2012)
Community Mental Health Teams (CMHT)	– Ziel: kontinuierliche Behandlung und psychosoziale Unterstützung für Menschen mit schweren Erkrankungen in der Gemeinde zur Förderung des selbstständigen Lebens; Intensivierung von Behandlung; Akutbehandlung – Gemeindenah – In der Regel nicht aufsuchend – Teambasiert, multidisziplinäre Teams (Psychiater, Psychotherapeuten, Sozialarbeiter, Pfleger etc.) – Regionale Aufteilung/Zuordnung (nach Versorgungsregionen) – In den 1990er-Jahren in Großbritannien entwickelt; dort auch gut etabliert	Evidenz stammt vorwiegend aus dem englischsprachigen Raum: – Keine zusätzlichen bzw. nur vereinzelt Effekte in Bezug auf Symptomatik, soziale Funktionsfähigkeit – Verbesserte Zufriedenheit – Geringere Hospitalisierungsrate und tendenziell bessere Suizidprävention – Potenzielle Kosteneinsparnisse	DGPPN (2013, S. 36ff.) Simmonds et al. (2001) Malone et al. (2010)
Home Treatment (HT)	– Ziel: schnelle Behandlung/Unterstützung zu Hause bei Akutfällen (z. B. bei Krisen) – Akutbehandlung – Aufsuchend, Behandlung zu Hause – Zeitlich ausgedehnt (z. B. rund um die Uhr) – Teambasiert, multidisziplinäre Teams: Pfleger, Sozialarbeiter, Psychiater etc.	Evidenz v. a. im englischsprachigen Raum ausgeprägt; jedoch gibt es auch einige Studien aus Deutschland: – Geringere (Re-)Hospitalisierung – Verringerte Behandlungszeiten und -abbrüche – Verringerte Symptombelastung – Höheres Funktionsniveau, höhere Zufriedenheit – Birgt potenzielle Kostenvorteile	DGPPN (2013, S. 40ff.) Gühne et al. (2011) Berhe et al. (2005) Munz et al. (2011)

5

Tab. 5.5 Fortsetzung

Struktur/Modell	Charakteristika (nach Becker et al. 2008, S. 125ff.; Stengler et al. 2015; DGPPN 2013)	Wirkung/Effektivität (Überblick, Auswahl)[a]	Quelle/Studien
Case Management (CM)	– Ziel: bedarfsorientierte und einzelfallbezogene Koordination von Versorgungsleistungen über einen längeren Zeitraum hinweg, v. a. um die Kontinuität der Behandlung und Unterstützung zu gewährleisten – Eine konkrete Bezugsperson bzw. ein konkretes Bezugsteam (Intensive Case Management [ICM]) – In den 1970er-Jahren in den USA entwickelt	Forschungsergebnisse sind inkonsistent und schwer zu beurteilen: – Erhöht in der Regel den Kontakt mit psychiatrischen Versorgungseinrichtungen – Weniger Behandlungsabbrüche (mehr Kontinuität) – Erhöhte Wahrscheinlichkeit eines stationären Aufenthalts, jedoch in der Regel kürzere Aufenthalte – Höhere Zufriedenheit – CM-Teams (ICM) schneiden u. a. in Bezug auf die Verbesserung der Lebensqualität, Funktionsfähigkeit und die Verringerung stationärer Aufenthalte besser ab	DGPPN (2013, S. 52ff.) Ziguras u. Stuart (2000) Stengler et al. (2015, S. 121) Dieterich et al. (2010)
Tagesklinik	– Ziel: meist umfassendes Behandlungsangebot von Betroffenen, in der Regel tagsüber (nicht vollstationär) – Oftmals auch sozial- und psychotherapeutisches Angebot – Mittlerweile v. a. für die Behandlung von Akutfällen – Ursprünglich für Anschlussbehandlung und Rehabilitation gedacht; heute v. a. ein Ersatz für stationäre Aufenthalte	– Unter anderem keine Unterschiede in den Outcomes in Bezug auf Behandlungsdauer, Arbeitslosigkeit, Lebensqualität und Zufriedenheit – Potenzielle Kostenersparnisse – Die Evidenzlage gilt jedoch als widersprüchlich und unzureichend in Bezug auf Wirksamkeit und Kosteneffektivität	DGPPN (2013, S. 178ff.) Marshall et al. (2011) Lang et al. (2015)
Soziotherapie	– Ziel: Rehabilitation und bedarfsorientierte Unterstützung von Menschen mit schweren psychischen Erkrankungen in Hinblick auf Alltagsbewältigung, Abbau sozialer Defizite, Stärkung von Coping-Strategien, Unterstützung bei Arbeit und Familie etc. – Gemeindenah – Aufsuchend, begleitend – Durch Sozialarbeiter und/oder Fachkrankenpfleger	– Hinweise, dass kognitive und soziale Funktionen gestärkt werden – Einfluss auf die Symptomatik möglich – Gute Möglichkeit, individuelle Bedürfnisse zu berücksichtigen	DGPPN (2013, S. 103ff.) Kurtz u. Mueser (2008)

◻ Tab. 5.5 Fortsetzung

Struktur/Modell	Charakteristika (nach Becker et al. 2008, S. 125ff.; Stengler et al. 2015; DGPPN 2013)	Wirkung/Effektivität (Überblick, Auswahl)[a]	Quelle/Studien
Sozialpsychiatrischer Dienst	– Ziel: Nachbehandlung, Erweiterung von Lebensmöglichkeiten, Vermeidung von stationären Aufenthalten – Multidisziplinär: Psychiater, Psychologen, Ergotherapeuten, Krankenpfleger etc. (variiert jedoch stark) – Verschiedene Aufgabenfelder: Nachbetreuung, Krisenintervention, Beratung, Therapie, Tagesstrukturierung – In den 1970er-Jahren eingeführt	– Sind in ihrer Ausgestaltung und Funktion heterogen (können z. B. dem ACT-Konzept ähnlich sein oder können auch soziotherapeutische Elemente aufweisen)	–
Psychiatrische Ambulanz	– Ziel: meist umfassendes ambulantes Behandlungsangebot – Meist in psychiatrischen Krankenhäuser oder Abteilungen integriert – Auch für Weiterbehandlung nach stationärem Aufenthalt	–	–

[a]Die hier dargestellten Ergebnisse stellen eine verdichtete Auswahl aus den angegebenen Artikeln, Studien und Reviews/Metaanalysen dar und beziehen sich – wenn nicht anders deklariert – stets auf eine Vergleichsgruppe

5

Verzahnung und damit die Zusammenarbeit aller beteiligter Anbieter von gesundheitsbezogenen Leistungen. Luthe (2013) postuliert, dass die integrierte Versorgung „möglicherweise das dominante medizinische Versorgungsmodell der Zukunft" (ebd., S. 37) ist.

5.4.3 Fazit: Struktur und Modelle sozialpsychiatrischer Versorgung

Wie die in diesem Abschnitt dargestellten Beispiele verschiedener Versorgungsmodelle zeigen, bietet die Versorgungsforschung eine Vielzahl von Erkenntnissen über die Möglichkeiten der Gestaltung und Strukturierung sozialpsychiatrischer Leistungen. Gleichzeitig können die einzelnen Modelle z. B. in Bezug auf ihre Effektivität verglichen und bewertet werden. Des Weiteren erscheint es aus Sicht der Versorgungsforschung bzw. Throughput-Forschung zentral, die Vernetzung verschiedener Leistungen und Anbieter zu gewährleisten und zu fördern. Für diese Zwecke stellt das Modell der integrierten Versorgung ein zukunftsweisendes Konzept dar, dessen Entwicklung, Umsetzung und Evaluierung ein wichtiges Aufgabengebiet der Versorgungsforschung sein soll.

5.5 Sozialpsychiatrie als Versorgungsforschung – ein Resümee

Dieses Kapitel verdeutlicht die Weitläufigkeit und die Vielschichtigkeit sozialpsychiatrischer Versorgungsforschung. (Hier ist zu beachten, dass das nachfolgende ▸ Kap. 6 zum Thema der Outcome- und Wirkungsforschung auch noch zur Versorgungsforschung gezählt werden muss.) Tatsächlich ist die Versorgung jenes Forschungsfeld, das im deutschsprachigen Raum im Rahmen der Sozialpsychiatrie am intensivsten beforscht wird. Dies ergeben auch einige Literaturanalysen deutschsprachiger Fachzeitschriften (vgl. z. B. Holzinger u. Angermeyer 2002, 2003; Borbé et al. 2009). Nichtsdestotrotz geben die hier dargelegten Betrachtungen lediglich einen Ausschnitt von diesem Forschungsfeld wieder. Ein

weiteres Ziel dieses Kapitels war es, die grundlegenden Aufgaben und Anliegen der Versorgungsforschung darzustellen. Im Rahmen des Aufbaus, der Implementierung, der Durchführung oder Adaptierung einer sozialpsychiatrischen Versorgungsleistung sind folgende grundlegende Voraussetzungen und Elemente zu beachten:

- Bevor eine Leistung implementiert und in weiterer Folge in ihren verschiedenen Dimensionen untersucht und erforscht werden kann, müssen zunächst die Ziele, die mit einem bestimmten Angebot erreicht werden sollen, definiert werden. Dabei sind folgende Punkte von zentraler Bedeutung:
  - **Präskriptive Dimension**: Das Fundament dieser Zielformulierungen sind zum einen die zugrunde gelegten normativen Konzepte (▸ Abschn. 3.3) und zum anderen die zum Teil daraus abgeleiteten Leitprinzipien (▸ Abschn. 5.1.2).
  - **Deskriptive Dimension**: Ob ein bestimmtes Versorgungsziel überhaupt sinnvoll erscheint, ist vom Bedarf, d. h. von der Tatsache, ob eine Leistung überhaupt in Anspruch genommen wird, abhängig (Stichwort: Input; ▸ Abschn. 5.3).
- Wurden die grundsätzlichen Zielvorstellungen formuliert, die entsprechenden Leitprinzipien zugrunde gelegt und der Bedarf eruiert bzw. abgeschätzt, müssen der Umfang und die grundsätzliche Struktur der Leistung geplant werden. Der Umfang eines Angebots richtet sich v. a. nach dem Bedarf, aber natürlich auch nach den finanziellen Ressourcen, die zur Verfügung stehen. Bei der Wahl der Struktur spielen konkrete Gegebenheiten (z. B. die zur Verfügung stehende Infrastruktur, die vorhandenen Schnittstellen, die zu berücksichtigen sind), die Forschungslage, z. B. zu verschiedenen Versorgungsmodellen und -elementen, eine Rolle (Stichwort: Throughput). Des Weiteren ist zu beachten, ob und wie sich die Leistung in die Gesamtheit des bisherigen Angebots integriert bzw. integrieren lässt (Stichwort: integrierte Versorgung).
- In einem dritten Schritt sollte die Leistung in ihrer Struktur, z. B. in ihrer finanziellen und personellen Ausstattung, in ihren Abläufen, z.

B. auf der Grundlage bestehender Leitlinien, und in den angestrebten und erwartbaren Effekten, im Detail geplant und festgelegt werden. Das heißt, es sollten die angestrebte Struktur-, Prozess- und Ergebnisqualität definiert und möglichst gut operationalisiert werden. Letzteres bedeutet, dass Kriterien angegeben werden sollen, an denen man erkennt, ob die zugrunde gelegten Qualitätsstandards und Ziele auch erreicht wurden.

- Sozialpsychiatrische Leistungen sollten einer Evaluation unterzogen werden (Stichwörter: Output und Outcome). Bereits im Zuge der Planung und der Umsetzung sollte die Evaluation der Leistung mitgedacht werden. Die Dokumentation und Erhebung von Daten sollten in den geplanten Ablauf möglichst gut eingepasst werden, sodass er die Leistungserbringung so wenig wie möglich stört oder, wenn möglich, diese sogar unterstützt (z. B. wenn laufend zu erhebende Daten u. a. auch für die Unterstützungsplanung verwendet werden können). Zentrale Ziele der Evaluation sind die Kontrolle der Zielerreichung, das Erkennen von Problemen und ihre Behebung.

Versorgungsforschung kann somit in ihrer gestaltenden, evaluativen und begleitenden Funktion (▶ Abschn. 5.2.2) einen maßgeblichen Beitrag zur Implementierung, Durchführung und Adaptierung bzw. Verbesserung sozialpsychiatrischer Angebote leisten. Dabei erscheint den Autoren der folgende Hinweis wichtig: Der hier skizzierte und sehr technisch lautende Auftrag Implementierung und Sicherung qualitativ hochwertiger Leistungen darf nicht dazu verleiten, die Versorgungsforschung lediglich als Gehilfin für eine verwaltende Psychiatrie, die möglichst nach ökonomischen Kriterien auszurichten sei, zu verstehen. Auch wenn die Versorgungsforschung – so wie die Versorgungspolitik auch – gegenwärtige Rahmenbedingungen, wie z. B. die finanzielle Ausstattung der Kostenträger, berücksichtigen muss, hat sie sich primär an den normativen Konzeptionen, wie z. B. an der Idee der Inklusion, auszurichten. Ökonomische Kriterien sind daher als nachrangig auszuweisen – auch wenn sie nicht irrelevant sind. Das heißt, die Sicht der Versorgungsforschung

sollte stets an eine breitere Perspektive zurückgebunden werden, die nicht nur die Versorgungsstrukturen an sich, sondern auch ihre gesellschaftliche Einbettung und ihre strukturellen Grundlagen berücksichtigt und, wenn nötig, auch kritisiert (vgl. v. a. ▶ Abschn. 3.1). Dieser Hinweis erscheint wichtig, da es ansonsten leicht passiert, dass die Versorgungsforschung alleinig zu einem Instrument zur Steigerung der Effektivität und v. a. der Effizienz verkommt, die blindlings einem Verwertungskalkül folgt. Unabhängig davon ist eine Verbesserung der Qualität sozialpsychiatrischer Leistungen im Sinne der Betroffenen und ihrer Bedürfnisse natürlich zu begrüßen.

Literatur

Amt der OÖ Landesregierung, Abteilung Soziales (2011). Rahmenrichtlinie. Leistungskatalog und Qualitätsstandards. Wohnen und Mobile Betreuung und Hilfe. Linz.

Andrews, G., Sanderson, K., & Hudson, R. (2006). Interventionspotenziale. In A. Bramesfeld, G. Stoppe & F.-W. Schwartz (Hrsg.), *Volkskrankheit Depression? Bestandsaufnahme und Perspektiven* (S. 359–370). Berlin: Springer.

Arbeitskreis Versorgungsforschung beim wissenschaftlichen Beirat der Bundesärztekammer (2004). Definition und Abgrenzung der Versorgungsforschung. Berlin. http://www.bundesaerztekammer.de/fileadmin/user_upload/downloads/Definition.pdf. Zugegriffen: 12. Mai 2015.

Assion, H.-J., & Koch, E. (2014). Migrationshintergrund: Anforderungen an und Möglichkeiten der Sozialpsychiatrie/europäische Perspektiven. In W. Rössler & W. Kawohl (Hrsg.), *Soziale Psychiatrie. Das Handbuch für die psychosoziale Praxis. Band 1: Grundlagen* (S. 312–322). Stuttgart: Kohlhammer.

Badura, B., Schaeffer, D., & Troschke, J. v. (2001). Versorgungsforschung in Deutschland. Fragestellung und Förderbedarf. *Zeitschrift für Gesundheitswissenschaft 9*, 294–311.

Becker, N., & Abholz, H.-H. (2005). Prävalenz und Erkennen von depressiven Störungen in deutschen Allgemeinarztpraxen – eine systematische Literaturübersicht. *Zeitschrift für Allgemeinmedizin 81*, 474–481.

Becker, T., Hoffmann, H., Puschner, B., & Weinmann, S. (2008). Versorgungsmodelle in Psychiatrie und Psychotherapie. In W. Gaebel & F. Müller-Spahn (Hrsg.), *Konzepte und Methoden der Klinischen Psychiatrie*. Stuttgart: W. Kohlhammer.

Berhe, T., Puschner, B., Kilian R., & Becker, T. (2005). „Home treatment" für psychische Erkrankungen. Begriffsklärung und Wirksamkeit. *Der Nervenarzt 76*, 822–831.

Bermejo, I., Frank, F., Maier, I., & Hölzel, L. P. (2012). Gesundheitsbezogenes Inanspruchnahmeverhalten von Personen mit Migrationshintergrund und einer psychischen Störung im Vergleich zu Deutschen. *Psychiatrische Praxis 39*, 64–70.

5

Böhm, M., Gruber, D., Koren, G., Schöny, W., & Endel F. (2013). *„Wenn sich die Türe dreht … ". Personenspezifika und Inanspruchnahme ambulanter Leistungen von Psychiatrie-patienten mit hoher Wiederaufnahmerate in ausgewählten Bundesländern in Österreich*. Linz: pro mente edition.

Bond, G. R., Drake, R. E., Mueser, K. T., & Latimer, E. (2001). Assertive community treatment for people with severe mental illness. *Disease Management and Health Outcomes 9*, 141–159.

Borbé, R., Flammer, E., Borbé, S., & Müller, T. (2009). Sozial-psychiatrische Forschung – Entwicklung über die letzten 10 Jahre im Spiegel deutschsprachiger Zeitschriften. *Psychiatrische Praxis 36*, 7–18.

Bühler, E. (2013). Durch Kooperation fit für die Zukunft. In E. Bühler (Hrsg.), *Überleitungsmanagement und Integrierte Versorgung. Brücke zwischen Krankenhaus und nachstationärer Versorgung* (S. 9–37). Stuttgart: Kohlhammer.

Cepoiu, M., McCusker, J., Cole, M. G., Sewitch, M., Belzile, E., & Ciampi A. (2008). Recognition of depression by non-psychiatric physicians – A systematic literature review and meta-analysis. *Journal of General Internal Medicine 23*, 25–36.

Chang-Quan, H., Bi-Rong, D., Zhen-Chan, L., Yuan, Z., Yu-Sheng, P., & Qing-Xiu L. (2009). Collaborative care interventions for depression in the elderly: A systematic review of randomized controlled trials. *Journal of Investigative Medicine 57*, 446–455.

DGPPN Deutsche Gesellschaft für Psychiatrie, Psychotherapie und Nervenheilkunde (Hrsg.) (2013). *S3-Leitlinie Psycho-soziale Therapien bei schweren psychischen Erkrankungen. S3-Praxisleitlinien in Psychiatrie und Psychotherapie*. Berlin und Heidelberg: Springer Medizin.

Dieterich, M., Irving, C. B., Park, B., & Marshall, M. (2010). Intensive case management for severe mental illness. *Database of Systematic Reviews 10*. doi: 10.1002/14651858. CD007906.pub2

Donabedian, A. (1966). Evaluating the quality of medical care. *Milbank Memorial Fund Quarterly 44*, 166–206.

Fasel, T., Baer, N., & Frick, U. (2010). Dynamik der Inanspruchnahme bei psychischen Problemen. Soziodemographische, regionale, krankheits- und systembezogene Indikatoren (Obsan Dossier 13). Neuchâtel: Schweizerisches Gesundheitsobservatorium. http://www.obsan.admin.ch/sites/default/files/publications/2015/obsan_dossier_13. pdf. Zugegriffen: 3. Mai 2016.

Gaebel, W., Kowitz, S., Fritze, J., & Zielasek, J. (2013). Inanspruchnahme des Versorgungssystems bei psychischen Erkrankungen. Sekundärdaten von drei gesetzlichen Krankenkassen und der Deutschen Rentenversicherung Bund. *Deutsches Ärzteblatt 110*, 799–808.

Galdas, P. M., Cheater, F., & Marshall, P. (2005). Men and health help-seeking behaviour: Literature review. *Journal of Advanced Nursing 49*, 616–623.

Gilbody, S., Whitty, P., Grimshaw, J., & Thomas, R. (2003). Educational and organizational interventions to improve the management of depression in primary care. A systematic review. *JAMA 289*, 3145–3151.

Goffman, E. (1973/1961). *Asyle: Über die soziale Situation psychiatrischer Patienten und anderer Insassen*. Frankfurt a. M.: Suhrkamp.

Grausgruber, A., Grausgruber-Berner, R., & Haberfellner, E. M. (2006). *Enthospitalisierung psychiatrischer Langzeitpatient-Innen in Oberösterreich: Eine Evaluierung der Versorgungskosten, des Hilfebedarfs und der Lebensqualität*. Linz: pro mente edition.

Großimlinghaus, I., Falkal, P., Gaebel, W., Janssen, B., Reich-Erkelenz, D., Wobrock, T., & Zielasek, J. (2013). Entwicklungsprozess der DGPPN-Qualitätsindikatoren. *Der Nervenarzt 3*, 350–365.

Gruber, D., Schaireiter, M. M., & Mitterlehner, S. (2015). Wie wirken Weiterbildungsmaßnahmen für Hausärzte zum Thema psychische Gesundheit? Ein systematischer Review. *Soziale Sicherheit 6*, 246–255.

Gühne, U., Weinmann, S., Arnold, K., Atav, E., Becker, T., & Riedel-Heller, S. (2011). Akutbehandlung im häuslichen Umfeld: Systematische Übersicht und Implementierungsstand in Deutschland. *Psychiatrische Praxis 38*, 114–122.

Hauptverband der österreichischen Sozialversicherungsträger (2012). Psychische Gesundheit. Strategie der österreichischen Sozialversicherung. Wien. http://www.hauptverband.at/portal27/portal/hvbportal/channel_content/cmsWindow?action=2&p_menuid=74406&p_tabid=5. Zugegriffen: 3. Mai 2016.

Hauptverband der österreichischen Sozialversicherungsträger, & Salzburger Gebietskrankenkasse (2012). Analyse der Versorgung psychisch Erkrankter. Projekt „Psychische Gesundheit". Abschlussbericht. Wien und Salzburg (inkl. Anhänge). Wien und Salzburg. http://www.hauptverband.at/portal27/portal/hvbportal/content/contentWindow?action=2&viewmode=content&contentid=10007.693706 Zugegriffen: 3. Mai 2016.

Hensen, P. (2008). Qualitätsberichterstattung im Gesundheitswesen. Der lange Weg zur Leistungstransparenz und Nutzerkompetenz. In G. Hensen & P. Hensen (Hrsg.), *Gesundheitswesen und Sozialstaat. Gesundheitsförderung zwischen Anspruch und Wirklichkeit* (S. 165–193). Wiesbaden: VS, Verlag für Sozialwissenschaften.

Holzinger, A., & Angermeyer, M. C. (2002). Sozialpsychiatrische Forschung im deutschen Sprachraum. *Psychiatrische Praxis 29*, 397–410.

Holzinger, A., & Angermeyer, M. C. (2003). Aktuelle Themen sozialpsychiatrischer Forschung im deutschen Sprachraum: Eine Inhaltsanalyse wissenschaftlicher Zeitschriften. *Psychiatrische Praxis 30*, 424–437.

Institute for Health Metrics and Evaluation (2013). *The Global Burden of Disease: Generating Evidence, Guiding Policy*. Seattle, WA: IHME.

Jacobi, F., Klose, M., & Wittchen, H.-U. (2004). Psychische Störungen in der deutschen Allgemeinbevölkerung: Inanspruchnahme von Gesundheitsleistungen und Ausfalltage. *Bundesgesundheitsblatt – Gesundheitsforschung – Gesundheitsschutz 47*, 736–744.

Jacobi, F., Höfler, M., Strehle, J., Mack, S., Gerschler, A., Scholl, L., Busch, M. A., Maske, U., Hapke U., Gaebel, W., Maier, W.,

Wagner, M., Zielasek, J., & Wittchen, H.-U. (2014). Psychische Störungen in der Allgemeinbevölkerung. Studie zur Gesundheit Erwachsener in Deutschland und ihr Zusatzmodul Psychische Gesundheit (DEGS1-MH). *Der Nervenarzt 85*, 77–87.

Karow, A., Bock, T., Daubmann, A., Meigel-Schleiff, C., Lange, B., Lange, M., Ohm, G., Bussopulos-Orpin, A., Frieling, M., Golks, D., Kerstan, A., König, H.-H., Nika, E., Lange M., Ruppelt, F., Schödlbauer, M., Schöttle, D., Sauerbier, A.-L., Rietschel, L., Wegscheider K., Wiedemann, K., Schimmelmann, B. G., Naber, D., & Lambert, M. (2013). Integrierte Versorgung von Patienten mit psychotischen Erkrankungen nach dem Hamburger Modell: Teil 2. *Psychiatrische Praxis 41*, 266–273.

Kilian, R. (2012). Gesundheitsökonomische Evaluation gemeindepsychiatrischer Interventionen. *Der Nervenarzt 83*, 832–839.

Kluge, H., Becker, T., Kallert, T. W., Matschinger, H., & Angermeyer, M. C. (2007). Auswirkungen struktureller Faktoren auf die Inanspruchnahme Sozialpsychiatrischer Dienste – eine Mehrebenenanalyse. *Psychiatrische Praxis 34*, 20–25.

Kunze, H., & Priebe, S. (2006). Integrierte Versorgung – Perspektiven für die Psychiatrie und Psychotherapie. *Psychiatrische Praxis 33*, 53–55.

Kurtz, M. M., & Mueser, K. T. (2008). A meta-analysis of controlled research on social skills training for schizophrenia. *Journal von Consulting and Clinical Psychology 76*, 491–504.

Lambert, M., Bock, T., Daubmann, A., Meigel-Schleiff, C., Lange, B., Lange, M., Ohm, G., Bussopulos-Orpin, A., Frieling, M., Golks, D., Kerstan, A., König, H.-H., Nika, E., Ruppelt, F., Schödbauer, M., Schöttle, D., Sauerbier, A.-L., Rietschel, L., Wegscheider, K., Wiedemann, K., Schimmelmann, B. G., Naber, D., & Karow, A. (2013). Integrierte Versorgung von Patienten mit psychotischen Erkrankungen nach dem Hamburger Modell: Teil 1. *Psychiatrische Praxis 41*, 257–265.

Lang, F. U., Becker, T., & Kösters, M. (2015). Psychiatrische Tageskliniken – Evidenzlage und Stellenwert im Versorgungssystem. *Fortschritte der Neurologie und Psychiatrie 83*, 616–620.

Lohr, K. N., & Steinwachs, D. M. (2002). Health services research: An envolving definition of the field. *Health Services Research 37*, 15–17.

Luthe, E. (2013). Modellebenen der integrierten Versorgung. In Luthe E. (Hrsg.), *Kommunale Gesundheitslandschaften* (S. 37–54). Wiesbaden: Springer Fachmedien.

Malone, D., Marriott, S., Newton-Howes, G., Simmonds, S., & Tyrer, P. (2010). Community mental health teams (CMHTs) for people with severe mental illnesses and disordered personality. *Cochrane Database of Systematic Reviews 3*. doi: 10.1002/14651858.CD000270.pub2

Marshal, I. M., Crowther, R., Sledge, W. H., Rathbone, J., & Soares-Weiser, K. (2011). Day hospital versus admission for acute psychaitric disorder. *Cochrane Database Systematic Reviews 12*. doi: 10.1002/14651858.CD004026.pub2

Mauz, E., & Jacobi, F. (2008). Psychische Störungen und soziale Ungleichheit im Geburtskohortenvergleich. *Psychiatrische Praxis 35*, 343–352.

Mayer, J. (2011). *Migration und Gesundheit: Mögliche Wege aus dem Präventionsdilemma*. ÖIF-Dossier Nr. 17. www.integrationsfonds.at/fileadmin/ … /n17_Dossier_Migration_und_Gesundheit.pdf. Zugegriffen: 2. November 2016.

Meise, U., Wancata, J., & Hinterhuber, H. (2008). Psychiatrische Versorgung in Österreich: Rückblick – Entwicklungen – Ausblick. *Neuropsychiatrie 22*, 230–242.

Mewes, R., Rief, W., Martin, A., Glaesmer, H., & Brähler, E. (2013). Arbeitsplatzzufriedenheit vs. Arbeitslosigkeit. Trotz der Unterschiede im sozioökonomischen Status sind die Auswirkungen auf psychische Gesundheit und Inanspruchnahme von Gesundheitsleistungen ähnlich. *Psychotherapie Psychosomatik Medizinische Psychotherapie 63*, 138–144.

Mitchell, A. J., Vaze, A., & Rao, S. (2009). Clinical diagnosis of depression in primary care: A meta-analysis. *Lancet 374*, 609–619.

Munz, I., Ott, M., Jahn, H., Rauscher, A., Jäger, M., Kilian, R., & Frasch, K. (2011). Vergleich stationär-psychiatrischer Routinebehandlung mit wohnfeldbasierter psychiatrischer Akutbehandlung („Home Treatment"). *Psychiatrische Praxis 38*, 123–128.

Neugebauer, A. M., Pfaff, H., Schrappe, M., & Glaeske, G. (2008). Versorgungsforschung – Konzept, Methoden und Herausforderungen. In W. Kirch, B. Badura & H. Pfaff (2008), *Prävention und Versorgungsforschung* (S. 81–94). Heidelberg: Springer.

OECD (2014). Health at a Glance: Europe 2014. OECD Publishing. http://dx.doi.org/10.1787/health_glance_eur-2014-en. Zugegriffen: 11. Mai 2015.

Ollenschläger, G., Lelgemann, M., & Kopp, I. (2007). Nationale Versorgungsleitlinien – Nutzung im Qualitätsmanagement unter besonderer Berücksichtigung von Klinischen Behandlungspfaden und Regionalen Leitlinien. *Medizinische Klinik 102*, 565–569.

Pfaff, H. (2003). Versorgungsforschung – Begriffsbestimmung, Gegenstand und Aufgaben. In H. Pfaff, M. Schrappe, K. W. Lauterbach, U. Engelmann & M. Halber (Hrsg.), *Gesundheitsversorgung und Disease Management. Grundlagen und Anwendungen der Versorgungsforschung* (S. 13–23). Bern: Hans Huber.

Pfaff, H., & Schrappe, M. (2011). Einführung in die Versorgungsforschung. In A. M. Neugebauer, G. Glaeske & M. Schrappe (Hrsg.), *Lehrbuch Versorgungsforschung. Systematik – Methodik – Anwendung* (S. 1–7). Stuttgart: Schattauer.

Pfammatter, M., & Junghan, U. M. (2012). Integrierte psychotherapeutische Behandlung von schwer psychisch Kranken. *Der Nervenarzt 83*, 861–868.

Piechotta, B. (2008). *PsyQM. Qualitätsmanagement für psychotherapeutische Praxen*. Berlin u. Heidelberg: Springer.

Piepenhagen, G. (2008). Von der Behandlungsleitlinie zur Versorgungsleitlinie – Behandeln und Eingliedern verbinden. *Psychoneuro 34*, 536–539.

5

Ravens-Sieberer, U., Wille, N., Bettge, S., & Erhart, M. (2007). Psychische Gesundheit von Kindern und Jugendlichen in Deutschland. Ergebnisse aus der BELLA-Studie im Kinder- und Jugendgesundheitssurvey (KiGGS). *Bundesgesundheitsblatt – Gesundheitsforschung – Gesundheitsschutz 50*, 871–878.

Riedel-Heller, S, Bramesfeld, A., Roick, C., Becker, T., & König, H.-H. (2008). Der Ruf nach mehr Versorgungsforschung. *Psychiatrische Praxis 35*, 157–159.

Robert Koch-Institut (in Zusammenarbeit mit dem Statistischen Bundesamt) (2003). Gesundheit alleinerziehender Mütter und Väter. In Gesundheitsberichterstattung des Bundes 14. http://edoc.rki.de/documents/rki_fv/reUzuR53Jx9JI/PDF/27ZlDyKPODMF_59.pdf. Zugegriffen: 4. Mai 2016.

Roick, C., Gärtner, A., Heider, D., & Angermeyer, M. (2002). Heavy user psychiatrischer Versorgungsdienste. Ein Überblick über den Stand der Forschung. *Psychiatrische Praxis 29*, 334–342.

Rüsch, N., Angermeyer, M. C., & Corrigan, P. W. (2005). Das Stigma psychischer Erkrankung: Konzepte, Formen und Folgen. *Psychiatrische Praxis 32*, 221–232.

Schöny, W., Koren, G., Unteregger, S., Gruber, D., Woisetschläger, N., & Weichbold, M. (2015). NÖ Psychiatrieplan. Evaluation 2014. Evaluation der sozialpsychiatrischen/psychosozialen Versorgung in Niederösterreich. Linz. http://www.noegus.at/fileadmin/user_upload/Downloads_Publikationen/PsychiatrieplanEval2014_END.pdf. Zugegriffen: 26. Juli 2016.

Schrappe, M., & Pfaff, H. (2011). Versorgungsforschung: Konzept und Methodik. *Deutsche Medizinische Wochenschrift 136*, 381–386.

Schwartz, F. W., & Busse, R. (2003). Denken in Zusammenhängen: Gesundheitssystemforschung. In F. W. Schwartz, B. Badura, R. Busse, R. Leidl, H. Raspe, J. Siegrist & U. Walter (Hrsg.), *Public Health Buch. Gesundheit und Gesundheitswesen* (S. 518–545). München und Jena: Urban & Schwarzenberg.

Sikorski, C., Luppa, M., König, H.-H., Bussche, H. v. d., & Riedel-Heller, S. G. (2012). Does GP training in depression care affect patient outcome? – A systematic review and meta-analysis. *BMC Health Services Research 12*, 10. doi: 10.1186/1472-6963-12-10

Simmonds, S., Coid, J., Joseph, P. Marriott, S., & Tyrer, P. (2001). Community mental health team management in severe mental illness: A systematic review. *The British Journal of Psychiatry 178*, 497–502.

Spöhring, W., & Richter, D. (2001). Qualitätsmanagement in der Psychiatrie. In Wollschläger M. (Hrsg.), *Sozialpsychiatrie. Entwicklungen – Kontroversen – Perspektiven* (S. 731–747). Tübingen: dgvt.

Stengler, K., & Jahn, I. (2015). Geschlechterspezifische Aspekte bei der Inanspruchnahme psychiatrisch-psychotherapeutischer Versorgung. *Psychiatrische Praxis 42*, 63–64.

Stengler, K., Riedel-Heller, S. G., Gühne, U., & Becker, T. (2015). Gemeindepsychiatrische Versorgung. *PSYCH up2date 9*, 113–128.

Tansella, M., & Thornicroft, G. (2001). The principles underlying community psychiatry. In G. Thornicroft & G. Szmukler (Hrsg.), *Textbook of community psychiatry* (S. 155–65). Oxford: Oxford University Press.

Torge, M., Petersen, J., Gensichen, J., & Planz-Kuhlendahl, S. (2010). Depressionsbehandlung in der Hausarztpraxis. *Psychiatrische Praxis 37*, 366–368.

Wang, P. S., Aguilar-Gaxiola, S., Alonso, J., Angermeyer, M. C., Borges, G., Bromet, E. J., Bruffaerts, R., de Girolamo G., de Graaf, R., Gureje, O., Haro, J. M., Karam, E. G., Kessler, R. C., Kovess, V., Lane, M. C., Lee, S., Levinson, D., Ono, Y., Petukhova, M., Posada-Villa, J, Seedat, S., & Wells, J. E. (2007). Worldwide use of Mental Health Services for Anxiety, Mood, and Substance Disorders: Results from 17 countries in the WHO World Mental Health (WMH) Surveys. *Lancet 370*, 841–850.

Weinmann, S., & Gaebel, W. (2005). Versorgungserfordernisse bei schweren psychischen Erkrankungen. Wissenschaftliche Evidenz zur Integration von klinischer Psychiatrie und Gemeindepsychiatrie. *Der Nervenarzt 76*, 809–821.

Weinmann, S., Puschner, B., & Becker, T. (2009). Innovative Versorgungsstrukturen in der Behandlung von Menschen mit Schizophrenie in Deutschland. *Der Nervenarzt 80*, 31–39.

Weinmann, S., Gühne, U., Kösters, M., Gaebel, W., & Becker, T. (2012). Teambasierte Gemeindepsychiatrie. Bedeutung von Kontextfaktoren und Übertragbarkeit der Studienevidenz. *Der Nervenarzt 83*, 825–831.

Wittchen, H.-U. (2002). Bedarfsgerechte Versorgung psychischer Störungen. Abschätzungen aufgrund epidemiologischer, bevölkerungsbezogener Daten. Max-Planck-Institut für Psychiatrie. München. http://www.svr-gesundheit.de/fileadmin/user_upload/Gutachten/2000-2001/Befragung/004.pdf. Zugegriffen: 1. November 2016.

Wittchen, H.-U., & Jacobi, F. (2006). Epidemiologie. In G. Stoppe, A. Bramesfeld & F.-W. Schwartz (Hrsg.), *Volkskrankheit Depression? Bestandsaufnahme und Perspektiven* (S. 15–39). Heidelberg: Springer.

Wittchen, H.-U., Jacobi, F., Rehm, J., Gustavsson, A., Svensson, M., Jönsson, B., Olesen, J., Allgulander, C., Alonso, J., Faravelli, C., Fratiglioni, L., Jennum, P., Lieb, R., Maercker, A., van Os, J., Preisig, M., Salvador-Carulla, L., Simon, R., & Steinhauser, H.-C. (2011). The size and burden of mental disorders and other disorders of the brain in Europe 2010. *European Neuropsychopharmacology 21*, 655–679.

Ziguras, S. J., & Stuart, G. W. (2000). A meta-analysis of the effecctiveness of mental health case management over 20 years. *Psychiatric Services 51*, 1410–1421.

ZVFK Zentrum für Versorgungsforschung Köln (2014). Was ist Versorgungsforschung. Köln. http://www.zvfk.de/index.php?page=versorgungsforschung. Zugegriffen: 12. Mai 2015.

Sozialpsychiatrie als Wirkungsforschung

Dominik Gruber, Martin Böhm, Marlene Wallner, Gernot Koren

© Springer-Verlag GmbH Deutschland 2018

W. Schöny (Hrsg.), *Sozialpsychiatrie – theoretische Grundlagen und praktische Einblicke*,

DOI 10.1007/978-3-662-54626-0_6

6

6.1   Wirkungsforschung: theoretische und methodische Grundlagen

Um die Sozialpsychiatrie als Wirkungsforschung betrachten zu können, müssen einige grundlegende Fragen zur Überprüfung von Effekten und Wirkungen in der Sozialpsychiatrie geklärt werden. Dies soll im Folgenden in einer kurzen und prägnanten Form mittels der allgemeinen Ausführungen zur empirischen Sozialforschung und deren Bedeutung für die Sozialpsychiatrie erfolgen.

Generell kann das Ziel der Forschung mit dem Gewinn von neuen Erkenntnissen und deren Umsetzung in der Praxis umschrieben werden. Durch unterschiedliche Forschungsmethoden „versucht Wissenschaft rationale, nachvollziehbare, intersubjektive Erkenntnisse über Zusammenhänge, Abläufe, Ursachen und/oder Gesetzmäßigkeiten der (natürlichen, kulturellen/sozialen, historischen) Wirklichkeit mit Hilfe von Theorien und/oder Hypothesen aufzustellen" (Raithel 2008, S. 8).

Empirische Sozialforschung umfasst demnach 2 Grobziele. So versucht sie einerseits, Phänomene der realen Welt (möglichst „objektiv") zu beschreiben und zu klassifizieren, und andererseits sollen (möglichst allgemein) gültige Regeln zur Vorhersage von Ereignissen und zur Erklärung gefunden werden (vgl. Kromrey 2002, S. 22).

Der Begriff der Objektivität ist ein umstrittener und auch umkämpfter Begriff in der Wissenschaft. Die Autoren gehen davon aus, dass es im Grunde keinen ideologiefreien Raum gibt und daher ein Verständnis von Objektivität, das von allem Subjektiven absehen will, nicht realisierbar ist. Dies betrifft – wie bereits im sog. Werturteilsstreit in der Soziologie von Max Weber festgestellt wurde (vgl. zusammenfassend Albert 2010) – bereits die Auswahl des Forschungsobjekts und der Forschungsthemen. Hier nehmen Werthaltungen stets Einfluss. Des Weiteren wurde von den Autoren (▶ Kap. 3) konstatiert, dass Sozialpsychiatrie normative Standpunkte einnimmt (und z. B. normative Konzepte wie jenes der Inklusion vertritt) und damit explizit Stellung bezieht. Sozialpsychiatrie ist daher – um mit Adorno zu sprechen – eine Wissenschaft, die „mehr sein will als eine bloße Technik" (Adorno 1988/1972, S. 139). Hier wird daher ein differenziertes und wohl realistisches Verständnis von Objektivität zugrunde gelegt, das nicht mehr, aber auch nicht weniger meint, als dass der Forschungsprozess transparent, intersubjektiv nachvollziehbar sein und auf gesetzten bzw. vereinbarten Standards beruhen sollte. Aber auch der Forschungsprozess ist nicht (völlig)

ideologie- und wertfrei, da z. B. auch die Wahl der Methoden Präferenzen unterliegt oder auch die Wahl der zugrunde liegenden Theorien, die der Interpretation von Ergebnissen dienen, nicht ohne Werturteile auskommt.

Durch die systematische Auswertung von Erfahrungen versucht empirische Forschung, Erkenntnisse zu erzielen (vgl. Bortz u. Döring 2006, S. 2). Zur Erfassung der Erfahrungen kann man sich unterschiedlicher Techniken wie Beobachtung, Befragung, Experiment etc. bedienen (vgl. Kromrey 2002, S. 33). Generell werden 2 methodische Forschungsrichtungen mit verschiedenen erkenntnistheoretischen Wurzeln (kritischer Rationalismus vs. Konstruktivismus) unterschieden. Während sich quantitative Sozialforschung mit der Zusammenfassung und Darstellung von Daten (deskriptive Statistik), der Beurteilung der Brauchbarkeit von Hypothesen und Theorien (analytische oder schließende Statistik) beschäftigt, wendet sich die qualitative Forschung hingegen dem Verstehen von Sinnzusammenhängen zu (vgl. Bortz 2005, S. 1; Sikorski u. Glaesmer 2011, S. 159; Riedel-Heller u. König 2013, S. 246).

6.1.1   Blitzlichter sozialpsychiatrischer Forschung

Für die Sozialpsychiatrie sei hier exemplarisch die Bedeutung der qualitativen Studien von Goffman zu den Themen Asyle, Stigma und Identität etc. erwähnt. Besonders die qualitative Studie „Asyle" (Goffman 1973/1961) hatte große Bedeutung für die Entwicklung der psychiatrischen Versorgung, und die Ergebnisse der Studie trugen zu den notwendigen Veränderungen bei (vgl. Sikorski u. Glaesmer 2011, S. 159). Finzen (2001, S. 626) spricht von der „großen Zeit" sozialpsychiatrischer Forschung im Anschluss an die sozialepidemiologischen Untersuchungen von Faris und Dunham (1939) und Hollingshead und Redlich (1958) sowie den Untersuchungen in den 1950er- und 1960er-Jahren von den Soziologen der Chicagoer Schule und später von Ethnomethodologen, symbolischen Interaktionisten und Empirikern. Hierzu zählen u. a. Blumer, Garfinkel, Goffman, Clausen, Caudill und Strauss. In substanzieller Form kam die wissenschaftliche Sozialpsychiatrie jedoch nur nach England. Während Frankreich, beeinflusst von Foucault, einen Sonderweg beschritt, wurde in

Italien und Deutschland durch die 1968er-Bewegung eine Psychiatriereform angestoßen (bzw. beschleunigt). Damit stellte sich aber zugleich die sozialpsychiatrische und soziologische Forschung unter einen Ideologieverdacht. Auch andere europäische Länder beschritten ihren eigenen Weg, und so wurde die Psychiatriereform in den europäischen Ländern zu einer in Teilen ideologisch verklärten oder einfach nur praktischen Angelegenheit, die vorerst fernab diverser Begleitforschungen etc. auf andere angelsächsische Forschungsergebnisse angewiesen war (vgl. Finzen 2001, S. 626). Generell waren die Jahre nach den großen Studien von Goffman eher gekennzeichnet von einer stärkeren Orientierung an quantitativer Forschung. Erst mit Beginn der 1980er-Jahre erlangte die qualitative Forschung wieder mehr Aufmerksamkeit. Mayring (1988) spricht hier von einer „qualitativen Wende". Für Flick et al. (2007) „hat qualitative Forschung den Anspruch, Lebenswelten ‚von innen heraus' aus der Sicht der handelnden Menschen zu beschreiben. Damit will sie zu einem besseren Verständnis sozialer Wirklichkeit(en) beitragen und auf Abläufe, Deutungsmuster und Strukturmerkmale aufmerksam machen" (Flick et al. 2007, S. 14, zitiert in Sikorski u. Glaesmer 2011, S. 159). In der qualitativen Forschung wird oftmals auch von einer Methodentriangulation gesprochen, also dem Einsatz verschiedener (sowohl quantitativer als auch qualitativer) Erhebungsverfahren zur Erfassung der sozialen Wirklichkeit. Als klassisches Beispiel wird hierfür die Studie „Die Arbeitslosen von Marienthal" von Jahoda, Lazersfeld und Zeisel (1933/1975) genannt (detaillierte Ausführungen hierzu siehe u. a. Flick 2011).

Nicht nur in der qualitativen Forschung, sondern in der empirischen Sozialforschung im Allgemeinen stellt die Methodentriangulation eine Bereicherung dar.

6.1.2 Qualitative Sozialforschung

Während beim quantitativen Ansatz das Messen und Quantifizieren von sozialen Phänomenen sowie die statistische Verarbeitung im Vordergrund steht, ist es bei der qualitativen Sozialforschung die Erfassung der sozialen Wirklichkeit mittels nichtnumerischen (qualitativen) Materials, das interpretativ

ausgewertet wird. Das heißt, dass in der qualitativen Sozialforschung die zu beobachtenden Ausschnitte der sozialen Wirklichkeit verbalisiert werden und somit qualitative Datenerhebung zu den interpretativen Verfahren zählt. Zu den Datenmaterialien können u. a. alle Texte (z. B. Interviews, Protokolle, Artikel, Briefe etc.) und auch Objekte (z. B. Filme, Fotografien, Zeichnungen, Kleidungsstücke etc.) gezählt werden (vgl. Bortz u. Döring 2006, S. 296). Qualitative Methoden wurden in den 1970er-Jahren aus Amerika importiert und v. a. hinsichtlich der Abgrenzung zur quantitativen Forschung und deren methodologischen Grundlagen diskutiert. Erst in den 1980er-Jahren wurde die qualitative Sozialforschung in Deutschland in den Lehrbüchern beschrieben und als eigenständige Disziplin etabliert (vgl. ebd., S. 306).

Nach Bortz und Döring (2006) bleibt es fragwürdig, ob bei der qualitativen Forschung von einer eigenständigen Disziplin gesprochen werden kann, da dies bedeuten würde, dass dieser qualitative Ansatz, die zu untersuchenden Phänomene innerhalb seines eigenen Gegenstandes gesondert betrachten und untersuchen würde.

Qualitative Forschung lässt sich „einerseits als eigenständige Ergänzung, andererseits als Gegensatz, Abgrenzung und besondere Akzentuierung im Verhältnis zur vorwiegend am einheitswissenschaftlichen […] Paradigma orientierten experimentellen, modelltheoretischen und quantitativen Sozialforschung begreifen" (Kardoff 1995, S. 3). Zu den Besonderheiten der qualitativen Sozialforschung zählen u. a., dass die Personen in ihrem Handeln vollständig erfasst werden können, sprich, dass Individuen nicht in unterschiedliche Verhaltenssegmente unterteilt werden müssen, was ansonsten zu „realitätsfernen und damit auch für praktische Zwecke illusionsfördernden Konstruktionen eines ‚Reaktionsdeppen' führt" (Kardoff 1995, S. 7). Mittlerweile wird immer wieder darauf hingewiesen, dass zur Erforschung sozialer Phänomene ein Zusammenwirken von qualitativen und quantitativen Methoden notwendig ist.

Die Vielzahl der entwickelten Verfahren dieser Forschungsrichtung ermöglicht einen differenzierten Einblick in die subjektive Lebenswelt der zu Beforschenden. Hinsichtlich einer einheitlichen Klassifikation der qualitativen Techniken zur Erhebung und Erfassung von Daten wird man jedoch in

6

der Literatur nicht fündig (detaillierte Ausführungen hierzu unter: Bortz u. Döring 2006, S. 307). Historisch gesehen, war qualitative Sozialforschung mit ihrem Anspruch, Sinnzusammenhänge zu verstehen, für die Psychiatrie wegweisend. So wären bestimmte Veränderungen in der psychiatrischen Versorgungspraxis ohne die qualitativen Studien (z. B. „Asyle" von Goffman 1973/1961) wohl kaum denkbar und möglich gewesen (hierzu auch ▶ Abschn. 2.2.5). Qualitative Methoden dienen in erster Linie zur Hypothesengewinnung und zur gegenstandsbegründeten Theoriebildung, und sie haben den Anspruch, Lebenswelten und Strukturmerkmale zu beschreiben (vgl. Bortz u. Döring 2006, S. 296; Riedel-Heller u. König 2013, S. 253). Zu den verschiedenen qualitativen Methoden zählen das offene oder teilstandardisierte Interview (die als Struktur- und Dilemma-Interviews, als fokussiertes, klinisches, narratives oder diskursives Interview durchgeführt werden können) sowie diverse Gruppengespräche, Fokusgruppengespräche oder auch die teilnehmende Beobachtung (detaillierte Ausführungen hierzu u. a. in Hopf 1995, S. 177ff.; Riedel-Heller u. König 2013, S. 253; Bortz u. Döring 2006, S. 296f.). Mittels qualitativer Forschung können verschiedene Perspektiven, die auch widersprüchlich sein können, abgebildet werden (vgl. Riedel-Heller u. König 2013, S. 253).

6.1.3 Quantitative Sozialforschung

Bei der Quantifizierung von Erfahrungen kann zwischen experimentellen (Interventions-)Studien und Beobachtungsstudien unterschieden werden. Experimentelle Studien werden unterteilt in randomisierte kontrollierte Studien („randomized controlled trials", RCTs) oder nicht randomisierte Studien (Quasi-Experimente oder Prä-Experimente).

RCT-Studien werden in der Wissenschaft auch oft als Goldstandard bezeichnet, hier v. a. in der medizinischen Forschung, da sie über das beste nachgewiesene Studiendesign verfügen und eine evidenzbasierte Medizin (EbM) (▶ Abschn. 7.1.2), so der Tenor, als Grundlage eine RCT-Studie benötigt, denn nur so kann die Wirkung – im Sinne der Identifizierung eines Ursache-Wirkungs-Zusammenhangs – der medizinischen Behandlung nachgewiesen und in diesem Sinne eine patientenorientierte

Entscheidung getroffen werden. Wesentlich ist bei dieser Methode der Erforschung von Ursache-Wirkungs-Zusammenhängen, dass 2 Patientengruppen miteinander verglichen werden: solche, die eine Behandlung, und solche, die keine Behandlung erfahren. Zentral ist hierbei, dass die Zuweisung zur Behandlungs- oder Vergleichsgruppe zufällig (randomisiert) erfolgt. Dieses Vorgehen soll eine Vergleichbarkeit der Gruppen herstellen und studienrelevante Störfaktoren kontrollierbar machen. Das Ziel ist somit, dass sich die beiden Gruppen nur hinsichtlich der Intervention unterscheiden. Wissen der Studienteilnehmer und der Versuchsleiter nicht, wer in der Kontroll- bzw. Behandlungsgruppe ist, dann spricht man von einem Doppelblindversuch. Ist es nur der Studienteilnehmer bzw. die -teilnehmerin, dann ist dies ein Blindversuch. Um klinisch relevante Unterschiede aufdecken zu können, wird eine Mindestzahl von Probanden benötigt (Powerkalkulation). Werden z. B. größere Gebiete randomisiert, spricht man von Clusterrandomisierung. Generell sollte bedacht werden, dass auch sog. RCTs Limitationen besitzen. So kann z. B. die Anwendbarkeit der unter experimentellen Bedingungen erzeugten Ergebnisse in der sozialpsychiatrischen Versorgung eingeschränkt sein, sprich die Ergebnisse sind im Sinne der externen Validität (außerhalb der Studienbedingungen) nicht auf den Versorgungsalltag zu übertragen. Oftmals sind auch die Bedingungen für RCTs nicht herzustellen bzw. wäre die Durchführung solcher schlicht unangemessen (detaillierte Ausführungen hierzu bei Riedel-Heller u. König 2013, S. 248f.).

Hinsichtlich der Schwierigkeit der Anwendung von klinisch kontrollierten Studien, die vorrangig auf standardisierte Erhebungsinstrumente zurückgreifen, sei an dieser Stelle u. a. auf Finzen (2001) verwiesen.

Laut Finzen könnte man behaupten „die gegenwärtige wissenschaftliche Sozialpsychiatrie sei jenseits der Versorgungsforschung auf bestem Wege zu einer Hilfswissenschaft der klinischen Forschung, pointierter Pharmaforschung" (Finzen 2001, S. 627). Er begründet dies damit, dass die gegenwärtigen Modethemen der wissenschaftlichen Sozialpsychiatrie (Psychoedukation, Lebensqualitätsforschung und psychiatrische Gesundheitsökonomie) ihren Aufschwung „nicht zuletzt ihrer Nähe zur Compliance-Forschung, den Auflagen der amerikanischen Behörden bei der Neuentwicklung von Medikamenten deren Auswirkungen auf die Lebensqualität der

Kranken einzubeziehen, sowie, im Hinblick auf die Gesundheitsökonomie, nackten wirtschaftlichen Interessen der Pharmaanbieter" zu verdanken hatten. Dies ist laut Finzen nicht a priori negativ zu verstehen, sondern vielmehr so, dass u. a. bei der Erforschung der Lebensqualität, die Lebensqualität „der Krankheitsjahre zu berücksichtigen wäre, anstatt des zeitlichen Abschnitts der kontrollierten klinischen Studie" (Finzen 2001, S. 627).

Die Messung der Wirksamkeit von Behandlungen kann natürlich auch über ein quasi-experimentelles Studiendesign erfolgen. Hier erfolgt die Zuweisung zur Stichprobe nicht randomisiert, d. h. es kann zu selektiven Stichprobenverzerrungen („selection bias") kommen. Diese Verzerrungen versucht man zu vermeiden, indem gewisse charakteristische Merkmale, die Einfluss auf das Studienergebnis haben könnten, in den beiden Gruppen ähnlich verteilt werden (z. B. durch Bildung von Paaren).

Bei den Beobachtungsstudien werden Längs- und Querschnittstudien unterschieden. Die Querschnittstudie wird zu einem bestimmten Zeitpunkt oder innerhalb einer kurzen Zeitspanne durchgeführt und stellt quasi ein Abbild des Ist-Zustandes dar. Bestimmte für die Untersuchung wichtige Merkmale werden fokussiert, und die Hypothesengenerierung steht bei Querschnittstudien oftmals im Vordergrund. Hier besteht vielfach das Problem der Verallgemeinerung bzw. der Repräsentativität (abhängig von der Stichprobengröße) sowie es u. a. zu Verzerrungen aufgrund von Stichprobenausfällen kommen kann. Längsschnittstudien wiederholen zu bestimmten Zeitpunkten die Erhebungen und sind z. B. prospektive Kohortenstudien, d. h. hier wird eine Personengruppe über einen längeren Zeitraum hinsichtlich der Änderung verschiedener Merkmale beobachtet.

Prospektive (vorausschauende) Studien überprüfen die Wirksamkeit bestimmter Maßnahmen anhand von und für die aufgestellte(n) Hypothese(n) (gewonnenen) Daten im Gegensatz zu retrospektiven (zurückblickenden) Studien.

Werden bestimmte Werte gleicher Variablen über einen längeren Zeitraum zu bestimmten Zeitpunkten bei einer identischen Stichprobe erhoben, dann spricht man von Paneluntersuchungen (vgl. Riedel-Heller u. König 2013, S. 250ff.).

Mit Metaanalysen werden mithilfe einer systematischen Recherche bestimmte Arbeiten identifiziert und quantitativ zusammengefasst. Hier ist wiederum der Goldstandard im Sinne einer evidenzbasierten Medizin die quantitative Zusammenfassung ausgewählter RCTs. Diese Metaanalysen sind an der Spitze der Evidenzhierarchie angesiedelt und bilden somit die Grundlage einer evidenzbasierten Medizin (vgl. Riedel-Heller u. König 2013, S. 252).

6.1.4 Mixed-Methods

In den letzten Jahrzehnten zeichnet sich in der empirischen Sozialforschung der Trend hin zu Mixed-Methods ab. Dies bezeichnet eine Methodenkombination von quantitativen und qualitativen Methoden in den Forschungsdesigns (vgl. Kuckartz 2014, S. 7). Nach Creswell (2014) beinhaltet die Mixed-Methods-Forschung „im Rahme eines Mixed-Methods-Designs die Sammlung und Analyse sowohl quantitativer als auch qualitativer Daten, die systematische Integration beider Datenarten und oft auch die Darlegung der philosophischen und theoretischen Orientierungen, die dem Design zugrunde liegen" (Creswell 2014, S. 13). Geht es bei der qualitativen Forschung vermehrt um die Sichtweisen der Forschungsteilnehmer, deren Motive und biografische Bezüge, so arbeiten quantitative Verfahren im Sinne des naturwissenschaftlichen Messens mit numerischen Daten. Der Ansatz der Mixed-Methods spielt quantitative und qualitative Methoden nicht gegeneinander aus, sondern versucht, sie vielmehr sinnvoll miteinander zu verschränken (vgl. Kuckartz 2014, S. 28).

Kuckartz (2014) definiert Mixed-Methods folgendermaßen:

» Unter Mixed-Methods wird die Kombination und Integration von qualitativen und quantitativen Methoden im Rahmen des gleichen Forschungsprojekts verstanden. Es handelt sich also um eine Forschung, in der die Forschenden im Rahmen von ein- oder mehrphasig angelegten Designs sowohl qualitative als auch quantitative Daten sammeln. Die Integration beider Methodenstränge, d. h. von Daten, Ergebnissen und Schlussfolgerungen, erfolgt je nach Design in der Schlussphase des Forschungsprojektes oder bereits in früheren Projektphasen. (Kuckartz 2014, S. 33)

6

6.1.5 Fazit: Theoretische und methodische Grundlagen der Wirkungsforschung

Zur Erforschung der Wirksamkeit von Versorgungsleistungen sowie von Maßnahmen, die zur Steigerung der Lebensqualität und der psychischen Gesundheit führen sollen, kann die Sozialpsychiatrie auf unterschiedliche Methoden und Designs zurückgreifen. Hierbei kann für die Sozialpsychiatrie attestiert werden, dass neben dem (v. a. in der Medizin) dominanten quantitativen Ansatz es oftmals qualitative Studien waren, die für ein Umdenken in der Sozialpsychiatrie gesorgt haben.

Die Entscheidung, ob nun qualitativ, quantitativ oder im Sinne der Mixed-Methods geforscht wird, wird u. a. davon abhängen, welche Forschungsfrage beantwortet werden soll bzw. von den zu erforschenden Indikatoren und anderen Punkten (z. B. Validität). Ebenso werden ethische Überlegungen bzw. welche forschungspraktischen Aspekte eine Berücksichtigung finden sollen von Entscheidung sein. Für die Sozialpsychiatrie ist wichtig, dass es nicht die Forschungsmethode und nicht das Forschungsdesign per se gibt, sondern alle generell als gleichberechtigt zu werten sind. Hinsichtlich einer umfassenden und genauen Analyse von Interventionen und deren Wirksamkeiten ist eine Kombination der unterschiedlichen Methoden im Sinne eines Mixed-Methods-Ansatzes für die Sozialpsychiatrie zu bevorzugen.

6.2 Wirkungsforschung anhand von 3 sozialpsychiatrischen Beispielen

In weiterer Folge werden Ergebnisse aus 3 verschiedenen Forschungsfeldern der Sozialpsychiatrie beschrieben. Das erste Beispiel behandelt einen klassischen Bereich der psychiatrischen und sozialpsychiatrischen Wirkungsforschung, und zwar jenen der beruflichen und medizinisch-psychiatrischen Rehabilitation (▶ Abschn. 6.2.1). Das zweite Beispiel verweist auf ein sehr spezielles Arbeitsfeld der Sozialpsychiatrie, und zwar auf die forensische Nachsorge und ihre Wirksamkeit (▶ Abschn. 6.2.2). Als drittes Beispiel wird ein Evaluationsprojekt dargestellt, das sich zum einen qualitativer Forschungsmethoden bedient und zum anderen stark partizipativ ausgerichtet ist (▶ Abschn. 6.2.3).

6.2.1 Beispiel 1: Berufliche und medizinisch-psychiatrische Rehabilitation

Rehabilitation umfasst eine Vielzahl von Maßnahmen, die – abseits der Akutbehandlungen – Individuen in die Lage versetzen soll, ihre Stellung in allen Lebensbereichen (z. B. Familie, Schule, Beruf, Gemeinschaft) zu finden bzw. wiederzufinden. In Österreich wird in der Regel zwischen beruflicher, medizinisch-psychiatrischer und sozialer Rehabilitation unterschieden (vgl. Lenz u. Schosser 2015, S. 164). Im Rahmen dieses Abschnitts wird der Fokus auf die berufliche und medizinisch-psychiatrische Rehabilitation gelegt. Dabei sollen Forschungsergebnisse aus dem Bereich der Wirkungs- bzw. Outcome-Forschung überblicksmäßig dargestellt werden. Dabei soll sowohl auf Forschung aus dem deutschsprachigen Raum als auch auf international publizierte Untersuchungsergebnisse zurückgegriffen werden. In den ersten beiden Abschnitten wird der Fokus auf das Feld der beruflichen Rehabilitation gelegt. Danach wird auf das Feld der medizinisch-psychiatrischen Rehabilitation eingegangen.

Berufliche Rehabilitationsmaßnahmen können grundsätzlich in „First-train-then-place"- und „First-place-then-train"-Interventionen unterteilt werden. Erstere gehen so vor, Klienten zunächst an einem für Übungszwecke geschaffenen Arbeitsplatz zu trainieren, damit sie anschließend am ersten Arbeitsmarkt Fuß fassen können. Diese Maßnahmen sind u. a. unter dem Namen Arbeitstraining oder auch Pre-vocational-Training bekannt. Zweitere gehen den umgekehrten Weg: Im Rahmen von „Frist-place-then-train"-Maßnahmen werden Betroffene an jenem Arbeitsplatz unterstützt und gecoacht, an dem sie dauerhaft bzw. für längere Zeit arbeiten. Diese

Unterstützungsform wird oftmals als Jobcoaching, Supported Employment oder auch als „individual placement and support" bezeichnet.

Berufliche Rehabilitation: „First train then place"

- Definition und Merkmale

Für Menschen, für die eine Rückkehr auf den sog. ersten Arbeitsmarkt krankheitsbedingt *„nicht, noch nicht* oder *noch nicht wieder"* (Plößl 2013, S. 139, Hervorhebung im Original) möglich ist, bieten Maßnahmen des Typs „first train then place" – in Form eines Arbeitstrainings (Pre-vocational-Training) – die Möglichkeit, Beschäftigung, positives Feedback und Selbstvertrauen zu gewinnen.

Den freien Arbeitsmarkt, auf dem Arbeitskraft ohne z. B. staatliche Unterstützung angeboten bzw. nachgefragt wird, nennt man auch erster Arbeitsmarkt. Der zweite Arbeitsmarkt umfasst u. a. die hier beschriebenen Arbeitstrainings, also Arbeitsplätze, die durch staatliche Unterstützung für z. B. Rehabilitationszwecke eingerichtet werden.

Eine klassische Interventionsform stellen die Werkstätten für Menschen mit Behinderung dar (integrative Betriebe). Plößl (2013) gibt für die grundsätzliche Gestaltung solcher Werkstätten folgende Empfehlungen:

- **Personelle Ausstattung**: Es sollten ausreichend Personal und Kompetenzen für fachliche Anleitung sowie pädagogische/sozialarbeiterische/psychologische Fähigkeiten vorhanden sein.
- **Zielgruppe**: Menschen mit Beeinträchtigung, die am Produktionsprozess mitwirken können.
- **Wahlmöglichkeiten**: Es soll eine große Bandbreite an Arbeitsmöglichkeiten und Tätigkeitsformen geben, sodass die Schwierigkeit der Arbeit individuell angepasst werden kann sowie Interesse und Begabung berücksichtigt werden können.
- **Flexible Zeitstrukturen**: Um die Arbeit der Erkrankung und den individuellen Bedürfnissen anpassen zu können, sollten die Arbeit

und die Arbeitszeit zumindest zum Teil flexibel gestaltbar sein.

- **Professionelle Grundhaltung**: Mitarbeiter sollen eine positive Grundhaltung, die v. a. Hoffnung vermittelt, einnehmen (können).
- **Bezugspersonensystem**: Jeder Klient sollte einen kontinuierlichen Bezugsbetreuer haben.
- **Störungsspezifische Unterstützungsangebote**: Die Unterstützung sollte individualisiert, je nach Erkrankung, angeboten werden. Darum müssen die Mitarbeiter auch ein bestimmtes Maß an klinischem Wissen aufweisen.

Es gibt unterschiedliche Formen des Pre-vocational-Trainings. In Österreich gibt es – neben anderen Projekten und Beschäftigungsformen – z. B. folgende:

- **Integrative Betriebe**: Hier werden Menschen mit Behinderung, die für den allgemeinen Arbeitsplatz nicht oder noch nicht geeignet sind, beschäftigt. Ist keine Vermittlung auf den ersten Arbeitsmarkt möglich, so kann die jeweilige Person im integrativen Betrieb arbeiten.
- **Transitarbeitsplätze**: Diese dienen der Wiedereingliederung von langzeitarbeitslosen Personen, die auch eine Beeinträchtigung aufweisen können. Dabei werden zeitlich befristete, angeleitete Arbeitsplätze zur Verfügung gestellt.

- Effektivität

Eine Metaanalyse von Crowther et al. (2001), die verschiedene Formen der beruflichen Rehabilitation (u. a. Pre-vocational-Training, Supported Employment) miteinander vergleicht, kommt zum Ergebnis, dass Pre-vocational-Trainings bei der Arbeitsmarktintegration im Vergleich zu anderen Formen der Betreuung (stationärer Aufenthalt oder Community Care) nicht signifikant besser abschneiden. Im Vergleich zu Supported Employment" schneidet es in dieser Dimension sogar signifikant schlechter ab. Etwas besser wirken Variationen von Pre-vocational-Trainings (mit Bezahlung oder mit psychologischer

6

Intervention). Was klinische Veränderungen, wie z. B. die Symptomatik, angeht, sind zwischen diesen Interventionsformen keine signifikanten Unterschiede festzustellen. Auch andere Metaanalysen kommen zu dem Schluss, dass Supported Employment im Hinblick auf die Arbeitsmarktintegration bessere Ergebnisse als klassische Arbeitstrainings erzielt, wie nachfolgende Studienergebnisse zeigen.

Es sei erwähnt, dass alle inkludierten Studien in Crowther et al. (2001) aus den USA oder aus England stammen. International betrachtet, ist zusammenfassend die Effektstärke für Maßnahmen, die den Prinzipien des Supported Employment folgen, im Vergleich zu klassischen Interventionen höher. Gleichzeitig sind die Ergebnisse der sog. EQOLISE-Studie von Burns et al. (2007) zu beachten, die die beiden Interventionsformen (Supported Employment vs. Pre-vocational-Training) in 6 europäischen Städten vergleicht und zeigt, dass die arbeitsbezogenen Effektunterschiede in den deutschen Städten (Ulm und Groningen) nicht sehr ausgeprägt sind (jene in Zürich hingegen schon). Dies kann als Indiz dafür gedeutet werden, dass auch klassische Arbeitstrainings – bei entsprechend guter Implementierung – eine gute Wirkung entfalten können (vgl. Watzke et al. 2009, S. 523), unabhängig davon, dass Supported Employment im Schnitt bessere Ergebnisse zeigt (s. nächsten Abschnitt).

Im deutschsprachigen Raum ist die Datenlage zur Effektivität von Pre-vocational-Trainings nicht sehr gut. Die vorhandenen Studien aus Deutschland und Österreich zeigen jedoch positive Effekte. Eine nicht randomisierte Studie aus Österreich von Holzner et al. (1998) zeigte, dass die Lebensqualität der Teilnehmer mit Schizophrenie an arbeitsbezogenen Rehabilitationsmaßnahmen im Vergleich zu einer Kontrollgruppe mit ebenfalls an Schizophrenie erkrankten Personen, jedoch ohne Rehabilitation besser ausfällt. Eine ebenfalls nicht randomisierte, aber umfassendere Untersuchung aus Deutschland von Watzke et al. (2009) verdeutlichte, dass die Teilnehmer der beruflichen Rehabilitation auch nach 9 Monaten positive Effekte in folgenden Dimensionen aufwiesen: weitere berufliche Tätigkeit (v. a. im Rahmen von geschützten Arbeitsplätzen), psychosoziales Funktionsniveau, subjektives Wohlbefinden und einzelne Aspekte der Symptomatik.

Die Leistungen der Transitarbeitsplätze in Österreich wurden durch eine umfassende Studie des WIFO (Eppel et al. 2014) evaluiert. Sie bestätigt die Wirkung von Maßnahmen zur Verbesserung der Beschäftigungschancen von Arbeitssuchenden (sozialökonomische Betriebe [SÖB]; gemeinnützige Beschäftigungsprojekte [GBP]). Ziel dieser auf den Arbeitsmarkt vorbereitenden Transitarbeitsplätze ist es, „die Beschäftigungsfähigkeit der Betroffenen zu stabilisieren bzw. zu verbessern und ihre Chancen auf eine dauerhafte Reintegration in den regulären Arbeitsmarkt zu erhöhen" (ebd., S. 784). Die Zielgruppe dieser Maßnahmen bilden Menschen mit besonderen Vermittlungshemmnissen (höheres Alter, gesundheitliche Einschränkungen, niedriges Ausbildungsniveau, Langzeitarbeitslosigkeit). Rund ein Viertel der Personen, die in Transitarbeitsplätzen tätig sind, weisen gesundheitliche Einschränkungen auf. Die Studie zeigt, dass Menschen, die durch Transitarbeitsplätze (SÖB, GBP) gefördert werden, im Nachbetrachtungszeitraum von bis zu 7 Jahren signifikant mehr reguläre Arbeitstage (ungeförderte unselbstständige Beschäftigung) aufweisen (+46 Tage bzw. +10,9% für alle 25- bis 59-jährigen Personen im Zeitraum von 4 Jahren nach der geförderten Beschäftigung). Die Autoren konstatieren zusammenfassend, der Effekt sei

» […] zwar absolut nicht sehr hoch, relativ zu der ohne Förderung zu erwartenden Arbeitsmarktintegration jedoch beträchtlich. Zudem deuten die Wirkungsanalysen auf eine Zunahme des Effektes in den Folgejahren hin. Trotzdem verbringen viele Geförderte in der vierjährigen Nachkarriere einen großen Teil der Zeit in Arbeitslosigkeit: durchschnittlich mehr als 1,5 Jahre. Ein großer Teil der Geförderten erreicht somit – trotz verbesserter Arbeitsmarktanbindung – auch nach der Förderung keine dauerhafte Arbeitsmarktintegration. Dem Aus- und Aufbau von Modellen einer stufenweisen Integration in den regulären Arbeitsmarkt und von Strukturen zur längerfristigen Nachbetreuung kommt daher in der künftigen Gestaltung von SÖB und GBP große Bedeutung zu. (Ebd., S. 793)

Eppel et al. (2014) empfehlen daher,

- dass Transitarbeitsplätze mit entsprechenden fachlichen Schulungen kombiniert werden sollen (oder generell sollten mehr Lernmöglichkeiten im Rahmen der Förderung geschaffen werden); denn besser Qualifizierte können die Förderung auf dem Arbeitsmarkt besser nutzen;
- Transitarbeitsplätze altersheterogen zu gestalten, da z. B. auch ältere Menschen von Transitarbeitsplätzen profitieren, in Summe mehr als jüngere Teilnehmer;
- Personen mit sehr ausgeprägten Vermittlungshemmnissen nicht auszusortieren; denn auch bei dieser Personengruppe ist der durchschnittliche Effekt durchweg groß;
- Nachbetreuungsangebote zu schaffen.

Es ist zu beachten, dass es dennoch (Sub-)Gruppen von Klienten gibt, die auf geschütztere Formen der Arbeit angewiesen sind. So bedarf es auch z. B. tagesstrukturierender bzw. arbeitsbezogener Unterstützung für jene, die (auch) durch Supported Employment nicht vermittelt werden können, zumal klassische Interventionen, wie z. B. Arbeitstrainings, die in Österreich und Deutschland nach wie vor weitverbreitet sind, es zulassen, in einem geschützten Rahmen stufenweise Kompetenzen aufzubauen (vgl. Stengler et al. 2014, S. 101). Des Weiteren ist zu hinterfragen, ob die Integration in den ersten Arbeitsmarkt immer das höchste und anzustrebende Ziel ist (vgl. Watzke et al. 2009, S. 524).

Eine rezente Studie (s. Lankmayer et al. 2015) aus Oberösterreich versucht den gesamtgesellschaftlichen Nutzen eines sozioökonomischen Betriebes („Bazar", Volkshilfe Oberösterreich) mithilfe der Methode des Return on Investment (ROI) abzuschätzen. Dabei werden die Kosten des SÖB den generierten Rückflüssen (z. B. in Form von zusätzlichen Steuereinnahmen für Staat und Länder) gegenübergestellt. Die Untersuchung kommt zu dem Ergebnis, dass – realistisch betrachtet – innerhalb von 10 Jahren 97% der Investitionen, die innerhalb eines Jahres getätigt werden, zurückfließen, d. h. amortisiert werden. Eine ähnlich angelegte Studie von Gruber und Borth (2011) für das Arbeitstrainingszentrum „ATZ BUCHplus" der pro mente Oberösterreich

erbrachte ein etwas besseres Ergebnis, das jedoch aufgrund einer anderen Berechnungsform nicht mit jenem von Lankmayer et al. (2015) vergleichbar ist. Nach 10 Jahren können – laut einem realistischen Szenario – etwas mehr als doppelt so viele Rückflüsse als Investitionen verzeichnet werden (SROI [Social Return on Investment] nach 10 Jahren: Euro 1:2,19). Das heißt, es können innerhalb von einem Zeitraum von 10 Jahren für jeden investierten Euro rund 2 Euro erwirtschaftet werden.

Berufliche Rehabilitation: „First place then train"

- **Definition und Merkmale**
Supported Employment bzw. Individual Placement and Support" (IPS; die Begriffe Supported Employment und IPS werden üblicherweise synonym verwendet [vgl. Lauber u. Kawohl 2013, S. 130]; in weiterer Folge wird vorwiegend der Ausdruck IPS verwendet) zeichnen sich v. a. durch folgende Merkmale aus (Aufzählung s. Lauber u. Kawohl 2013, S. 131):

- Supported Employment ist eine Unterstützungsleistung am ersten Arbeitsmarkt.
- Die Teilnehmer werden durch sog. Job Coaches direkt am Arbeitsplatz begleitet und trainiert („first place then train").
- Der Arbeitgeber wird in den Prozess der Unterstützung mit einbezogen.
- Die Unterstützung – in der Regel durch ein IPS-Team – erfolgt prinzipiell zeitlich unbegrenzt.

Supported Employment und IPS grenzen sich in der Regel explizit von traditionellen Konzepten der beruflichen Rehabilitation, die dem Prinzip „first train then place" entsprechen, ab. In vielen Forschungsprojekten werden auch diese beiden Formen der arbeitsbezogenen Unterstützung verglichen.

Job Coaching kann von verschiedenen Berufsgruppen durchgeführt werden. Es kann sich sowohl um Profis (z. B. Psychologen, Sozialarbeiter oder Pfleger) als auch um Peers handeln. Im Idealfall wird die Unterstützung durch ein multiprofessionelles Team gewährleistet. Die Unterstützung selbst sollte kontinuierlich, umfassend und individualisiert angeboten werden (vgl. Lauber u. Kawohl 2013, S. 131f.).

6

■ **Effektivität**

IPS stellt eine Leistung dar, die – im Vergleich zu anderen (sozial)psychiatrischen Interventionen – gut erforscht ist. Die ersten Studien zur Effektivität von IPS wurden von der Forschungsgruppe um Drake in den 1990er-Jahren durchgeführt (s. Drake et al. 1996, 1999). Diese Studien aus den USA zeigten bereits, dass durch IPS – im Vergleich zu traditionellen arbeitsbezogenen Maßnahmen wie Arbeitstrainings – ein größerer Anteil von Menschen mit schweren psychischen Erkrankungen in den ersten Arbeitsmarkt (re)integriert werden kann. In nichtarbeitsbezogenen Indikatoren und Skalen, wie z. B. allgemeine Lebensqualität und Selbstvertrauen, zeigten sich zwischen den beiden Gruppen/Interventionen keine signifikanten Unterschiede.

Seit den beiden Pionierstudien von Drake et al. wurde eine Vielzahl von kontrollierten Untersuchungen zur Effektivität von IPS durchgeführt. Hoffmann (2013) berichtet in einem Überblicksartikel von 17 und eine Metaanalyse von Bond et al. (2012) von 15 kontrolliert randomisierten Studien, in denen die Anstellungsrate der Teilnehmer im Rahmen der Supported-Employment-Maßnahme – im Vergleich zur jeweiligen Kontrollgruppe – in nahezu allen Fällen deutlich höher ausfällt (s. auch Matschnig et al. 2008; Bond et al. [2012] inkludierten eine Studie aus London, bei der das nicht der Fall war). Im Schnitt kann man bei einem gut implementierten IPS-Programm von einer Vermittlungsquote von knapp über 50% ausgehen (vgl. Hoffmann 2013, S. 97f.). Die Zahl der jährlich gearbeiteten Arbeitstage fällt nach Erhalt von Supported Employment ebenfalls deutlich höher aus als in den Kontrollgruppen (vgl. ebd., S. 98). Wie bereits dargelegt, kommt der etwas ältere Review von Crowther et al. (2001) zu ähnlichen Ergebnissen. Eine weitere Metaanalyse (Twamley et al. 2003) von 11 RCTs, die die Wirksamkeit arbeitsbezogener Rehabilitation bei Menschen mit Schizophrenie und anderen psychotischen Erkrankungen untersucht, kommt zu dem ähnlichen Ergebnis, dass im Schnitt 54% der Teilnehmer von Supported-Employment-Maßnahmen einen kompetitiven Arbeitsplatz erlangen (ein kompetitiver Arbeitsplatz ist ein Arbeitsplatz auf dem ersten Arbeitsmarkt), jedoch nur 18% der Teilnehmer von klassischen Arbeitstrainings. Die EQOLISE-Studie (Burns et al. 2007), die IPS in 6 europäischen Ländern untersuchte und verglich,

kam insgesamt auch auf eine durchschnittliche Vermittlungsquote von knapp über 50% (mindestens 1 Tag beschäftigt; Durchschnittswert über alle Länder hinweg), und IPS schnitt somit in der Regel deutlich besser ab als klassische Arbeitstrainings.

Die geschilderten besseren arbeitsbezogenen Effekte von IPS treten relativ unabhängig von krankheitsbezogenen Merkmalen wie Diagnose und Fortschritt der Störung auf (vgl. Lauber u. Kawohl 2013, S. 133). Eine Metaanalyse von Campbell et al. (2011) zeigt außerdem, dass IPS besser als „First-train-then-place"-Maßnahmen in den Arbeitsmarkt integriert, und zwar unabhängig von soziodemografischen, klinischen und arbeitsbezogenen Charakteristika. Das Ergebnis dieser Metaanalyse mag überraschen, da man in der Praxis meist davon ausgeht, dass Angebote, wie z. B. geschützte Werkstätten, für eine bestimmte, meist schwer kranke Klientel besser geeignet sind. Diese Studie zeigt jedoch, dass auch für diese Personen durch IPS im Schnitt bessere arbeitsbezogene Ergebnisse erreicht werden können als mit klassischen Arbeitstrainings.

> Das bedeutet jedoch nicht, dass es gar keine Subgruppen gibt, für die ein unterstützter Arbeitsplatz am ersten Arbeitsmarkt nur schwer zu realisieren ist, z. B. für Menschen, die – bedingt durch ihre Erkrankung – nur sehr wenige Stunden am Tag arbeiten können. Für diese Personengruppen müssten andere Unterstützungsleistungen entwickelt oder spezielle Arbeitsbedingungen geschaffen werden (vgl. Campbell et al. 2011, S. 376f.).

Ein systematischer Review von Luciano et al. (2014) fasste die Ergebnisse zur Veränderung nichtarbeitsbezogener Effekte bei Menschen, die an Schizophrenie und anderen schweren psychischen Störungen leiden und im Rahmen kompetitiver Arbeitsplätze arbeiten, folgendermaßen zusammen: Im Vergleich zu den Kontrollgruppen zeigten sich bei 2 von 2 Studien eine reduzierte Inanspruchnahme psychiatrischer Leistungen und ebenso bei beiden ein verbessertes Selbstvertrauen. Teilweise ergaben sich auch Verbesserungen bei der Schwere der Symptomatik, hinsichtlich der Hospitalisation und Lebenszufriedenheit.

Während Crowther et al. (2001) noch darauf hinweisen, dass Supported Employment (SE) im Vergleich zu traditionellen Trainingsmaßnahmen zu keinen Kostenvorteilen führt, kommen aktuellere Studien zu anderen Ergebnissen. So schreiben etwa Stengler et al. (2014, S. 102) zusammenfassend: „Neuere Daten weisen zudem darauf hin, dass SE durchaus kostengünstiger im Vergleich zu den Standardbedingungen sein kann." Eine aktuelle Studie von Hoffmann et al. (2014) über Supported Employment in der Schweiz zeigt beim Follow-up nach 5 Jahren im Vergleich zu traditioneller beruflicher Rehabilitation ein besseres Kosten-Nutzen-Verhältnis (Return on Investment).

Zusammenfassend weisen die Studienergebnisse, die auch auf Europa und den deutschsprachigen Raum übertragbar sind, auf eine bessere Wirksamkeit des Ansatzes „first place then train" hin (vgl. v. a. Burns et al. 2007). Das hat die Deutsche Gesellschaft für Psychiatrie und Psychotherapie, Psychosomatik und Nervenheilkunde (DGPPN) dazu bewogen, Maßnahmen dieser Form in den S3-Leitlinien für psychosoziale Therapien aufzunehmen (vgl. DGPPN 2013, S. 17). Supported Employment hat von der DGPPN die bestmögliche Evidenzgraduierung bekommen (1a; der Empfehlungsgrad wurde hingegen nur auf B eingestuft, da es für Deutschland einen nicht so guten Nachweis der Wirksamkeit gibt wie in anderen Ländern [z. B. der USA; vgl. Hoffmann 2013, S. 98]). Im Rahmen der Empfehlung schreibt die DGPPN daher:

» Zur beruflichen Rehabilitation von Menschen mit schweren psychischen Erkrankungen, die eine Tätigkeit auf dem ersten Arbeitsmarkt anstreben, sollten Programme mit einer raschen Platzierung direkt auf einen Arbeitsplatz des ersten Arbeitsmarktes und unterstützendem Training (Supported Employment) genutzt und ausgebaut werden. (DGPPN 2013, S. 17).

Die DGPPN (2013) weist in diesen Leitlinien auch darauf hin, für schwer psychisch erkrankte Menschen auch immer Maßnahmen, die nach dem Prinzip „first train then place" konzipiert sind, ergänzend anzubieten (vgl. ebd., Empfehlung 13).

Das Konzept des Supported Employment entspricht aufgrund des Prinzips der individualisierten und bedarfsorientierten „Ausgestaltung der wirtschaftlichen und sozialen Strukturen der Gesellschaft" (Hoffmann 2013, S. 100) dem Grundsatz der Inklusion. Dennoch stellt sich in diesem Kontext stets die Frage, welche Qualität die Arbeitsplätze aufweisen. Auch wenn durch Supported Employment und IPS höhere Effektstärken erzielt werden können, kommt man der normativen Frage nicht aus, ob die Integration in einen Arbeitsmarkt, dessen Arbeits- und Wettbewerbsbedingungen sich zunehmend verschärfen, grundsätzlich anzustreben ist. Das heißt, die Frage, ob es sich im einzelnen Fall um „gute Arbeit" (im Sinne von sinnstiftender Arbeit unter guten Arbeitsbedingungen) handelt, ist prioritär und muss gestellt werden.

Welche Mechanismen stehen hinter den Effekten, die durch IPS generiert werden können? Zur Beantwortung dieser Frage fehlt es zwar noch an Forschung, aber bisherige Studien weisen auf folgende Faktoren hin, die die Effektivität von IPS-Maßnahmen befördern (nach Lauber u. Kawohl 2013, S. 134):

- umfangreichere und bessere Unterstützung der Teilnehmer bei der Suche nach und beim Antreten einer Arbeitsstelle,
- erhöhtes Maß an Selbstwert und Inklusion unter IPS-Klienten (aber mehr Stress),
- höhere Zufriedenheit mit der Maßnahme unter IPS-Teilnehmern,
- größere Wertschätzung von kompetitiven Arbeitsplätzen (im Vergleich zu geschützten Arbeitsplätzen).

„Ein oft gehörtes Argument, dass Patienten sich gesundheitlich verschlechtern, weil sie [im Rahmen der IPS, Anmerkung der Autoren] vermehrtem Stress ausgesetzt sind, konnte mittlerweile widerlegt werden." (Lauber u. Kawohl 2013, S. 135; Burns et al. 2007).

Andere Studien geben folgende Prädiktoren und moderierende Faktoren an, die sich positiv auf das Maß der (Re-)Integration der Teilnehmer in den Arbeitsmarkt auswirken (s. Lauber u. Kawohl 2013, S. 133ff.; s. teilweise auch Hoffmann 2013):

- Arbeitsverhältnis zu einem früheren Zeitpunkt,
- positive Erwartungen der Teilnehmer zu Beginn der Unterstützung,
- der Einsatz von multiprofessionellen Teams,
- Einhaltung von Qualitätsstandards und eine gute Implementierung von IPS.

Des Weiteren ist zu berücksichtigen, dass auch gesellschaftliche Kontextfaktoren die Wirkung integrativer Unterstützungsleistungen beeinflussen können.

Dies gilt einerseits für die lokale Arbeitslosenquote. Bei hohen Arbeitslosenraten haben es benachteiligte Gruppen am Arbeitsmarkt oftmals schwerer (vgl. Burns et al. 2007). Andererseits wird davon ausgegangen, dass ein gut ausgebautes Sozialsystem zu geringeren Vermittlungsquoten durch IPS-Maßnahmen führt. „Man spricht in diesem Zusammenhang von ‚Benefit Trap', weil die Aufnahme von Arbeit zu einer Reduktion statt zu einer Zunahme des verfügbaren Einkommens führt, da vergleichsweise hoch bemessene Unterstützungsbeiträge (teilweise oder ganz) wegfallen und durch einen geringen Verdienst nicht vollständig kompensiert werden." (Lauber u. Kawohl 2013, S. 133; vgl. Burns et al. 2007) Die Angst der Teilnehmer, Sozialleistungen zu verlieren, stellt eines der Haupthindernisse für die Teilnahme und die Effektivität von IPS dar. Des Weiteren ergibt sich – wie bereits angemerkt – die Schwierigkeit, dass sich die Vermittlung unter der Bedingung einer hoch ausgeprägten strukturellen Arbeitslosigkeit als schwierig herausstellt.

Medizinisch-psychiatrische Rehabilitation

Rehabilitation erschöpft sich – wie erwähnt – nicht nur in beruflichen Maßnahmen. Daneben gibt es in Österreich noch soziale und auch medizinisch-psychiatrische Rehabilitationsleistungen. An dieser Stelle sollen zentrale Ergebnisse zur Effektivität medizinisch-psychiatrischer Rehabilitation dargestellt werden. Dabei sollen v. a. Ergebnisse aus Österreich berücksichtigt werden.

- **Medizinisch-psychiatrische Rehabilitation in Österreich**

Die medizinisch-psychiatrische Rehabilitation stellt ein zentrales Element der Gesundheitsversorgung in Österreich dar, das zunehmend bedeutender wird (vgl. Hinterhuber u. Meise 2007). Dies hat u. a. mit allgemeinen Entwicklungen zu tun (siehe z. B. ▶ Abschn. 4.3 und ▶ Abschn. 8.3.3), wie z. B. mit dem zunehmenden Bedarf an psychiatrischen Rehabilitationsleistungen (siehe z. B. Wittchen et al. 2011), der hohen Rate an psychiatrisch bedingten Invaliditätspensionen/Beantragungen von Reha-Geld (Kollmann et al. 2006; Hauptverband der österreichischen Sozialversicherungsträger u. Gebietskrankenkasse

Salzburg 2012) und der damit zusammenhängenden volkswirtschaftlichen Bedeutung psychischer Erkrankungen (Wittchen et al. 2011; Wancata et al. 2007; Salize u. Kilian 2010). In Österreich gibt es zurzeit 12 stationäre (2 weitere stationäre Einrichtungen sind zurzeit in Planung) und 3 ambulante medizinisch-psychiatrische Rehabilitationseinrichtungen. Erstere (diese Einrichtungen befinden sich in Bad Hall, Bad Pirawarth, Bad Schönau, Gars am Kamp, Klagenfurt, Krems-Hollenburg, Lans, Ottenschlag, Rust, St. Radegund, St. Veit/Pg. und Wien) sind vorwiegend im ländlichen Raum und Letztere (die ambulanten Rehabilitationseinrichtungen befinden sich in Graz, Salzburg und in Wien) in Städten angesiedelt.

Die älteste medizinisch-psychiatrische Rehabilitationseinrichtung befindet sich in Bad Hall (Oberösterreich, „Sonnenpark Bad Hall") und wird von der Organisation pro mente reha geführt. Sie besteht seit dem Jahr 2002. Dort erfolgt die Zuweisung der Betroffenen u. a. durch niedergelassene Ärzte, Krankenhäuser oder durch die Versicherungsanstalten. Vorrangiges Ziel der Rehabilitation ist es, die Betroffenen beruflich und sozial zu (re)integrieren. Damit wird auch versucht, die Lebensqualität der Patienten zu steigern (vgl. Lettner u. Haberfellner 2006). Die Rehabilitanden werden u. a. durch Gruppenpsychotherapien, Einzelpsychotherapien, psychopharmakologische Therapie, Ergotherapie, Physiotherapie behandelt. Zusätzlich beinhaltet das Angebot Entspannungsmethoden und Psychoedukation. Die Aufenthaltsdauer beträgt regulär 6 Wochen.

Wie bereits angemerkt, geht es der medizinisch-psychiatrischen Rehabilitation nicht nur um die Behandlung und Reduktion klinischer Symptome, sondern auch darum, „jene Voraussetzungen zu schaffen, die es ermöglichen, soziale Kräfte zu wecken oder sie zu entdecken, Krankheitswissen und -management zu fordern und die Selbstwirksamkeit zu stärken" (Platz 2008, S. 168). Dies ist auch der Grund dafür, dass die Rehabilitation vermehrt mit Konzepten der Resilienz und der funktionalen Gesundheit verknüpft wird (vgl. ebd.; Hinterhuber u. Meise 2007). Deshalb hält in diesem Arbeitsbereich auch das Klassifikationsschema der ICF vermehrt Einzug (▶ Abschn. 4.4). Dies bildet sich auch in der laufenden Evaluation der Rehabilitationseinrichtungen in Österreich ab. Wurden noch vor einiger Zeit eher medizinisch orientierte Erhebungsinstrumente verwendet – wie z. B. die Belastung durch psychische und körperliche Symptome mithilfe des Brief Symptom Inventory (BSI) oder die gesundheitsbezogene Lebensqualität mithilfe des WHO-Quality of Life-Fragebogens (WHOQOL-BREF) –, werden aktuell auch ICF-orientierte Erhebungstools mit einbezogen – wie z. B. der Fremdrating-Bogen Mini-ICF-APP. Im Rahmen der Evaluation werden an 4 Messzeitpunkten Daten erhoben: zu Beginn der Rehabilitation, bei Entlassung, 3 Monate nach der Rehabilitation (3-Monats-Katamnese, K1) und nach 12 Monaten (12-Monats-Katamnese, K2).

- **Effektivität**

In Österreich wird die medizinisch-psychiatrische Rehabilitation seit Jahren laufend evaluiert. Bisher gab es jedoch noch keine systematische Zusammenschau der Ergebnisse über ganz Österreich hinweg. Etwas anders stellt sich die Lage in Deutschland dar. Steffanowski et al. (2007) haben zur Effektivität der sog. stationären psychosomatischen Rehabilitation (vergleichbar mit der österreichischen Terminologie der medizinisch-psychiatrischen Rehabilitation) eine Metaanalyse durchgeführt. Diese in Deutschland angesiedelten Rehabilitationseinrichtungen wenden schwerpunktmäßig psychotherapeutische Verfahren an, jedoch sind die Therapieangebote über ganz Deutschland hinweg als divers einzuschätzen (vgl. Steffanowski et al. 2007, S. 18f.). Im Vergleich zur medizinisch-psychiatrischen Rehabilitation in Österreich setzt sich jedoch die Gruppe der Rehabilitanden in Deutschland anders zusammen. So ist in Deutschland ein weit größerer Teil der Patienten bei Antritt der Rehabilitation berufstätig. Des Weiteren ist die durchschnittliche Behandlungsdauer in Deutschland länger als in Österreich (laut der genannten Metaanalyse liegt die tatsächliche Aufenthaltsdauer in Deutschland durchschnittlich bei ca. 8 Wochen; vgl. ebd., S. 86).

Nach Nosper (2008) könnte „[d]ie Rehabilitationsdauer [...] offengehalten werden und sich am individuellen Fortschritt orientieren" (ebd., S. 294). Aus praktischen und z. B. therapiestrukturierenden Gründen wird die Dauer jedoch in der Regel standardisiert. Die optimale Dauer für stationäre psychotherapeutische Maßnahmen liegt laut Nosper (ebd., S. 295) bei 9 bis 12 Wochen. Um klinische Effekte zu erzielen, sollte die Rehabilitation mindestens 3 Wochen andauern.

Dies ist u. a. ein Grund, warum die Ergebnisse aus Deutschland mit jenen von österreichischen Einrichtungen nicht oder nur schwer vergleichbar sind. Die in Deutschland durchgeführten Evaluationen, die in der Regel auch 2 oder mehr Messzeitpunkte aufweisen, zeigen, dass durch diese Form der Rehabilitation signifikante Verbesserungen, z. B. in der Symptomatik, erreicht werden können, wobei die Effekte nach der Rehabilitation mit der Zeit abnehmen, jedoch zum Zeitpunkt der ersten Katamnese noch deutlich vorhanden sind (vgl. Steffanowski et al. 2007, S. 100ff.). Die Effekte sind bei den Krankheitsbildern Depression und Angststörungen – z. B. im Vergleich zu somatoformen Störungen – in Summe stärker ausgeprägt (vgl. ebd., S. 105f.). Des Weiteren zeigt sich, dass sich zwischen Aufnahme und 12-Monats-Katemnese im Schnitt eine deutliche Reduktion der von den Rehabilitanden selbst berichteten AU (Arbeitsunfähigkeits)-Tage (Krankenstandstage) und der Aufenthaltstage im Krankenhaus ergibt (vgl. ebd., S. 113ff.).

Für die medizinisch-psychiatrische Rehabilitation in Österreich ergeben sich – trotz der angesprochenen Unterschiede zur psychosomatischen Rehabilitation in Deutschland und der damit zusammenhängenden mangelnden Vergleichbarkeit – ähnliche Ergebnisse. So zeigt die laufende Evaluation der Einrichtung in Bad Hall eine signifikante Verbesserung der Symptombelastung und der Lebensqualität – und dies nicht nur zwischen Aufnahme und Entlassung, sondern auch zu den beiden Katamnesezeitpunkten. Auch hier schwächt sich der Effekt jedoch mit der Zeit erwartungsgemäß ab.

Des Weiteren muss in Betracht gezogen werden, dass durch die in der Regel positiven Erwartungen der Betroffenen im Vorfeld der Rehabilitation die Angaben zumindest im Rahmen des ersten Messzeitpunkts (Aufnahme) womöglich etwas verzerrt sind.

Außerdem konnten sowohl die durchschnittliche Dauer der Krankenstände als auch jene der Krankenhausaufenthalte signifikant reduziert werden. Beruflich profitieren v. a. jene Personen, die bei Antritt der Rehabilitation berufstätig sind. Diese Personengruppe kann sich mehrheitlich im Berufsleben halten (für Ergebnisse in Bad Hall s. Haberfellner et al. 2004, 2006, 2008; Grausgruber et al. 2006).

6

In Deutschland wurden neben klassischen Untersuchungen auch einige ökonomische Evaluationen psychosomatischer Rehabilitationseinrichtungen durchgeführt (Zielke et al. 2004; Zielke 1993; Rische 2004; für einen Überblick s. Zielke 2008), die das Kosten-Nutzen-Verhältnis der psychosomatischen Rehabilitation abschätzen. Zielke et al. (1993, 2004, 2008) errechnen für die psychosomatische Rehabilitation ein Kosten-Nutzen-Verhältnis für alle Patienten von DM 1:2,49 (Studie 1993) und für erwerbstätige Rehabilitanden von DM 1:3,46 (Studie 1993) bzw. Euro 1:3,78 (Studie 2004). Das bedeutet, dass für jeden in die psychosomatische Rehabilitation investierten Euro an anderer Stelle fast 4 Euro generiert bzw. eingespart werden. Rische (2004) schätzt aus der Perspektive der deutschen Pensionsversicherungsträger den potenziellen Mehrwert psychosomatischer Rehabilitation ab. Diese Studie geht davon aus, dass 40% der Rehabilitanden Gefahr laufen, vorzeitig pensioniert zu werden. Rische geht nun davon aus, dass 16% tatsächlich berentet werden; 24% der drohenden Berentungen können hingegen durch die Rehabilitation verhindert werden. Für diesen Anteil schätzt Rische (2004) ein Nutzen- und Ersparnispotenzial von 1,3 Mrd. Euro. Eine Kosten-Nutzen-Analyse (SROI-Berechnung) für die Rehabilitationseinrichtung in Bad Hall (Gruber u. Borth 2012) schätzt auf der Grundlage laufender Evaluationsdaten, dass sich das Kosten-Nutzen-Verhältnis für alle Rehabilitanden zwischen Euro 1:0,82 und Euro 1:1,32 und für berufstätige Reha-Teilnehmer im Verhältnis von Euro 1:2,52 bewegt.

Fazit: Berufliche und medizinisch-psychiatrische Rehabilitation

Der hier dargelegte Überblick zur Wirksamkeit von beruflicher Rehabilitation zeigt, dass „First place then train"-Interventionen effektiver sind. Dennoch sollten die Prinzipien „first train then place" und „first place then train" in ergänzender Art und Weise eingesetzt werden (vgl. Stengler u. Becker 2013, S. 201 und S. 204). Dabei ist auf eine evidenzbasierte und qualitative Implementierung der Maßnahmen zu achten. Da v. a. in Österreich und in Deutschland das System „pre-vocationaler" Angebote sehr

umfassend ist, ist ein Ausbau von Supported-Employment-Leistungen anzustreben, zumal diese in den positiven Effekten in der Regel besser abschneiden (vgl. auch Brieger u. Hoffmann 2012, S. 844).

Des Weiteren sollten Rehabilitationsleistungen stets komplexe Leistungen sein, und zwar in dem Sinne, dass die Angebote verschiedener Lebensbereiche (medizinisch-psychiatrische, soziale, berufliche Rehabilitation) integriert und auf das Individuum abgestimmt konzipiert und durchgeführt werden (Angebot von Komplexleistungen) (vgl. Stengler et al. 2014). Dabei erscheint es zentral – im Sinne der International Classification of Functioning, Disability and Health (ICF) und der UN-Konvention über die Rechte von Menschen mit Behinderung (▶ Abschn. 4.4 und ▶ Abschn. 3.2) –, eine positive und ressourcenorientierte Haltung gegenüber den Rehabilitanden einzunehmen.

In Anbetracht der immer schwieriger werdenden Bedingungen am Arbeitsmarkt (z. B. durch steigende Arbeitslosenzahlen, einem größer werdenden Anteil atypisch beschäftigter Personen) stellt sich die Frage, ob arbeitsbezogene Rehabilitation und die an sie gestellten Anforderungen zeitgemäß erscheinen. Eine geringere Orientierung an Vermittlungsquoten und am Normalarbeitsverhältnis ist daher angezeigt. Es bedarf auch der Möglichkeit innovativer Formen von Beschäftigung, die zwar dem Ziel der Inklusion entsprechen, jedoch unnötigen Druck auf Betroffene und Institutionen verringern. Dafür ist jedoch eine aktive Gestaltung des Arbeitsmarktes selbst notwendig (und weniger bzw. nicht nur die Veränderung der Menschen mit Beeinträchtigung). Dies entspricht auch eher der Idee der Inklusion, die nicht als eine einseitige Anpassung des Individuums an die Gesellschaft missverstanden werden darf. Es geht vielmehr darum, die Gesellschaft zu verändern und lebenswerter zu gestalten.

6.2.2 Beispiel 2: Forensische Nachsorge

Trotz der wiederkehrenden medialen Aufmerksamkeit ist die psychiatrische Forensik ein in weiten Teilen wenig beachtetes Forschungsthema. Dies gilt besonders für den Bereich der forensischen Nachsorge, die z. B. in Österreich vielfach von sozialpsychiatrisch orientierten Organisationen „bespielt" wird. In diesem Abschnitt soll ein grober Überblick über die Wirkungsforschung forensischer Nachsorgeeinrichtungen geboten werden. Dabei werden v. a. Erkenntnisse aus Deutschland und Österreich dargestellt. Zunächst werden jedoch der Zusammenhang zwischen psychischen Erkrankungen und Gefährlichkeit sowie der Maßnahmenvollzug in Österreich und seine Institutionen skizziert.

Psychische Erkrankung und Gefährlichkeit

Bevor der Maßnahmenvollzug, der Bereich der forensischen Nachsorge in Österreich dargestellt und einige allgemeine Angaben zur Effektivität nachsorgender Unterstützung von psychisch erkrankten Rechtsbrechern gemacht werden können, soll das Verhältnis zwischen psychischer Erkrankung und Gefährlichkeit kurz skizziert werden. Grundsätzlich ist festzustellen, dass delinquentes Handeln einer Vielzahl von Einflussfaktoren unterliegt. Auch psychische Erkrankungen, wie z. B. Störungen aus dem schizophrenen oder auch affektiven Formenkreis, können dabei im Individualfall eine Rolle spielen. Das Vorliegen einer Erkrankung ist jedoch weder eine notwendige noch eine hinreichende Bedingung für das Begehen einer Straftat (vgl. Ermer 2008). Bei einem Großteil des delinquenten Verhaltens steht ein erhöhtes Aggressionspotenzial nicht mit einer psychischen Erkrankung in Verbindung. Gleichzeitig bedeutet das Vorliegen einer psychischen Krankheit in den meisten Fällen nicht, dass die betroffene Person automatisch aggressiv wäre.

Obwohl einige wenige Erkrankungen, wie z. B. Schizophrenie oder stoffgebundene Abhängigkeitserkrankungen, mit einer leicht bis moderat erhöhten Zahl an Gewalt- und Delinquenzfällen einhergehen (vgl. z. B. Haller 2005, 2006; Musalek 2015; zusammenfassend Schanda 2004, S. 821; Angermeyer u. Schulze 2002, S. 40f.) und v. a. bei schweren Straftaten der Einfluss einer Erkrankung in der Regel größer ist (vgl. Schanda 2004, S. 821), ist dennoch festzuhalten, dass die Gruppe der Personen mit

psychischen Erkrankungen in Summe keine statistisch erhöhte Delinquenzrate aufweist. Haller (2005) schreibt hierzu: „Aus zahlreichen, mit Hilfe verschiedener Ansätze durchgeführten Untersuchungen geht eindeutig hervor, dass die Gesamtheit von Menschen mit psychischen Störungen gegenüber der Durchschnittsbevölkerung kein erhöhtes Gewaltrisiko aufweist, dass aber einzelne Untergruppen eher zu selbst- und fremdaggressivem Verhalten neigen." (Ebd., S. 145) Des Weiteren ist zu berücksichtigen, dass Studien zur Legalbewährung in Deutschland zeigen, dass die forensischen Klienten „weniger häufig rückfällig werden als kriminologisch annähernd vergleichbare Insassen des normalen Strafvollzugs" (Lau 2003, S. 120; vgl. auch Schanda 2004, S. 822). Nach Haller (2005) kann u. a. das Zusammentreffen von folgenden Merkmalen zu einem höheren Aggressionspotenzial bzw. zu einer erhöhten Wahrscheinlichkeit für Delinquenz führen: Zum Beispiel ist das Risiko von Fremdaggressivität bei psychotischen Menschen „bei gleichzeitigem Vorliegen von Persönlichkeitsstörungen und Substanzmissbrauch stark erhöht" (ebd., S. 150). Gewaltdelinquenz liegt mit erhöhter Wahrscheinlichkeit bei schizophrenen Personen mit „Substanzmissbrauch und antisozialer Persönlichkeitsstörung" oder mit „systematische[m] Wahn […], neuropsychologische[m] Defizit und niedrige[m] sozioökonomische[n] Status" (ebd.) vor. Generell spielen akuter und chronischer Substanzmissbrauch in Bezug auf erhöhtes Gewaltrisiko eine zentrale Rolle (vgl. ebd.).

Maßnahmenvollzug und forensische Nachsorge in Österreich

Was den Maßnahmenvollzug angeht, stellt sich in Österreich folgende Situation dar: In Österreich waren zum 01.01.2015 375 Personen nach § 21 Abs. 1 StGB („zurechnungsunfähige geistig abnorme Rechtsbrecher") und 404 Personen nach § 21 Abs. 2 StGB („zurechnungsfähige geistig abnorme Rechtsbrecher") untergebracht. Von der ersten Gruppe wurde über die Hälfte in „justizeigenen Einrichtungen (…) und von der zweiten Gruppe etwas weniger als ein Drittel in Sonderanstalten für

6

Maßnahmenvollzug (…) nach § 21 Abs. 2 StGB angehalten. Der andere Teil der nach § 21 Abs. 1 StGB untergebrachten Personen befand sich in öffentlichen Krankenhäusern für Psychiatrie oder entsprechenden Abteilungen. Im Falle von § 21 Abs. 2 StGB wurden die Personen in Justizanstalten, in denen sich Abteilungen für den Maßnahmenvollzug befinden, angehalten (Justizanstalten Stein, Graz-Karlau, Garsten) (vgl. BMJ 2014, S. 12). Die Anzahl der Verurteilungen und Unterbringungen nach § 21 Abs. 1 und 2 StGB ist seit vielen Jahren im Steigen begriffen (vgl. BMJ 2014, S. 14; s. auch Stompe u. Schanda 2010, S. 31; Stangl 2012).

Die beschriebene Steigerung der Zahl von Personen im Maßnahmenvollzug ist einerseits mit der zunehmenden Zahl an eingewiesenen Personen und andererseits mit der zunehmenden durchschnittlichen Dauer des Maßnahmenvollzugs zu erklären (vgl. Stangl 2012, S. 60), wobei u. a. die Zahl der Unterbringungen aufgrund minderschwerer Delikte zugenommen hat (vgl. BMJ 2014; Kastner 2008, S. 103). Zur Erklärung dieser Entwicklung können mehrere Ursachen benannt werden:

- ein verändertes Vollzugsverhalten von Beamten (z. B. bei der Polizei) (vgl. Stompe u. Schanda 2010; Stangl 2012, S. 20ff),
- eine gestiegene Zahl von richterlichen Gutachten (vgl. Stompe u. Schanda 2010),
- der Abbau psychiatrischer Betten und das Fehlen alternativer Begleitmaßnahmen bzw. effektiver ambulanter Leistungen zur Prävention von Straftaten durch Menschen mit psychischen Erkrankungen (BMJ 2014; vgl. Stompe u. Schanda 2010; Schanda et al. 2010),
- gesellschaftliche Entwicklungen, die den Anstieg der Zahl von straffälligen Personen mit psychischen Problemen, wie z. B. Anstieg von Alkohol- und Drogenkonsum, begünstigen (vgl. Stompe u. Schanda 2010).

In Österreich gibt es zur Nachbetreuung von psychisch erkrankten Straftätern – neben der klassischen Bewährungshilfe, die vom Verein „Neustart" durchgeführt wird – v. a. forensische Ambulanzen und Wohneinrichtungen. Grundsätzlich entscheidet das jeweilig zuständige Gericht darüber, ob der Maßnahmenvollzug weitergeführt werden muss, bzw. klärt das Gericht – gemeinsam mit den Justizanstalten und

Sachverständigen – ab, ob die Entlassungsvoraussetzungen gegeben und ob deliktverhindernde Weisungen notwendig sind. Diese können die Weisung beinhalten, eine forensische Nachbetreuungseinrichtung in Anspruch zu nehmen. Die wichtigsten Leistungen der forensischen Nachsorge in Österreich werden in weiterer Folge kurz beschrieben.

- **Forensische Ambulanzen**: Sie übernehmen im Zuge der forensischen Nachsorge die Aufgabe der Risikoeinschätzung, der Therapie und der medizinischen Betreuung. Forensische Nachbetreuungsambulanzen befinden sich in Österreich u. a. in Amstetten, Graz, Innsbruck, Linz, Salzburg und Wien.
- **Forensische Wohneinrichtungen**: Die Einrichtungen übernehmen die umfassende Betreuung der Klienten im Zuge der Nachbetreuung. Sie haben das Ziel – in Zusammenarbeit mit den forensischen Ambulanzen, dem Verein „Neustart", den Gerichten und ggf. auch mit den Angehörigen –, die Integration der psychisch erkrankten Straftäter in die Gesellschaft zu ermöglichen.
- **Ambulant betreute Wohneinrichtungen**: Das Gericht kann in der Praxis darüber entscheiden, ob der oder die Betroffene in eine ambulant betreute Wohneinrichtung übersiedeln kann. Bei Verstoß gegen eine richterliche Weisung wird vonseiten der Nachsorgeeinrichtung Meldung erstattet. Um die Integration zu fördern, kann die ambulante Betreuung immer weiter reduziert werden.
- **Bewährungshilfe**: Die Bewährungshilfe ist für den oder die Betroffene eine Ansprechstelle außerhalb der therapeutischen Maßnahmen bzw. auch des familiären Umfeldes. In der Regel wird jedoch primär ein spezialisiertes forensisches Angebot in Anspruch genommen. Bewährungshilfe sollte daher mit den anderen Therapie- und Unterstützungsleistungen zusammenarbeiten.
- **Sachwalterschaft**: In Österreich wird ein Teil der Klienten im forensischen Bereich „besachwaltet". Die Sachwalter sind daher oftmals zentraler Bestandteil des Betreuungs- und Unterstützungsnetzwerks der psychisch erkrankten Straftäter.

Abb. 6.1 Verlauf des Aufenthalts bei „pro mente Plus". (Mod. nach Gföllner 2016, mit freundl. Genehmigung von pro mente Plus)

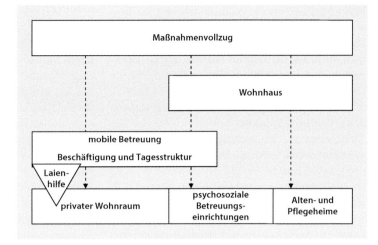

Im Bundesland Oberösterreich wird forensische Nachsorge vorwiegend von der Organisation „pro mente Plus" geleistet. Die ■ Abb. 6.1 verdeutlicht den möglichen bzw. idealtypischen Verlauf der Unterstützung von Klienten im Rahmen der forensischen Nachsorge. Nach dem Maßnahmenvollzug können die Klienten in speziellen Wohnhäusern oder in Wohnungen mit mobiler Betreuung unterstützt werden. Nach der forensischen Nachsorge stehen u. a. sozialpsychiatrische Unterstützungsleistungen zur Verfügung. Während der Zeit der Nachsorge und auch danach können die Klienten durch sog. Laienhelfer, die den Betroffenen ein Beziehungsangebot unterbreiten, begleitet werden (s. auch Gruber u. Böhm 2015).

Im Jahr 2014 erschien ein umfassendes Strategiepapier „Arbeitsgruppe Maßnahmenvollzug", das das Bundesministerium für Justiz (BMJ 2014) von Experten erarbeiten ließ mit dem Ziel, Empfehlungen zur Verbesserung des Maßnahmenvollzugs und der forensischen Nachsorge auszusprechen. In diesem Papier wird auch die Relevanz forensischer Nachsorgeeinrichtungen betont. Diese ist als Expertengruppe für das „Funktionieren des Maßnahmenvollzugs essentiell" (ebd., S. 13). Dennoch enthält das erwähnte Strategiepapier auch einige Vorschläge zur Verbesserung der forensischen Nachsorge und des Übergangsmanagements, wie z. B.:

– gesicherte Finanzierung der forensischen Nachsorge,
– Implementierung eines Case-Management-Systems im Rahmen des Übergangsmanagements, wobei die therapeutischen Interventionen bereits vor Entlassung beginnen sollten,
– Einführung einer „Sozialnetz-Konferenz", bei der Angehörige und Freunde der entlassenen Personen einbezogen werden,
– Vernetzung der relevanten Organisationen und Vollzugsbehörden, um eine engere und reibungslosere Zusammenarbeit zu ermöglichen (in einem Evaluationsbericht von Stangl [2012] wird in diesem Zusammenhang das sog. Salzburger Modell positiv hervorgehoben. Dort gestaltet sich die Zusammenarbeit der verschiedenen in die Betreuung und Unterstützung psychisch erkrankter Straftäter eingebundenen Institutionen in guter und vernetzter Weise),
– Implementierung eines Aus- und Weiterbildungssystems für den Bereich der Nachsorge,
– Schaffung verschiedener und neuer Wohnformen, die bedarfsorientierte und individualisierte Betreuung der Klienten ermöglichen.

Sozialpsychiatrie und forensische Nachsorge

Um der zunehmenden Bedeutung der forensischen Nachsorge gerecht zu werden, bedarf es Überlegungen, in welchem Verhältnis die sozialpsychiatrische

6

Versorgung zu jener der Forensik steht und wie diese am besten organisiert und verknüpft werden können. Dies scheint v. a. aus folgendem Grund wichtig zu sein: Die Arbeitsbereiche der Forensik und der forensischen Nachsorge haben einerseits die Aufgabe, die Gesellschaft vor Gewalt und Straftaten zu schützen. Andererseits sollen sie auch zur Resozialisierung der betroffenen Straftäter beitragen. Diese beiden Zielsetzungen stehen sich zum Teil gegenseitig im Weg. Denn: Um Straftaten zu vermeiden, bedarf es der Möglichkeit der Sanktionierung und der teilweisen Exklusion von psychisch erkrankten Straftätern. Dies kann die Resozialisierung behindern. Dennoch sind die beiden beschriebenen Ziele nicht (völlig) unvereinbar. Denn es ist anzunehmen, dass eine fortgeschrittene Resozialisierung und Inklusion Betroffener das Rückfallrisiko senkt. Das bedeutet, „das Rückfallrisiko [ist] entscheidend mitabhängig von ‚äußeren' Umfeldbedingungen, d. h. von konkreter Unterstützung im Lebensfeld und kontinuierlicher Nachsorge, von der Existenz bedeutungsvoller Tätigkeiten und tragfähiger Beziehungen" (Schmidt-Quernheim 2007, S. 218).

Um dieses Spannungsfeld zwischen der Prävention von Straffälligkeit und dem Recht auf Inklusion möglichst gut bearbeiten zu können, bedarf es wohl innovativer Konzepte und Versorgungsstrukturen. Um dies möglichst gut bewerkstelligen zu können, ist eine enge Zusammenarbeit zwischen forensischen Einrichtungen und den restlichen sozialpsychiatrischen Angeboten notwendig. Ein Beispiel für die Realisierung einer solchen Zusammenarbeit bietet der gemeindepsychiatrische Verbund Bodensee-Oberschwaben (Baden-Württemberg). Dort wird die forensische Klientel in die sozialpsychiatrische Regelversorgung eingebunden. Die Sozialpsychiatrie und ihre Leistungen dienen in diesem Gebiet als „Empfangsraum" für die Klienten aus dem psychiatrischen Regelvollzug und der ambulanten Regelversorgung, sodass ein schrittweises Annähern an das Umfeld und an Inklusion ermöglicht wird (vgl. Konrad et al. 2011; Frank u. Konrad 2010; für ein ähnliches Beispiel in Nordrhein-Westfahlen s. Weinberg et al. 2005; Schmidt-Quernheim 2005). So bedarf es keiner Sondereinrichtungen für die Unterstützung von Klienten aus dem forensischen Bereich.

Effektivität

An dieser Stelle sollen einige Beispiele für Evaluationen bzw. Studien zur Wirksamkeit von forensischen Nachsorgeleistungen aus dem deutschsprachigen Raum (Deutschland und Österreich) gegeben werden. Was die generelle Wirksamkeit von forensischer Nachsorge angeht, konstatieren Lau (2003) und Müller-Isberner und Eucker (2009, S. 27f.) im Rahmen einer Analyse mehrerer Studien, dass grundsätzlich von der Wirksamkeit forensischer Nachsorge ausgegangen werden kann. Müller-Isberner u. Eucker (2006) schreiben daher u. a.: „Untersuchungen aus verschiedenen Ländern belegen, dass sich mit assertiven ambulanten Nachsorgeprogrammen erneute Gewalt und Kriminalität bei psychisch kranken Rechtsbrechern verhindern lässt." (Ebd., S. 35) (Was den Maßnahmenvollzug betrifft, kann ebenfalls von einer generellen Wirksamkeit ausgegangen werden [vgl. Lau 2003, S. 120].)

Eine Studie aus Wien (Eher et al. 2006) untersuchte eine Nachbetreuungsinstitution für entlassene Straftäter anhand eines komplexen Designs mit retrospektiv konstruierter Kontrollgruppe. Die Studie kam zu dem allgemeinen Ergebnis, dass die Therapiegruppe – also jene Personen, die betreut wurden – im Schnitt weniger häufig rückfällig wird. Dieser Wirkungszusammenhang fällt am stärksten aus, wenn die gesamte Untersuchungspopulation betrachtet wird. Auch für den Tatbestand der Gewaltstraftaten kann dieser Effekt als signifikant ausgewiesen werden. Betrachtet man hingegen nur die Gruppe der Sexualstraftäter, ist der Effekt – d. h. die Verringerung der Wahrscheinlichkeit, wiederum ein Sexualstrafdelikt zu begehen – weniger deutlich, obgleich sich auch in dieser Gruppe die Rückfallwahrscheinlichkeit in Bezug auf Gewaltdelikte im Vergleich zur Kontrollgruppe signifikant verringert.

Sauter et al. (2015) evaluierten vor Kurzem die „Forensisch Therapeutische Ambulanz" (FTA) zur Nachsorge von Gewalt- und Sexualstraftätern in Berlin. Diese Ambulanz betreut neben Patienten aus dem Maßregelvollzug auch Personen aus dem Strafvollzug. Als Vergleichsgruppe diente ein gematchtes Sample, das sich aus Personen mit ähnlicher strafrechtlicher Entwicklung zusammensetzte, die zu einem früheren Zeitpunkt, als es die Ambulanz noch nicht gab, ohne Nachbetreuung entlassen wurden. Die Gruppe der begleiteten Klienten wurde im Schnitt zu einem signifikant späteren Zeitpunkt wieder angezeigt. Insgesamt wurde das Rückfallrisiko der Klienten in Nachsorge im hohen Maße geringer eingeschätzt. Nach der Nachsorge verschwanden die Unterschiede jedoch weitgehend.

Eine Untersuchung der Klinik für forensische Psychiatrie Haina in Hessen vergleicht verschiedene Parameter zweier Gruppen. Die eine Gruppe umfasste psychisch erkrankte Straftäter mit, die andere ohne einer Ambulanzzuweisung. Obwohl die Gruppe mit Ambulanzzuweisung „eine kürzere Aufenthaltsdauer in der Klinik, […] einen höheren Anteil an Persönlichkeitsstörungen und Paraphilien […] und […] einen höheren Anteil von Probanden mit schweren und schwersten Indexdelikten gegen Leib und Leben anderer" (Freese 2003, S. 101) aufweist, zeigte sich, „dass die Gruppe ohne Ambulanzweisung im Katamnesezeitraum mehr Gewaltdelikte beging und mehr Festnahmen oder Inhaftierungen aufwies als die Vergleichsgruppe mit Ambulanzweisung […]" (ebd., S. 101f.; s. auch Müller-Isberner et al. 1993; Müller-Isberner 1996).

Seifert et al. (2003) berichten von einer nicht kontrollierten Untersuchung dreier forensischer Nachsorgeambulanzen im Rheinland. Diese Studie errechnet für einen Zeitraum („time at risk") von 4,5 Jahren eine Rückfallquote von durchschnittlich 4,5 Jahren bei jenen Personen, die von den Ambulanzen betreut wurden. Diese geringe Rückfallquote ist jedoch – zumindest teilweise – auf häufige Rückverlegungen zurückzuführen. Stübner und Nedopil (2009) führten ebenfalls eine Evaluation ohne Kontrollgruppendesign einer ambulanten Sicherungsnachsorge in Bayern durch. Sie berichten von einer Gesamtrückfallquote von 5,4% (bzw. 9,9% bei Berücksichtigung der Verdachtsfälle) in einem Zeitraum von 4,5 Jahren.

Auch wenn der forensische Arbeitsbereich auf harte Fakten und auf Zahlen angewiesen ist, ist es durchaus möglich, auch in diesem Bereich qualitative Forschungsmethoden anzuwenden. In Oberösterreich wurde beispielsweise ein Projekt von pro mente Plus, eine Organisation, die forensische Nachbetreuung anbietet, in Kooperation mit pro mente OÖ gestartet, bei dem Klienten im Zuge der forensischen Nachsorge an Laienhelfer vermittelt werden (◼ Abb. 6.1). Letztere verbringen mit den Klienten

Freizeit und können – wenn vonseiten der Betroffenen gewünscht – Inklusion und Teilhabe fördern. Um die Erfahrungen der Klienten und Laienhelfer zu eruieren, wurden beide Gruppen qualitativ befragt (vgl. Gruber u. Böhm 2015). Die Ergebnisse dieser explorativ und offen angelegten Studie sind vielfältig. Insgesamt zeigte sich, wie unterschiedlich sich die Beziehung zwischen Klient und Laienhelfer gestalten kann. Laienhelfer erfüllen eine Vielzahl von Funktionen. Sie unterbreiten ein Beziehungsangebot, bringen Leben in den Alltag der Klienten, sie sind Gesprächs- und Austauschpartner, sie ermutigen und motivieren, erweitern den sozialen Kreis der Betroffenen und bieten ein „Role-Model" an.

Nach Müller-Isberner und Eucker (2009, S. 28) sind erfolgreichen Nachsorgeprogrammen folgende Charakteristika gemeinsam:

- Bekenntnis dazu, dass die Vermeidung neuer Straftaten Vorrang vor der Behandlung psychisch erkrankter Straftäter hat,
- die Zusammenarbeit mit dem Maßnahmenvollzug und die (rechtliche) Möglichkeit der Rehospitalisierung, wenn Gefahr in Verzug ist,
- die verpflichtende Teilnahme der psychisch erkrankten Straftäter an Rehabilitationsprogrammen,
- multimodaler Ansatz, der eine Vielzahl von Risikofaktoren berücksichtigt,
- keine Toleranz gegenüber Non-Compliance.

Die genannten Punkte können durch folgende Empfehlungen von Lau (2003, S. 124) ergänzt werden:

- Persönlichkeitsrechte, angemessene Behandlung und Kontrolle sollten gut ausbalanciert werden,
- Bewusstsein darüber, dass in manchen Situationen auch Autorität notwendig ist,
- die Kommunikation zwischen beteiligten Personen und Institutionen sollte transparent gestaltet werden,
- es bedarf der Fähigkeit und des Raums zur und für Selbstreflexion,
- Bereitschaft, Klienten auch aufsuchend bzw. nachgehend zu betreuen,
- Aufbau multiprofessioneller Teams,
- die Behandlungspläne sollten individualisiert – d. h. auf der Grundlage der Merkmale und der Geschichte der Klienten – erstellt werden,

6

— die Beziehung sollte möglichst tragfähig und wertschätzend gestaltet werden,

— das soziale Umfeld der Klienten sollte berücksichtigt werden,

— es sollten sowohl die Risiko- als auch die Ressourcen und Schutzfaktoren der Klienten berücksichtigt werden, wobei jedoch der Fokus auf den pathologischen Denkmustern liegen sollte.

Fazit: Forensische Nachsorge

Die dargelegten Ausführungen zeigen, dass die forensische Nachsorge eine zentrale Institution ist und große Bedeutung in der Betreuung und Rückfallprävention hat. Grundsätzlich stellt sich heraus, dass der Maßnahmenvollzug gegenüber dem Regelvollzug in der Regel eine geringere Rückfallquote aufweist (vgl. zusammenfassend für Fälle nach § 21 Abs. 2 Frottier 2010, S. 18; Katschnig u. Gutierrez 2000). Durch verschiedene Formen der Nachsorge ist zu hoffen und auch zu erwarten, dass das Rückfallrisiko psychisch erkrankter Straftäter weiter reduziert werden kann. Dabei kann – je nach Fall – nicht nur eine ambulante Nachsorge, sondern auch eine aufsuchende bzw. nachgehende Betreuung angemessen sein. Dadurch kann auch im forensischen Arbeitsfeld das Ideal der Inklusion – neben den anderen Funktionen, die die Forensik und ihre Nachsorge zu erfüllen haben – eher gewährleistet werden. Dadurch kann wohl auch der Stigmatisierung dieser Klientel besser entgegengewirkt werden. Ein weiterer Ausbau verschiedener forensischer Nachbetreuungsleistungen erscheint daher sinnvoll (vgl. BMJ 2014). Dennoch besteht in der Untersuchung und im Nachweis der Effektivität und v. a. in der Evaluierung innovativer Konzepte zur Nachbetreuung vormals straffälliger Klienten noch Forschungsbedarf.

6.2.3 Beispiel 3: Partizipative Evaluation zur Qualitätssicherung

Neben klassischen Formen der Output- und Outcome-Evaluation, die in der Regel ihren Fokus auf quantitativ erfassbare Indikatoren und deren Veränderung im Zeitverlauf bzw. im Vergleich zu einer

Kontrollgruppe betrachten (z. B. das Ausmaß der Arbeitsmarktintegration, der Rehospitalisierung, der Rückfallquote oder die Veränderung der Lebensqualität), können Evaluationen in der Methodik auch qualitativ und verstärkt partizipativ ausgerichtet sein. Als Beispiel für eine Evaluation dieser Form, d. h. für eine partizipative Forschung zur Qualitätssicherung im psychosozialen Kontext, soll im Folgenden das Projekt „Vom Übergangswohnen zum Wohnen in Übergängen", das im Zuge der Neuausrichtung der Klientenzufriedenheitsbefragung der pro mente OÖ (eine ausführliche Darstellung der Klientenzufriedenheitsbefragung OÖ findet sich in ▶ Abschn. 7.3.1) durchgeführt wurde, vorgestellt werden.

> Die Neuausrichtung der Klientenzufriedenheitsbefragung der pro mente OÖ soll u. a. fernab des jährlich durchgeführten quantitativen Fragebogens auch qualitative Aspekte in der Klientenzufriedenheit erfassen, dies v. a. in den jeweils unterschiedlichsten Leistungsbereichen.

Chancen und Probleme von Zufriedenheitsbefragungen in der Sozialpsychiatrie

Im Allgemeinen wird davon ausgegangen, dass mit der Nutzung von Zufriedenheitsbefragungen eine Steigerung der Betreuungsqualität und somit auch der Zufriedenheit der Betroffenen erreicht werden kann. Zufriedenheitsbefragungen sind generell ein wichtiges Instrument des Qualitätsmanagements. Bei der Übertragung von Qualitätsmanagementsystemen in den Gesundheitsbereich können jedoch einige Schwierigkeiten auftreten. So gilt es z. B. für die Sozialpsychiatrie zu klären, was Effektivität und Effizienz in diesem Kontext und für die Klientel bedeuten. Ebenso ist die Frage nach der Validität der Ergebnisse in diesem Feld vielfach schwieriger zu beantworten. In Anbetracht der genannten Punkte erscheint es sinnvoll, rein quantitative Methoden mit qualitativen zu ergänzen. Qualitätsmanagementsysteme, insbesondere Klientenzufriedenheitsbefragungen, könnten für die Betreuung und Unterstützung von psychisch erkrankten Menschen einen enormen Gewinn darstellen (hierzu siehe u. a. Weigand 2005, S. 13). Als Stolpersteine bei der Anwendung von Zufriedenheitsbefragungen im psychiatrischen Bereich ergeben sich nach Weigand (2005) u. a. folgende Punkte:

- Anwendbarkeit eines Fragebogens für Menschen mit demenziellen Erkrankungen sowie geistiger Behinderung;
- Informationsverlust durch leichte Gestaltung des Fragebogens, um eine hohe Rücklaufquote sicherzustellen;
- Zieldefinition von psychotherapeutischer und psychiatrischer Arbeit – z. B. die Sicherstellung von größtmöglicher Zufriedenheit ist oftmals nicht das Ziel eines Prozesses, sondern vielmehr sind Zwischenschritte der Unzufriedenheit im psychotherapeutischen Prozess notwendig (z. B. bei Suchterkrankungen) und unumgänglich (z. B. Unterbringungen, forensische Klientel etc.);
- schlussendlich muss vonseiten des Personals auch signalisiert werden, dass es Sinn macht, sich an der Zufriedenheitsbefragung zu beteiligen. Das heißt, die konkreten Verbesserungsvorschläge müssen auch in der Praxis umgesetzt werden. Dies ist letztendlich u. a. der Garant für eine hohe Motivation und einen hohen Rücklauf. In der Verantwortung der Leitung liegt es, welche notwendigen Schlussfolgerungen für das Unternehmen aus der Analyse und Interpretation der Auswertungsergebnisse gezogen werden (vgl. Weigand 2005, S. 13f.).

Allgemein werden für die Beurteilung der Patientenzufriedenheit strukturelle Komponenten wie Behandlungszugang und die Ausstattung der Behandlungseinrichtung (vgl. Berghofer et al. 2006, S. 195ff; Gutknecht 2005, S. 347; Schröder et al. 2006, S. 100) eher als weniger wichtig gewertet. Hingegen sind nach einer Analyse verschiedener Studien von Püschl (2012, S. 4) für die Patientenzufriedenheit zwischen Patienten und Professionellen Beziehungsvariablen wie Respekt, Wärme, interpersonelle Fähigkeiten der Betreuungspersonen, Kompetenz und zur Verfügung gestellte Zeit wichtiger.

Partizipative Evaluation: Vom Übergangswohnen zum Wohnen in Übergängen

Als wichtiger Schritt hinsichtlich der Optimierung und Neuausrichtung der Klientenzufriedenheitsbefragung in Form eines quantitativen Fragebogens

ging es darum, auch qualitative Aspekte nutzbar zu machen. Um qualitative Aspekte der Nutzerzufriedenheit zu berücksichtigen, wurde im Übergangswohnhaus „K 5" ein Tag unter dem Motto „Vom Übergangswohnen zum Wohnen in Übergängen" mit der Methode der partizipativen Forschung mittels Fokusgruppe durchgeführt. Ziel dieses Tages war es, Aspekte, die für ein Wohnen in Übergängen aus Sicht der Bewohner wichtig sind, zu eruieren und daraus Handlungsmaßnahmen und Empfehlungen für das Übergangswohnhaus K 5 abzuleiten. Allgemein sollten mit der Hilfe von Fokusgruppen und unter Berücksichtigung von Inklusion (hierzu ▶ Abschn. 3.3.1) als zentrale Forderung der UN-Behindertenrechtskonvention neue Aspekte und Handlungsmaßnahmen für ein Wohnen in Übergängen aus Sicht der Bewohner des K 5 erarbeitet werden.

Das Übergangswohnen bietet eine zeitlich befristete und betreute/begleitete Wohnmöglichkeit für Menschen mit einer psychischen Beeinträchtigung, wenn bei den betroffenen Personen diese Ressourcen nicht ausreichend vorhanden sind. Das Angebot stellt somit eine Überbrückung zu anderen möglichen Betreuungs- und Wohnformen dar. Der Fokus der Betreuung liegt auf der Bewältigung des Alltags, dem Aufbau eines sozialen Netzwerkes und Be- und Aufarbeitung der eigenen Biografie. Die Unterstützung orientiert sich am individuellen Bedarf und den Fähigkeiten der betroffenen Person. Sie soll dazu verhelfen, dass einerseits eine Stabilisierung erreicht und andererseits eine mittelfristig gesicherte Zukunft aufgebaut werden kann (vgl. Amt der OÖ Landesregierung 2011, S. 25).

- **Methodisches Vorgehen**

Nach Weigand (2005) bewährt sich die Methode der Fokusgruppe als wichtige Maßnahme zur Qualitätssicherung und zur Förderung des Dialogs zwischen Betroffenen und professionell tätigen Personen. Die rege und zuverlässige Teilnahme der Betroffenen wird durch die institutionelle Einbindung und das Interesse an der Meinung der Betroffenen sichergestellt. Fokusgruppen können hierbei in mehrfacher Hinsicht produktiv sein. Sie geben Organisationen und deren Mitarbeitern u. a.

- Rückmeldung über Schwächen und Stärken der Betreuung. Diese Informationen können für die Selbsthilfe durch die Klienten handlungsanleitend sein bzw. wichtige Impulse geben;

6

— praktische Hinweise auf Verbesserungen, die oftmals auch ohne großen organisatorischen Aufwand erreicht werden können;
— Vorschläge für die Verbesserung der Kommunikations- und Informationskultur einer Organisation (vgl. ebd.).

Ebenso tragen Fokusgruppen dazu bei, dass sich die Betroffenen in einer neuen Rolle wahrnehmen, als Nutzer und Kunde, die zur Verbesserung und Weiterentwicklung des Leistungsangebotes mit ihren Ideen beitragen (vgl. Weigand 2005, S. 14f.).

Hier muss kritisch anerkannt werden, dass die qualitative Methode der Fokusgruppen keine repräsentativen Ergebnisse hervorbringt und somit eine quantitative Befragung nicht ersetzt. Die Ergebnisse sind von den Personen sowie dem Zeitpunkt abhängig, d. h. die anwesenden Personen und die jeweilige Situation prägen das Fokusgruppengespräch. Dieser Umstand muss bei der Bewertung und Interpretation der Ergebnisse mit berücksichtigt bzw. reflektiert werden. Ebenso ist eine gänzliche Anonymität nur bedingt zu gewährleisten, und diese führt zu einer Einschränkung dieser Methode hinsichtlich der wissenschaftlichen Messlatte. Fokusgruppen sind hingegen für die Arbeit von einem großen praktischen Nutzen, da sich mit dieser Methode einerseits neue Aspekte/Themenfelder aufzeigen und sich andererseits bereits gewonnene quantitative Ergebnisse hinsichtlich ihrer Brauchbarkeit überprüfen lassen. Mit dem Einsatz unterschiedlicher Methoden und Instrumente kann somit ein möglichst umfangreiches und vollständiges Bild eines Untersuchungsgegenstandes gezeichnet werden (vgl. Weigand 2005, S. 15).

Insgesamt nahmen am K 5-Tag 10 Bewohner und 3 Mitarbeiterinnen teil. Begleitet und moderiert wurde dieser Workshoptag vom Forschungsteam von pro mente Austria (3 Mitarbeiter). Im Mittelpunkt stand die Bearbeitung folgender Fragen:

„1. Wie zufrieden seid ihr mit der Situation im K 5 (im Sinne der BewohnerInnen)? […]

2. Wunderfrage: Stell dir vor, du gehst heute Abend zu Bett und während du schläfst geschieht ein Wunder. Die optimale Wohnsituation, die du dir immer gewünscht hast, ist plötzlich Realität. Weil du aber geschlafen hast, weißt du nicht, dass dieses Wunder geschehen ist, aber du merkst es

irgendwann. Woran würdest du es nach dem Erwachen zuerst merken, dass dieses Wunder geschehen ist? Woran noch? Woran würden es andere Personen merken, die dir wichtig sind?" (Böhm 2013, S. 17)

3. Wohnen im Übergang: Nun geht es darum, was du dafür brauchst, um zu diesem Wunder „der optimalen Wohnsituation" zu kommen. „Stell dir einen Fluss vor, auf dessen linker Seite deine Ausgangssituation vor deinem Einzug ins K 5 liegt. Auf der anderen Seite des Flusses befindet sich nun das Wunder ‚die optimale Wohnsituation'. Eine Brücke über den Fluss (Möglichkeit des Wohnens im Übergang) könnte das K 5 sein. Aber es gibt bestimmt auch andere Möglichkeiten, die dich zu deinem Wunder führen. Wie kann Wohnen im Übergang aussehen, um dein persönliches Wunder zu erreichen? Welche Brücken führen neben dem K 5 über den Fluss zu deinem Wunder?" (Ebd., S. 18)

■ **Ergebnisse**

Die verschiedenen Aspekte und Themen, die den Bewohnern wichtig sind und sich auf der Grundlage der Gespräche in den Fokusgruppen ergeben haben, wurden in Themenblöcke unterteilt und verdichtet. Die ▢ Tab. 6.1 fasst einige wichtige Ergebnisse zusammen:

Im Themenblock „Freiheit und Sicherheit" wurden v. a. Fragen der eigenen Schutzbedürftigkeit, der Notwendigkeit der Neuorientierung und des Umgangs mit Stigmatisierungs- bzw. Exkludierungserfahrungen diskutiert. Hier standen Fragen des Gelingens und des Überwindens schwieriger Lebensphasen im Mittelpunkt. Weitere Aspekte beschäftigten sich mit den Themen der Zugehörigkeit und Individualität sowie der Akzeptanz der/des Anderen und des respektvollen Umgangs miteinander. Im Themenblock „Qualifikationen der Mitarbeiter" kristallisierte sich in den Fokusgruppen das Thema der sozialraumorientierten Arbeit heraus, hier v. a. auf der Ebene des Netzwerkes.

Früchtel et al. (2010) benennen sozialraumorientiertes Arbeiten als soziales Arbeiten in den Feldern Sozialstruktur, Organisation, Netzwerk und Individuum (SONI-Schema).

Im Vordergrund dieses Handlungsfeldes stehen die Beziehungen zwischen den Menschen und die ihnen möglichen Austauschbeziehungen und

◨ Tab. 6.1 Ergebnisse des K 5-Tages. (Mod. nach Böhm 2013, S. 27ff.)

Themen	Spezifizierung
Freiheit und Sicherheit	Spannungsfeld Inklusion – Schutzraum
	„Drinnen und Draußen"
Qualifikation der Mitarbeiter	Empathiefähigkeit als Grundvoraussetzung
	Sozialarbeiterische Beratung/Unterstützung
	Sozialraumorientiertes Arbeiten
Soziales Netzwerk	Zugehörigkeit zu einem sozialen Gefüge
	Verständnisvolle und unterstützende Menschen
	Familie als Rückendeckung
Wohnlage/-ausstattung	Zentraler Stützpunkt mit Gemeinschaftsräumen
	Wahlweise Einzelwohnungen oder Wohngemeinschaften
Ich	„Die Möglichkeit, die Privatsphäre zu genießen, um ein klares Hirn zu bekommen, alleine sein zu dürfen, bis man den eigenen Weg sehen kann." (Zitat Klient) → Installierung/Gewährung eines Schutzraumes zur eigenen Stabilisierung bzw. zur Perspektiventwicklung
	Auseinandersetzung mit der Krankheit und Heilung
	Psychische Stabilität (innere Ruhe, sichere Haltung)
	Entwicklung beruflicher Perspektiven
	Finanzielle Sicherheit
	Empowerment
	Abklärung von Wunsch und Realität bezüglich zukünftiger Wohnsituation

Kooperationen (z. B. Fragen des Vertrauens, der Solidarität zwischen Bewohnern, Nachbarn, Organisationen oder Fachpersonal und die Beziehungen zwischen den arbeitsmarktspezifischen Sektoren). In diesem Feld sollen neue Räume für Individuen zugänglich gemacht und der Sozialarbeiter soll „Ressourcenmobilisierer" und „Netzwerker" werden (vgl. Früchtel et al. 2010, S. 26). Das soziale Netzwerk stellte auch fernab der Qualifikation der Mitarbeiter einen wichtigen und intensiv diskutierten Themenblock des Tages dar, geht es hier v. a. auch um die Zugehörigkeit der Betroffenen zu sozialen Gruppen, zu verständnisvollen und unterstützenden Menschen sowie zur Familie als wichtigem Stabilisierungsfaktor. Weitere wesentliche Themen waren die der Wohnanlage und -ausstattung sowie die Auseinandersetzung mit der eigenen Persönlichkeit, dem Ich. Bei dem Punkt Wohnanlage und -ausstattung

ist den Bewohnern v. a. die Auswahl hinsichtlich der Wohnform wichtig. So soll die Wahlmöglichkeit zwischen alleine wohnen oder wohnen in der Gemeinschaft möglich sein. Beim Ich geht es den Klienten darum, dass sie sich mit der eigenen Krankheit auseinandersetzen und (berufliche) Perspektiven entwickeln können. Ebenso soll es zu einer Stabilisierung der eigenen psychischen Gesundheit und zur finanziellen Absicherung (bzw. auch Klärung) kommen.

Daraus abgeleitet, können folgende Empfehlungen für ein Wohnen in Übergängen festgehalten werden:

− Ein Wohnen in Phasen (Modulen) soll ermöglicht werden, dies v. a. in Bezug auf das Spannungsfeld Inklusion – Schutzraum. Anhand der hier vorliegenden Untersuchung kristallisierten sich für das Wohnen in Übergängen unterschiedliche Phasen heraus,

6

d. h. jede Phase des Wohnens bringt unterschiedliche Schwerpunktsetzungen in der Betreuung und Unterstützung mit sich (hierzu ◘ Abb. 6.2).

— Empathiefähigkeit gehört zur Grundvoraussetzung der Mitarbeiter. Dies gilt aber auch für alle anderen Mitarbeiter im Sozialbereich. Wesentlich ist, dass das Arbeiten im Bereich des Wohnens in Übergangen als sozialraumorientiertes Arbeiten bezeichnet werden kann. Dies geht mit hohen Qualifikationsanforderungen an die Mitarbeiter einher. Laufende Fort- und Weiterbildung in den Methoden der sozialraumorientierten Arbeiten sind notwendig. Wohnen in Übergängen muss Rahmenbedingungen schaffen, die es der Klientel ermöglicht, zur psychischen Stabilität zu gelangen und sich zu „empowern".

— Die Gestaltung, Aufrechterhaltung und Erweiterung des sozialen Netzwerkes des Bewohners scheinen ein zentrales Bedürfnis der Bewohner zu sein. Das Unterstützungsausmaß durch das Betreuungspersonal ist hier natürlich abhängig von den jeweiligen Bedürfnissen.

— Die Wohnlage und -ausstattung sollte sowohl dem Wunsch nach Einzel- sowie nach Gemeinschaftswohnungen gerecht werden. Hierbei wäre es wünschenswert, wenn sich die Ver- und Aufteilung des Grundangebots bzw. des Stützpunktgedankens auch innerhalb des Hauses widerspiegeln würden. Die ◘ Abb. 6.2 stellt einen Vorschlag für das Wohnen in Übergangen als Phasenmodell dar.

Fazit: Partizipative Evaluation zur Qualitätssicherung

Es kann festgehalten werden, dass die Durchführung einer qualitativen Methode mit Fokusgruppen einen inhaltlichen Zusatzgewinn an Informationen betreffend Zufriedenheit und Bedürfnissen hinsichtlich Betreuungsangeboten und wohnraumbezogener Aspekte der Bewohner darstellt.

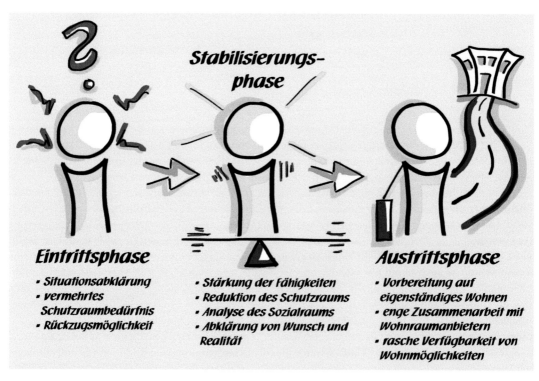

◘ **Abb. 6.2** Wohnen in Übergangen als Phasenmodell. (Erstellt von Erwin Kargl; Abdruck mit freundl. Genehmigung von pro mente Austria)

Abschließend muss angemerkt werden, dass im Sinne der Inklusion auch darüber diskutiert werden muss, inwieweit Menschen in bestimmten Phasen ein erhöhtes Schutzbedürfnis haben und einen Schutzraum brauchen. Systemtheoretisch wird argumentiert, dass sich Behinderung erst durch die Nichterfüllung bzw. Überforderung von unterschiedlichen Kommunikationserwartungen der Subsysteme erzeugt und sichtbar wird. Hier könnte man nach Nassehi (2000) darüber nachdenken, Behinderung als eine Inklusions- anstatt als Exklusionsfolge zu diskutieren. So wurde an diesem Tag immer wieder das Thema des Schutzraumes diskutiert und die Bedeutung dieses Schutzraumes für das Wohnen in Übergängen zum Ausdruck gebracht. Diese Aussagen decken sich auch mit der Evaluierung der Klientenzufriedenheitsbefragung der pro mente OÖ. Bei der Zufriedenheitsbefragung wurde als Motiv für die Nutzung der Leistung „Wohnen" für 2013 und 2014 an erster Stelle der Punkt „einen Raum der Sicherheit zu haben" genannt (► Abschn. 7.3.1). So rückten beim K 5-Tag die Fragen des Ein- und Ausschlusses in den Mittelpunkt. Das heißt, es ging hier weniger darum, Inklusion im Sinne einer physischen Präsenz zu sehen, sondern vielmehr um Fragen des Verständnisses, der Anerkennung, Wertschätzung und (finanziellen) Unterstützung, der Stärkung der eigenen Fähigkeiten sowie generell um das Thema Empowerment.

6.3 Sozialpsychiatrie als Wirkungsforschung – ein Resümee

Die Sozialpsychiatrie kann aus einem großen Pool sozial-, aber auch naturwissenschaftlich orientierter Forschungsmethoden und -designs schöpfen. Durch die Kombination einzelner Methoden bietet sich außerdem die Möglichkeit, die Schwächen der einzelnen Zugänge auszugleichen. Durch systematische Überblicksarbeiten, d. h. durch Reviews und Metaanalysen, können die Erkenntnisse z. B. über die Effektivität verschiedener Interventionen zusammengefasst und in Summe beurteilt werden.

Die 3 Beispiele geben einen Einblick in die Output- und Outcome-Forschung in der sozialpsychiatrischen Forschung. Der Bereich der Arbeitsrehabilitation bzw. der arbeitsmarktbezogene sozialpsychiatrische Tätigkeitsbereich im Allgemeinen sind – wenig überraschend – gut erforschte Felder. So können in Bezug auf die (potenzielle) Effektivität verschiedener Interventionsformen relativ differenzierte Aussagen getroffen werden. Diese Ergebnisse können politische Entscheidungen (z. B. in Bezug auf die Finanzierung von Rehabilitationsmaßnahmen) unterstützen, jedoch nicht festlegen, zumal nicht jede Unterstützungsleistung für alle Gruppen von Menschen mit psychischen Beeinträchtigungen passend ist. Gleichzeitig gibt es Bereiche, wie z. B. jener der forensischen Nachsorge, in denen es noch weiterer Forschung bedarf.

Die Sozialpsychiatrie im Allgemeinen und die sozialpsychiatrische Forschung im Speziellen sind immer mehr gefordert, partizipativ zu arbeiten. Das heißt, um die Relevanz der Forschung für Betroffene zu erhöhen, scheint es sinnvoll zu sein, Betroffene in die Konzeption, Planung und Durchführung von Studien stärker einzubeziehen (Krumm u. Becker 2006; ► Abschn. 7.3). Die Berücksichtigung der Sichtweise von psychiatrieerfahrenen Menschen könnte u. a. einen Beitrag dazu leisten, dass weniger symptomorientierte Ergebnisparameter und mehr Outcome-Kriterien im Bereich der subjektiven Lebensqualität und der Inklusion von Menschen mit Beeinträchtigung Berücksichtigung finden.

Literatur

Adorno, T. W. (1988/1972). Zur Logik der Sozialwissenschaften. In T. W. Adorno, R. Dahrendorf, H. Pilot, H. Albert, J. Haberrmas & K. R. Popper (Hrsg.), *Der Positivismusstreit in der deutschen Soziologie* (S. 125–144). Darmstadt: Luchterhand.

Albert, G. (2010). Der Werturteilsstreit. In G. Kneer & S. Moebius (Hrsg.), *Soziologische Kontroversen. Beiträge zu einer anderen Geschichte der Wissenschaft vom Sozialen* (S. 14–45). Frankfurt a. M.: Suhrkamp.

Amt der OÖ Landesregierung, Abteilung Soziales (2011). Rahmenrichtlinie. Leistungskatalog und Qualitätsstandards. Wohnen und Mobile Betreuung und Hilfe. Linz.

Angermeyer, M. C., & Schulze B. (2002). Interventionen zur Reduzierung des Stigmas der Schizophrenie: Konzeptionelle Überlegungen. *Neuropsychiatrie 16*, 39–45.

Berghofer, G., Schmidl, F., & Rudas S. (2006). Das Wiener Patientenzufriedenheitsinventar: Entwicklung eines Messinstrumentes zur Patientenzufriedenheit für ambulante psychiatrische Einrichtungen. *Wiener medizinische Wochenschrift 156*, 189–199.

6

BMJ Bundesministerium für Justiz (2014). Arbeitsgruppe Maßnahmenvollzug. Bericht an den Bundesminister für Justiz über die erzielten Ergebnisse. Wien. https://www.justiz.gv.at/web2013/file/2c94848a4b074c31014b3ad6caea0a71.de.0/bericht%20ag%20ma%C3%9Fnahmenvollzug.pdf. Zugegriffen: 5. Oktober 2016.

Böhm, M. (2013). *K 5 Tag - Vom Übergangswohnen zum Wohnen in Übergängen.* Unveröffentlichter Bericht. Linz.

Bond, G. R., Drake, R. E., & Becker D. R. (2012). Generalizability of the individual placement and support (IPS) model of supported employment outside the US. *World Psychiatrie 11*, 23–39.

Bortz, J. (2005). *Statistik für Human- und Sozialwissenschaftler.* 6. Aufl. Heidelberg: Springer.

Bortz, J., & Döring, N. (2006). *Forschungsmethoden und Evaluation für Human- und Sozialwissenschaftler.* 4. überarbeitete Aufl. Heidelberg: Springer Medizin.

Brieger, P., & Hoffmann, H. (2012). Was bringt psychisch Kranke nachhaltig in Arbeit? „Supported employment" vs. „prevocational training". *Der Nervenarzt 83*, 840–846.

Burns, T., Catty, J., Becker, T., Drake, R. E., Fioritti, A., Knapp, M., Lauber, C., Rössler, W., Tomov, T., Busschbach, J. v., White, S., & Wiersma D. (2007). The effectiveness of supported employment for people with severe mental illness: A randomised controlled trial. *Lancet 370*, 1146–1152.

Campbell, K., Bond, G. R., & Drake, R. E. (2011). Who benefits from supported employment: A meta-analytic study. *Schizophrenia Bulletin 37*, 370–380.

Creswell, J. (2014). Die Entwicklung der Mixed-Methods-Forschung. Einleitung von John Creswell, University of Nebraska-Lincoln. In U. Kuckartz (2014), *Mixed Methods – Methodologie, Forschungsdesigns und Analyseverfahren* (S. 13–26). Wiesbaden: Springer.

Crowther, R., Marschall, M., Bond, G. R., & Huxley, P. (2001). Vocational rehabilitation for people with severe mental illness. *Cochrane Database Systematic Review.* https://espace.library.uq.edu.au/view/UQ:121727/CD003080.pdf. Zugegriffen: 10. Oktober 2016.

DGPPN Deutsche Gesellschaft für Psychiatrie, Psychotherapie und Nervenheilkunde (Hrsg.) (2013). *S3-Leitlinie Psychosoziale Therapien bei schweren psychischen Erkrankungen. S3-Praxisleitlinien in Psychiatrie und Psychotherapie.* Berlin und Heidelberg: Springer Medizin.

Drake, R. E., McHugo, G. J., Becker, D. R., Anthony, W. A., & Clark, R. E. (1996). The New Hampshire study of supported employment for people with severe mental illness. *Journal of Consulting and Clinical Psychology 64*, 391–399.

Drake, R. E., McHugo, G. J., Bebout, R. R., Becker, D. R., Harris, M., Bond, G. R., & Quimby, E. (1999). A randomized clinical trial of supported employment for inner-city patients with severe mental disorders. *Archives of General Psychiatry 56*, 627–633.

Fher, H., Lackinger, F., Frühwald, S., & Frottier, P. (2006). Beziehungsorientierte Psychotherapie bei entlassenen Straftätern und einer Gruppe von Sexualstraftätern – Ergebnisse einer 7-Jahreskatamnese. *Recht & Psychiatrie 24*, 83–90.

Eppel, R., Horvath, T., & Mahringer, H. (2014). Die Wirkung von geförderter Beschäftigung in Sozialökonomischen Betrieben und Gemeinnützigen Beschäftigungsprojekten auf die Arbeitsmarktintegration von Arbeitslosen. Ergebnisse einer mikroökonometrischen Evaluierung. *WIFO-Monatsberichte 87*, 783–794.

Ermer, A. (2008). Forensisch-psychiatrische Therapie. Störungs- und deliktorientierte Behandlung. *Zeitschrift für Psychiatrie, Psychologie und Psychotherapie 56*, 79–87.

Faris, R. E., & Dunham, H. W. (1939). *Mental disorders in urban areas. An ecological study of schizophrenia and other psychoses.* Chicago, London: The University of Chicago Press.

Finzen, A. (2001). Sozialpsychiatrie zwischen Medizin und Sozialwissenschaften – Eine Bestandsaufnahme. In M. Wollschläger (Hrsg.), *Sozialpsychiatrie. Entwicklungen – Kontroversen – Perspektiven* (S. 625–636). Tübingen: dgvt.

Flick, U. (2011). *Triangulation. Eine Einführung.* 3. aktualisierte Aufl. Wiesbaden: VS Verlag für Sozialwissenschaften.

Flick, U., Kardoff, v. E., & Steinke, I (2007). Was ist qualitative Forschung? Einleitung und Überblick. U. Flick, v. E. Kardoff & I. Steinke (Hrsg.), *Qualitative Forschung. Ein Handbuch* (S. 13–29). Reinbek: Rowolth Taschenbuch Verlag.

Frank, U., & Konrad, M. (2010). Können forensische Klienten im Gemeindepsychiatrischen Verbund versorgt werden? *Kerbe 3*, 39–42.

Freese, R. (2003). *Ambulante Versorgung psychisch kranker Straftäter.* Lengerich: Pabst Science Publishers.

Frottier, P. (2010). Freiheit, die sich nicht erobern lässt: Die österreichische Maßnahme nach § 21/2. *Journal für Neurologie, Neurochirurgie und Psychiatrie 11*, 10–19.

Früchtel, F., Cyprian G., & Budde, W. (2010). *Sozialer Raum und Soziale Arbeit. Textbook: Theoretische Grundlagen.* 2. Aufl. Wiesbaden: VS Verlag für Sozialwissenschaften.

Gföllner, W. (2016). Neuland Oberösterreich. http://www.promenteplus.com/leistungen/wohnen-besch%C3%A4ftigung/neuland-ober%C3%B6sterreich/. Zugegriffen: 15. Dezember 2016.

Goffman, E. (1973/1961). *Asyle: Über die soziale Situation psychiatrischer Patienten und anderer Insassen.* Frankfurt am Main: Suhrkamp.

Grausgruber, A., Haberfellner, EM., & Grausgruber-Berner, R. (2006). Evaluation medizinischer Rehabilitation für psychisch Erkrankte. Eine prospektive Katamnesestudie über 12 Monate. In R. Loidl-Keil & W. Laskowski (Hrsg.), *Evaluationen im Gesundheitswesen. Konzepte, Beispiele, Erfahrungen* (S. 191–208). München: Rainer Hampp.

Gruber, D., & Böhm, M. (2015). *„Laienhilfe ist dafür da, einfach da zu sein." Evaluierung „Laienhilfe in der Forensik".* Unveröffentlicher Forschungsbericht. Linz.

Gruber, D., & Borth, S. (2011). Der soziale Mehrwert des BUCHplus. Ein Konzept zur Errechnung des „Social Return on Investment" für ein Arbeitstrainingszentrum. Unveröffentlicher Bericht. Linz.

Gruber, D., & Borth, S. (2012). *Kosten-Nutzen-Bilanz der medizinisch-psychiatrischen Rehabilitation in Bad Hall (Son-*

nenpark Bad Hall *in Oberösterreich).* Unveröffentlichter Forschungsbericht. Linz.

Gutknecht, H. (2005). Die Bewertung tagesklinischer Behandlung durch die Patienten – Aspekte der Behandlungserfahrungen und erlebte Veränderungen. *Psychiatrische Praxis 32*, 342–348.

Haberfellner, E. M., Grausgruber, A., Grausgruber-Berner, R., & Schöny, W. (2004). Medizinische Rehabilitation für psychisch Erkrankte im „Sonnenpark" in Bad Hall. Ergebnisse einer katamnestischen Untersuchung nach einem halben Jahr. *Neuropsychiatrie 18*, 18–24.

Haberfellner, E. M., Schöny, W., Platz, T., & Meise, U. (2006). Evaluationsergebnisse medizinischer Rehabilitation für Menschen mit psychiatrischen Erkrankungen – ein neues Modell im komplexen psychiatrischen Leistungsangebot. *Neuropsychiatrie 20*, 215–218.

Haberfellner, E. M., Jungmayr, J., Grausgruber-Berner, R., & Grausgruber, A. (2008). Stationäre medizinische Rehabilitation für Patienten mit psychiatrischen oder psychosomatischen Erkrankungen in Österreich – eine katamnestische Studie. *Rehabilitation 47*, 10–16.

Haller, R. (2005). Was macht den psychisch Kranken gewalttätig? *Psychiatria Danubina 17*, 143–153.

Haller, R. (2006). Die Unterbringung psychisch abnormer Rechtsbrecher nach dem Strafrechtsänderungsgesetz. *Neuropsychiatrie 20*, 23–31.

Hauptverband der österreichischen Sozialversicherungsträger & Salzburger Gebietskrankenkasse (2012). *Analyse der Versorgung psychisch Erkrankter. Projekt „Psychische Gesundheit". Abschlussbericht.* Wien und Salzburg. http://www.hauptverband.at/portal27/portal/hvbportal/content/contentWindow?action=2&viewmode=content&contentid=10007.693706. Zugegriffen: 3. Mai 2016.

Hinterhuber, H., & Meise U. (2007). Zum Stellenwert der medizinisch-psychiatrischen Rehabilitation. *Neuropsychiatrie 21*, 1–4.

Hoffmann, H. (2013). Was macht Supported Employment so überlegen? *Die Psychiatrie 10*, 95–101.

Hoffmann, H., Jäckel, D., Glauser, S., Mueser, K. T., & Kupper, Z. (2014). Long-term effectiveness of supported employment: 5-year follow-up of a randomized controlled trial. *American Journal of Psychiatry 171*, 1183–1190.

Hollingshead, A. B., & Redlich, F. C. (1958). *Social class and mental illness.* New York: Wiley.

Holzner, B., Kemmler, G., & Meise, U. (1998). The impact of work-related rehabilitation on the quality of life of patients with schizophrenia. *Social Psychiatry and Psychiatric Epidemiology 33*, 624–631.

Hopf, C. (1995). Qualitative Interviews in der Sozialforschung. Ein Überblick. In U. Flick, E. v. Kardoff, H. Keupp, v. Rosenstiel & S. Wolff (Hrsg.), *Handbuch Qualitative Sozialforschung. Grundlagen, Konzepte, Methoden und Anwendungen* (S. 177–182). 2. Aufl. Weinheim: Beltz.

Jahoda, M., Lazarsfeld, P. F., & Zeisel, H. (1933/1975). *Die Arbeitslosen von Marienthal: Ein soziographischer Versuch über die Wirkungen langandauernder Arbeitslosigkeit.* 22. Auflage. Frankfurt a. M.: Suhrkamp.

Kardoff, E. v. (1995). Qualitative Sozialforschung – Versuch einer Standortbestimmung. In U. Flick, E. v. Kardoff, H. Keupp, L. v. Rosenstiel & S. Wolff (Hrsg.), *Handbuch Qualitative Sozialforschung – Grundlagen, Konzepte, Methoden und Anwendungen* (S. 3–8). 2. Aufl. Weinheim: Beltz.

Kastner, H. (2008). Schizophrene PatientInnen im Kontext der forensischen Psychiatrie. In H. Rittmansberger & J. Wancata (Hrsg.), *Der Österreichische Schizophreniebericht 2008* (S. 98–105). Linz und Wien. http://www.bmgf.gv.at/cms/home/attachments/8/4/2/CH1452/CMS1234509429057/schizophrenie.pdf. Zugegriffen: 16. November 2016.

Katschnig, H., & Gutierrez, K. (2000). *Der Maßnahmenvollzug nach § 21 Abs 2 StGB.* Wien: Universitätsklinik für Psychiatrie.

Kollmann, I., Fock-Putschi, F., Müller, R., Haberfellner, EM., & Hochfellner, S. M. (2006). Rehabilitation psychisch Erkrankter in Österreich. *Soziale Sicherheit 9*, 368–375.

Konrad, M., Gisbert, U. F., & Flammer, E. (2011). Die Versorgung ehemaliger forensischer Patienten im Gemeindepsychiatrischen Verbund – Auswertung einer Basisdokumentation aus zwei Landkreisen. *Psychiatrische Praxis 38*, 376–381.

Kromrey, H. (2002). *Empirische Sozialforschung.* 10. Auflage. Opladen: Leske + Budrich.

Krumm, S., & Becker, T. (2006). Der Einbezug von Nutzern psychiatrischer Angebote in die psychiatrische Versorgungsforschung. *Psychiatrische Praxis 33*, 59–66.

Kuckartz, U. (2014). *Mixed Methods – Methodologie, Forschungsdesigns und Analyseverfahren.* Wiesbaden: Springer.

Lankmayer, T., Niederberger K., & Rigler, S. (2015). Social Return on Investment (SROI) am Beispiel der BASAR GmbH. Linz. http://www.ibe.co.at/fileadmin/AblageBox/NEWS/2015-04-24_SROI_Basar_Endbericht_pdf-Fassung.pdf. Zugegriffen: 15. November 2016.

Lau, S. (2003). Wirkt ambulante Kriminaltherapie? Literaturübersicht zur Effektivität gemeindenaher rückfallpräventiver Maßnahmen bei Straftätern und psychisch kranken Rechtsbrechern. *Psychiatrische Praxis 30*, 119–126.

Lauber, C., & Kawohl, W. (2013). Supported Employment. In W. Rössler & W. Kawohl (Hrsg.), *Soziale Psychiatrie. Das Handbuch für die psychosoziale Praxis. Band 2: Anwendung* (S. 129–137). Stuttgart: Kohlhammer,

Lenz, G., & Schosser, A. (2015). Psychiatrische Rehabilitation. *Journal für Neurologie, Neurochirurgie und Psychiatrie 16*, 164–167.

Lettner, R., & Haberfellner, E. M. (2006). Systemisches Handeln an einer stationären Rehabilitationseinrichtung. *Gemeindenahe Psychiatrie 27*, 5–17.

Luciano, A., Bond, G. R., & Drake, R. E. (2014). Does employment alter the course and outcome of schizophrenia and other severe mental illnesses? A systematic review of longitudinal research. *Schizophrenia Research 159*, 312–321.

Matschnig, T., Frottier, P., Seyringer, M.-E., & Frühwald, S. (2008). Arbeitsrehabilitation psychisch kranker Menschen – ein Überblick über Erfolgsprädiktoren. *Psychiatrische Praxis 35*, 272–278.

Mayring, P. (1988). *Die qualitative Wende: Arbeiten zur qualitativen Forschung.* Augsburger Berichte zur Entwicklungspsy-

6

chologie und Pädagogischen Psychologie 32. Augsburg: Forschungsstelle für Pädagogische Psychologie und Entwicklungspsychologie.

Müller-Isberner, R. (1996). Forensic psychiatric aftercare following hospital order treatment. *International Journal of Law and Psychiatry 19*, 81–86.

Müller-Isberner, R., & Eucker, S. (2006). Effektive Behandlung psychisch kranker Straftäter. *Neuropsychiatrie 20*, 32–39.

Müller-Isberner, R., & Eucker, S. (2009). *Therapie im Maßregel vollzug.* Berlin: Medizinisch Wissenschaftliche Verlagsgesellschaft.

Müller-Isberner, R., Lomb, J., März, S., & Tansinna, A. (1993). Ambulante Kriminaltherapie. *Bewährungshilfe 40*, 176–185.

Musalek, M. (2015). Bad or mad – sind psychisch Kranke in besonderem Maße gefährlich? *Spectrum Psychiatrie 2*, 3–4.

Nassehi, A. (2000). Exklusion als soziologischer oder sozialpolitischer Begriff? *Mittelwege 36*, 18–25.

Nosper, M. (2008). Die Dauer psychosomatischer Rehabilitation – Regelungen, Einflussfaktoren und Empfehlungen. In G. Schmid-Ott, S. Wiegand-Grefe, C. Jacobi, G. Paar, R. Meermann & F. Lamprecht (Hrsg.), *Rehabilitation in der Psychosomatik. Versorgungsstrukturen – Behandlungsangebote – Qualitätsmanagement* (S. 292–299). Stuttgart: Schattauer.

Platz, T. (2008). Stationäre Rehabilitation. In H. Rittmannsberger & J. Wancata (Hrsg.), *Der Österreichische Schizophreniebericht 2008* (S. 167–173). Linz und Wien. http://www.bmgf.gv.at/cms/home/attachments/8/4/2/CH1452/CMS1234509429057/schizophrenie.pdf. Zugegriffen: 16. November 2016.

Plößl, I. (2013). Werkstätten für behinderte Menschen. In W. Rössler & W. Kawohl (Hrsg.), *Soziale Psychiatrie. Das Handbuch für die psychosoziale Praxis. Band 2: Anwendung* (S. 138–149). Stuttgart: Kohlhammer.

Püschel, C. (2012). Wie kann Partizipation in einer Nutzerzufriedenheitsbefragung in der Psychiatrie realisiert werden? – Praxisbericht auf der Grundlage einer qualitativen Untersuchung. *WZB Discussion Paper, No. SP I 2012–303.* Berlin. https://bibliothek.wzb.eu/pdf/2012/i12-303.pdf. Zugegriffen: 6. Dezember 2016.

Raithel, J. (2008). *Quantitative Forschung – Ein Praxiskurs.* 2. Aufl. Wiesbaden: VS Verlag für Sozialwissenschaften.

Riedel-Heller, S., & König, H.-H. (2013). Methodische Grundlagen psychiatrischer Versorgungsforschung: aktueller Stand der Forschung und Entwicklung des Gebietes. In W. Rössler & W. Kawohl (Hrsg.), *Soziale Psychiatrie. Das Handbuch für psychosoziale Praxis Band 1: Grundlagen* (S. 246–257). Stuttgart: Kohlhammer.

Rische, H. (2004). Welchen Nutzen hat die medizinische Rehabilitation der gesetzlichen Rentenversicherung? *Praxis Klinische Verhaltensmedizin und Rehabilitation 67*, 200–205.

Salize, H. J., & Kilian, R. (2010). *Gesundheitsökonomie in der Psychiatrie. Konzepte, Methoden, Analysen.* Stuttgart: Kohlhammer.

Sauter, J., Voss, T., & Dahle, K.-P. (2015). Wirksamkeit ambulanter Nachsorge bei Strafvollzugsentlassenen. Erste Evaluation der Forensisch Therapeutischen Ambulanz für Gewalt- und Sexualstraftäter in Berlin. *Der Nervenarzt 86*, 571–578.

Schanda, H. (2004). Forensische Aspekte aus österreichischer Sicht. In W. Rössler (Hrsg.), *Psychiatrische Rehabilitation* (S. 820–830). Berlin und Heidelberg: Springer.

Schmidt-Quernheim, F. (2005). „Nach dem Spiel ist vor dem Spiel" – Über den Mythos des Neuanfangs und die Notwendigkeit einer Forensischen Ambulanz. *Recht & Psychiatrie 23*, 140–145.

Schmidt-Quernheim, F. (2007). Kommunizierende Röhren – Vom schwierigen Verhältnis von Sozialpsychiatrie und Maßregelvollzug. *Psychiatrischer Praxis 34*, 218–222.

Schröder, A., Ahlström, G., & Larson, B. W. (2006). Patients' perceptions of the concept of the quality of care in the psychiatric setting: A phenomengraphic study. *Journal of Clinical Nursering 15*, 93–102.

Seifert, D., Schiffer, B., & Leygraf, N. (2003). Plädoyer für die forensische Nachsorge. Ergebnisse einer Evaluation forensischer Ambulanzen im Rheinland. *Psychiatrische Praxis 30*, 235–241.

Sikorski, C., & Glaesmer, H. (2011). Qualitative Methoden in der aktuellen psychiatrischen Forschung. *Neuropsychiatrie 25*, 159–162.

Stangl, W. (2012). *Welche organisatorischer Schritte bedarf es, um die Zahl der Einweisungen in den Maßnahmenvollzug zu verringern?* Wien. http://www.irks.at/assets/irks/Publikationen/Forschungsbericht/IRKS%20MNV%20Bericht.pdf. Zugegriffen: 5. Oktober 2012.

Steffanowski, A., Löschmann, C., Schmidt, J., Wittmann, W., & Nübing, R. (2007). *Meta-Analyse der Effekte stationärer psychosomatischer Rehabilitation.* Bern: Hans-Huber.

Stengler, K., & Becker, T. (2013). Rehabilitation. In W. Rössler & W. Kawohl (Hrsg.), *Soziale Psychiatrie. Das Handbuch für die psychosoziale Praxis. Band 1: Grundlagen.* (S. 197–207). Stuttgart: Kohlhammer

Stengler, K., Riedel-Heller, S. G., & Becker, T. (2014). Berufliche Rehabilitation bei schweren psychischen Erkrankungen. *Der Nervenarzt 85*, 97–107.

Stompe, T., & Schanda, H. (2010). Der österreichische Maßnahmenvollzug nach § 21 Abs. 1 StGB. *Journal für Neurologie, Neurochirurgie und Psychiatrie 11*, 30–36.

Stübner, S., & Nedopil, N. (2009). Ambulante Sicherungsnachsorge. Begleituntersuchung eines forensischen Modellprojektes in Bayern. *Psychiatrische Praxis 36*, 317–319.

Twamley, E. W., Jeste, D., & Lehman, A. F. (2003). Vocational rehabilitation in schizophrenia and other psychotic disorders: A literature review and meta-analysis of randomized controlled trials. *Journal of Nervous & Mental Disease 191*, 515–523.

Wancata, J., Sobocki, P., & Katschnig, H. (2007). Die Kosten von „Gehirnerkrankungen" in Österreich im Jahr 2004. *Wiener Klinische Wochenschrift 119*, 91–98.

Watzke, S., Galvao, A., & Brieger, P. (2009). Vocational rehabilitation for subjects with severe mental illnesses in Germany. A controlled study. *Social Psychiatry and Psychiatric Epidemiology 44*, 523–531.

Weigand, H. (2005). Nutzerbeteiligung im Rahmen des klinischen Qualitätsmanagement. *Kerbe – Forum für Sozialpsychiatrie 4*, 13–17.

Weinberg, G., Wittmann, B., & Hollweg, T. (2005). Ein Konzept für die Nachsorge von Patienten des Maßregelvollzugs nach § 64 StGB in Nordrhein-Westfalen. *Recht & Psychiatrie 23*, 132–139.

Wittchen, H.-U., Jacobi, F., Rehm, J., Gustavsson, A., Svensson, M., Jönsson, B., Olesen, J., Allgulander, C., Alonso, J., Faravelli, C., Fratiglioni, L., Jennum, P., Lieb, R., Maercker, A., van Os, J., Preisig, M., Salvador-Carulla, L., Simon, R., & Steinhauser, H.-C. (2011). The size and burden of mental disorders and other disorders of the brain in Europe 2010. *European Neuropsychopharmacology 21*, 655–679.

Zielke, M. (1993). *Wirksamkeit stationärer Verhaltenstherapie.* Weinheim: Beltz.

Zielke, M. (2008). Kosten-Nutzen-Relation der psychosomatischen Rehabilitation aus gesundheitsökonomischer Perspektive. In G. Schmid-Ott, S. Wiegand-Grefe, C. Jacobi, G. Paar, R. Meermann & F. Lamprecht (Hrsg.), *Rehabilitation in der Psychosomatik. Versorgungsstrukturen – Behandlungsangebote – Qualitätsmanagement* (S. 399–443). Stuttgart: Schattauer.

Zielke, M., Borgart, E., Carls, W., Herder, F., Kirchner, F., Kneip, V., Lebenhagen, J, Leidig, S., Limbacher, K., Lippert, S., Meermann, R., Reschenberg, I., & Schickerath, J. (2004). *Ergebnisqualität und Gesundheitsökonomie verhaltensmedizinischer Psychosomatik in der Klinik – Krankheitsverhalten und Ressourcenverbrauch von Patienten mit psychischen und psychosomatischen Erkrankungen: Ergebnisse verhaltensmedizinischer Behandlung und Rehabilitation im Langzeitverlauf.* Lengerich: Pabst Science Publishers.

Sozialpsychiatrie als präventive Disziplin

Dominik Gruber, Martin Böhm, Marlene Wallner, Gernot Koren

© Springer-Verlag GmbH Deutschland 2018
W. Schöny (Hrsg.), *Sozialpsychiatrie – theoretische Grundlagen und praktische Einblicke*,
DOI 10.1007/978-3-662-54626-0_7

7.1 Prävention und Gesundheitsförderung: theoretische und methodische Grundlagen

Das Prinzip der Prävention ist – ganz nach dem Motto „Vorbeugen ist besser als Heilen" – in Bezug auf Gesundheit, aber auch in anderen Bereichen in aller Munde. Tatsächlich wird auch in der Psychiatrie und in der Sozialpsychiatrie immer wieder gefordert, das Thema Prävention mehr zu forcieren. Bereits 1986 startete die WHO im Rahmen ihrer Ottawa-Charta einen internationalen Aufruf für mehr Gesundheitsförderung. Als theoretische Grundlage verwies die WHO u. a. auf das biopsychosoziale Modell von Gesundheit bzw. Krankheit (vgl. WHO 1992; für die Grundzüge des Modells ▶ Abschn. 4.1).

Im Jahr 2005 fand in Helsinki die Europäische Ministerielle WHO-Konferenz für psychische Gesundheit statt. Der österreichische Dachverband pro mente Austria – Gesellschaft für psychische und soziale Gesundheit nahm die Helsinki-Konferenz zum Anlass, selbst eine Enquete mit dem Titel „Die Zukunft der österreichischen Psychiatrie" zu veranstalten (vgl. Meise u. Wancata 2006, S. 153). Wie in Helsinki angekündigt, formulierte die Europäische Kommission (Kommission der Europäischen Gemeinschaften 2005) noch im selben Jahr das „Grünbuch" mit dem Titel „Die psychische Gesundheit der Bevölkerung verbessern – Entwicklung einer Strategie für die Förderung der psychischen Gesundheit in der Europäischen Union", in dem u. a. Strategien zur Gesundheitsförderung und Prävention psychischer Erkrankungen festgehalten wurden.

In den letzten Jahren gab es in Österreich immer wieder kleinere, aber auch größere Initiativen zum Thema Prävention. Im Jahr 2013 rief z. B. die Allgemeine Unfallversicherungsanstalt (AUVA) im Zuge der Alpbacher Gesundheitsgespräche dazu auf, u. a. das Thema „prevention in all policies" zu diskutieren. Es gibt auch immer wieder gesetzliche Neuerungen. So wurde vor Kurzem das österreichische ArbeitnehmerInnenschutzgesetz (ASchG) novelliert. Seit 2014 sind österreichische Unternehmen dazu verpflichtet, die psychischen Belastungen im Betrieb zu evaluieren und ggf. Maßnahmen zur Reduktion dieser zu entwickeln und umzusetzen.

Im Bereich der Forschung genießt das Thema Prävention – zumindest in den Aussagen vieler Wissenschaftler – hohe Priorität. In einer Befragung von Bramesfeld und Riedel-Heller (2008) unter Experten im Bereich psychiatrischer und psychosozialer Versorgung wurde die Präventionsforschung in der Priorität an zweiter Stelle – nach dem Thema Versorgungswege – gereiht. Eine systematische Analyse sozialpsychiatrischer Veröffentlichungen aus dem deutschsprachigen Raum von Borbé et al. (2009) ergab, dass die Zahl der Publikationen zum Thema Prävention in den letzten Jahren anteilsmäßig gestiegen ist. In absoluten Zahlen betrachtet, ist das Ausmaß der Präventionsforschung jedoch weiterhin als gering einzuschätzen. Dennoch ist anzunehmen, dass in Zukunft der Umfang an Forschungsprojekten im Bereich der Prävention psychischer Erkrankungen ansteigen wird.

Bevor konkrete Präventionsmaßnahmen in Bezug auf verschiedene psychische Erkrankungen dargestellt werden (▶ Abschn. 7.2), soll an dieser Stelle auf die theoretischen und methodischen Grundlagen überblicksmäßig eingegangen werden. Zunächst werden der Begriff und die Formen von Prävention genauer beleuchtet (▶ Abschn. 7.1.1). Danach werden einige Anmerkungen zu den methodischen Grundlagen präventiver Arbeit gemacht (▶ Abschn. 7.1.2). Danach werden das Modell der Risiko- und Schutzfaktoren, das Konzept der Salutogenese sowie der Begriff Resilienz betrachtet (▶ Abschn. 7.1.3, ▶ Abschn. 7.1.4 und ▶ Abschn. 7.1.5).

7.1.1 Prävention: Begriff und Formen

Der Begriff Prävention (lat. „praevenire": zuvorkommen, verhüten) bedeutet „vorausschauende Problemvermeidung" (Kirch u. Badura 2006, S. VII). In Bezug auf das Thema Gesundheit können die in ◻ Tab. 7.1 genannten begrifflichen Unterscheidungen getroffen werden.

Vom Begriff der Prävention wird in der Regel jener der Gesundheitsförderung unterschieden. Während der Ausdruck Prävention – zumindest im Bedeutungskern – eher auf die Vermeidung von Erkrankungen verweist, betont die Gesundheitsförderung den Aufbau gesunder Lebensweisen und

Tab. 7.1 Formen der Prävention. (Inhalte aus Gruber et al. 2014, S. 17ff.)	
Differenzierung nach dem Zeitpunkt präventiver Maßnahmen	*Primärprävention*: Maßnahmen vor der Krankheitsmanifestation
	Sekundärprävention: Maßnahmen für Risikogruppen
	Tertiärprävention: Behandlung und Rückfallprävention bei manifest Erkrankten
Differenzierung nach Zielgruppe präventiver Maßnahmen	*Universelle Prävention*: Maßnahmen richten sich an die Allgemeinheit
	Selektive Prävention: Maßnahmen für Risikogruppen
	Indizierte Prävention: Maßnahmen für Personen, die bereits manifeste Probleme aufweisen
Differenzierung nach Ansatzpunkt/Objekt präventiver Maßnahmen	*Verhaltensprävention*: setzt beim Individuum an
	Verhältnisprävention: verändert den Einfluss von Umweltfaktoren

7

persönlicher Kompetenzen sowie die Schaffung gesunder Lebenswelten. Auf das Verhältnis zwischen belastenden und damit zu vermeidenden Faktoren (Risikofaktoren) und zu fördernden Ressourcen (Schutzfaktoren) kommen wir in ▶ Abschn. 7.1.3 noch zu sprechen. Auch wenn über das Verhältnis zwischen Prävention und Gesundheitsförderung keine Einigkeit besteht (vgl. zusammenfassend Gruber et al. 2014, S. 22ff.), kann – so die Auffassung der Autoren – im Rahmen eines weit gefassten Präventionsbegriff sowohl die vermeidende als auch die fördernde Dimension berücksichtigt werden. So stellt die Förderung von Gesundheit stets eine Maßnahme im Sinne der Prävention dar. Umgekehrt, fördern präventive Interventionen stets die Gesundheit und die Erhaltung derselben. Prävention verfolgt somit eine Doppelstrategie, indem sie einerseits Risiken vermeidet und andererseits Ressourcen aufbaut und fördert.

7.1.2 Konzeption, Durchführung und Evaluation präventiver Maßnahmen

Im Rahmen der Konzeption und Umsetzung präventiver Maßnahmen sind a) in einem ersten Schritt Erkenntnisse der Grundlagenforschung zu berücksichtigen. So können beispielsweise anhand epidemiologischer Daten bestimmte Risikogruppen oder anhand ursachenbezogener Forschung Risiko- und Schutzfaktoren identifiziert werden. b) Erkenntnisse

der Präventionsforschungen sollen dabei helfen, ein Interventionsmodell, das die kausalen Zusammenhänge in Bezug auf psychische Erkrankungen und deren Prävention berücksichtigt, zu entwerfen. c) Darauf folgt die Entwicklung der konkreten Maßnahmen, die die gesetzten Ziele des Programms operationalisiert und das Projekt in Teilschritte untergliedert. d) Im Rahmen dieses Prozesses sollte bereits die Evaluierung bzw. die Überprüfung der konzeptgetreuen Implementierung und der Effektivität mitgedacht werden. Denn sie bilden die Grundlage für die Weiterentwicklung des Programms. e) In einer letzten Phase wird das Projekt – bei entsprechender Zielerreichung und günstigen Rahmenbedingungen – in den Routinebetrieb überführt (nach Uhl 1998, in Anlehnung an sein 6-Phasen-Modell zur Entwicklung präventiver Programme).

Wie bereits angedeutet, sollte ein Projekt oder Programm zur Prävention psychischer Belastungen oder Erkrankungen nach evidenzbasierten Maßstäben konzipiert, implementiert und durchgeführt werden. Dabei sollte das Projekt u. a. (Aufzählung nach Schmidbauer u. Gruber 2017)

- auf den tatsächlichen Bedarf abgestimmt werden,
- auf der Formulierung konkreter Ziele fußen,
- auf der Grundlage eines Wirkungsmodells vollzogen werden,
- gewünschte bzw. unerwünschte Einflussfaktoren und Effekte mitdenken,
- die Sichtung bereits bestehender Projekte beinhalten („good-practice"),

- die verfügbare wissenschaftliche Evidenz berücksichtigen,
- in Phasen und Kreisläufe eingeteilt werden,
- die Evaluierung des Programms und das zu verwirklichende Untersuchungsdesign mitdenken,
- ethische Überlegungen berücksichtigen,
- kulturspezifische Aspekte bedenken.

Wie die bisherigen Ausführungen zeigen, ist es geboten, Präventionsprojekte wissenschaftlich bzw. evaluierend zu begleiten. Die wissenschaftliche Untersuchung von verhaltenspräventiven Interventionen, die in der Regel den Charakter von Workshops oder Lehrgängen aufweisen, orientieren sich in der Regel an den Maßstäben der Output- und Outcome-Forschung (▶ Kap. 6). Auch hier gilt: Als Goldstandard wird das randomisierte Kontrollgruppendesign (RCT) angesehen. In vielen Fällen werden aber auch design- und methodenbezogenen Abstriche gemacht (z. B. wird in einigen Fällen mit einer Wartelisten-Kontrollgruppe gearbeitet).

Tatsächlich existieren im deutschsprachigen Raum zahlreiche, im Generellen gut untersuchte Maßnahmen zur Gesundheitsförderung und Prävention sowohl für Kinder und Jugendliche (für einen Überblick über die Maßnahmen und die dazugehörigen Untersuchungsergebnisse s. Kaluza u. Lohaus 2006) als auch für Erwachsene (siehe z. B. Kaluza 2006). Röhrle (2008) schätzt die generelle Effektivität verhaltensbezogener Interventionen zur Prävention – im Rahmen eines Überblicksartikel zu bestehenden Metaanalysen – psychischer Erkrankungen in Bezug auf ihre Effektstärke als im Schnitt gering bis mittelmäßig ein, wobei Maßnahmen zur Vermeidung von Depression und Suizid die durchschnittlich größte Effektivität aufweisen (im Vergleich zu Maßnahmen zur Prävention von Drogenabhängigkeit oder Essstörungen).

Bei verhältnispräventiven Maßnahmen ist das RCT-Design in der Regel schwer durchführbar. In vielen Fällen wird hier auf natürliche Vergleichsgruppen oder auch schwächere Designs zurückgegriffen. So wird etwa in ▶ Abschn. 7.2.2 eine Studie aus Deutschland vorgestellt, die sich v. a. auf verhältnispräventive Interventionen zur Prävention von Depression und Suizidalität fokussierte (z. B. Weiterbildung von Hausärzten, Öffentlichkeitsarbeit, Angebote für Betroffene). Im Rahmen dieser Studie wurde u. a. die Entwicklung der Prävalenz suizidalen Verhaltens in der Modellregion (Nürnberg) mit jener einer Kontrollregion (Würzburg) verglichen (vgl. u. a. Hegerl et al. 2013).

7.1.3 Risiko- und Schutzfaktoren

Maßnahmen zur Prävention psychischer Erkrankungen bzw. zur Förderung von Gesundheit können theoretisch verschiedentlich grundgelegt werden. Auch in diesen Bereichen wird in der Regel von einem biopsychosozialen Modell des Menschen ausgegangen, das auch als Grundlage für das Vulnerabilitäts-Stress-Modell psychischer Erkrankungen herangezogen werden kann (▶ Kap. 4.1). Demnach können je nach Dimension (biologische, personale, soziale/gesellschaftliche Ebene) verschiedene Risiko- und Schutzfaktoren, die die Wahrscheinlichkeit einer Erkrankung erhöhen (Risikofaktoren) bzw. senken (Schutzfaktoren), identifiziert und unterschieden werden. Prävention bedeutet nach diesem Modell grundsätzlich die Reduktion von Risikofaktoren und den Aufbau von Schutzfaktoren.

Wirkmechanismen von Risiko- und Schutzfaktoren

Das spezifische Zusammenwirken von Risiko- und Schutzfaktoren für die Entstehung psychischer Erkrankungen liegt weitgehend noch im Dunkeln und muss wohl je nach Erkrankung, Kontext und Personengruppe gesondert betrachtet werden. Grundsätzlich können folgende Bedingungen oder Wirkmechanismen, die die Wahrscheinlichkeit, an einer psychischen Störung zu erkranken, erhöhen bzw. senken, genannt werden (Aufzählung vgl. Fröhlich-Gildhoff u. Rönnau-Böse 2014, S. 24ff., S. 30f.):

- **Zahl der Risikofaktoren**: Beim Vorliegen mehrerer Risikofaktoren erhöht sich die Wahrscheinlichkeit zu erkranken. Gleiches gilt für Schutzfaktoren: Je mehr schützende Aspekte vorhanden sind, desto weniger wahrscheinlich erkranken Kinder an einer psychischen Störung.
- **Dauer der Belastung**: Dauerhafte Belastungen erhöhen die Wahrscheinlichkeit einer psychischen Störung.

- **Zeitpunkt der Belastung**: Je früher im Leben die Risikofaktoren auftreten, desto wahrscheinlicher entsteht eine Erkrankung. Aber auch Stressoren während kritischer Lebensphasen wie die der Schwangerschaft oder Geburt können zu Störungen führen.
- **Geschlecht**: Jungen sind im Kindesalter und Mädchen beispielsweise in der Adoleszenz anfälliger. Was das Erwachsenenalter betrifft, gibt es Hinweise, dass das männliche Geschlecht in dieser Zeit „wieder stärker auf Risikobelastungen reagiert" (ebd., S. 26).
- **Subjektive Bewertung**: Je schlechter die subjektive Bewertung der Situation ausfällt, desto größer ist die (empfundene) Belastung. Im Rahmen dieses Zusammenhangs ist also die subjektive Bewertung der individuellen Ressourcen und Schutzfaktoren zu berücksichtigen, die die Belastungsreaktion wiederum beeinflussen kann.

Risiko- und Schutzfaktoren können nicht (immer) gegeneinander aufgewogen werden. Es muss angenommen werden, dass zwischen Risiko- und Schutzfaktoren komplexe Wechselwirkungen bestehen können, die wie folgt aussehen können (Aufzählung nach Fröhlich-Gildhoff u. Rönnau-Böse 2014, S. 36f.):

- **Kompensation**: Die Schutzfaktoren können die Risikofaktoren aufwiegen.
- **Herausforderung**: Risikofaktoren können – unter Berücksichtigung von Schutzfaktoren und der Bewältigbarkeit der Situation – als Herausforderung bewertet werden, aus der die Person gestärkt hervorgeht („steeling") (vgl. auch Rutter 2006).
- **Interaktion**: Schutzfaktoren sind nur bei Vorliegen einer Risikosituation aktiv und dienen als Puffer.
- **Kumulation**: Je mehr schützende bzw. risikoreiche Faktoren vorhanden sind, desto eher bzw. schlechter kann die Situation bewältigt werden.

Zentral erscheint, dass es einen sehr relevanten Schutzfaktor gibt, das ist „eine stabile, wertschätzende, emotional warme Beziehung zu einer (erwachsenen) Bezugsperson" (dies muss natürlich nicht zwingend die Familie oder ein Familienmitglied sein; Fröhlich-Gildhoff u. Rönnau-Böse 2014, S. 31).

Unspezifische und spezifische Risiko- und Schutzfaktoren

Prinzipiell muss zwischen unspezifischen und spezifischen Risiko- und Schutzfaktoren unterschieden werden. Unspezifische Risikofaktoren stellen – so die empirisch gut begründete Annahme – Belastungen dar, die zu verschiedenen psychischen Erkrankungen führen können und nicht als spezifische Auslöser für eine bestimmte Erkrankung angesehen werden können (vgl. Jacobi u. Esser 2003). Ähnliches gilt für unspezifische Schutzfaktoren, die einen generellen Schutz – d. h. gegenüber mehreren Erkrankungen – bieten. Die WHO (2004) gibt in einem Bericht zur Prävention psychischer Erkrankungen die in ◻ Tab. 7.2 aufgeführten Beispiele für unspezifische Risiko- und Schutzfaktoren.

Es sei angemerkt, dass sich die einzelnen Auflistungen von Risiko- und Schutzfaktoren in Teilen unterscheiden bzw. nicht immer völlig deckungsgleich sind. Dies liegt nach Jacobi und Esser (2003) u. a. daran, dass sich die dahinterliegende Kategorisierung bzw. Systematik in vielen Fällen unterscheidet. Des Weiteren beruhen die zugrunde liegenden Studien auf unterschiedlichen Methoden bzw. Theorien. Gruber et al. (2014) weisen außerdem darauf hin, dass in vielen Fällen „[r]ein biologische Aspekte, wie z. B. genetische Determinanten, […] nicht berücksichtigt [werden], zumal sie in sozialpsychiatrisch orientierter Präventionsarbeit keine oder nur eine untergeordnete Rolle spielen" (ebd., S. 97).

Neben dem Konzept der Risiko- und Schutzfaktoren gibt es weitere theoretische (Hintergrund-) Modelle, die den Zusammenhang zwischen z. B. belastenden Faktoren und Gesundheit zu spezifizieren versuchen. Modelle, die v. a. die Gesundheit bzw. jene Aspekte in den Blick nehmen, die Gesundheit erhalten, sind die Konzeptionen Salutogenese und Resilienz. Auf diese soll in weiterer Folge genauer eingegangen werden.

◼ **Tab. 7.2** Unspezifische Risiko- und Schutzfaktoren für psychische Krankheit bzw. Gesundheit. (Übersetzt mit der Erlaubnis des Verlegers der Publikation Prevention of mental disorders. Effective interventions and policy options. Summary report, WHO, S. 21 und 23, 2004)

Risikofaktoren	Schutzfaktoren
Soziale, wirtschaftliche und umweltbezogene Schutzfaktoren für mentale Gesundheit	
– Zugang zu Drogen und Alkohol	– Empowerment
– Umsiedlung	– Integration gesellschaftlicher Minderheiten
– Isolation und Entfremdung	– Positive interpersonelle Interaktionen
– Mangel an Erziehung, Wohnung	– Soziale Partizipation
– Nachbarschaftsdesorganisation	– Soziale Verantwortung und Toleranz
– Peer-Ablehnung	– Soziale Dienste
– Schlechte soziale Bedingungen	– Soziale Unterstützung und Gemeinschaftsnetze
– Schlechte Ernährung	
– Armut	
– Rassenungerechtigkeit und Rassendiskriminierung	
– Soziale Nachteile	
– Urbanisierung	
– Gewalt und Straftaten	
– Krieg	
– Stress am Arbeitsplatz	
– Arbeitslosigkeit	
Personale und familiär-soziale Faktoren	
– Unzureichende Grundbildung	– Bewältigungsfähigkeiten
– Aufmerksamkeitsdefizite	– Guter Umgang mit Stress
– Pflegende Tätigkeiten (z. B. erkrankte Angehörige)	– Guter Umgang mit Notsituationen
– Missbrauch und Vernachlässigung von Kindern	– Anpassungsfähigkeit
– Chronische Schlafstörungen	– Autonomie
– Chronischer Schmerz	– Frühe kognitive Förderung/Stimulation
– Kommunikatives Fehlverhalten	– Betätigung/Übung
– Frühe Schwangerschaft	– Gefühl der Sicherheit
– Missbrauch im späteren Lebensalter	– Kontrollüberzeugung
– Fehlende emotionale Reife	– Gute Erziehung
– Substanzmissbrauch	– Bildung
– Aggression, Gewalt und Trauma	– Anschluss und frühe Bindung
– Familiäre Konflikte	– Positive Eltern-Kind-Interaktion
– Einsamkeit	– Problemlösefähigkeiten
– Niedriges Geburtsgewicht	– Prosoziales Verhalten
– Niedrige soziale Klasse der Eltern	– Selbstvertrauen
– Medizinische/somatische Erkrankung	– Allgemeine Fähigkeiten (Alltag)
– Neurochemische Insuffizienzen	– Ausgeprägtes Konfliktmanagement
– Psychische Erkrankung bei Eltern	– Sozial-emotionales Wachstum
– Drogenmissbrauch bei Eltern	– Stressmanagement
– Elterliche Probleme	– Soziale Unterstützung durch Familie und Freunde
– Schmerzlicher Verlust	
– Schlecht ausgebildete Arbeitsfähigkeiten/-fertigkeiten	
– Fehlende Lesekompetenz	
– Sensorische, körperliche Behinderung	
– Fehlende soziale Fähigkeiten	
– Schwierige Lebensereignisse	
– Drogenmissbrauch während der Schwangerschaft	

7.1.4 Salutogenese

Das Konzept der Salutogenese wurde maßgeblich von Antonovsky (1997) entwickelt. Es handelt sich dabei um einen gesundheitsbezogenen Ansatz, der – ähnlich dem Begriff der Resilienz (▶ Abschn. 7.1.5) – die Frage stellt, warum und wie Menschen gesund sind bzw. bleiben. Im Zentrum dieses Konzepts steht der sog. „sense of coherence" (SOC). Es geht grundsätzlich davon aus, dass Menschen dann gesund sind und bleiben, wenn sie die Welt als verstehbar, handhabbar und sinnhaft erfahren.

Zum Begriff Salutogenese

Das Konzept der Salutogenese impliziert einen Perspektivenwechsel, der weniger das „Krank-Sein" sondern vielmehr das „Gesund-Sein" und „Gesund-Bleiben" betont. Der Begriff Salutogenese ist ein Neolinguismus, der als Gegenbegriff zur Pathogenese fungiert und sich aus „Salus" (lat.: Heil, Glück, Unversehrtheit) und „Genese" (griech.: Entstehung) zusammensetzt. Entstanden ist das Modell wie folgt: Der Soziologe Antonovsky untersuchte im Rahmen einer Studie in Israel die Stressbelastung verschiedener Gruppen während der Menopause. Dabei stellte sich heraus, dass sich ein Anteil der Frauen, die die traumatischen Erfahrungen in Konzentrationslagern des Nationalsozialismus überlebt hatten, einer guten physischen und psychischen Gesundheit erfreute. Darauf stellte sich Antonovsky die Frage, warum Menschen trotz widriger Umstände gesund bleiben und durch welche Faktoren Gesundheit überhaupt entsteht. Er kommt zu dem Schluss, dass Gesundheit etwas ist, das – gegenüber verschiedenen Widrigkeiten (Stressoren) – immer wieder hergestellt und aufrechterhalten werden muss. Antonovsky beschreibt seine zentrale Fragestellung in anschaulicher Weise wie folgt:

» [M]eine fundamentale philosophische Annahme ist, dass der Fluss der Strom des Lebens ist. Niemand geht sicher am Ufer entlang. Darüber hinaus ist für mich klar, dass ein Großteil des Flusses sowohl im wörtlichen als auch im übertragenen Sinn verschmutzt ist. Es gibt Gabelungen im Fluss, die zu leichten Strömungen oder in gefährliche Stromschnellen

und Strudel führen. Meine Arbeit ist der Auseinandersetzung mit folgender Frage gewidmet: „Wie wird man, wo immer man sich in dem Fluss befindet, dessen Natur von historischen, soziokulturellen und physikalischen Umweltbedingungen bestimmt wird, ein guter Schwimmer?" (Antonovsky 1997, S. 92)

Das Modell der Salutogenese erschöpft sich jedoch nicht nur in der Frage, warum und wie man ein guter Schwimmer oder eine gute Schwimmerin wird, sondern – der metaphorischen Beschreibung folgend – auch mit der Frage, wie die Beschaffenheit des Flusses zugunsten der Menschen verändert werden kann. Gesundheit und Krankheit werden außerdem als einander gegenüberliegende Pole auf einem Kontinuum betrachtet. Das heißt, jeder Mensch kann als mehr oder weniger gesund bzw. krank beschrieben werden und vereint in der Regel beides in sich.

Salutogenese: Merkmale und Dimensionen

Im Zentrum des Salutogenese-Modells steht die Idee des „sense of coherence" (SOC) – auch Kohärenzgefühl oder Kohärenzsinn genannt. Damit bezeichnet Antonovsky ein Bündel bzw. eine Gesamtheit von Widerstandsressourcen, die es einer Person ermöglicht, mit Stressoren konstruktiv umzugehen, und in letzter Konsequenz dazu beitragen, die Gesundheit einer Person zu erhalten. Der SOC beschreibt eine Grundhaltung eines Menschen, die Ausdruck einer „Stimmigkeit" im Leben ist. Das Kohärenzgefühl ist

» [e]ine globale Orientierung, die das Ausmaß ausdrückt, in dem jemand ein durchdringendes, überdauerndes und dennoch dynamisches Gefühl des Vertrauens hat, dass erstens die Anforderungen aus der inneren oder äußeren Erfahrenswelt im Verlauf des Lebens strukturiert, vorhersagbar und erklärbar sind und dass zweitens die Ressourcen verfügbar sind, die nötig sind, um den Anforderungen gerecht zu werden. Und drittens, dass diese Anforderungen Herausforderungen sind, die Investition und Engagement verdienen. (Antonovsky 1993, zitiert in Wälte 2013, S. 77)

Antonovsky identifiziert 3 Komponenten, die das Kohärenzgefühl sozusagen ausmachen, Verstehbarkeit, Handhabbarkeit und Sinnhaftigkeit (s. Antonovsky 1997, S. 34ff.):

— **Verstehbarkeit („sense of comprehensibility")** meint die Fähigkeit, Informationen und die Welt strukturiert wahrnehmen und verstehen zu können.

— **Handhabbarkeit, Machbarkeit, Bewältigbarkeit („sense of manageability")** meint die Überzeugung, Probleme zu lösen, aber auch generelle Anforderungen der Umwelt bewältigen zu können.

— **Sinnhaftigkeit, Bedeutsamkeit („sense of meaningfulness")** meint die Eigenschaft, das Leben als sinnvoll bzw. -haft zu betrachten, für das es Wert ist, Energie zu investieren.

Vor allem die Dimension der Sinnhaftigkeit erscheint als grundlegend. So schreiben etwa Bengel et al. (1998): „Ohne die Erfahrung von Sinnhaftigkeit und ohne positive Erwartungen an das Leben ergibt sich trotz einer hohen Ausprägung der anderen beiden Komponenten kein hoher Wert des gesamten Kohärenzgefühls. Ein Mensch ohne Erleben von Sinnhaftigkeit wird das Leben in allen Bereichen nur als Last empfinden und jede weitere sich stellende Aufgabe als zusätzliche Qual." (Ebd., S. 30)

Im Hinblick auf die Themen Prävention und Gesundheitsförderung bietet das Salutogenese-Modell unterschiedliche Anknüpfungspunkte. Um gesund zu werden bzw. zu bleiben, sollte das Kohärenzgefühl aufgebaut und gestärkt werden. Hierfür können verschiedene Strategien verfolgt werden, wie z. B.:

— Ressourcen zur Verfügung stellen,
— beständige Erfahrungen ermöglichen,
— Teilhabe und soziale Anerkennung fördern,
— soziale Unterstützung aufbauen und stärken,
— Kompetenzen aufbauen etc.

Auch hier wird wiederum deutlich, dass es sowohl einer Stärkung des Individuums und seiner Eigenschaften und Kompetenzen als auch einer Veränderung der Rahmenbedingungen bedarf, um Salutogenese zu ermöglichen (vgl. z. B. Homfeldt u. Sting 2006, S. 79).

7.1.5 Resilienz

Der Begriff Resilienz wird meist mit dem deutschen Ausdruck Widerstandsfähigkeit, Spannkraft oder Elastizität übersetzt. Er wird mittlerweile in vielen verschiedenen Kontexten verwendet. Beispielsweise wird versucht, mithilfe dieses Begriffes widerstandsfähige Wirtschaftssysteme oder gar ökologische Systeme (vgl. z. B. Hopkins 2014) zu beschreiben. Das bedeutet, dass Resilienz kein Konzept ist, das lediglich auf individueller Ebene Anwendung findet. In weiterer Folge wird vorwiegend auf das Konzept der Resilienz im Sinne einer „psychischen Widerstandsfähigkeit" Bezug genommen. Es werden der Begriff Resilienz, seine Merkmale und Dimensionen, mögliche Risiko- und Schutzfaktoren sowie Möglichkeiten der Resilienzförderung beschrieben.

Zum Begriff Resilienz

Der Begriff Resilienz ist in aller Munde. Dennoch – oder vielleicht genau deswegen – wird er nicht einheitlich verwendet (vgl. Wieland 2011, S. 180ff.; Wustmann 2005, S. 202). Im Kern versucht das Konzept der Resilienz auf individueller Ebene jene Bedingungen und Eigenschaften von Personen zu benennen, die es ihnen ermöglichen, trotz widriger Umstände ihren Alltag und ihr Leben ohne (gesundheitliche) Beschwerden zu meistern.

Das Konzept der Resilienz nimmt nicht nur auf Gesundheit bzw. Krankheit Bezug, sondern beispielsweise auch auf Delinquenz. Der Fokus in diesem Kapitel liegt auf psychischen Erkrankungen. Des Weiteren wird hier bereits ein definitorisches Problem deutlich. Es ist nicht klar, welche Kriterien eine Person – z. B. ein Kind – erfüllen muss, um von Bewältigung sprechen zu können (Überleben, schulischer Erfolg, das Ausbleiben einer Erkrankung etc.) (vgl. Wustmann 2005, S. 202).

Als relativ allgemeine Definition wollen wir jene von Masten et al. (1990, zitiert nach Opp u. Fingerle 2008, S. 15) heranziehen. Resilienz ist der „[…] Prozess, die Fähigkeit oder das Ergebnis erfolgreicher Adaption angesichts herausfordernder oder bedrohender Umstände im Sinne inneren Wohlbefindens und/oder effektiver Austauschbeziehungen mit der Umwelt". Das bedeutet, resiliente Menschen können widrigen Umständen etwas entgegensetzen. Ob man bereits bei Stressbewältigung oder erst bei der Bewältigung sehr widriger Lebensumstände von resilienten

Personen sprechen soll, ist umstritten. Damit das Konzept der Resilienz nicht verblasst, sieht beispielsweise Wieland (2011, S. 192) vor, dass der Begriff Resilienz nur in Zusammenhang mit schwierigen Lebenssituationen verwendet werden sollte. Dabei ist zentral, dass eine „Hochrisikosituation besser bewältigt wird als erwartet bzw. erwartbar ist" (Fröhlich-Gildhoff u. Rönnau-Böse 2014, S. 12).

Hier wird deutlich, dass das Konzept der Resilienz nicht (ganz) gesellschafts-, kultur- und normunabhängig ist. Denn was als erwartbar gilt und v. a. welche Situationen oder (akuten) Belastungen überhaupt bewältigt werden mussen, wird von der Umwelt (mit) bestimmt.

Das Gegenstück zur Resilienz bildet die Vulnerabilität, die auf eine geschwächte Widerstandsfähigkeit verweist (Verletzlichkeit, Empfindlichkeit) (vgl. Wustmann 2005, S. 192). Nach Lösel u. Bender (2008, S. 57) zählt die Resilienzforschung zu den wichtigsten Feldern der Entwicklungspsychopathologie.

Resilienz: Merkmale und Dimensionen

Grundsätzlich kann der Bewältigungsprozess auf 2 unterschiedliche Weisen bzw. auf 2 Dimensionen gleichzeitig vor sich gehen (vgl. Wieland 2011, S. 188):

- **externale Bewältigung**: Veränderung sozialer und physischer Gegebenheiten durch die belastete Person (dabei können Umweltfaktoren unterstützend wirken bzw. verwendet werden),
- **internale Bewältigung**: Veränderung psychischer Prozesse (z. B. Bewertung einer Situation).

Der Resilienzbegriff wird in vielen Fällen als eine psychische Kompetenz definiert, die mit den Konstrukten der Kontroll- und Selbstwirksamkeitsüberzeugung (= Überzeugung, mit belastenden Situationen zurechtzukommen) zusammenhängt (vgl. Wieland 2011, S. 189f.). Wustmann (2005) subsumiert in Bezug auf andere Resilienzmodelle Aspekte wie emotionale Stabilität, kognitive Fähigkeiten, Motivation/Glaube, soziale Kompetenz und körperliche Gesundheitsressourcen unter die sog. Resilienzfaktoren. Sehr weite Modelle von Resilienz zählen auch Umweltbedingungen zu den Resilienzfaktoren, z. B.

soziale Faktoren wie eine gute Beziehung zu Bezugspersonen (vgl. Strong Kids o. J.). Laut Fröhlich-Gildhoff und Rönnau-Böse (2014, S. 42ff.) können auf der Grundlage mehrerer Reviews und Metaanalysen folgende Resilienzfaktoren ausgemacht werden:

- **Selbst- und Fremdwahrnehmung**: Fähigkeit zur Wahrnehmung der eigenen Emotionen und Gedanken und diese zu reflektieren;
- **Selbstwirksamkeit**: Vertrauen in die eigenen Fähigkeiten und darin, (auch schwierige) Situationen adäquat zu bewältigen;
- **Selbststeuerung**: die Kompetenz, den eigenen Erregungszustand auch in emotional schwierigen Situationen zu steuern, hinauf- oder herabzuregulieren;
- **soziale Kompetenz**: Hierunter fallen u. a. die Fähigkeiten, Kontakt aufzunehmen, empathisch zu sein, eine soziale Situation adäquat einzuschätzen und Konflikte zu lösen;
- **Problemlösefähigkeit**: die Fähigkeit, Problemsituationen zu analysieren und entsprechende Handlungen bzw. Bewältigungsstrategien zu entwickeln bzw. anzuwenden;
- **adaptive Bewältigungskompetenz**: umfasst Kompetenzen wie die adäquate Einschätzung von stressigen Situationen, die Reflexion dieser Situationen, die Anwendung adäquater Problemlösestrategien und das Herbeiholen von Unterstützung.

Über die genaue Operationalisierung des Resilienzkonzepts hinsichtlich personen- und umweltbezogenen Faktoren besteht keine Einigkeit.

Es gibt auch Autoren, die harsche Kritik am Konzept der Resilienz üben. So bezeichnet es etwa von Freyberg (2011) – aufgrund der zahlreichen offenen konzeptionellen, programmatischen und empirischen Fragen – als ein beliebiges und letztendlich unbrauchbares Konzept: „Es ist – so drängt es sich auf – ihre Beliebigkeit in jede Richtung: Jeder kann da sein Hobby eintragen, jede ihr Anliegen unterbringen und alle können mal wieder in die Geschäftigkeit programmatischer Debatten verfallen." (Ebd., S. 224) Er kritisiert außerdem die Tatsache, dass das Resilienzkonzept Gefahr läuft, politisch missbraucht zu werden, indem uns vermittelt wird, dass Menschen zu „Stehaufmännchen" gemacht werden können. Dies ist – laut von Freyberg – bereits im Gange. Man beachte hier die Anschlussfähigkeit zur gesellschaftlichen Tendenz, immer mehr Verantwortung in das Individuum (und das nahe Umfeld) zu legen. Meist wird dies in Verbindung mit dem Label Neoliberalismus gebracht.

Am sinnvollsten erscheint folgende begriffliche Unterscheidung: Resilienzfaktoren sind personenbezogen. Weist eine Person diese Faktoren auf bzw. handelt sie gegenüber bestimmten Umweltfaktoren entsprechend, gilt sie als resilient. Umweltbedingungen können demnach Risiko- oder Schutzfaktoren darstellen. (Für einen Überblick über Risiko- und Schutzfaktoren s. Fröhlich-Gildhoff u. Rönnau-Böse 2014, S. 20ff.; für einen Überblick zu krankheitsspezifischen Schutz- und Risikofaktoren s. Gruber et al. 2014.) Schutzfaktoren können demnach Resilienzfaktoren fördern oder deren Entwicklung unterstützen.

Würde man auch Umweltbedingungen unter den Resilienzbegriff fallen lassen, würde sich dieser Ansatz von einem allgemeinen Risiko- und Schutzfaktorenmodell nicht oder kaum mehr unterscheiden; vielleicht bis auf die Tatsache, dass das Resilienzkonzept zugestehen würde, dass protektive Faktoren nicht immer Schutz bieten, sondern in manchen Fällen sogar gegenteilige Wirkung haben können.

Diese begriffliche Konzeption darf jedoch nicht zu der Annahme führen, dass Resilienz der individuellen Verantwortung unterliegt. Resilienz kann nur in einem passenden Umfeld entstehen bzw. entwickelt werden. Besonderer Aufmerksamkeit muss hier dem sozialen Umfeld geschenkt werden. In einigen Studien konnte nachgewiesen werden, dass es v. a. die Existenz einer stabilen sozialen Beziehung ist, die die Resilienz von Kindern fördert. Zu diesen Untersuchungen zählen die sog. Kauai-Langzeitstudie von Werner (z. B. zusammenfassend 2008) oder die Bielefelder Invulnerabilitätsstudie (z. B. Lösel u. Bender 2008, S. 58f.). Das bedeutet, das Konzept der Resilienz erfordert eine entsprechende Gestaltung/Veränderung der Umwelt (und ggf. auch eine Kritik dieser) (vgl. von Freyberg 2011).

Nach Wustmann (2005; vgl. auch Fröhlich-Gildhoff u. Rönnau-Böse 2014, S. 9ff.) kann Resilienz durch folgende Punkte charakterisiert werden:

- **Dynamisch**: Resilienz entwickelt sich durch ein Zusammenspiel von personalen und umweltbezogenen/sozialen Faktoren; Kinder können an Umweltbedingungen und schwierigen Situationen wachsen (s. Abschnitt „Risikofaktoren/Stress als Herausforderung") und ihre Umwelt (mit) gestalten.

- **Situationsspezifisch/variabel**: Das Ausmaß an Resilienz variiert in Abhängigkeit von der Situation, über die Zeit und Entwicklung hinweg. Das bedeutet, dass die Ausbildung und Stärkung/Schwächung dieser Kompetenz flexibel ist (vgl. auch Fingerle 2011, S. 211).
- **Multidimensional**: Resilienz kann je nach Lebens- und Kompetenzbereich variieren. Beispielsweise kann ein Kind gegenüber familiären Konflikten resilient sein, jedoch nicht gegenüber Bedingungen in der Schule.

Resilienz beruht jedoch nicht nur auf Erfahrung und Lernen. Auch genetische Dispositionen können eine Rolle spielen, die jedoch erst in Wechselwirkung mit der Umwelt entfaltet werden (vgl. Rutter 2006). Lösel und Bender (2008, S. 67) schreiben beispielsweise: „Die Resilienzforschung verneint zwar eine angeborene Invulnerabilität […], nimmt jedoch ein enges Zusammenspiel biologischer, psychologischer und sozialer Risiko- und Schutzmechanismen an."

Hierzu schreibt auch Wustmann (2005, S. 193): „Resilienz bezeichnet kein angeborenes Persönlichkeitsmerkmal eines Kindes, sondern umfasst eine Kapazität, die im Verlauf der Entwicklung im Kontext der Kind-Umwelt-Interaktion *erworben* wird." (Ebd., Hervorhebung im Original) Ähnliches postulieren auch Fröhlich-Gildhoff und Rönnau-Böse (2014, S. 40), wenn sie schreiben: „Die Resilienzfaktoren unterscheiden sich also von den weiteren personalen Faktoren darin, dass sie erworben werden können und nicht angeboren oder genetisch bedingt sind." Werner (2008, S. 29) plädiert hingegen für die Berücksichtigung genetischer Faktoren. Ob dem die Annahme einer genetischen Disposition, die ebenfalls erst im Zuge des Entwicklungsprozesses entfaltet wird, widerspricht, ist nicht eindeutig.

An dieser Stelle soll außerdem darauf hingewiesen werden, was das Konzept der Resilienz nicht ist bzw. nicht will (nach Wieland 2011, S. 181ff.):

- Resilienz bedeutet nicht Immunität (absolute Resilienz, Invulnerabilität).
- Das Konzept der Resilienz zielt nicht darauf ab, nur Individuen zu verändern/anzupassen und die Umwelt unberührt zu lassen.
- Resilienz legitimiert keine ethisch unvertretbaren Handlungen, auch wenn sie in einer gegebenen Situation als die Person schützend angesehen werden können.

7

7.1.6 Maßnahmen zur Prävention von psychischen Erkrankungen und zur Förderung von Resilienz

In weiterer Folge sollen einige Beispiele zur Prävention psychischer Erkrankungen und Förderung von Resilienz genannt werden. Des Weiteren soll spezifisch auf die Förderung von Resilienz bei bereits psychisch erkrankten Menschen eingegangen werden.

Maßnahmen zur Prävention und Resilienzförderung: Beispiele

Mittlerweile gibt es eine Vielzahl von Programmen (Workshops, Trainings) zur Prävention psychischer Erkrankungen bzw. zur Förderung von Resilienz. Dabei fällt es in der Regel schwer, präventive von resilienzfördernden Interventionen zu unterscheiden. Meist werden die Maßnahmen altersgerecht gestaltet. In weiterer Folge werden einige Programme aufgezählt. Einige davon sind genauer in Fröhlich-Gildhoff und Rönnau-Böse (2014, S. 65ff.), Kaluza (2006) und Kaluza und Lohaus (2006) beschrieben. (Zudem werden beispielsweise unter www.gruene-liste-praevention.de verschiedene Programme dargestellt.)

- **Kinder bis 6 Jahre**: Papilio, EFFEKT, Kinder Stärken! Prävention und Resilienzförderung in der Kindertageseinrichtung (PRiK), KICO – Coaching & Beratung für Kinder mit einem psychisch erkrankten Elternteil (pro mente OÖ);
- **Schulkinder**: Stark im Leben, Fit und stark fürs Leben, Grundschule macht stark! – Resilienzförderung in Grundschulen, Klasse 2000, Ich bin ich – Gesundheitsförderung durch Selbstverwirklichung, Eigenständig werden, Freunde für Kinder;
- **Jugendliche**: SNAKE – Stress nicht als Katastrophe erleben, ALF – Allgemeine Lebenskompetenzen und Fertigkeiten, Gesundheit und Optimismus (GO!), LARS&LISA, Fit for Life, Verrückt? Na und!;
- **Unterstützung für Bezugspersonen**: Triple P (Positive Parenting Program), Gordon Familientraining, Kess (kooperativ, ermutigend), STEP (Systematic Training for Effective Parenting), Starke Eltern – Starke Kinder, Eltern stärken mit Kursen in Kitas;

- **Erwachsene (und Jugendliche), Arbeitnehmer**: Der erfolgreiche Umgang mit alltäglichen Belastungen, Gelassen und sicher im Stress – Psychologisches Programm zur Gesundheitsförderung, Gelassen bei der Arbeit – Ein Trainingskurs zur Bewältigung von Stress am Arbeitsplatz, Gesundheit aktivieren – Schatzsuche statt Fehlerfahndung, Gruppentraining Sozialer Kompetenzen (GSK), Optimistisch den Stress meistern.

Ob die angegebenen Programme für Erwachsene unter Resilienzförderung einzuordnen sind, darüber lässt sich wahrscheinlich streiten, zumal wohl nicht alle Autoren in diesem Themenfeld Gesundheitsförderung bei Erwachsenen unter dem Begriff Resilienz subsumieren würden.

Resilienzförderung bei Menschen mit psychischen Beeinträchtigungen

Resilienz ist auf individueller Ebene eine Kompetenz. Sie kann erlernt bzw. entwickelt werden. In vielen Studien wird Resilienz in Zusammenhang mit dem Thema der Kindheitsentwicklung erforscht. Dies ist auch der Grund, warum viele Veröffentlichungen zum Thema Resilienz im pädagogischen Kontext entstehen. Das bedeutet jedoch nicht, dass die Resilienzförderung bei erwachsenen Personen nicht (mehr) möglich ist. Auch erwachsenen Menschen können Strategien zur Selbstregulation, z. B. Angstregulation (internale Bewältigung) oder konkrete Handlungsstrategien (externale Bewältigung) vermittelt werden, die flexibel und situationsspezifisch eingesetzt werden können. Soziale Unterstützung bzw. umweltbezogene Interventionen können dabei behilflich sein, dass Menschen Erfolgserlebnisse erzielen und damit Kompetenzen aufbauen oder verbessern (z. B. Kontrollüberzeugungen, soziale Kompetenzen). Resilienz kann auch im Erwachsenenalter aufgebaut und gestärkt werden. So schreiben etwa Amering und Schmolke (2007):

» „Wendepunkt-"Effekte im Erwachsenenleben können noch spät zu Resilienz-Entwicklungen führen (z. B. wenn man als erwachsener Mensch einen unterstützenden Partner heiratet und so Mitglied eines neuen protektiven Familien- und Freundeskreises wird [...]). (Amering u. Schmolke 2007, S. 72).

Amering und Schmolke verweisen in ihrem Buch mit dem Titel „Recovery" außerdem darauf, dass sich „[i]m Laufe eines Recovery-Prozesses […] zunehmend resiliente Kräfte" entwickeln (ebd., S. 50). Eine psychische Erkrankung ist somit nicht zwingend ein Hindernis für die Entwicklung von Resilienz, bzw. Resilienz kann auch dann noch gefördert werden.

Resilienz wird bei diesen Autorinnen in das sog. Recovery-Konzept eingebettet. Das Ziel eines Recovery-Prozesses ist, „ein Zustand psychischen Wohlbefindens, gekennzeichnet durch persönliches Wachstum, Selbstakzeptanz, Unabhängigkeit, positive Beziehungen, der Fähigkeit den Alltag zu meistern und das Wissen um den eigenen Sinn und Zweck im Leben. Charakteristika dieser Genesungsphasen sind nicht unbedingt Symptomfreiheit, wohl aber die Fähigkeit, mit der Krankheit umzugehen und ein erfülltes sinnvolles Leben zu führen, Stärke und Widerstandskraft im Angesicht von Rückschlägen und eine positive Einstellung gegenüber der Zukunft." (Schrank u. Amering 2007, S. 46) Unter anderem durch den Aufbau von Resilienz kann dieser Genesungsprozess gefördert werden.

Amering und Schmolke (2007) sind außerdem der Ansicht, dass sich durch den Ansatz der Resilienz die Ausrichtung der (sozial)psychiatrischen Versorgung ändert bzw. ändern muss:

» Forschungsergebnisse haben Ärzte und Therapeuten dazu motiviert, ihre klinischen und präventiven Interventionen zu vertiefen und zu erweitern, und die Art und Weise verändert, wie Anbieter psychiatrischer Dienstleistungen ihre Interventionen konzipieren, nämlich weg von ausschließlich defizitorientierten hin zu stärkebasierten Rahmenmodellen. (Amering u. Schmolke 2007, S. 67)

Das Konzept der Resilienz eröffnet die Möglichkeit eines Perspektivenwechsels – und zwar jenes von der Defizit- zur Ressourcenorientierung; außerdem betont es die Eigenaktivität einer Person. Das heißt, in diesem Konzept wird die Annahme verworfen, dass die einzelne Person ihren Umweltbedingungen (hilflos) ausgeliefert ist (vgl. Amering u. Schmolke 2007, S. 202f.; s. auch Fröhlich-Gildhoff u. Rönnau-Böse 2014, S. 12f.). Trotz des Ansatzes der Eigenaktivität muss es prioritäres Ziel sozialpsychiatrischer Interventionen sein, „die gesunden,

lebensbejahenden seelischen Kräfte, also die Resilienz ihrer Klientel zu stärken" (von Freyberg 2011, S. 221). Oder anders ausgedrückt:

» Resilienz unterstützen und fördern bedeutet, Ressourcen der Patienten zu erkennen oder sie darin zu unterstützen, sich auf die Suche nach eigenen Ressourcen zu machen. Es liegt an den Fachpersonen, Hoffnung und Zuversicht für Patienten aufrecht zu halten und ihnen dadurch die Möglichkeit zuzugestehen, Resilienz zu entwickeln. (Berner 2009, S. 27; vgl. auch Schrank u. Amering 2007, S. 47f.)

Frau Niedl, eine psychiatrieerfahrene Person und Interessenvertreterin für Menschen mit psychischer Erkrankung in Oberösterreich, drückt dies so aus: Für sie sind die sozialpsychiatrischen Institutionen so etwas wie ein „Fitnessstudio", die dabei helfen, die eigenen „Kräfte zu mobilisieren" (pro mente Oberösterreich 2016, S. 14). Nach von Freyberg (2011) bedarf es jedoch nicht nur eines Verständnisses der Resilienz bzw. der Ressourcen/Potenziale eines Kindes oder Erwachsenen, sondern auch einer Kenntnis und eines Verstehens der Störung, der seelischen Verletzung oder der zugrunde liegenden Konflikte.

7.1.7 Fazit: theoretische und methodische Grundlagen der Prävention und Gesundheitsförderung

Bereits die einführenden theoretischen und methodischen Überlegungen zeigen, wie weitläufig die Themen Prävention und Gesundheitsförderung sind. So sind bei der Konzipierung, Durchführung und Evaluation zahlreiche methodische Aspekte zu berücksichtigen. Dabei sind die Zielabstimmung, die Operationalisierung der Teilziele auf der Grundlage evidenzbasierter Modelle und deren Umsetzung in konkrete Maßnahmen von besonderer Relevanz. Des Weiteren sind auch stets die konkreten Rahmenbedingungen, wie z. B. kulturelle Aspekte der Zielgruppe, zu berücksichtigen. Außerdem ist zu beachten, dass Prävention und Gesundheitsförderung auf unterschiedliche theoretische Grundlagen gestellt werden können. So bevorzugen viele eine kompetenzen- und ressourcenorientierte Herangehensweise (Resilienz, Salutogenese). Andere beziehen sich eher auf die Dimension der Belastung und auf die Prävention dieser, z. B. wenn der Fokus auf die Vermeidung von Risikofaktoren gelegt wird.

Aus der Darstellung der theoretischen Grundlagen können auch bereits einige handlungsleitende Empfehlungen für die sozialpsychiatrische Praxis formuliert werden. So können beispielsweise aus dem Resilienzmodell folgende Implikationen für die tägliche Betreuung von Menschen mit psychischen Erkrankungen abgeleitet werden:

- In der Betreuung sollte den Klienten ein Umfeld geboten werden, das sie auch herausfordert, und zwar in dem Sinne, dass sie nicht überlastet werden, sondern an den gestellten Aufgaben wachsen können. Das wäre z. B. im Bereich von tagesstrukturierenden Angeboten der Sozialpsychiatrie zu berücksichtigen bzw. wird berücksichtigt. Dies kann gewiss eine Gratwanderung bedeuten, bei der man Gefahr läuft, Klienten zu über- oder zu unterfordern.
- Es sollten Tätigkeiten und Aufgaben forciert werden, die die Selbstwirksamkeit, die Fähigkeit der Selbstwahrnehmung, der Selbstreflexion und die sozialen Kompetenzen fördern.
- Da stabile soziale Beziehungen für die Ausbildung von Resilienz und für die Bewältigung von Stresssituationen zentral sind, sollte in der alltäglichen Arbeitspraxis ein stabiles und alltägliches Beziehungsangebot gemacht werden. Generell kann soziale Unterstützung die Ausbildung von Resilienz fördern.
- Es sind v. a. Situationen, in denen mehrere Risikofaktoren gleichzeitig auftreten, die besonders großes Gefährdungspotenzial aufweisen und die in vielen Fällen nicht mehr bewältigbar sind.
- Nicht alle Bedingungen lassen es zu, Resilienz weiter auszubauen. Demnach kann es ein sinnvolles Ziel sein, Resilienz zu stabilisieren bzw. darauf zu achten, dass Resilienzpotenzial nicht verloren geht.

7.2   Prävention und Gesundheitsförderung anhand von 4 Beispielen

In diesem Abschnitt werden 4 Beispiele von Prävention und Gesundheitsförderung in der Sozialpsychiatrie näher dargelegt. Im Konkreten soll bereits auf die 4 psychischen Krankheiten (Angststörung, Depression, Demenz und Schizophrenie), die in ▶ Abschn. 4.2 vorgestellt wurden, näher eingegangen werden. Das heißt, es werden nun in einer knappen zusammenfassenden Darlegung Studienergebnisse zum Thema Prävention und Gesundheitsförderung, bezogen auf die jeweilig darzustellende Krankheit, ausgeführt.

7.2.1   Beispiel 1: Angststörungen

Aufgrund der weiten Verbreitung von Angststörungen und den damit zusammenhängenden komorbiden Störungen kommt der Prävention ein hoher Stellenwert zu (vgl. Bienvenu u. Ginsburg 2007). Gemäß der Einteilung von primärer, sekundärer und tertiärer Prävention (▶ Abschn. 7.1.1) können Präventionsprogramme, die vor Beginn der Angststörungen eingesetzt werden, der Primärprävention zugeordnet werden. Diese Präventionsprogramme sollen die Inzidenz, die Neuerkrankungsrate in der Bevölkerung, reduzieren.

Für die Planung und Umsetzung von solchen Programmen ist das empirische und ätiologische Wissen über Risikofaktoren und Angststörungen zentral. Um die Früherkennung und Heilung einer bereits vorliegenden Symptomatik zur Vermeidung einer Chronifizierung geht es bei der Sekundärprävention von Angststörungen. Dies soll zu einer Senkung der Prävalenzrate in der Bevölkerung führen. Maßnahmen, die Folgeerkrankungen bei betroffenen Personen verhindern sollen, werden zur Tertiärprävention gezählt. Des Weiteren können die Präventionsmaßnahmen noch analog zu ◘ Tab. 7.1 in ▶ Abschn. 7.1.1 eingeteilt werden (vgl. Lieb u. Witthauer 2015, S. 144). In Bezug auf die Entwicklung einer psychischen Erkrankung stellt besonders das Jugendalter eine kritische Phase dar (vgl. Corrieri et al. 2012, S. 129). So liegt die Prävalenz gravierender psychischer Probleme in dieser Phase bei etwa 10%

(vgl. Herpertz-Dahlmann et al. 2013, S. 432). Angststörungen zählen so wie Depressionen und Essstörungen zu den introversiven psychischen Störungen.

Laut Herpertz-Dahlmann et al. (2013, S. 432) liegt die Häufigkeit der introversiven psychischen Störung zwischen 12 und 23%, abhängig von den Erfassungsinstrumenten und -kriterien. Nach einer Bremer Jugendstudie leiden etwa 19% der Jugendlichen an einer Angststörung, häufig an Phobien (vgl. ebd., S. 435). In Anbetracht des Wissens von der Bedeutung der Kindheits- und Jugendphase für die Ausbildung und Manifestation von psychischen Erkrankungen im Erwachsenenalter gilt es, Kinder und Jugendliche in den Fokus der Präventionsarbeit zu nehmen. Daher wird in der folgenden Ausführung explizit auf diese Lebensphasen eingegangen.

Im Mittelpunkt präventiver Arbeit müssen v. a. unsichere, sozial gehemmte bzw. solche Kinder, die aus Familien mit Angststörungen kommen, stehen (vgl. Gruber et al. 2014, S. 162). Erste Studien zur Wirksamkeit von Interventionsprogrammen bei sozial gehemmten Kindern zeigten eine Abnahme von Angstsymptomen (hierzu siehe u. a. Rapee et al. 2005). Teubert und Pinquart (2011) zeigten im Rahmen einer Metaanalyse von 65 Studien auf, dass Präventionsprogramme für Angststörungen bei Kindern und Jugendlichen zwischen 3 und 18 Jahren, die vor Beginn der Intervention keine Diagnose aufwiesen, deutlich zu einer „Reduktion der (allerdings bereits vorliegenden) Angstsymptomatik sowohl im Posttest als auch im Follow-up führ[t]en" (Lieb u. Witthauer 2015, S. 144). Zudem zeigten sie, dass die größten Effekte mit indizierten und selektiven anstatt mit universellen Präventionsprogrammen zu erzielen sind (vgl. ebd., S. 145).

Für Adoleszente, die an einer sozialen Phobie leiden, erhöht sich das Risiko, im Erwachsenenalter an einer Depression zu erkranken, um das 2- bis 3-Fache und das Risiko, alkoholabhängig zu werden, um das 4- bis 5-Fache (vgl. Herpertz-Dahlmann et al. 2013, S. 435).

Der Begriff Adoleszenz lässt sich im Gegensatz zum biologischen Prozess (Pubertät) als eine psychosoziale Pubertät bezeichnen, die in 3 Phasen unterteilen werden kann: frühe (11–14 Jahre), mittlere (15–17 Jahre) und späte Adoleszenz (18–21 Jahre) (vgl. Herpertz-Dahlmann et al. 2013, S. 432).

Um die Wirksamkeit von Interventionen hinsichtlich der Reduktion von Angststörungen zu erhöhen, wurden bei unterschiedlichen Interventionsprogrammen Eltern bzw. Familienmitglieder mit einbezogen (hierzu s. Drake u. Ginsburg 2012). So führten Rapee et al. (2005) und Kennedy et al. (2009) unterschiedliche Interventionen mit Kindern, deren Eltern unter Angststörungen litten, in einem randomisierten Kontrollgruppendesign durch und kamen zu dem Ergebnis, dass die Kinder, die an den Trainings teilgenommen hatten, 1 Jahr nach Beendigung der Interventionen weniger Angststörungen aufwiesen als die Kinder ohne Intervention (vgl. Gruber et al. 2014, S. 162). Auch Ginsburg (2009) kam mit der Präventionsintervention für Kinder ängstlicher Eltern zu diesem Ergebnis. So entwickelten 30% der Kinder aus der Wartelistenkontrollgruppe eine Angststörung, während die andere Gruppe keine Angststörungen entwickelte (vgl. Ginsburg 2009, S. 1). Eine Studie von Simon et al. (2011), die zur sekundären Prävention gezählt werden kann, wies 8- bis 13-jährige Kinder mit gesteigerten Angstwerten randomisiert einer eltern- oder kinderfokussierten Interventionsgruppe oder einer Kontrollgruppe zu. Auch bei den Eltern wurden Angstsymptome abgefragt. In der elternfokussierten Interventionsgruppe stand die Elternperspektive im Vordergrund. So wurden das Erzieherverhalten und der Umgang mit den eigenen Angstsymptomen in den Mittelpunkt gerückt. Bei der kinderfokussierten Intervention ging es v. a. darum, mittels spielerischer Aufgaben Ängste zu erkennen und den Umgang mit diesen zu erlernen. Die Ergebnisse zeigten, dass beide Gruppen von den Interventionsprogrammen profitieren konnten. So reduzierten sich sowohl in der kinder- als auch in der elternfokussierten Interventionsgruppe die Angstsymptome nach einem 2-Jahres-Follow-up. Aufgrund dessen, dass aber die elterliche Ängstlichkeit (1-Jahres-Follow-up) nicht die kindliche (2-Jahres-Follow-up) voraussagt, ziehen Simon et al. (2011) den Schluss, „dass es nicht unbedingt nötig sei, bei der Prävention von kindlichen Angststörungen auf die elterliche Ängstlichkeit zu fokussieren" (Lieb u. Witthauer 2015, S. 145). Zu einer Angstreduktion bei Kindern führen nach Choate et al. (2005) auch Interventionen, die auf das Bindungsverhalten zwischen Eltern und Kindern fokussieren und dieses stärken wollen.

7

Die Wirkung von 7 Programmen der universellen Prävention von Depression und Angststörungen untersuchten Bienvenu und Ginsburg (2007). Sie kamen zum Ergebnis, dass v. a. längere Programme mit übenden Inhalten (6–15 h) einen größeren Effekt als kürzere Interventionen (2–4 h) und Psychoedukationen alleine aufwiesen. Aufgrund der hohen Komorbidität kann bei Angststörungen durch Prävention weiteren Störungen (z. B. Depressionen) vorgebeugt werden, und somit können auch große Effekte hinsichtlich der Kostenreduktion z. B. durch Vermeidung von Arbeitslosigkeit, Hospitalisierung etc. erreicht werden. Die Mehrheit der Kinder mit einer Angststörung erhält kaum eine adäquate Behandlung, was wiederum zur Chronifizierung oder dem erneuten Auftreten der Angststörung führen kann (vgl. Donovan u. Spence 2000, S. 515).

Herr et al. (2015) überprüften mittels eines systematischen Reviews von 68 Metaanalysen und Übersichtsartikeln die Wirksamkeit elternzentrierter Interventionen bei Kindern im Alter von 2–12 Jahren. In Bezug auf Angststörungen überprüften sie v. a. Behandlungsprogramme mit kognitiv-behavioralen Ansätzen inklusive einer Elterntrainingskomponente (z. B. Ihle u. Jahnke 2005). Die Ergebnisse in Bezug auf die Wirksamkeit der Einbeziehung der Eltern in die Behandlung ihrer ängstlichen Kinder sind heterogen. So zeigen einige Studien, dass die Einbindung der Eltern zu keinen zusätzlichen Effekten führt (z. B. Forehand et al. 2013; In-Albon 2012), währenddessen sich bei anderen Studien wiederum Effekte identifizieren lassen (hierzu siehe u. a. Diamond u. Josephson 2005; Simon et al. 2011; Rapee 2012). Hier weisen Ihle und Jahnke (2005) auf einen Alterseffekt hin, d. h. dass die Effekte der Intervention bei 7- bis 10-jährigen Kindern durch das Einbeziehen der Eltern in die Behandlung höher sind, als würde das Kind alleine behandelt. Dieser Alterseffekt lässt sich jedoch bei älteren Kindern nicht mehr finden. Andere Ergebnisse betonen wiederum die Wirksamkeit familienbasierter anstatt individueller kognitiver Verhaltenstherapien für die Qualität der Familie (Carr 2014) sowie die größere Wirkung bei bestimmten Störungsbildern (z. B. Trennungsangst)

und ängstlichen Eltern von Bachmann et al. 2008 und Rapee 2012 bestätigt wird (vgl. Herr 2015, S. 11).

7.2.2 Beispiel 2: Depression

Die Prävention von depressiven Störungen nimmt aufgrund der steigenden gesellschaftlichen Relevanz der Erkrankung und ihres Zusammenhangs mit den sozialen Rahmenbedingungen an Bedeutung zu (vgl. Bramesfeld et al. 2006, S. 466).

Bereits das Kindes- und Jugendalter ist eine wichtige Phase für präventive Maßnahmen. Studien zufolge leiden viele Kinder und Jugendliche an psychischen Störungen oder psychischen Auffälligkeiten. Die Symptome zu erkennen und die Symptomlast zu mildern, um Verschlechterungen oder Chronifizierungen zu vermeiden, stellt einen wichtigen Präventionsaspekt dar. Gleichzeitig nimmt neben der Reduzierung von Risikofaktoren das Stärken von Schutzfaktoren im Sinne der Ressourcenorientierung einen zentralen Stellenwert ein (vgl. Robert Koch-Institut 2015, S. 120). Eine Metaanalyse (vgl. Horowitz u. Garber 2006) von 30 Studien zur Prävention von depressiven Symptomen im Kindes- und Jugendalter zeigte, dass selektive Präventionsprogramme effektiver sind als universelle Maßnahmen. Bei selektiven und indizierten Präventionen ergeben sich kleine bis moderate Effektstärken. Die meisten effektiven Interventionen entsprachen eher den Kriterien einer Behandlung als einer Prävention. Auch wenn sich die Wirksamkeit von universellen Programmen als geringer erweist, darf zum einen aus ökonomischer Sicht nicht vergessen werden, dass durch die präventiven Effekte, verbunden mit vergleichsweise geringen Kosten, kosteneffektiv gehandelt wird (vgl. ebd., S. 409f.), zum anderen bei Kindern und Jugendlichen keine Möglichkeit außer Acht gelassen werden soll, Belastungen und Risikofaktoren zu verringern – und sei es durch im statistischen Sinne weniger effektive universelle Programme. Ein weiteres Beispiel zur Effektivität von universellen Programmen stellt die randomisierte kontrollierte Studie von Sawyer et al. (2010) dar. Die Autoren untersuchten, ob sich durch die Anwendung von präventiven Maßnahmen depressive Symptome bei Schülern (Durchschnittsalter zu Beginn 13 Jahre) im Vergleich zu einer Kontrollgruppe verringern. Hierbei ergaben sich trotz der Anwendung eines umfangreichen, 3-jährigen, strukturierten Präventionsprogrammes zwischen der Interventions- und der Kontrollgruppe keine signifikanten Unterschiede in Hinblick auf das Ausmaß der depressiven Symptomatik.

Wie das zuvor angeführte Beispiel zeigt, können präventive Maßnahmen im Kinder- und Jugendbereich in Schulen oder auch bereits in Kindergärten ansetzen. So können Risiko- und Resilienzfaktoren erkannt und in einem weiteren Schritt Risikofaktoren verringert und Resilienzfaktoren gestärkt werden (vgl. Wittchen et al. 2010, S. 32). Beispielhaft wird hier das Präventionsprogramm „LARS&LISA" dargestellt. Das Programm richtet sich an Jugendliche zwischen 12 und 17 Jahren und wird im Rahmen von 10 Doppeleinheiten durchgeführt. Unter anderem werden anhand von Rollenspielen und Gruppenarbeiten die Entwicklung selbst gesteckter Ziele, die kognitiven und kommunikativen Fähigkeiten gefördert, und somit wird versucht, die Entstehung depressiver Symptome zu verhindern. Kontrollierte Studien haben gezeigt, dass dieses Programm durchweg wirksam ist (vgl. zusammenfassend Kaluza u. Lohaus 2006, S. 131; Groen u. Petermann 2011, S. 193ff.).

Eine weitere Studie (vgl. Garber et al. 2009) untersuchte die Wirksamkeit einer kognitiv-behavioralen Intervention zur Depressionsprävention. Die Intervention richtete sich an Jugendliche zwischen 13 und 17 Jahren, während bei der Kontrollgruppe keine kognitiv-behavioralen Interventionen erfolgten. Die Jugendlichen, die an diesem Programm teilnahmen, hatten einen Elternteil mit einer aktuellen oder früheren depressiven Störung. Auch die Jugendlichen selber hatten entweder in der Vergangenheit eine Depression, aktuell eine erhöhte depressive Symptomatik, die jedoch nicht für eine Diagnose ausreicht, oder beides. Das Programm konnte signifikant die Inzidenz von depressiven Episoden verringern, und die Jugendlichen berichteten in geringerem Ausmaß von depressiven Symptomen. Übereinstimmend mit anderen Studien zeigte sich kein positiver Effekt der Intervention bei Jugendlichen, deren Eltern zu Beginn des Programmes depressiv waren.

In Hinblick auf präventive Maßnahmen im Jugend- und Erwachsenenalter zeigte eine Metaanalyse (vgl. Cuijpers et al. 2008) von 19 randomisierten kontrollierten Studien eine Reduktion der Inzidenz von depressiven Störungen bei den Experimentalgruppen im Vergleich zu den Kontrollgruppen. Offen ist aufgrund der Dauer der Studien, ob sich die Maßnahmen auf die Inzidenz positiv auswirken oder das Auftreten der depressiven Störung verzögert wurde. Unabhängig davon wäre bereits eine Verzögerung der Manifestation anzustreben, um die Belastung für die Betroffenen und deren soziales Umfeld zu minimieren, nicht zuletzt, um wirtschaftliche Kosten durch präventive Maßnahmen zu senken (vgl. ebd., S. 1278).

Ein Präventionsprogramm, das auf mehreren Ebenen ansetzt, ist das „Nürnberger Bündnis gegen Depression", mit dem 2001 in Nürnberg gestartet wurde (vgl. Hegerl u. Schäfer 2007; Hegerl et al. 2013). Mit einem 2-jährigen 4-Ebenen-Ansatz wurde sowohl das Ziel der Versorgungsoptimierung von Menschen mit einer depressiven Erkrankung verfolgt, als auch gleichzeitig Maßnahmen zur Suizidprävention entwickelt. Mittlerweile ist das Konzept europaweit aufgegriffen worden (European Alliance Against Depression, EAAD) und auch in Österreich eingeführt.

Die Maßnahmen des Projektes in Nürnberg berücksichtigen unterschiedliche Berufsgruppen und finden auf folgenden 4 Ebenen statt:
1. Kooperation mit Hausärzten und niedergelassenen Allgemeinmedizinern: u. a. Fortbildungen und Materialien für Ärzte, Verteilung von Screening-Instrumenten und Informationsmaterialien;
2. Angebote für Patienten und Angehörige: Gründung von Selbsthilfegruppen und Weitergabe von Krisentelefonnummern;
3. Kooperation mit Multiplikatoren: Schulungen mit Lehrern, Polizisten, Mitarbeitern von Beratungsstellen etc. und Presse-Zusammenarbeit;
4. Öffentlichkeitsarbeit: Wissensvermittlung u. a. in Form von Flyern, Postern, Videos, öffentlichen Veranstaltungen.

Die Evaluation des Pilotprojektes zeigte, dass nach der 2-jährigen Interventionsphase eine Reduktion der Suizidhandlungen um 24% im Vergleich zum Baselinejahr und zu einer Kontrollregion zu verzeichnen war (vgl. ebd.).

7.2.3 Beispiel 3: Demenz

Bisher gibt es keine effektive Behandlung der Demenzerkrankung (vgl. Lüders u. Schrader 2015, S. 1599). Zwar können unterschiedliche Therapien angewendet werden, jedoch führt keine zu einer Heilung oder zu einer langfristigen Stabilisierung der Symptomatik (vgl. Engel 2012, S. 22), zumindest in Bezug auf die primären fortschreitenden Demenzformen (▶ Abschn. 4.2.3). Deshalb nimmt die primäre Prävention einen besonderen Stellenwert ein (vgl. Lüders u. Schrader 2015, S. 1599). Gleichzeitig ist die Frage nach präventiven Maßnahmen schwer zu beantworten, da die Ätiologie bei den unterschiedlichen Demenzformen nicht gänzlich geklärt ist (vgl. Kastner u. Löbach 2007, S. 81).

Aus diesen Gründen müssen präventive Maßnahmen die Minimierung der Risikofaktoren und die Stärkung der Schutzfaktoren zum Ziel haben.

Das Alter stellt den wichtigsten Risikofaktor dar (vgl. Kastner u. Löbach 2007, S. 81), da er aber präventiven Maßnahmen nicht zugänglich ist, wird er hier nur erwähnt.

Grundsätzlich sind nach Lüders und Schrader (2015) regelmäßige Bewegung, kognitive Beschäftigung, soziale Kontakte sowie eine ausgewogene gesunde Ernährung die Eckpfeiler der Demenzprävention. Eine Risikominimierung kann zudem durch eine optimale Diabeteseinstellung, Verringerung des Nikotinkonsums, Kontrollen des Blutdruckes und von weiteren kardiovaskulären Risikofaktoren erzielt werden. Da eine arterielle Hypertonie während des mittleren Lebensalters mit einem erhöhten Risiko für eine Erkrankung im späteren Alter in Zusammenhang steht, ist eine im Bedarfsfall antihypertensive Therapie wichtig (vgl. ebd., S. 1600ff.). Weitere Risikofaktoren für Beeinträchtigungen der kognitiven Leistungsfähigkeit stellen Vorhofflimmern, koronare Herzerkrankungen, Herzinsuffizienz und psychische Belastungen wie

Depressionen, Ängste, geringer sozialer Kontakt und Stress dar. Die genannte Datenlage lässt schlussfolgern, dass bereits im mittleren Lebensalter durch die Reduzierung von Risikofaktoren ein wichtiger Schritt in Richtung Demenzprävention getan werden kann (vgl. Ladwig 2016).

Auch Middleton und Yaffe (2010) erwähnen als wichtige Präventionsstrategien v. a. kognitive und physische Aktivitäten, die Teilhabe am gesellschaftlichen Leben, die Behandlung von vaskulären Risikofaktoren und Veränderungen im Essverhalten. Gleichzeitig muss hinsichtlich dieser Strategien erwähnt werden, dass in den seltensten Fällen auf Datenmaterial aus kontrollierten Studien zurückgegriffen werden kann – dies wäre ethisch durchaus problematisch. Es handelt sich vielmehr um Daten aus Beobachtungsstudien, weshalb die Einschätzung der Wirksamkeit der Strategien oftmals ein Problem darstellt (vgl. ebd.).

Bei Vorliegen einer leichten kognitiven Beeinträchtigung (▶ Abschn. 4.2.3), die das Risiko, an einer Demenz zu erkranken, erhöht, können psychoedukative und psychotherapeutische Ansätze zum Abbau von Risikofaktoren hilfreich sein. Verhaltensänderungen und das Erlernen neuer Strategien sind bis zum mittleren Demenzstadium möglich. Im Rahmen eines psychotherapeutischen Settings können psychoedukative Elemente vermittelt, Strategien zur Ressourcenaktivierung sowie zur Ausführung angenehmer Aktivitäten erarbeitet werden, Krankheitsverarbeitung und -bewältigung Thema sein. Der Fokus kann auch auf dem Reflektieren, Ausdrücken und der Validation von Emotionen liegen. Problematischen Verhaltensweisen kann gemeinsam durch den Einbezug von Angehörigen begegnet werden. Abhilfemöglichkeiten im Umgang mit Gedächtnisproblemen z. B. durch den Einsatz von Gedächtnisstützen in Form von Notizbüchern oder Listen können erarbeitet werden (vgl. Forstmeier u. Maercker 2009, S. 602ff.)

Bei Nichtbehandlung der Krankheit kommt es zu einer Verschlechterung der Symptomatik. Zwar kann die Krankheit trotz einer Behandlung nicht gestoppt, aber ihr Verlauf und Schweregrad können abgefedert werden (hierzu siehe u. a. Stiglbauer u. Böhm 2016). Hierfür erfolgt die Behandlung von an Demenz erkrankten Personen meist mittels pharmakologischer Therapie und ergänzenden psychosozialen Maßnahmen (z. B. kognitive Verfahren, Ergotherapie, körperliche Aktivität, Angehörigenberatung). Nach wie vor ist die Studienlandschaft zu nichtmedikamentösen Therapiemethoden relativ gering, jedoch weisen in den letzten Jahren publizierte Studien auf positive Effekte hin (hierzu siehe u. a. Stiglbauer u. Böhm 2016). Beispielsweise untersuchte eine Studie (vgl. ebd.) die Effekte eines kognitiven Trainings auf die kognitive Leistungsfähigkeit von 5 demenziell erkrankten Personen. Die Ergebnisse weisen auf einen positiven Effekt des Trainings dahingehend hin, dass sich eine geringere Abnahme der kognitiven Fähigkeiten bei einer erhöhten Trainingsanzahl zeigte.

Als medikamentöse Therapie können sog. Antidementiva eingesetzt werden, deren Wirkung in einer Verlangsamung des kognitiven Abbaus liegt (vgl. Engel 2012, S. 22f.). Neben der Linderung der kognitiven Einschränkungen haben Studien aufgezeigt, dass durch die Einnahme von Antidementiva Alltagsaktivitäten verbessert werden können, der Einzug in ein Pflegeheim verzögert und der zeitliche Pflegeaufwand von Angehörigen verringert werden kann. Des Weiteren können Medikamente zur Therapie der Begleitsymptome der Demenz eingesetzt werden, z. B. zur Behandlung von Depressionen, Ängsten oder Wahnzuständen. Zuerst sollte jedoch anhand von nichtmedikamentösen Maßnahmen versucht werden, die hinter der Symptomatik liegenden Bedürfnisse der Betroffenen zu ermitteln und auf diese einzugehen. Die Verordnung von Psychopharmaka v. a. bei älteren Personen bedarf speziellen Fachwissens, was die richtige Dosierung und mögliche Nebenwirkungen betrifft (vgl. Schwarz 2010, S. 18ff.).

Empfehlungen zur Behandlung und Versorgung von Personen mit einer demenziellen Erkrankung können den S3-Leitlinien für „Psychosoziale Therapien bei schweren psychischen Erkrankungen" der Deutschen Gesellschaft für Psychiatrie, Psychotherapie und Nervenheilkunde (DGPPN 2013, S. 214) entnommen werden. Obwohl die Demenz und die Depression die häufigsten psychischen Störungen im hohen Alter sind, gibt es aktuell wenige randomisierte, kontrollierte Studien zur Frage der Wirksamkeit von Interventionen, die sich auf das soziale Umfeld oder auf Interaktionen zwischen Betroffenen und deren Umfeld beziehen (vgl. ebd.). Insgesamt

kann festgehalten werden, dass Reminiszenzverfahren, individuelles Verhaltensmanagement, kognitive Stimulierung, Musiktherapie, Bewegung oder eine Kombination verschiedener Konzepte einen Bestandteil der Behandlung darstellen können. Vor allem der Einbezug, die Unterstützung, Schulung und Edukation der Pflegenden und Angehörigen stellen einen zentralen Baustein therapeutischer Maßnahmen dar, auch wenn sie noch weitere Evaluationen benötigen (vgl. ebd., S. 218; hierzu s. auch Böhm et al. 2015, 2016). Generell können folgende Ziele der Intervention benannt werden: „Stärkung der individuellen sozialen Rolle des Patienten entsprechend seinen Ressourcen, den Erhalt der Alltagsfähigkeiten, die Minimierung von Verhaltensauffälligkeiten, die Steigerung der Lebensqualität sowie der Lebenszufriedenheit der Pflegenden" (DGPPN 2013, S. 218).

7.2.4 Beispiel 4: Schizophrenie

Für Schizophrenie gibt es derzeit keine Maßnahmen universeller Prävention, sondern solche, die auf Früherkennung psychotischer Symptome abzielen und die Steigerung der Versorgungsinanspruchnahme durch z. B. Hochrisikogruppen erreichen wollen (vgl. WHO 2004, S. 48). Folgende Strategien zur Prävention von Schizophrenie und Psychosen werden in der Literatur genannt:

„(a) ‚Informationsarbeit' und Psychoedukation (zB. durch Informationskampagnen zur Steigerung der ‚awareness'); diese Maßnahme soll v. a. der verzögerten Inanspruchnahme professioneller Hilfe von Risikopersonen entgegenwirken.

(b) Früherkennung und Frühintervention von Risikogruppen bzw. Risikopersonen: Gelingt eine frühe Intervention kann der Krankheitsverlauf in vielen Fällen günstig beeinflusst werden. Dabei kann entweder auf primärpräventive (z. B. durch das Erkennen von präpsychotischen Merkmalen) oder sekundärpräventive Maßnahmen (bei Erstmanifestation) zurückgegriffen werden." (Gruber et al. 2014, S. 173)

Das größte Hindernis für eine erfolgreiche Behandlung von Schizophrenie ist nach Finzen (2013) nicht in den unzureichenden Möglichkeiten der Medizin und Psychotherapie zu suchen,

7

sondern in der oft zu lange dauernden Nicht-Erkennung der Krankheit und der damit verbundenen erst (zu) späten Behandlung. Die Schwierigkeit der Erkennung und Identifikation der Schizophrenien und Psychosen als Erkrankung liegt in ihren unterschiedlichen Erscheinungsformen und Verläufen. So können sie leicht oder schwer, akut und dramatisch verlaufen, und somit sind das Erleben und Verhalten der Betroffenen für die Betroffenen selbst und deren Umfeld schwer als Krankheit zu identifizieren (vgl. Finzen 2013, S. 11).

Die hohe Belastung der an Schizophrenie erkrankten Personen hängt unter anderem oftmals auch mit dem ungünstigen Langzeitverlauf und dem frühen Ersterkrankungsalter der Betroffenen (zwischen dem 18. und 35. Lebensjahr), die vielfach schon mit Erwerbsunfähigkeit im jungen Alter verbunden ist, zusammen (vgl. Klosterkötter 2008, S. 363f.). Durch Aufklärungs- und Informationsarbeit könnte die Zeit der Inanspruchnahme von Leistungen verkürzt werden und die Behandlung der Krankheit rechtzeitig erfolgen. Bei drei Viertel aller Fälle geht dem Ausbruch einer Erkrankung ein durchschnittlich 5-jähriges initiales Prodrom voraus, so die Erstepisodenforschung. Auch danach dauert es mindestens 1 Jahr, bis eine adäquate Behandlung erfolgt (vgl. Klosterkötter 2008, S. 364).

Für die indizierte Prävention heißt das, dass die Erforschung von Risikosymptomen in den Vordergrund rückt, da Risikosymptome die Gefahr der Erkrankung erhöhen bzw. das Zeitintervall zum Ausbruch der Krankheit verkürzen. In der alltäglichen Versorgungspraxis lassen sich solche Präventionsmaßnahmen auch leichter begründen, umsetzen und messen (vgl. Klosterkötter 2013, S. 1299). Argumente für eine möglichst rasche Behandlung der ersten psychotischen Episode liefert u. a. eine Metaanalyse von Marshall et al. (2005), indem sie bei weiterem Krankheitsverlauf höhere Rückfallraten identifizierten sowie eine Reduktion sozialer Funktionsfähigkeiten und eine Verzögerung der Genese ausmachten (vgl. Gaebel et al. 2016, S. 413; Klosterkötter 2008, S. 365).

Bei Studien zur Untersuchung des Frühverlaufs vor Erstmanifestation von Häfner et al. (2002) und Klosterkötter et al. (2001) stellte sich heraus, „dass die frühesten und häufigsten, im initialen Prodrom insgesamt dominierenden Symptombildungen

uncharakteristisch und insbesondere von Stimmungs-, Antriebs-, Kontakt- und Konzentrationsbeeinträchtigungen bei depressiven Episoden nicht unterscheidbar sind" (Klosterkötter 2008, S. 365).

Allgemein standen in den letzten Jahren die Frühinterventionsmaßnahmen im Mittelpunkt der Prävention. Hier sind v. a. solche Interventionen von Interesse, die sich auf die Prodromalphase konzentrieren. Dazu zählen bereits laufende oder geplante Projekte oder solche, die bereits durchgeführt wurden. Dies sind u. a. die EPOS-Studie (European Prediction of Psychosis), die PREVENT-Studie und die Prodrom-Interventionsstudie NEURAPRO (vgl. Klosterkötter 2008, S. 366).

Mittlerweile gilt die Effektivität der Interventionen als gut bestätigt (vgl. zusammenfassend Killackey u. Yung 2007). Hoffnung für die präventive Wirkung von kognitiven Therapien während der Prodromalphase bei Menschen mit hohem Psychoserisiko geben u. a. Studien von Morrison et al. (2004, 2007) und McGorry et al. (2002). Sie zeigen, dass durch pharmakotherapeutische und/oder therapeutische Maßnahmen das Fortschreiten psychotischer Symptome – im Vergleich zur Kontrollgruppe – reduziert werden kann.

Präventive Maßnahmen aufgrund der Einschätzung zukünftiger psychischer Gesundheitszustände durch unspezifische Krankheitsanzeichen sind jedoch mit einigen Problemen behaftet.

> So müssten nach Resch (2008) zur besseren Prognose von schizophrenen Erkrankungen auch soziale, genetische und (neuro)biologische Merkmale – analog zum biopsychosozialen Erklärungsmodell – herangezogen werden (vgl. Gruber et al. 2014, S. 327).

Dies führt u. a. dazu, dass es mit den Instrumenten der Früherkennung bei vielen Menschen zu trügerischen positiven Prognosen kommt. Resch (2008) empfiehlt daher eine indizierte Prävention, die sich am individuellen Leidensdruck und den behandlungsbedürftigen Symptomen orientiert (vgl. Gruber et al. 2014, S. 174f.).

Festgehalten werden kann, dass sich die Erforschung indizierter Prävention noch im wissenschaftlichen Erprobungsstadium befindet. Jedoch könnte bei gleichbleibender Forschungsleistung des Gebietes in den nächsten Jahren bereits damit gerechnet werden, dass Präventionsangebote gemacht werden können, die sich einerseits auf evidenzbasierte Ergebnisse stützen und andererseits den jeweiligen Bedürfnissen der Ratsuchenden (mit den entsprechenden Frühwarnzeichen) gerecht werden (vgl. Klosterkötter 2008, S. 369).

7.2.5 Fazit: Prävention und Gesundheitsförderung in der Sozialpsychiatrie

Zusammenfassend ergibt sich für die Fragen der Prävention und Gesundheitsförderung für die 4 vorgestellten Krankheitsbilder ein differenziertes Bild. Diese unterschiedlichen Schwerpunkte und krankheitsspezifischen Besonderheiten müssen bei der Gestaltung präventiver Maßnahmen berücksichtigt werden. So gilt für Angststörungen die Kindheits- und Jugendphase als besonders wichtig, und somit müssen bereits Präventionsprogramme für diese Phase installiert und umgesetzt werden (Primärprävention). Dies gilt natürlich auch für präventive Maßnahmen gegenüber der Depression. Geht es bei Angststörungen in der Sekundärprävention noch um Heilung, so kann bei der Demenz eher von einer Verzögerung des Krankheitsverlaufs gesprochen werden. Bei der Demenz rückt v. a. die Primärprävention in den Fokus. Hier geht es darum, Maßnahmen zur Minimierung der Risikofaktoren und zur Erhöhung der Schutzfaktoren zu etablieren. Beim Krankheitsbild Schizophrenie ist es besonders wichtig, psychotische Symptome rechtzeitig zu erkennen und adäquat zu intervenieren, um dem verzögerten Inanspruchnahmeverhalten von Versorgungsleistungen und professioneller Hilfe entgegenzuwirken. Die Senkung der Inzidenzrate liegt bei allen genannten Krankheiten im Fokus präventiver Maßnahmen.

7.3 Prävention und Gesundheitsförderung in der alltäglichen sozialpsychiatrischen Praxis

Im Folgenden sollen praktische Beispiele für Prävention und Gesundheitsförderung in der alltäglichen sozialpsychiatrischen Praxis aus der Arbeit von pro mente Oberösterreich erläutert werden. Die Darstellung der Beispiele erfolgt im Sinne eines Tetralogs (meint das gleichberechtigte Einbeziehen von Betroffenen, Experten, Angehörigen und Öffentlichkeit z. B. zur Verbesserung der Versorgungsqualität). Hierfür muss erwähnt werden, dass sich die Sozialpsychiatrie schon längere Zeit bemüht, bestimmte Personengruppen zum Wohle der Betroffenen an einen Tisch zu holen. Dieses Vorgehen in der Sozialpsychiatrie wurde lange Zeit als Trialog verstanden, der das gleichberechtigte Berücksichtigen von Psychiatrie-Erfahrenen, Angehörigen und Professionellen bezeichnet (vgl. Bombosch et al. 2004, S. 14). Der Beginn der trialogischen Psychiatrie wird auf den Anfang der 1970er-Jahre datiert. Zu dieser Zeit wurde mehr Subjektorientierung gefordert, und es rückten die Erfahrungen, Erkenntnisse und Bewertungen der Psychiatrie-Betroffenen selbst in den Mittelpunkt. Im Fokus des gesellschaftspolitischen Diskurses stand die Chancengleichheit aller Gesellschaftsmitglieder. Für die Sozialpsychiatrie hieß dies, eine objektiv bedarfsgerechte Versorgung und eine subjektiv bedürfnisgerechte Hilfe für die Betroffenen zu fordern. In Anlehnung an den zugeschriebenen Satz von Dörner „Psychiatrie ist soziale Psychiatrie – oder sie ist keine Psychiatrie" hat Osterfeld als Psychiaterin und Psychiatrie-Erfahrene in ihrem Buch diesen Satz nur geringfügig in „Psychiatrie ist trialogische Psychiatrie – oder sie ist keine Psychiatrie" verändert (vgl. Bombosch et al. 2004, S. 11). Die Hoffnung, die mit dem Psychiatrie-Trialog verbunden wird, ist, dass im Sinne der Klienten ein gleichberechtigter Austausch von Informationen stattfindet und sich somit die Qualität der Versorgung verbessert. Ebenso sollen diese Austauschformen (z. B. in Deutschland „Psychoseseminare") einen Beitrag zum Abbau von Vorurteilen und zur Stärkung des Selbstbewusstseins der verschiedenen Gruppen leisten. Des Weiteren soll die Integration dieser verschiedenen Perspektiven, Wissensbestände und Erfahrungen ein ganzheitliches Bild bezüglich der Erkrankung des Betroffenen ermöglichen (vgl. Schöny et al. 2015, S. 27). Ziel dieser Initiativen ist, „eine gemeinsame Sprache und neue Formen der Begegnung zu entwickeln und zu üben" (Bock 2005, S. 155). Für diese Austausch- und Diskussionsforen ist es notwendig und sinnvoll, dass diese auf einem neutralen Boden stattfinden (vgl. Amering u.

7

Schmolke 2007, S. 315). Der oben erwähnte Psychiatrie-Tetralog ergänzt diese Perspektiven des Trialogs nun um die Perspektive der Öffentlichkeit. In diesem Sinne sollen nun unterschiedliche Beispiele der Prävention und Gesundheitsförderung in der alltäglichen sozialpsychiatrischen Praxis vorgestellt werden. Das heißt, es erfolgt die Darstellung der Beispiele aus der Perspektive der Angehörigen, Betroffenen, Professionisten und der Öffentlichkeit (◘ Abb. 7.1).

Alle vorgestellten Projekte lassen sich auch im Sinne der Gesundheitsförderung und Prävention verstehen. So lässt sich in der viel zitierten Ottawa-Charta von 1986 Folgendes zur Gesundheitsförderung finden: „Gesundheitsförderung zielt auf einen Prozess, allen Menschen ein höheres Maß an Selbstbestimmung über ihre Gesundheit zu ermöglichen und sie damit zur Stärkung ihrer Gesundheit zu befähigen." (WHO 1986, S. 1)

Zur Gesundheitsförderung beschreibt die Ottawa-Charta (BMGF 2016) 3 Prinzipien:
   „1. Interessen vertreten,
   2. Befähigen und ermöglichen,
   3. Vermitteln und vernetzen."
   Hinsichtlich des ersten Punktes fordert sie auf, dass gesundheitsförderndes Handeln aktiv auf allen gesundheitsbeeinflussenden Ebenen (z. B. soziale, ökonomische und persönliche) einen positiven Einfluss nehmen muss. Im Sinne von Befähigen und Ermöglichen fordert sie dazu auf, dass zur Herstellung der Chancengleichheit im Gesundheitsbereich die Menschen dazu befähigt werden, ihr bestmöglichstes Gesundheitspotenzial zu verwirklichen. Ebenso soll es den Menschen ermöglicht werden, aktiv die Faktoren ihrer Gesundheit zu beeinflussen. Abschließend nennt sie als drittes Grundprinzip das der Vermittlung und Vernetzung. So wird unter diesem Punkt explizit darauf hingewiesen, dass sich der Gesundheitssektor zukünftig viel mehr mit anderen Verantwortlichen vernetzen und koordiniert zusammenarbeiten muss, da er alleine nicht in der Lage sein wird, die Voraussetzungen und Perspektiven für eine gute Gesundheit zu garantieren (vgl. WHO 1986, S. 2).

Folgende 5 Handlungsstrategien sind laut der Ottawa-Charta von 1986 von Bedeutung:
— Entwicklung einer gesundheitsfördernden Gesamtpolitik,
— gesundheitsförderliche Lebenswelten schaffen,
— gesundheitsbezogene Gemeinschaftsaktionen unterstützen,

◘ **Abb. 7.1**   Beteiligte und Perspektiven des Tetralogs. (Erstellt von Erwin Kargl; Abdruck mit freundl. Genehmigung von pro mente Austria)

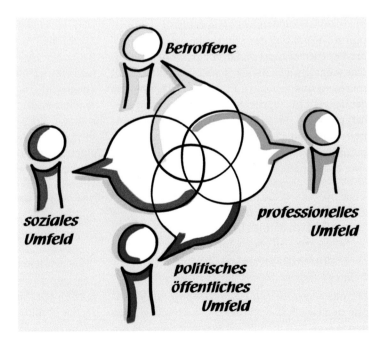

- persönliche Kompetenzen entwickeln,
- Gesundheitsdienste neu orientieren (BMGF 2016).

Im Jahr 1997 wurde die Jakarta-Deklaration zur Gesundheitsförderung im 21. Jahrhundert verabschiedet. Kernaussagen der Ottawa-Charta wurden durch diese Deklaration bestätigt und um folgende für das 21. Jahrhundert ergänzt (BMGF 2016):

„1. Förderung sozialer Verantwortung für Gesundheit

2. Ausbau der Investitionen in die Gesundheitsentwicklung

3. Festlegung und Ausbau von Partnerschaften für Gesundheit

4. Stärkung der gesundheitlichen Potenziale von Gemeinschaften und der Handlungskompetenzen des Einzelnen

5. Sicherung einer Infrastruktur für die Gesundheitsförderung."

Wesentlich für die Gesundheitsförderung sind auch Netzwerke, die Rahmenbedingungen für Gesundheit schaffen. Somit wird neben der Verantwortung für die persönliche Gesundheit auch das Setting, in dem Menschen lernen, spielen, arbeiten und lieben, betont. Mit der Verabschiedung der Bangkok-Charta für Gesundheitsförderung im Jahr 2005 wurde der Setting-Ansatz bestätigt und die Wichtigkeit einer settingübergreifenden Kooperation besonders betont (vgl. BMGF 2016). Der Trialog, aber auch v. a. der Tetralog gelten als praktische Möglichkeiten der Qualitätskontrolle. Das Aufspüren von möglichen Verbesserungspotenzialen in der Betreuung (z. B. mittels einer Klientenzufriedenheitsbefragung) ermöglicht es, die Lebensqualität der Betroffenen, das primäre Ziel der sozialpsychiatrischen Betreuungsarbeit, zu verbessern.

7.3.1 Prävention und Gesundheitsförderung aus der Perspektive der Betroffenen

- **Klientenzufriedenheitsbefragung von pro mente OÖ**

Für das Selbstverständnis der Arbeitsweise von pro mente OÖ ist Betroffenenbeteiligung wesentlich. Diese Beteiligung kann auf verschiedenen Ebenen erfolgen (▶ Abschn. 9.2.3). Wie bereits im ▶ Abschn. 6.2.3 ausgeführt, ist der Nutzen von Zufriedenheitsbefragungen in der Sozialpsychiatrie mit dem Wunsch nach Verbesserung und Steigerung der Betreuungsqualität verbunden. Dies sind somit auch die allgemeinen Ziele der Klientenzufriedenheitsbefragung von pro mente OÖ. Durch die jährliche Durchführung dieser Befragung sollen mittels der Analyse der quantitativen Daten notwendige qualitative Veränderungen im Sinne einer Verbesserung der Klientenzufriedenheit identifiziert und schließlich umgesetzt werden. Die Funktion der Erhebung ist somit die Lokalisierung von möglichen Problemlagen. Dies hat natürlich auch einen präventiven Charakter, da bereits erkannte Problemlagen möglicherweise vielfach nur vereinzelt zutreffen bzw. sich noch nicht als Problem manifestiert haben. Um sich die Ergebnisse der Befragungen (auch im Sinne der Prävention) nutzbar zu machen, sind eine grundlegende Analyse und professionelle Interpretation der Daten unumgänglich. Im Sinne der oben ausgeführten Betroffenenbeteiligung in der sozialpsychiatrischen Praxis erfolgte die Einbeziehung der Klienten bei der Konzeption und Durchführung der Klientenzufriedenheit von pro mente OÖ in mehrfacher Art und Weise. So wurden die inhaltlichen Dimensionen für den allgemeinen Teil der unterschiedlichen Fragebögen bei einem Workshop mit den Interessenvertretern erarbeitet (zum Thema Interessenvertretung s. Abschnitt 9.2.3). Diese partizipative Herangehensweise bei der Erarbeitung von zukünftigen abzufragenden Grunddimensionen der Klientenzufriedenheitsbefragung brachte einige neue Themen. So wurden nun z. B. eigene Fragebatterien zu den Themen Erfüllung der UN-Behindertenrechtskonvention und Öffentlichkeitsarbeit gestaltet und in die neue Befragung integriert. Die Kernpunkte der partizipativen Gestaltung der Klientenzufriedenheitsbefragung waren daher folgende:

- Die Auswahl, welche Themen abgefragt werden, wurde von den Betroffenen vorgenommen.
- Die Entscheidung, welche Fragen zu den Themen gestellt werden, kam von den Betroffenen selbst – die Strukturierung in der Klientenzufriedenheitsbefragung kam von den Forschern.

— Die Antwortkategorien generierten die Betroffenen selbst – die methodische Umsetzung in die Klientenzufriedenheitsbefragung oblag den Forschern.

Die gesamten Ergebnisse dienten nun als Grundlage für die Erstellung einer neuen Klientenzufriedenheitsbefragung. Im Anschluss daran wurden diese Fragebögen mit Usern von pro mente OÖ „pre-getestet" und letztlich finalisiert. Für die Durchführung der Befragung wurde eine Kooperation zwischen der Interessenvertretung für Menschen mit psychischen Beeinträchtigungen, einer Tagesstruktur von pro mente OÖ und der Abteilung Qualitätsmanagement von pro mente OÖ vereinbart.

Bei der Bearbeitung der Klientenzufriedenheit OÖ, die übrigens auch bei pro mente Vorarlberg 1 Jahr später eingesetzt wurde, wurden insgesamt 12 verschiedene Leistungsbereiche abgefragt:
— fähigkeitsorientierte Aktivität/Tagesstrukturen,
— mobile Betreuung und Hilfe,
— psychosoziale Beratung,
— Wohnen (vollbetreut, teilbetreut, Übergangswohnen),
— Freizeit und Kommunikation,
— stationäre Suchtberatung,
— Suchtberatung,
— Arbeit – Beratung und Begleitung,
— Arbeit – Training und Beschäftigung,
— Jugend – Wohnen,
— Jugend – Arbeit,
— Krisenhilfe.

In der Neuausrichtung der Klientenzufriedenheitsbefragung sollte nun darauf geachtet werden, dass bestimmte Aspekte (z. B. Fragen über die Erfüllung der UN-Behindertenrechtskonvention) über alle Leistungsbereiche verglichen werden können (fernab soziodemografischer Daten). Somit beinhalten nun alle Fragebögen einen leistungsübergreifenden und einen leistungsabhängigen Teil. Während die leistungsübergreifenden Fragen überall gleich sind, unterscheiden sich die leistungsspezifischen Fragen pro Leistungsbereich.

Der Befragungsmodus bzw. die Anleitung der Handhabung der Befragung wurde gemeinsam mit der Interessenvertretung für Menschen mit psychischen Beeinträchtigungen erarbeitet. Alle Klienten, die mindestens 1 Monat lang die Leistung in Anspruch nehmen, können an der Befragung teilnehmen. Die Teilnahme an der Befragung ist freiwillig und anonym.

Um zu Ergebnissen zu kommen, die eine sinnvolle Interpretation ermöglichen und den Datenschutz gewährleisten, werden erst ab einer Mindestzahl von 30 Fragebögen die Daten pro Leistungsbereich ausgewertet. Die Evaluation der Klientenzufriedenheitsbefragung OÖ lässt sich in folgende Themenblöcke unterteilen:
— Allgemeines und soziodemografische Daten,
— Angaben zur Leistung,
— Angaben zu den Mitarbeitern,
— Angaben zu den Rahmenbedingungen und zum Angebot,
— Angaben zum persönlichen Profit und Motiv der Leistungsnutzung,
— Abschlussfragen.

■ **Evaluationsergebnisse**
Im Folgenden sollen hier wesentliche Ergebnisse der Klientenzufriedenheitsbefragung von pro mente OÖ in Bezug auf den persönlichen Profit und das Motiv der Leistungsnutzung durch die Klienten vorgestellt werden. Diese Ergebnisse beziehen sich auf die Evaluierung der Jahre 2013 und 2014. Insgesamt nahmen 2013 784 Klienten und 2014 515 Klienten an den Befragungen teil.

Bei der Darstellung der Ergebnisse in ◘ Tab. 7.3 werden die Ergebnisse der Frage nach dem persönlichen Profit durch die Leistungsnutzung dargestellt. Die ◘ Tab. 7.3 gibt die Antworten aller Leistungsbereiche insgesamt für die Jahre 2013 (t_1) und 2014 (t_2) hinsichtlich der Frage, was sich durch die Leistungsinanspruchnahme verändert hat, wieder.

Über 75% der pro mente OÖ-Klienten geben an, dass sich durch die Leistungsnutzung ihr persönliches Wohlbefinden verbessert hat. Auch für ca. 70% hat sich in beiden Befragungsjahren die psychische Gesundheit verbessert. Die Auswirkungen

◻ **Tab. 7.3** Ergebnisse der persönlichen Auswirkungen durch die Inanspruchnahme einer pro mente OÖ-Leistung in den Jahren 2013 und 2014

	Verbessert (%)		Gleichgeblieben (%)		Verschlechtert (%)	
	t_1	t_2	t_1	t_2	t_1	t_2
Persönliches Wohlbefinden (t_1 n=749; t_2 n=496)	76,1	79,6	21,8	19,2	2,1	1,2
Psychische Gesundheit (t_1 n=739; t_2 n=493)	69,1	70,8	28,1	26,0	2,7	3,2
Selbstsicherheit (t_1 n=715; t_2 n=490)	65,5	68,8	33,4	30,4	1,1	0,8
Alltagsbewältigung (t_1 n=733; t_2 n=486)	56,6	52,7	41,7	44,9	1,6	2,5
Körperwahrnehmung (t_1 n=717; t_2 n=486)	51,9	52,7	45,9	44,9	2,2	2,5
Kommunikationsfähigkeit (t_1 n=735; t_2 n=492)	61,5	62,6	36,9	36,4	1,6	1,0
Zuversicht/Optimismus (t_1 n=724; t_2 n=492)	61,3	64,8	34,9	32,5	3,7	2,6
Lebensqualität (t_1 n=719; t_2 n=488)	65,4	62,5	32,4	35,2	2,2	2,3
Wohnsituation (t_1 n=724; t_2 n=487)	43,6	34,7	55,2	64,1	1,1	1,2
Arbeitssituation (t_1 n=675; t_2 n=457)	51,3	41,1	45,5	53,8	3,3	5,0
Finanzielle Situation (t_1 n=717; t_2 n=484)	41,7	32,6	51,2	57,6	7,1	9,7

der Leistungsnutzung auf die finanzielle und wohnliche Situation beurteilt die Mehrheit der Klienten als gleichbleibend, wiewohl eine Verschlechterung von 2013 auf 2014 feststellbar ist.

Hinsichtlich der Frage nach dem Nutzungsmotiv ergibt sich pro Leistungsbereich ein etwas differenzierteres Bild. So fällt auf, dass bei der Frage „Wie wichtig sind Ihnen folgende Punkte bei der Leistungsnutzung" im Wohnbereich in den beiden Umfragejahren jeweils als wichtigstes Motiv der Leistungsnutzung das Motiv „einen Raum der Sicherheit zu haben" genannt wurde. Dies ist auch hinsichtlich der Diskussion rund um das Thema Inklusion (hierzu ▶ Abschn. 3.3.1) interessant. Bei der Nutzung der psychosozialen Beratungsstelle ist das wichtigste Motiv in beiden Befragungsjahren ein gänzlich anderes, nämlich, „mit jemandem über die eigenen Probleme sprechen zu können". „Sich verstanden fühlen" ist in beiden Jahren das Hauptmotiv für die Nutzung der Leistung mobile Betreuung und Hilfe, und bei der Nutzung von Freizeitangeboten und den fähigkeitsorientierten Aktivitäten ist das wichtigste Nutzungsmotiv für die Klienten

von pro mente OÖ, „außer Haus zu kommen". Die Leistung Arbeit: Training und Beschäftigung wird genutzt, um „das Gefühl zu haben, etwas Sinnvolles zu tun". Bei der Suchtberatung steht die Problembewältigung im Vordergrund. So gaben die Klienten von pro mente OÖ an, die Leistung zu nutzen, um „Unterstützung bei den Problemen zu bekommen" und um „über diese sprechen zu können". Bei der Leistung Arbeit: Beratung und Begleitung geht es den Klienten auch darum, Unterstützung bei Problemen zu bekommen, sowie um Informationsgewinn.

7.3.2 Prävention und Gesundheitsförderung aus der Perspektive der Angehörigen

- Projekt „ELCO – Coaching und Beratung für Familien mit einem psychisch erkrankten Elternteil"

Mit den Projekten ELCO und KICO bietet pro mente OÖ Coaching und Beratung für Familien mit einem psychisch erkrankten Elternteil (ELCO) und für Kinder mit einem psychisch erkrankten Elternteil (KICO) an. Diese Arbeit mit Angehörigen ist für pro mente OÖ ein wesentlicher und wichtiger Beitrag für die Prävention und Gesundheitsförderung in der psychosozialen Nachsorge; hier v. a. im Sinne der Angehörigen. Beide Angebote von pro mente OÖ sind für Familien und Kinder kostenlos und vertraulich/anonym.

Im Folgenden soll nun das Projekt „ELCO – Coaching und Beratung für Familien mit einem psychisch erkrankten Elternteil" vorgestellt werden. Das Projekt gilt als eine Erweiterung der Angebote der psychosozialen Beratungsstellen von pro mente OÖ und wird in einer Region in Oberösterreich angeboten. Es können je nach Bedarf 3–10 Einheiten in Anspruch genommen werden.

Die Auswirkungen einer psychischen Erkrankung eines oder beider Elternteile (wie z. B. Depression, Schizophrenie, Suchterkrankung oder Angststörungen) auf die ganze Familie können in ihrer Intensität und Dynamik sehr unterschiedlich sein. Oftmals wird so der Alltag zu einer großen Herausforderung und stellt die Rollen der einzelnen Familienmitglieder sowie gewohnte Abläufe auf den Kopf. Vielfach gehen damit Schuldgefühle der Eltern gegenüber ihren Kindern in Kombination mit Unwissenheit bzw. Unfähigkeit, darüber zu sprechen bzw. die Krankheit erklären zu können, einher. Viele Kinder fühlen sich mit ihren Problemen alleine gelassen und sind aufgrund der Veränderungen in der Familie verunsichert. Das Angebot ELCO wendet sich sowohl an den psychisch erkrankten als auch an den gesunden Elternteil sowie an Großeltern oder andere wichtige Angehörige. Ebenso können Kinder und Jugendliche der betroffenen Familien an dem Angebot teilhaben. In Einzel- und/oder Familiengesprächen werden die individuellen Bedürfnisse der Familie geklärt und besprochen. Vielfach geht mit den Beratungsgesprächen eine kindgerechte Aufklärung über die psychische Erkrankung einher. Ein weiteres Thema ist die Aktivierung von sozialen Ressourcen, da ein stabiles soziales Netzwerk an Bezugspersonen für die Stärkung von Kinder und Jugendlichen sowie für die Entwicklung eines Krisenplans notwendig ist. Das Projekt ELCO soll betroffenen Familien bei der Bewältigung schwieriger Situationen durch Gesprächs- und Beratungsangebote helfen (vgl. ELCO 2016). Die Ziele des Projektes werden wie folgt beschrieben:

„– Beratung und Stärkung der Eltern bzw. Angehörigen in ihrem gewohnten Lebensumfeld

– Entlastung der Eltern von Schuldgefühlen und Versagensängsten

– Stärkung der Erziehungskompetenz und der Mutter/Vater-Kind-Beziehung

– Netzwerkaufbau und Einbeziehung des Familienumfeldes

– Ressourcenaktivierung und Resilienzerhebung

– Besseres gegenseitiges Verstehen von Eltern und Kindern

– Aufklärung und Information über die psychische Erkrankung

– Öffentlichkeitsarbeit und dadurch Entstigmatisierung und Enttabuisierung des Themas" (Viertelmayr et al. 2016, S. 24).

Hierzu gibt es auch einen Kurzfilm, der unter folgender Adresse verfügbar ist: http://www.elco-pmooe.at/.

Erreicht werden sollen diese Ziele durch Einzel- und/oder Familiengespräche, die sich an den Bedürfnissen der Familie orientieren. Themenbereiche sind u. a. „Entwicklung der Kinder und ihrer Bedürfnisse, Erhebung und Aktivierung des Familienumfeldes, Förderung der Kommunikation innerhalb der Familie, Auseinandersetzung mit den Rollen innerhalb der Familie, Aufklärung und Information über die psychische Erkrankung, Entwicklung von Notfallplänen" (ELCO 2016).

- **Evaluierung**

Insgesamt wurden im Rahmen des Projekts „ELCO – Coaching und Beratung für Familien mit einem psychisch erkrankten Elternteil" (Mai 2014 bis 31.01.2016) 60 Personen betreut. Dadurch konnten auch über 108 Kinder zwischen 1 und 27 Jahren erreicht werden. Mittels eines quantitativen Fragebogens wurde zu 3 Messzeitpunkten (Beginn, Abschluss und 6 Monate nach Betreuungsverhältnis) erhoben, wie sich bestimmte Aspekte veränderten (Mair et al. 2016, S. 25). Insgesamt nahmen 19 Personen an den 3 Erhebungen teil (◨ Tab. 7.4)

□ **Tab. 7.4** Übersicht der betreuten Klienten. (Aus Mair et al. 2016, S. 25, mit freundl. Genehmigung von pro mente OÖ)

Personen	Status
19	1. bis 3. Messzeitpunkt wurden durchgeführt
6	Noch in laufender Betreuung
5	Keine Rückmeldung betreffend des 3. Messzeitpunkts erhalten (Non-Response)
6	Das 6-monatige Zeitfenster zwischen 2. und 3. Messzeitpunkt lag nach dem Projektende
15	Vorzeitige Beendigungen bzw. Abbrüche
9	Angehörigenberatungen
60	Insgesamt betreute Personen während der Projektdauer

Folgende Dimensionen wurden mit der schriftlichen Befragung erhoben:

- soziales Netzwerk,
- Schuldgefühle/Versagensängste,
- Erziehungskompetenz,
- Stärkung Mutter/Vater-Kind-Beziehung,
- Kommunikation,
- kindbasierte Resilienzfaktoren,
- Lebensqualität.

Im Folgenden werden nun die Ergebnisse einiger zentraler Dimensionen dargestellt. Die Ergebnisse beziehen sich auf die Stichprobe $n=19$. In der Evaluierung von ELCO stellten Fragen nach Aufbau und Aktivierung des Familienumfeldes, der Entlastung des Familienumfeldes und der Ressourcenaktivierung ganz wesentliche Dimensionen dar. Hier gaben zwischen 40% und 50% der befragten Klienten an, dass sie Freunde haben, die sich Zeit nehmen und gut zuhören können. Auch würden sie ihre Freunde einfach mal umarmen, wenn dies ausgesprochen und gewollt wird. Für durchweg die Hälfte der Klienten spielt der eigene Partner für die Ressourcenaktivierung eine ganz zentrale Rolle – v. a. dann, wenn es darum geht, dass sich jemand um die Wohnung kümmert oder andere Dinge erledigt,

wenn der Klient mal nicht da oder erkrankt ist. Auch bei der Betreuung des Kindes des psychisch Erkrankten im Krankheitsfall ist der Partner für die Hälfte der Klienten zentral. Hinsichtlich der Bedeutung von Freundschaften zur psychischen Entlastung und zur Stabilisierung der psychischen Gesundheit lässt sich für das ELCO-Projekt festhalten, dass knapp zwei Drittel der befragten Klienten (zwischen 7 und 10 Personen) im Zeitraum der Evaluierung angaben, dass sie mit ihren Freunden etwas unternehmen können (vgl. Mair et al. 2016, S. 33f.). Ebenso lässt sich feststellen, dass immer weniger Klienten angaben, nicht Teil einer sozialen Gruppe zu sein. Mehr als die Hälfte der befragten Klienten stimmten während des gesamten Untersuchungszeitraumes zu, dass ihre Freunde im Krankheitsfall für sie wichtige Dinge erledigen würden (vgl. ebd., S. 34). Hinsichtlich der Entlastung der Eltern von Schuldgefühlen und Versagensängsten lässt sich durch die Evaluierung festhalten, dass die Ergebnisse auf eine positive Einflussnahme des Betreuungsverhältnisses hindeuten und dies somit zur Entlastung des psychisch erkrankten Elternteils führt. Hinsichtlich der Frage, ob man das Gefühl hat, aufgrund der psychischen Probleme als Mutter/Vater zu versagen, ging der Wert der Zustimmung, also der Personen, die der Meinung sind, dass dies zutrifft, von 42,1% auf 10,5% beim 3. Messzeitpunkt zurück (vgl. ebd., S. 44). Auch bei der Frage „Stärkung der Elternkompetenz" wurden beim 3. Messzeitpunkt überwiegend bessere Werte erzielt, was wiederum auf eine Stärkung der Elternkompetenz hinweist (vgl. ebd., S. 50) (detaillierte Ausführungen hierzu s. unter Viertelmayr et al. 2016; Mair et al. 2016).

7.3.3 Prävention und Gesundheitsförderung aus der Perspektive von Profis

- **Die Burn-out-Beratungsstelle von pro mente OÖ**

Burn-out kann vereinfacht mit einem innerlich ausgebrannten Zustand bezeichnet werden, dessen Symptome vielschichtig sind. Es ist verbunden mit einem langsamen schleichenden Prozess der emotionalen,

7

geistigen und körperlichen Erschöpfung und der Reduktion der Leistungsfähigkeit. Deshalb sind ein rechtzeitiges Entgegensteuern bei der Burn-out-Entwicklung, Aufklärung und gezielte Beratung besonders wichtig. Die Geschäftsführung und der Betriebsrat von pro mente OÖ haben sich daher gemeinsam im November 2008 dafür entschieden, eine Burn-out-Beratungsstelle zu schaffen. Diese Burn-out-Beratungsstelle, die allen Mitarbeitern von pro mente OÖ zur Verfügung steht, stellt ein zentrales Element des Gesundheitsmanagements von pro mente OÖ dar und soll einen konstruktiven Umgang mit z. B. belastenden Situationen ermöglichen und so präventiv zur Gesundheitsförderung am Arbeitsplatz beitragen. Die externen Burn-out-Berater unterstützen – wenn gewünscht auch anonym – sowohl betroffene Mitarbeiter als auch Führungskräfte, die ein Burn-out bei einem Mitarbeiter zu erkennen glauben. Entwickelt wurde das Angebot für pro mente OÖ-Mitarbeiter von verschiedenen Arbeitsgruppen innerhalb des Betriebes. Es können sich alle Mitarbeiter sowie Führungskräfte oder auch Teams an die Berater wenden. Zentral ist das „Clearing", ob es sich tatsächlich um ein Burn-out handelt. Falls es sich um ein anderes Problem handeln sollte, können die Betroffenen an eine andere Stelle wie etwa Suchtprävention oder Konfliktregelung weitervermittelt werden. Sollte die Burn-out-Erkrankung bereits sehr weit fortgeschritten sein, dann wird zu einem Facharzt vermittelt (vgl. Böhm et al. 2011, S. 4). Um eine gute Arbeit dieser Beratungsstelle zu gewährleisten, ist eine laufende Evaluation erforderlich und sinnvoll.

Die Burn-out-Beratungsstelle ist weisungsfrei und bietet folgende Angebote an:
- Clearing, ob es sich tatsächlich um Burn-out handelt, ansonsten Weitervermittlung,
- Beratungen und Intervention von Einzelpersonen oder Teams,
- maximal 10 Termine pro Anlassfall (anonym),
- Beratung kann anonym oder transparent (dann innerhalb der Arbeitszeit) erfolgen.

Die Burn-out-Beratungsstelle steht kostenlos allen pro mente OÖ-Mitarbeitern zur Verfügung und unterstützt die Mitarbeiter darin, wieder arbeitsfähig zu werden. Die Dokumentation erfolgt anonym, und es sind einzelne Handlungsschritte

für den Fall eines Burn-out-Verdachts oder Auftretens aufgelistet, und eine betriebliche Burn-out-Interventionskette wurde erarbeitet (vgl. Böhm et al. 2011, S. 4ff.).

■ **Evaluierung**

Durch die Evaluation der Burn-out-Beratung können Rückschlüsse hinsichtlich der Wirksamkeit und Akzeptanz der Beratungsstelle erfolgen. Im Jahr 2010 wurde die Universität Salzburg mit der laufenden Evaluierung der Burn-out-Beratungsstelle beauftragt. Für die Evaluierung wurde ein Fragebogen erstellt, der den Personen, die die Burn-out-Beratung in Anspruch genommen haben, zugeschickt wurde.

Inhaltlich gliedert sich der Fragebogen in 4 Themenbereiche:
- Kontaktaufnahme,
- Beratungsprozess,
- Wirkung und Nutzen der Beratung,
- zusätzliche Anliegen.

Die unmittelbaren Ziele der Evaluation können durch die folgenden 3 Punkte zusammengefasst werden:
- Ermittlung der Zufriedenheit der Mitarbeiter mit der Burn-out-Beratungsstelle,
- Evaluierung des Nutzens und der Wirkung der Maßnahmen, um betriebliche Verbesserungsvorschläge machen zu können,
- Evaluierung als Qualitätsentwicklungsmaßnahme für das Gesundheitsmanagement von pro mente OÖ (vgl. ebd., S. 7f.).

Im Folgenden sollen hier wesentliche Evaluationsergebnisse dargestellt werden:
- Im Jahr 2010 wurden insgesamt 43 Fragebögen retourniert, dies entspricht einer Rücklaufquote von 68%.
- Die Beratung wurde generell als sehr kompetent erlebt.
- Die Qualität des Angebotes wird allgemein als sehr gut gewertet.
- Hinsichtlich der Quantität des Angebots, sprich der Beratungstermine, wurde teilweise angemerkt, dass zur Bewältigung des Problems mehr Beratungstermine nötig wären.

Auf die Frage, warum sie die Beratungsstelle weiterempfehlen würden, wurden von 32 Personen unterschiedliche Anmerkungen gemacht, die bestimmten Bedeutungsdimensionen zugeordnet werden können. Hervorzuheben ist die Tatsache, dass keine einzige negative Anmerkung angefügt wurde. Von vielen Befragten wurden die Kompetenz der Berater, die Wichtigkeit und Notwendigkeit dieses Angebotes für den persönlichen Genesungsprozess betont (vgl. ebd., S. 9ff.). Die ◘ Tab. 7.5 gibt beispielhaft einige Aussagen wieder, die bestimmten Dimensionen zugeordnet wurden.

Bisher zeigen die Ergebnisse, dass die Bewertung der Burn-out-Beratungsstelle durchweg positiv ausgefallen ist. So ist das Gros der 43 befragten Personen mit der Beratung zufrieden bzw. empfand sie als konstruktiv. Zusammenfassend können folgende Punkte festgehalten werden:

— Die Idee der Kontaktaufnahme kam hauptsächlich von der betroffenen Person selbst, häufig aber auch von der Leitung und durch Info-Aussendungen, etwas seltener durch Abteilung Personalmanagement, Betriebsrat und Weiterbildungsveranstaltungen. Den Kontakt stellten bis auf eine Person alle betroffenen Mitarbeiter selbst her. In den überwiegenden Fällen war ein Termin rasch möglich, für einige Personen nicht. Für fast alle war die Erreichbarkeit innerhalb von 3 Tagen gegeben.

— Der Beratungsprozess wurde überwiegend als sehr hilfreich erlebt. Es wurde nicht zu

◘ **Tab. 7.5** Beispielaussagen zur Bewertung der Burn-out-Beratungsstelle. (Aus Böhm et al. 2011, S. 19ff., mit freundl. Genehmigung von pro mente OÖ)

Dimension	Beispiele zu den häufigsten Aussagen
Kompetenz der Beratung	„Weil es gut ist, mit kompetenten Leuten darüber zu reden, die auch wissen wie B.O. zu behandeln ist"
	„Weil X absolut hilfreich und unterstützend war; weil mir erst durch die Auseinandersetzung das Ausmaß und die Intensität klar wurde und erst dadurch wirklich sinnvoll weitere Schritte und neue Handlungsweisen und Strategien möglich waren. Und, wie in meinem Fall, erst langsam und im Laufe der Zeit"
	„Denke noch oft an manches, das X gesagt hat. Es hilft mir, um nicht wieder in die gleichen Schwierigkeiten zu geraten"
Gesundheitliche Intervention	„Abfangen von massiver Symptomatik, Strategien"
	„Weil sie mich aus der Krise geholt hat"
	„Es hat sehr geholfen und es würde mir ohne Beratung sehr schlecht gehen"
Selbsterkenntnis/ Selbstermächtigung	„Sehr gut für die Standortbestimmung (die eigene); man kann die vorhandenen Ressourcen und die eigenen Grenzen gut abchecken"
	„Weil es in einem Beratungsprozess besser gelingt 'Metaebene' einzunehmen; eigene Anteile gesichtet werden können; Veränderung begleitet wird"
	„Weil's mir geholfen hat, es hatte eine entlastende Wirkung"
Qualität des Angebots	„Wichtiges und gutes Angebot"
	„Ich war zuvor sehr hektisch, angespannt, stressig, launisch und wurde von Sitzung zu Sitzung immer ruhiger und lockerer!!"
	„Weil sie mir in vielen Dingen zu einer neuen Sichtweise verholfen hat"
	„Sehr hilfreich!!!"

7

einer bestimmten Entscheidung gedrängt. Die Berater führten ausführliche Beratungen durch und haben überwiegend die Sichtweise der Situation konstruktiv beeinflusst. Fast alle Ratsuchenden wurden annehmend empfangen und erhielten Unterstützungsangebote. In den meisten Fällen wurden 6–10 Termine wahrgenommen, in einigen Fällen 1–5 Termine und in Ausnahmefällen 11 und mehr Termine. Besonders hilfreich wurden der wertschätzende Umgang, die Empathie, das Zuhören und Feedback, das Verstandenwerden und die Klarheit erlebt. Auch die fachliche Qualität der Beratung und die Persönlichkeit der Berater wurden positiv erwähnt. Als Wünsche wurden mehr konkrete Inputs, Einbeziehung der Leitung, Beratung des ganzen Teams u. a. genannt.

— Bis auf eine Person fanden alle Ratsuchenden neue Strategien. Bei fast allen stellte sich eine gesundheitliche Verbesserung ein, und alle konnten sich einen besseren Überblick über die Situation schaffen – sie antworteten mit „ja" und „eher ja". Alle können die Burn-out-Beratungsstelle weiterempfehlen. Sie betonten außerdem die Wichtigkeit des Angebots und die Notwendigkeit der Einrichtung für den persönlichen Genesungsprozess.

— Als zusätzliche Anliegen wurden mehr als 10 Beratungseinheiten genannt sowie ein besserer Bekanntheitsgrad der Burn-out-Beratungsstelle, um rechtzeitig die Beratung in Anspruch nehmen zu können (vgl. Böhm et al. 2011, S. 9).

7.3.4 Prävention und Gesundheitsförderung aus der Sicht der Öffentlichkeit

- Projekt „City of Respect – hosted by Linz AG LINIEN und Friedensstadt Linz" vom KunstRaum Goethestrasse xtd von pro mente OÖ

Als Beispiel zum Thema Prävention und Gesundheitsförderung aus Sicht der Öffentlichkeit kann die vom KunstRaum Goethestrasse xtd (pro mente OÖ)

im Jahr 2008 gestartete Initiative „City of Respect" genannt werden.

> Der KunstRaum Goethestrasse xtd ist ein Ort zeitgenössischer Kunstproduktion. Er bietet Raum für Experimente, künstlerische Prozesse und Präsentationen sowie für Workshops, gemeinsames Arbeiten und Ausstellungen. Der KunstRaum Goethestrasse xtd ist ein Angebot der pro mente OÖ.

Im Laufe dieser Initiative wurden bereits unterschiedliche Aktionen, die sich mit der Thematik des respektvollen Umgangs miteinander beschäftigen, durchgeführt (detaillierte Informationen hierzu unter: http://www.cityofrespect.net). Seit Sommer 2016 finden nun mittels einer groß angelegten 1-jährigen Kooperation mit dem städtischen Verkehrsbetrieb Linz AG LINIEN und der Friedensstadt Linz verschiedene künstlerische Inszenierungen im öffentlichen Raum statt, die nachhaltige Erlebnisse und Erfahrungen zum Thema Respekt im Alltag schaffen sollen (vgl. KunstRaum Goethestrasse xtd 2016). Die Stadt muss als ein Ort verstanden werden, in dem Kommunikation, Kreativität und Sozialisation ermöglicht werden. Hier liegt es u. a. an der Kunst und Kultur, die Kommunikation zu fördern, Handlungsspielräume zu schaffen und zur Reflexion herauszufordern, indem sie zur Überwindung reiner Anpassung und oberflächlicher Ablenkung auffordert (vgl. Lewitzky 2005, S. 83). Nach Habermas findet die Bildung einer öffentlichen Meinung vermehrt in den Massenmedien statt, was dazu führt, dass schwächere Teilöffentlichkeiten (wie z. B. Migranten, Obdachlose etc.) kaum einen Zugang dazu haben. Das öffentliche Interesse ist somit ein herrschender Diskurs (vgl. ebd., S. 50). Die Öffentlichkeit an sich „markiert die Stelle, die aus Meinungen, aus Klatsch und Gerüchten eine sachliche Information, eine begründete Ansicht, ein vernünftiges Urteil werden lässt" (Demirovic 2005, S. 44). Trennt man jetzt zwischen Privatem (Familie, Haus, Eigentum), Staat (Gesetze und Institutionen) und Öffentlichem (Politik und Kultur), dann muss die öffentliche Sphäre als fragmentiert gedacht werden, „als etwas, das aus einer Vielzahl von Räumen und/oder Formationen besteht, die sich bald miteinander verbinden, bald voneinander abschotten, und die in konflikthaften und widersprüchlichen Beziehungen zueinander stehen" (Sheikh 2005, S. 82). Somit gibt es Öffentlichkeiten sowie deren Ideale und Gegenöffentlichkeiten (vgl. ebd.). Nach Ronneberger ist der innerstädtische Bereich nach wie vor ein „zentraler Demonstrationsraum einer kritischen Gegenöffentlichkeit" sowie ein wichtiger „Aufenthalts- und Reproduktionsraum" (Ronneberger 1998, S. 13; zitiert nach Lewitzky 2005, S. 51) verschiedener Teilöffentlichkeiten aus unterschiedlichen Milieus (vgl. ebd., S. 51). Die soziokulturelle Aufgabe kann daher für den Kunst- und Kulturbereich diejenige sein, die Kommunikation zwischen den Individuen zu fördern, Forderungen zu formulieren und Standpunkte zu entwickeln. Für Künstler heißt das, dass den unterschiedlichen Teilöffentlichkeiten durch diverse Umsetzungspraktiken der Zugang zu einem herrschenden öffentlichen Diskurs ermöglicht wird, es zu einer Ermöglichung der Teilhabe durch Schaffung alternativer Räume kommt und schlussendlich auch eine gleichberechtigte und heterogene Interaktion ermöglicht wird (vgl. ebd., S. 52).

Die Initiative City of Respect (◪ Abb. 7.2) geht nun von der Annahme aus, dass jede Person, die in der Stadt wohnt oder diese nutzt, diese mitgestaltet und durch sein/ihr Handeln aktiven Einfluss auf den Umgang miteinander und die gegenseitige Wertschätzung ausübt. Durch die Kooperation von Sozialem, Stadt, Kunst und Verkehr soll mit diesem Projekt eine breite Öffentlichkeit erreicht werden. Dies soll dazu führen, sich mit Fragen des respektvollen Umgangs miteinander und der gegenseitigen Wertschätzung auseinanderzusetzen (vgl. KunstRaum Goethestrasse xtd 2016). Über einen Zeitraum von 1 Jahr wird nun u. a. auf das Thema mittels Kommunikationskampagne in den Straßenbahnen (◪ Abb. 7.3) und Bussen sowie an Bus- und Straßenbahnhaltestellen aufmerksam gemacht (vgl. Böhm 2016, S. 31)

Die Stadt des Respekts/City of Respect steht für einen respektvollen Umgang miteinander und für mehr gegenseitige Wertschätzung.

City of Respect

„– ist ein Anliegen für die Zukunft, in der sich alle Linzer und Linzerinnen zu einem respektvollen Umgang miteinander bekennen.

– glaubt an eine Stadt, in der unterschiedlichste Menschen und andere Lebewesen wertschätzend zusammenleben. Basis dafür ist Vertrauen.

– steht für eine aktive Auseinandersetzung und Bewältigung der Herausforderungen unserer Zeit im Bezug auf Gesundheit, Arbeit, Bildung, Wohnen und Betreuen, Zusammenhalt und öffentlicher Raum.

– ist eine Vision für eine Gesellschaft, die ihre Fragen, Probleme und Herausforderungen mit künstlerischen Methoden und Formaten sichtbar und erlebbar macht.

– basiert auf der Überzeugung, dass der Einzelne auf die Resonanz ihres/seines Tuns angewiesen ist, gesehen und wahrgenommen werden will (und selber sieht und wahrnimmt!).

– basiert auf der Annahme, dass jeder Mensch gestalten, etwas bewirken und wirken will.

– sieht in der zeitgenössischen Kunst einen Katalysator für das Er(leben) von Zusammenhalt.

– meint eine Stadt, die weiß, dass – psychische und soziale – Gesundheit nur im Wechselspiel zwischen jedem Einzelnen und ihrem/seinem Umfeld möglich ist.

– traut allen Linzerinnen und Linzern die Fähigkeit zur eigenen Lebensgestaltung zu. Zur Entwicklung der notwendigen Perspektiven, die über die Existenzsicherung hinausgehen, braucht es den kulturellen Raum.

– stellt Fragen zum Zueinander und nach den Formen die dieses Zueinander sichtbar machen." (KunstRaum Goethestrasse xtd 2016)

In einem mehrteiligen partizipativen Prozess werden Stadtbewohner aktiv eingebunden, an einer Stadt des Respekts mitzugestalten, und alle Aktionen und Aktivitäten wurden basierend auf der Überzeugung, dass Kunst wirkt und etwas bewirken will, entwickelt (vgl. ebd.).

Derzeit befindet sich die Initiative noch in der Umsetzungsphase, und es bleibt abzuwarten, wie und ob sie im gewünschten Ausmaß die Öffentlichkeit erreicht bzw. zu einem respektvollen Miteinander im Sinne der zentralen Aussage „Diese Stadt spürt Zusammenhalt" im Alltag führt.

7

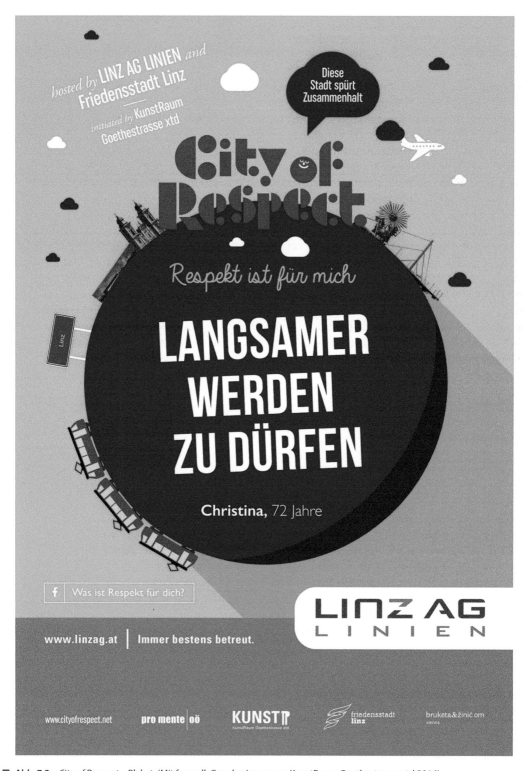

■ **Abb. 7.2**   City of Respect – Plakat. (Mit freundl. Genehmigung von KunstRaum Goethestrasse xtd 2016)

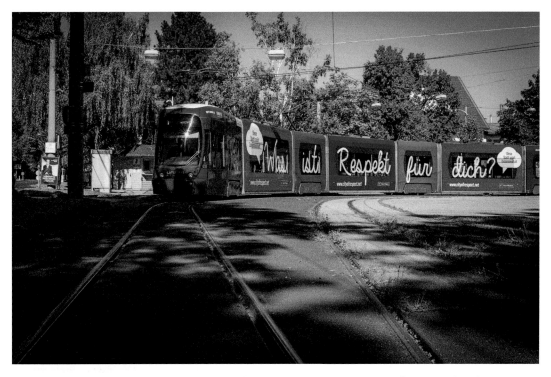

Abb. 7.3 City of Respect – Straßenbahn. (Mit freundl. Genehmigung von KunstRaum Goethestrasse xtd 2016)

7.3.5 Fazit: Prävention und Gesundheitsförderung in der alltäglichen sozialpsychiatrischen Praxis

Prävention und Gesundheitsförderung in der alltäglichen sozialpsychiatrischen Praxis müssen auf unterschiedlichen Ebenen stattfinden, denn nur so können sie der komplexen sozialpsychiatrischen Realität gerecht werden. Diese Berücksichtigung unterschiedlicher Ebenen zum Wohle des Patienten wurde in der Sozialpsychiatrie lange Zeit als Psychiatrie-Trialog bezeichnet. Das heißt, dass durch den gleichberechtigten Austausch von Betroffenen, Angehörigen und Professionellen versucht wurde, ein ganzheitliches Bild bezüglich der Erkrankung des Betroffenen zu gewinnen, um eine bestmögliche Betreuung und Versorgung sicherzustellen. Der Tetralog ergänzt den Trialog um die wichtige Perspektive der Öffentlichkeit. Die 4 genannten Beispiele alltäglicher sozialpsychiatrischer Praxis bieten einen Einblick in die Arbeit von pro mente OÖ.

7.4 Sozialpsychiatrie als präventive Disziplin – ein Resümee

Zusammenfassend kann festgehalten werden, dass Prävention und gesundheitsfördernde Maßnahmen von enormer Bedeutung für sozialpsychiatrisches Handeln sind. Nach einer Befragung von Bramesfeld u. Riedel-Heller (2008) wird Präventionsforschung von Experten in der psychiatrischen und psychosozialen Versorgung an zweiter Stelle nach den Versorgungswegen gereiht. Allgemein wird der Begriff der Prävention von dem der Gesundheitsförderung unterschieden. Während bei der Prävention die Vermeidung von Erkrankungen im Vordergrund steht, geht es bei der Gesundheitsförderung vorwiegend um Erschaffung von gesunden Lebenswelten und den Aufbau gesunder Lebensweisen und persönlicher Kompetenzen. Trotz dieser Differenz können die vermeidenden und fördernden Dimensionen in einem weit gefassten Präventionsbegriff berücksichtigt werden, denn indem gesundheitsfördernde Maßnahmen auch immer präventiv wirken und präventive Interventionen auf die Erhaltung und Förderung der Gesundheit abzielen, verfolgt somit Prävention eine Doppelstrategie.

Bei der Umsetzung präventiver Maßnahmen sollten Erkenntnisse aus der Grundlagenforschung berücksichtigt und mit deren Hilfe Interventionsmodelle entwickelt werden. Im Anschluss daran gilt es, konkrete Maßnahmen zu formulieren und Ziele zu operationalisieren. Hier ist insbesondere darauf zu achten, dass Möglichkeiten zur Evaluierung, Implementierung und Effektivität gegeben sind. Bestenfalls wird das Projekt in den Alltagsbetrieb überführt.

Bei Maßnahmen zur Prävention psychischer Erkrankungen bzw. zur Förderung von Gesundheit bildet das biopsychosoziale Modell die Grundlage. Bei der Betrachtung von Wirkmechanismen von Risiko- und Schutzfaktoren sind u. a. die Zahl der Risikofaktoren, Dauer und Zeitpunkt der Belastung, Geschlecht und die individuelle Bewertung zu betrachten sowie die Wechselwirkungen der Risiko- und Schutzfaktoren zu berücksichtigen. Um das Bild von Prävention und Gesundheitsförderung zu vervollständigen, ist es sinnvoll, das Konzept der Resilienz im Sinne einer psychischen Widerstandsfähigkeit mit einzubeziehen. Allgemein gesprochen, können resiliente im Gegensatz zu vulnerablen Menschen mit schwierigen Situationen besser umgehen, da sie widerstandsfähiger sind. Umstritten ist hierbei, ob man bereits bei Stressbewältigung oder erst bei extrem widrigen Lebensumständen von Resilienz spricht. Wieland (2011, S. 192) plädiert dafür, Resilienz erst bei extrem widrigen Lebensumständen zu verwenden.

Zwischenzeitlich gibt es viele Programme (Workshops und Trainings) zur Prävention und Gesundheitsförderung. Diese sind meist auf Altersgruppen abgestimmt, und inhaltlich ist die Trennung zwischen präventiven und resilienzfördernden Maßnahmen kaum zu vollziehen.

Für die Sozialpsychiatrie ist Resilienz von großer Bedeutung, da sie auf der individuellen Ebene eine Kompetenz darstellt und somit unterschiedliche internale (z. B. zur Angstregulation) und externale Bewältigungsstrategien (z. B. konkrete flexible und situationsspezifische Handlungsstrategien) entwickelt werden können.

Ein wesentlicher Aspekt sozialpsychiatrischer Tätigkeit ist die Hilfe zur Selbsthilfe. Hierzu zählen u. a. der Aufbau und die Stärkung von Resilienz. Dies beinhaltet, bestimmte individuelle Kompetenzen aufzubauen, vorhandene Ressourcen zu stärken und soziale Unterstützungssysteme zu forcieren. Hierbei bietet das Konzept der Resilienz eine Möglichkeit zum Perspektivenwechsel, weg von der Defizit- hin zur Ressourcenorientierung.

Bei der Umsetzung von Präventionsmaßnahmen sind bei den in diesem Kapitel vorgestellten Krankheitsbildern (Angststörungen, Depression, Demenz und Schizophrenie) unterschiedliche Schwerpunkte und krankheitsspezifische Besonderheiten zu berücksichtigen. So gilt bei Angststörungen und Depressionen die Kindheits- und Jugendphase als besonders wichtig, und somit müssen bereits Präventionsprogramme für diese Phase installiert und umgesetzt werden (Primärprävention). Während bei Angststörungen in der Sekundärprävention noch die Heilung im Vordergrund steht, wird bei der Demenz eher von einer Verzögerung des Krankheitsverlaufs gesprochen. Bei der Prävention von Schizophrenie liegt das Augenmerk v. a. auf der rechtzeitigen und adäquaten Intervention, um dem verzögerten Inanspruchnahmeverhalten von Versorgungsleistungen und professioneller Hilfe entgegenzuwirken. Bei allen genannten Krankheitsbildern steht die Senkung der Inzidenzrate im Vordergrund.

Im Sinne des Tetralogs kann alltägliches sozialpsychiatrisches Handeln (auch hinsichtlich präventiver und gesundheitsfördernder Maßnahmen) unterschiedlich verortet werden. Betroffenenbeteiligung ist hier im Sinne von Empowerment die oberste Prämisse guter sozialpsychiatrischer Tätigkeit.

Als sehr praktisches, öffentlichkeitswirksames und bereits in mehreren europäischen Ländern publiziertes Beispiel seien hier die „10 Schritte zur psychischen Gesundheit" (◘ Abb. 7.4) angeführt.

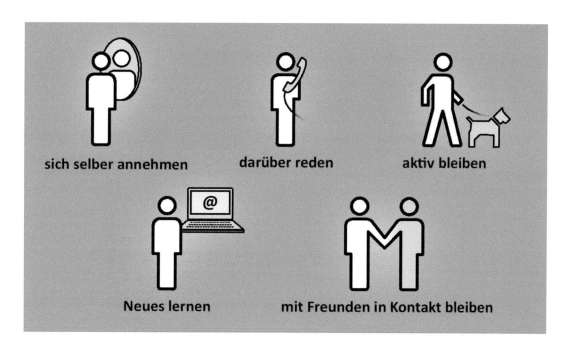

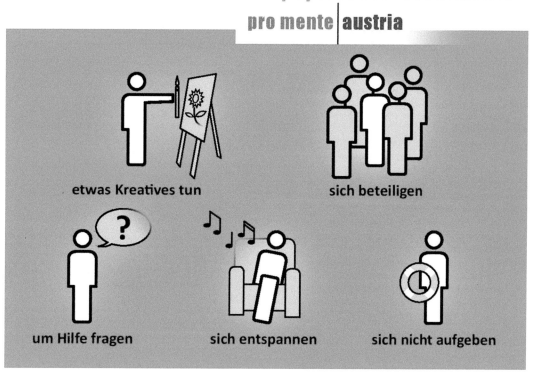

◘ Abb. 7.4 10 Schritte für psychische Gesundheit. (Mit freundl. Genehmigung von pro mente Austria 2016)

7

Literatur

Amering, M., & Schmolke, M. (2007). *Recovery. Das Ende der Unheilbarkeit*. 5. Aufl. Bonn: Psychiatrie-Verlag.

Antonovsky, A. (1993). Gesundheitsforschung versus Krankheitsforschung. In A. Franke & M. Broda (Hrsg.), *Psychosomatische Gesundheit. Versuch einer Abkehr vom Pathogenese-Konzept* (S. 3–14). Tübingen: dgvt.

Antonovsky, A. (1997). *Salutogenese. Zur Entmystifizierung der Gesundheit*. Erweiterte deutsche Ausgabe. Tübingen: dgvt.

Bachmann, M., Bachmann, C., Rief, W., & Mattejat, F. (2008). Wirksamkeit psychiatrischer und psychotherapeutischer Behandlungen bei psychischen Störungen von Kindern und Jugendlichen. *Zeitschrift für Kinder- und Jugendpsychiatrie & Psychotherapie 36*, 309–320.

Bengel, J., Strittmacher, R., & Willmann, H. (1998). *Was erhält Menschen gesund. Antonovskys Modell der Salutogenese – Diskussionsstand und Stellenwert*. Köln: BZgA.

Berner, M. (2009). Resilienz – Bedeutung für die psychiatrische Pflege. In S. Hahn, M. Schulz, S. Schoppmann, C. Abderhalden, H. Stefan & I. Needham (Hrsg.), *Depressivität und Suizidalität. Prävention – Früherkennung – Pflegeinterventionen – Selbsthilfe* (S. 24–29). Unterostendorf: IBICURA.

Bienvenu, O. J., & Ginsburg, G. S. (2007). Prevention of anxiety disorders. *International Review of Psychiatry 19*, 647–654.

BMGF Bundesministerium für Gesundheit und Frauen (2016). Gesundheit und Gesundheitsförderung. Wien. http://www.bmgf.gv.at/home/Gesundheit_und_Gesundheitsfoerderung. Zugegriffen: 14. Juli 2016.

Bock, T. (2005). Aus dem Trialog lernen – Konsequenzen für den psychiatrischen Alltag. In C. Adberhalden & I. Needham (Hrsg.), *Psychiatrische Pflege – Verschiedene Settings, Partner, Populationen. Vorträge und Poster vom 2. Dreiländerkongress in Bern* (S. 154–166). Unterostendorf: Ibicura.

Böhm, M. (2016). Selber schuld! Vorurteile und psychische Erkrankung. *Orientierung 4*, 29–31.

Böhm, M., Gruber, D., & Wall, R. (2011). *Evaluationsbericht Interne Burnout-Beratungsstelle von pro mente Oberösterreich. Unveröffentlichter Forschungsbericht*. Linz.

Böhm, M., Stiglbauer, B., Öhlinger, G., Weichbold, M., Weichbold, B., Koren, G., & Schöny, W. (2015). *Gerontopsychiatrie in Pflegeheimen in Vorarlberg*. Linz: pro mente edition.

Böhm, M., Stiglbauer, B., Öhlinger, G., Weichbold, M., Weichbold, B., Koren, G., & Schöny, W. (2016). Trialogische Evaluierung eines gerontopsychiatrischen Konsiliar- und Liaisonsdienstes. *Psychiatrische Praxis 43*, 421–428.

Bombosch, J., Hansen, H., & Blume, J. (2004). Die Reise zur Trialogischen Psychiatrie. In J. Bombosch, H. Hansen & J. Blume (Hrsg.), *Trialog praktisch – Psychiatrie-Erfahrene, Angehörige und Professionelle gemeinsam auf dem Weg zur demokratischen Psychiatrie* (S. 11–17). Neumünster: Paranus.

Borbé, R., Flammer, E., Borbé, S., & Müller, T. (2009). Sozialpsychiatrische Forschung – Entwicklung über die letzten 10 Jahre im Spiegel deutschsprachiger Zeitschriften. *Psychiatrische Praxis 36*, e7–e18.

Bramesfeld A., & Riedel-Heller S. (2008). Prioritäre Themen in der Versorgungsforschung zur psychischen Gesundheit. *Psychiatrische Praxis 35*, 315–317.

Bramesfeld, A., Stoppe, G., & Schwartz, F.-W. (2006). Nachwort. In A. Bramesfeld, G. Stoppe & F.-W. Schwartz (Hrsg.), *Volkskrankheit Depression? Bestandsaufnahme und Perspektiven* (S. 465–475). Berlin: Springer.

Carr, A. (2014). The evidence base for family therapy and systemic interventions for child-focused problems. *Journal of Family Therapy 36*, 107–157.

Choate, M. L., Pincus, D. B., Eyberg, S. M., & Barlow, D. H. (2005). Parent-child interaction therapy for treatment of separation anxiety disorder in young children: A pilot study. *Cognitive and Behavioral Practice 12*, 126–135.

Corrieri, S., Conrad, I., & Riedel-Heller, S. (2012). Info-Pocket-Guides als Beitrag zur Prävention psychischer Erkrankungen – Wie bewerten SchülerInnen Inhalt, Design und Nutzen? *Psychiatrische Praxis 39*, 129–135.

Cuijpers, P., Straten, A. van, Smit, F., Mihalopoulos, C., & Beekman, A. (2008). Preventing the onset of depressive disorders: A meta-analytic review of psychological interventions. *The American Journal of Psychiatry 165*, 1272–1280.

Demirovic, A. (2005). Hegemonie und das Paradox von privat und öffentlich. In G. Raunig & U. Wuggenig (Hrsg.), *Publicum – Theorien der Öffentlichkeit* (S. 42–55). Wien: Turia + Kant.

DGPPN Deutsche Gesellschaft für Psychiatrie, Psychotherapie und Nervenheilkunde (Hrsg.) (2013). *S3-Leitlinie Psychosoziale Therapien bei schweren psychischen Erkrankungen. S3-Praxisleitlinien in Psychiatrie und Psychotherapie*. Berlin und Heidelberg: Springer Medizin.

Diamond, G., & Josephson, A. (2005). Family-based treatment research: A 10-year update. *Journal of the American Academy of Child & Adolescent Psychiatry 44*, 872–887.

Donovan, C. L., & Spence, S. H. (2000). Prevention of childhood anxiety disorders. *Clinical Psychology Review 20*, 509–531.

Drake, K. L., & Ginsburg, G. S. (2012). Family factors in the development, treatment and prevention of childhood anxiety disorders. *Clinical Child and Family Psychology Review 15*, 144–162.

ELCO – Coaching & Beratung für Familien mit einem psychisch erkrankten Elternteil (2016). Über Elco. http://www.elcopmooe.at/%C3%BCber-elco/. Zugegriffen: 29. August 2016.

Engel, S. (2012). *Alzheimer & Demenzen. Die Methode der einfühlsamen Kommunikation. Unterstützung und Anleitung für Angehörige – auch auf DVD*. 2., vollständig überarbeitete Aufl. Stuttgart: TRIAS.

Fingerle, M. (2011). Resilienz deuten – Schlussfolgerungen für die Prävention. In M. Zander (Hrsg.), *Handbuch Resilienzförderung* (S. 208–218). Wiesbaden: VS Verlag für Sozialwissenschaften.

Finzen, A. (2013). *Stigma psychische Krankheit. Zum Umgang mit Vorurteilen, Schuldzuweisungen und Diskriminierung*. Köln: Psychiatrie Verlag.

Forehand, R., Jones, D. J., & Parent, J. (2013). Behavioral parenting interventions for child disruptive behaviors and anxiety: What's different and what's the same. *Clinical Psychology Review 33*, 133–145.

Forstmeier, S., & Maercker, A. (2009). Altersprobleme. In J. Margraf & S. Schneider (Hrsg.), *Lehrbuch der Verhaltenstherapie. Band 2: Störungen im Erwachsenenalter – Spezielle Indikationen – Glossar* (S. 583–616). 3., vollständig bearbeitete und erweiterte Aufl. Heidelberg: Springer Medizin.

Freyberg, T. von (2011). Resilienz – mehr als ein problematisches Modewort? In M. Zander (Hrsg.), *Handbuch Resilienzförderung* (S. 219–239). Wiesbaden: VS Verlag für Sozialwissenschaften.

Fröhlich-Gildhoff, K., & Rönnau-Böse, M. (2014). *Resilienz.* 3. Aufl. München u. a.: Ernst Reinhardt.

Gaebel, W., Buchkremer, G., Häfner, H., Klosterkötter, Maier, W., Möller, H.-J., & Wölwer, W. (2016). Konzept und Ergebnisse des Kompetenznetzes Schizophrenie. *Bundesgesundheitsblatt 59*, 412–419.

Garber, J., Clarke, G. N., Weersing, V. R., Beardslee, W. R., Brent, D. A., Gladstone, T. R., DeBar L. L., Lynch, F. L., D'Angelo, E., Hollon, S. D., Shamseddeen, W., & Iyengar, S. (2009). Prevention of depression in at-risk adolescents: A randomized controlled trial. *JAMA 301*, 2215–2224.

Ginsburg, G. (2009). The child anxiety prevention study: Intervention model and primary outcomes. *Journal of Consulting and Clinical Psychology 77*, 580–587.

Groen, G., & Petermann, F. (2011). *Depressive Kinder und Jugendliche.* 2., überarbeitete Aufl. Göttingen u. a.: Hogrefe.

Gruber, D., Schmidbauer, R., Paulik, R., Schaireiter, M. M., Koren, G., & Schöny, W. (2014). *Prävention psychischer Probleme – Einführung, Grundlagen und Diskurs.* Linz: pro mente edition.

Häfner, H., Maurer, K., Löffler, W., Heiden, an der W., Könnecken, R., & Hambrecht, M. (2002). The early course of schizophrenia. In H. Häfner (Hrsg.), *Risk and protective factors in schizophrenia – towards a conceptual model of the disease process* (S. 207–228). Heidelberg: Steinkopff.

Hegerl, U., & Schäfer, R. (2007). Vom Nürnberger Bündnis gegen Depression zur European Alliance Against Depression (EAAD). Gemeindebasierte Awareness-Kampagnen in Deutschland und Europa. *Psychiatrische Praxis 34*, 261–265.

Hegerl, U., Rummel-Kluge, C., Värnik, A., Arensman, E., & Koburger, N. (2013). Alliances against depression – a community based approach to target depression and to prevent suicidal behaviour. *Neuroscience and Biobehavioral Reviews 37*, 2404–2409.

Herpertz-Dahlmann, B., Bühren, K., & Remschmidt, H. (2013). Erwachsenwerden ist schwer – Psychische Störungen in der Adoleszenz. *Deutsches Ärzteblatt 110*, 432–440.

Herr, L., Mingebach, T., Becker, K., Christiansen, H., & Kamp-Becker, I. (2015). Wirksamkeit elternzentrierter Interventionen bei Kindern im Alter von zwei bis zwölf Jahren – Ein systematisches Review. *Kindheit und Entwicklung 24*, 6–9.

Homfeldt, H. G., & Sting, S. (2006). *Soziale Arbeit und Gesundheit. Eine Einführung.* München: Ernst Reinhardt.

Hopkins, R. (2014). Resilienz denken. In S. Helfrich & Heinrich-Böll-Stiftung (Hrsg.), Commons. Für eine neue Politik jenseits von Markt und Staat (S. 45–50). 2. Aufl. Bielefeld: transcript.

Horowitz, J. L., & Garber, J. (2006). The prevention of depressive symptoms in children and adolescents: A meta-analytic review. *Journal of Consulting and Clinical Psychology 74*, 401–415.

Ihle, W., & Jahnke D. (2005). Die Wirksamkeit familienbezogener Interventionsansätze bei Angststörungen und depressiven Störungen im Kindes- und Jugendalter. *Kindheit und Entwicklung 14*, 12–20.

In-Albon, T. (2012). Aktueller Stand Internalisierender Störungen im Kindes- und Jugendalter: Sind sie aus den Kinderschuhen ausgewachsen? *Verhaltenstherapie 22*, 246–257.

Jacobi, C., & Esser, G. (2003). Zur Einteilung von Risikofaktoren bei psychischen Störungen. Überblicksarbeit. *Zeitschrift für Klinische Psychologie und Psychotherapie 32*, 257–266.

Kaluza G. (2006). Psychologische Gesundheitsförderung im Kindes- und Jugendalter. Eine Sammlung empirisch evaluierter Interventionsprogramme. *Zeitschrift für Gesundheitspsychologie 14*, 171–196.

Kaluza, G., & Lohaus, A. (2006). Psychologische Gesundheitsförderung im Kindes- und Jugendalter. Eine Sammlung empirisch evaluierter Interventionsprogramme. *Zeitschrift für Gesundheitspsychologie 14*, 119–134.

Kastner, U., & Löbach, R. (2007). *Handbuch Demenz.* München, Jena: Urban & Fischer.

Kennedy, S. J., Rapee, R. M., & Edwards, S. L. (2009). A selective intervention program for inhibited preschool-aged children of parents with an anxiety disorder: Effects on current anxiety disorders and temperament. *Journal of the American Academy of Child and Adolescent Psychiatry 48*, 602–609.

Killackey, E., & Yung, A. R. (2007). Effectiveness of early intervention in psychosis. *Current Opinion in Psychiatry 20*, 121–125.

Kirch, W., & Badura, B. (Hrsg.) (2006). *Prävention. Ausgewählte Beiträge des Nationalen Präventionskongresses Dresden. 1. und 2. Dezember 2005.* Heidelberg: Springer.

Klosterkötter, J. (2008). Indizierte Prävention schizophrener Erkrankungen. *Deutsches Ärzteblatt 105*, 363–370.

Klosterkötter, J. (2013). Prävention psychotischer Störungen. *Nervenarzt 84*, 1299–1309.

Klosterkötter, J., Hellmich, M., Steinmeyer, E. M., & Schultze-Lutter, F. (2001). Diagnosing schizophrenia in the initial prodromal phase. *Archives of General Psychiatry 58*, 158–164.

Kommission der Europäischen Gemeinschaften (2005). *Grünbuch. Die psychische Gesundheit der Bevölkerung verbessern – Entwicklung einer Strategie für die Förderung der psychischen Gesundheit in der Europäischen Union.* Brüssel.

KunstRaum Goethestrasse xtd (2016). CITY OF RESPECT – hosted by LINZ AG LINIEN und Friedensstadt. http://www.kunstraum.at/article.php?ordner_id=1&id=521&lang=de. Zugegriffen: 16. Dezember 2016.

7

Ladwig, K.-H. (2016). Kognitive Dysfunktionen bei Herz-Kreis-lauf-Erkrankungen. *Deutsche Medizinische Wochenschrift 141*, 1217–1221.

Lewitzky, U. (2005). *Kunst für alle? Kunst im öffentlichen Raum zwischen Partizipation, Intervention und Neuer Urbanität.* Bielefeld: transcript.

Lieb, R., & Witthauer, C. (2015). Angststörungen. In W. Rössler & V. Ajdacic-Gross (Hrsg.), *Prävention psychischer Störungen – Konzepte und Umsetzungen* (S. 140–148). Stuttgart: Kohlhammer.

Lösel, F., & Bender, D. (2008). Von generellen Schutzfaktoren zu spezifischen protektiven Prozessen: Konzeptuelle Grundlagen und Ergebnisse der Resilienzforschung. In G. Opp & M. Fingerle (Hrsg.), *Was Kinder stärkt. Erziehung zwischen Risiko und Resilienz* (S. 57–78), 3. Aufl. München: Ernst Reinhardt.

Lüders, S., & Schrader, S. (2015). Vaskuläre Demenz und Hypertonie. *Deutsche Medizinische Wochenschrift 140*, 1599–1603.

Mair, B., Viertelmayr, A., Ettl, M., & Mayrhofer, C. (2016). *Elco – Coaching und Beratung für Familien mit einem psychisch erkrankten Elternteil – Evaluierungsbericht für die Ausschreibung „Gemeinsame Gesundheitsziele aus dem Rahmen Pharmavertrag".* Unveröffentlichter Bericht. Linz.

Marshall, M., Lewis, S., Lockwood, A., Drake, R., Jones P., & Croudace, R. (2005). Association between duration of untreated psychosis and outcome in cohorts of first-episode patients: A systematic review. *Archive General Psychiatry 62*, 975–983.

Masten, A., Best, K. M., & Garmezy, N. (1990). Resilience and development: Contributions from the study of children who overcome adversity. *Development and Psychopathology 2*, 425–444.

McGorry, P. D., Yung, A. R., Phillips, L. J., Yuen, H. P., Francey, S., Cosgrave, E. M., Germano, D., Bravin, J., McDonald, T., Blair, A., Adlard, S., & Jackson, H. (2002). Randomized controlled trial of interventions designed to reduce the risk of progression to first-episode psychosis in a clinical sample with subthreshold symptoms. *Archives of General Psychiatry 59*, 921–928.

Meise, U., & Wancata, J. (2006). „Es gibt keine Gesundheit ohne psychische Gesundheit". Die Europäische Ministerielle WHO-Konferenz für Psychische Gesundheit; Helsinki 2005. *Neuropsychiatrie 20*, 151–154.

Middleton, L. E., & Yaffe, K. (2010). Targets for the prevention of dementia. *Journal of Alzheimer's Disease 20*, 915–924.

Morrison, A. P., French, P., Walford, L., Lewis, S. W., Kilcommons, A., Green, J., Parker, S., & Bentall, R. P. (2004). Cognitive therapy for the prevention of psychosis in people at ultra-high risk. *British Journal of Psychiatry 185*, 291–297.

Morrison, A. P., French, P., Parker, S., Roberts, M., Stevens, H., Bentall, R. P., & Lewis, S. W. (2007). Three-year follow-up of a randomized controlled trial of cognitive therapy for the prevention of psychosis in people at ultrahigh risk. *Schizophrenia Bulletin 33*, 682–687.

Opp, G., & Fingerle, M. (2008). Erziehung zwischen Risiko und Protektion. In G. Opp & M. Fingerle (Hrsg.), *Was Kinder stärkt. Erziehung zwischen Risiko und Resilienz* (S. 7–18). 3. Aufl. München: Ernst Reinhardt.

pro mente Austria (2016). 10 Schritte für psychische Gesundheit. Wien. http://www.promenteaustria.at/de/aktuelles/10-schritte-fuer-psychische-gesundheit/. Zugegriffen: 21. November 2016.

pro mente Oberösterreich (2016). Helfen statt ausgrenzen. Jahresrückblick 2015. Linz. http://www.pmooe.at/upload/documentbox/tb_2015.pdf. Zugegriffen: 30. November 2016.

Rapee, R. (2012). Family factors in the development and management of anxiety disorders. *Clinical Child & Family Psychology Review 15*, 69–80.

Rapee, R. M., Kennedy, S., Ingram, M., Edwards, S., & Sweeney, L. (2005). Prevention and early intervention of anxiety disorders in inhibited preschool children. *Journal of Consulting and Clinical Psychology 73*, 488–497.

Resch, F. (2008). Früherkennung und Frühbehandlung der Schizophrenie: Chancen oder Dilemma? *Zeitschrift für Kinder- und Jugendpsychiatrie und Psychotherapie 36*, 235–244.

Robert Koch-Institut (Hrsg.) (2015). Gesundheit in Deutschland. Gesundheitsberichterstattung des Bundes. Gemeinsam getragen von RKI und Destatis. RKI. http://www.rki.de/DE/Content/Gesundheitsmonitoring/Gesundheitsberichterstattung/GesInDtld/gesundheit_in_deutschland_2015.pdf?__blob=publicationFile. Zugegriffen: 10. Oktober 2016.

Röhrle, B. (2008). Die Forschungslage zu Prävention psychischer Störungen und Förderung psychischer Gesundheit. *Prävention 1*, 10–13.

Ronneberger, K. (1998). „Symbolische Ökonomie und Raumprofite". In Saxenhuber, H. & Schöllhammer, G. (Hrsg.), OK. Ortsbezug: Konstruktion oder Prozess? Wien: Edition Selene.

Rutter, M. (2006). Implications of resilience concepts for scientific understanding. *Annals of the New York Academy of Sciences 1094*, 1–12.

Sawyer, M. G., Pfeiffer, S., Spence, S. H., Bond, L., Graetz, B., Kay, D., Patton, G., & Sheffield, J. (2010). School-based prevention of depression: A randomised controlled study of the bejondblue schools research initiative. *Journal of Child Psychology and Psychiatry 51*, 199–209.

Schmidbauer, R., & Gruber, D. (2017). „Eine Idee macht noch kein Projekt!" – Zur Umsetzung und Implementierung präventiver Maßnahmen. Kerbe – Forum für Soziale Psychiatrie 1: 38–41

Schöny, W., Koren, G., Unteregger, S., Gruber, D., Woisetschläger, N., & Weichbold, M. (2015). *NÖ Psychiatrieplan. Evaluation 2014. Evaluation der sozialpsychiatrischen/psychosozialen Versorgung in Niederösterreich.* http://www.noegus.at/fileadmin/user_upload/Downloads_Publikationen/PsychiatrieplanEval2014_END.pdf. Zugegriffen: 26. Juli 2016.

Schrank, B., & Amering, M. (2007). Recovery in der Psychiatrie. *Neuropsychiatrie 21*, 45–50.

Schwarz, G. (2010). *Basiswissen: Umgang mit demenzkranken Menschen*. 2. Aufl. Bonn: Psychiatrie-Verlag.

Sheikh, S. (2005). Anstelle der Öffentlichkeit? Oder: Die Welt in Fragmenten. In G. Raunig & U. Wuggenig (Hrsg.), *Publicum – Theorien der Öffentlichkeit* (S. 80–88). Wien: Turia + Kant.

Simon, E., Bögels, S. M., & Voncken, J. M. (2011). Efficacy of child-focused and parent focused interventions in a child anxiety prevention study. *Journal of Clinical Child and Adolescent Psychology 40*, 204–219.

Stiglbauer, B., & Böhm, M. (2016). Verlauf der kognitiven Funktionsfähigkeit von Personen mit Demenzerkrankung: Analyse der Leistungsaufzeichnungen im kognitiven Training. *Psychiatrische Praxis*. doi:10.1055/s-0042-111740

Strong Kids (o. J.). *Modul 4: Die Förderung von Resilienz*. http://www.strong-kids.eu/rpool/resources/restricted/KS_Module_4_Fostering_Resilience_ger.pdf. Zugegriffen: 24. März 2015.

Teubert, D., & Pinquart, M. (2011). A meta-analytic review on the prevention of symptoms of anxiety in children and adolescents. *Journal of Anxiety Disorders 25*, 1046–1059.

Uhl, A. (1998). Evaluation of primary prevention in the field of illicit drugs. Definitions – concepts - problems. In A. Springer & A. Uhl (Hrsg.), *COST A6 evaluation research in regard to primary prevention of drug abuse* (S. 135–220). Luxemburg: Office for Official Publications of the European Communities.

Viertelmayr, A., Ettl, M., & Mayrhofer, C. (2016). *Elco – Coaching und Beratung für Familien mit einem psychisch erkrankten Elternteil – Abschlussbericht für die Ausschreibung „Gemeinsame Gesundheitsziele aus dem Rahmen Pharmavertrag"*. Unveröffentlichter Bericht. Linz: pro mente Oberösterreich.

Wälte, D. (2013). Salutogenese, Pathogenese und subjektive Krankheitskonzepte. In W. Rössler & W. Kawohl (Hrsg.), *Soziale Psychiatrie. Das Handbuch für die psychosoziale Praxis. Band 1: Grundlagen* (S. 73–82). Stuttgart: Kohlhammer.

Werner, E. (2008). Entwicklung zwischen Risiko und Resilienz. In G. Opp & M. Fingerle (Hrsg.), *Was Kinder stärkt. Erziehung zwischen Risiko und Resilienz* (S. 20–31). 3. Aufl. München: Ernst Reinhardt.

WHO World Health Organization (1986). *Ottawa-Charta zur Gesundheitsförderung*. http://www.euro.who.int/__data/assets/pdf_file/0006/129534/Ottawa_Charter_G.pdf#page=1&zoom=auto,-21,842. Zugegriffen: 14. Juli 2016.

WHO World Health Organization (1992). Ottawa-Charta zur Gesundheitsförderung. In P. Paulus (Hrsg.), *Prävention und Gesundheitsförderung. Perspektiven für die psychosoziale Praxis* (S. 17–22). Köln: GwG.

WHO World Health Organization (2004). Prevention of mental disorders. Effective interventions and policy options. Summary report. Geneva. Verfügbar unter: http://www.who.int/mental_health/evidence/en/prevention_of_mental_disorders_sr.pdf. Zugegriffen: 1. Mai 2013.

Wieland, N. (2011). Resilienz und Resilienzförderung – eine begriffliche Systematisierung. In M. Zander (Hrsg.), *Handbuch Resilienzförderung* (S. 180–207). Wiesbaden: VS Verlag für Sozialwissenschaften.

Wittchen, H.-U., Jacobi, F., Klose, M., & Ryl, L. (2010). Depressive Erkrankungen. In Robert Koch-Institut (Hrsg.), *Gesundheitsberichterstattung des Bundes*. http://edoc.rki.de/documents/rki_fv/re7w3qNkJP8NI/PDF/277vEuDUbrtzY.pdf. Zugegriffen: 10. Oktober 2016.

Wustmann, C. (2005). Die Blickrichtung der neueren Resilienzforschung. Wie Kinder Lebensbelastungen bewältigen. *Zeitschrift für Pädagogik 51*, 192–206.

Sozialpsychiatrie als soziologische Disziplin

Dominik Gruber, Martin Böhm, Marlene Wallner, Gernot Koren

© Springer-Verlag GmbH Deutschland 2018

W. Schöny (Hrsg.), *Sozialpsychiatrie – theoretische Grundlagen und praktische Einblicke,*
DOI 10.1007/978-3-662-54626-0_8

8.1 Soziologie und Sozialpsychiatrie: ein ambivalentes Verhältnis

Die Sozialpsychiatrie wurde maßgeblich von der Medizin, der Psychiatrie und der Psychologie beeinflusst. Wie jedoch in ▶ Abschn. 2.1.3 gezeigt wurde, herrscht zwischen Psychiatrie und Sozialpsychiatrie nicht nur bzw. nicht immer ein harmonisches Verhältnis. Noch immer gibt es einige Sozialpsychiater und natürlich auch viele Betroffene, die der Psychiatrie kritisch gegenüberstehen. Dies hängt u. a. mit der Geschichte ihrer politischen Instrumentalisierung zusammen. Des Weiteren erhebt die Sozialpsychiatrie oftmals den Anspruch, eine kritischere Perspektive auf ihren Gegenstandsbereich zu werfen, als dies die z. B. stark medizinisch bzw. biologisch orientierte Psychiatrie oftmals tut.

Einen Großteil ihres (gesellschafts)kritischen Potenzials hat die Sozialpsychiatrie der Soziologie zu verdanken. Dies hat mehrere Gründe: Zum einen liegt das daran, dass viele soziologische Theorien oder Paradigmen – wie z. B. marxistisch orientierte Ansätze – eine explizit normative und gesellschaftskritische Haltung einnehmen. Zum anderen wirft die Soziologie schon immer ihren Blick auf das Gesellschaftliche und betrachtet das Individuum niemals isoliert von den herrschenden sozialen Verhältnissen. Daher ist die Soziologie bereits in ihrer grundlegenden Ausrichtung dafür prädestiniert, das Individuum in seinem Verhältnis zur Gesellschaft zu betrachten und zu analysieren.

Finzen bezeichnet die Soziologie sogar als Mutterdisziplin der Sozialpsychiatrie (vgl. z. B. Finzen 1998, S. 92, 1999), da sie die zentralen Anstöße für die Untersuchung des sozialen Kontexts gab. Laut Finzen (1998, S. 92) gab es bereits seit Beginn des 20. Jahrhunderts eine v. a. methodische Nähe zwischen Psychiatrie und Soziologie. In den USA und auch in England kam es immer wieder zu engen Kontakten zwischen den beiden Disziplinen. Soziologen wie Goffman oder Parsons konnten sogar zentrale theoretische Impulse für die Sozialpsychiatrie setzen. In den 1960er-Jahren kam es in Deutschland zu einem ersten Höhepunkt in der Rezeption der angelsächsischen Sozialpsychiatrie (Finzen 1998, S. 93). Ab diesem Zeitpunkt entstanden in Deutschland intensivere Forschungskooperationen zwischen den beiden Wissenschaften, die sich sozusagen zu einer soziologisch orientierten Sozialpsychiatrie verbanden. Damals wurden u. a. die Einstellung gegenüber psychisch erkrankten Menschen oder die psychiatrischen Institutionen selbst analysiert (vgl. Angermeyer et al. 2004, S. 420f.). Bereits in den 1970er-Jahren geriet die forschungsbezogene Zusammenarbeit jedoch ins Stocken – sowohl in Deutschland als auch in den USA (vgl. Finzen 1998, S. 93). Als Grund für diese Abkopplung vermutet Finzen (1998, S. 91f.), dass sich die Sozialpsychiatrie zu dieser Zeit v. a. als politische Bewegung – und weniger als Forschungsdisziplin – verstand, die versuchte, ihre Gesinnung durchzusetzen bzw. zu verteidigen, und daher an objektiven Erkenntnissen kein großes Interesse hatte. Aber auch die Soziologie besann sich auf andere Interessen (vgl. Angermeyer et al. 2004, S. 421).

Heute – so muss man feststellen – herrscht zwischen Psychiatrie/Sozialpsychiatrie und Soziologie Funkstille (Finzen 2009, S. 9) oder, um mit Angermeyer et al. (2004) zu sprechen: „Sozialpsychiatrische Forschung findet zurzeit in Deutschland weit gehend unter Ausschluss ihrer Mutterdisziplin, der Soziologie, statt. Dies gilt gleichermaßen für ihre theoretische Verankerung wie für die Einbeziehung von Vertretern dieser Disziplin in die Forschungspraxis." (Ebd., S. 421) Auch wenn die Gründe für dieses ambivalente Verhältnis zwischen Psychiatrie und Soziologie komplex und vielfältig sind, so ist wohl ein Grund für den Rückzug der Soziologie aus der Psychiatrie jener, dass es in den letzten Jahren zu einer verstärkten biologischen Ausrichtung der Psychiatrie gekommen ist (▶ Abschn. 2.2.7) und es dadurch zwangsläufig und vermehrt zu theoretischen Inkompatibilitäten und unterschiedlichen Formen der Wissensproduktion zwischen den beiden Disziplinen gekommen ist (vgl. Groenemeyer 2008).

Insgesamt erscheint der beschriebene kommunikative Stillstand zwischen Psychiatrie/Sozialpsychiatrie und Soziologie dennoch sonderbar, zumal die Soziologie sowohl theoretisch als auch methodisch zu vielen sozialpsychiatrischen Forschungsbereichen, die in diesem Buch dargestellt werden, etwas beisteuern kann. Wie in ▶ Abschn. 2.2 zur Geschichte der Sozialpsychiatrie an einigen Stellen hingewiesen wurde, waren es u. a. Überlegungen der Soziologie, die die Diskussion um die Konstruiertheit und Angemessenheit psychiatrisch definierter

Krankheitsbilder, z. B. im Kontext der Antipsychiatrie-Bewegung, förderten. In ▶ Abschn. 3.1.1 wurde außerdem die Bedeutung theoretischer Vorstellungen z. B. über das Wesen von Behinderung für den Diskurs und in letzter Konsequenz für den Umgang mit den Betroffenen thematisiert. Auch diese Diskussion ist in ihrem Kern eine soziologische. In ▶ Kap. 5 und ▶ Kap. 6 ging es v. a. um die psychosoziale Versorgung bzw. um Versorgungsforschung. Auch hier kann die Soziologie durch ihre Methodenkenntnisse und auch durch innovative Forschungsdesigns punkten, auch wenn sowohl die quantitative als auch die qualitative Sozialforschung mit ihrem umfangreichen Methodenrepertoire mittlerweile zum wissenschaftlichen Allgemeingut geworden ist. Auch in der traditionellen Epidemiologie sind sozialwissenschaftliche Instrumente von Relevanz.

Wie man sieht, sind die (potenziellen) Anknüpfungspunkte der Soziologie an verschiedene Forschungsbereiche der Sozialpsychiatrie vielfältig. In diesem Kapitel sollen 2 weitere Bereiche sozialpsychiatrischer Forschung thematisiert und beschrieben werden, in der die Soziologie sowohl mit theoretischen als auch empirischen Methoden und Erkenntnissen eine zentrale Rolle spielt:

— die Stigmatisierung von und der Umgang mit psychisch erkrankten Menschen,
— der Beitrag der Soziologie zur Sozialepidemiologie.

Neben ihrem Beitrag zur Versorgungsforschung sind es diese beiden Themen, die in der heutigen Psychiatrie und Sozialpsychiatrie als anschlussfähig gelten, zumal sie in der Regel psychiatrische Erkrankungskonzepte und deren Ontologie, so wie dies in der Diskussion rund um die Antipsychiatrie oder dem „labeling approach" der Fall war, in ihrem Fundament nicht kritisieren bzw. diese in der Regel anerkennen (vgl. auch Groenemeyer 2008).

8.2 Stigmatisierung und Diskriminierung psychisch erkrankter Menschen

Die Soziologie bzw. die Sozialpsychiatrie als soziologische Disziplin analysiert die sozialen Konsequenzen von Zuschreibungsprozessen (z. B. Diagnosen).

Dabei können verschiedene Fragestellungen aufgeworfen werden. Aus der Perspektive der Stigma-Forschung wird oftmals untersucht, welche Auswirkungen Stigmatisierungsprozesse auf den Krankheitsverlauf, auf das Inanspruchnahmeverhalten psychiatrischer Leistungen, auf das soziale Netzwerk etc. haben und wie diese Zuschreibungen bekämpft werden können. Aus einer anderen Perspektive kann die Frage gestellt werden, inwieweit z. B. Diagnosen ein Mittel der sozialen Kontrolle sind. So erlauben Zuschreibungen des Labels „psychisch krank", mit den betroffenen Personen auf bestimmte Weise zu verfahren und sie in bestimmten Fällen auch aus ihrem gewohnten Umfeld zu entfernen. Hier erlangte u. a. der Begriff der Krankheitskarrieren weite Verbreitung. In weiterer Folge sollen einige zentrale Erkenntnisse der Stigmatisierungs- und Diskriminierungsforschung rund um das Thema psychische Erkrankungen dargestellt werden.

8.2.1 Definition und soziale Funktionen

Die Stigmatisierung und Diskriminierung von Menschen mit psychischen Erkrankungen sind schwer zu bekämpfen. „Systematische Formen der Benachteiligung zeigen sich trotz einer auf Inklusion und an Menschen- und Bürgerrechten orientierten Behindertenpolitik, trotz verbesserter und ausgeweiteter Integrationsmaßnahmen und Angebote sowie neuer fachlicher Strategien und erweiterter Spielräume für die Selbstbestimmung Betroffener." (Kardorff 2010, S. 279) Nicht umsonst bezeichnet der Sozialpsychiater Finzen (2013) Stigmatisierung als die „zweite Krankheit" von Menschen mit Beeinträchtigung.

Begriffsdefinitionen

Unter Stigmatisierung versteht man die negative Bewertung und die Zuschreibung negativer Eigenschaften zu einer Person oder einer Gruppe von Personen, z. B. aufgrund äußerer Merkmale, ihrer Herkunft, ihrer sozialen Lage, ihrer sexuellen Orientierung oder psychischer Auffälligkeiten. Als Diskriminierung definieren wir die aus der Stigmatisierung resultierenden sozialen Folgen. Nach Kardorff (2010, S. 279) umfasst Diskriminierung

— benachteiligendes und verletzendes Verhalten gegenüber der betreffenden Gruppe,
— segregierende und exkludierende gesellschaftliche Mechanismen und Verhaltensweisen gegenüber der betreffenden Gruppe,
— die durch die Gruppenzugehörigkeit legitimierte Zuweisung von gesellschaftlichen Positionen in der gesellschaftlichen Hierarchie (und der damit einhergehende gesellschaftliche Status).

Angermeyer (2004; s. auch Angermeyer u. Schulze 2002) unterscheidet zwischen 3 Formen von Stigmatisierung psychisch erkrankter Menschen:
— **individuelle Diskriminierung**: in Face-to-face-Interaktionen, z. B. soziale Distanz zu Menschen mit einer psychiatrischen Diagnose,
— **strukturelle Diskriminierung**: durch soziale Strukturen, Normen und Diskurse, z. B. auch durch gesetzliche Regelungen, Richtlinien,
— **Selbststigmatisierung**: Übernahme des Stigmas und Abwertung durch die Betroffenen selbst.

Der amerikanische Stigma-Forscher Bruce Link weist darauf hin, dass sich ein einmal eingeführtes Stigma durch seine Folgen sozusagen selbst stabilisiert. Dahinter verbirgt sich oftmals der Mechanismus einer „self-fulfilling prophecy". Dies soll mit ◘ Abb. 8.1 verdeutlicht werden.

Soziale Funktionen

Stigmatisierung oder Vorurteile im Allgemeinen erfüllen aber auch soziale/gesellschaftliche Funktionen. Ähnlich wie das Phänomen des Konflikts oder des Streits bei Coser (2009/1956) können auch Stigmatisierung, Diskriminierung oder Vorurteile im Allgemeinen funktional analysiert werden, indem man betrachtet, ob und welche anderen Personengruppen stabilisierende Vorteile davon haben bzw. ob bestehende übergeordnete gesellschaftliche Strukturen in ihrem Bestehen gestützt werden.

Hier ist anzumerken, dass sich eine konflikttheoretische und eine funktionalistische Perspektive in der Beschreibung der Gesellschaft nicht zwingend gegenseitig ausschließen. Dies ist aber nur dann der Fall, wenn – so die Ansicht der Autoren – die funktionalistische Position von bestimmten Annahmen wie jener der Gesellschaft als funktionale Einheit oder der Universalität funktionaler Mechanismen abrückt. In diesem Fall könnte das funktionale Begriffsinventar als Analyseinstrument verwendet werden, das es erlaubt, gesellschaftliche Abhängigkeiten und Interdependenzen in ihren stabilisierenden Wirkungen zu betrachten, ohne Konflikte, Widersprüche und Dysfunktionen zu verneinen. Eine solche Position ist v. a. bei Robert K. Merton (1995) und seiner funktionalen Analyse bzw. in seinem empirischen Funktionalismus zu finden.

◘ **Abb. 8.1** Stigmatisierungszirkel. (Mod. nach Rüesch 2005, S. 197, mit freundl. Genehmigung des Kohlhammer-Verlags)

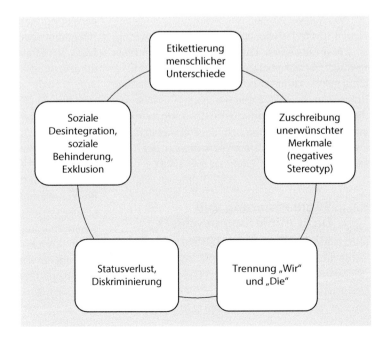

Etikettierung menschlicher Unterschiede

Zuschreibung unerwünschter Merkmale (negatives Stereotyp)

Trennung „Wir" und „Die"

Statusverlust, Diskriminierung

Soziale Desintegration, soziale Behinderung, Exklusion

Der Soziologe Hoheimer (1975) spricht von folgenden potenziellen sozialen und gesellschaftlichen Funktionen der Stigmatisierung.

Funktionen auf der **individuellen Ebene** (Interaktionsebene, Mikroebene) sind:

- Stigmata strukturieren Situationen/Interaktionen, bauen Erwartungen auf, verringern Unsicherheiten (Erwartungssicherheit).
- Stigma dient der Abgrenzung: Man vergewissert sich durch die Zuschreibung eines Stigmas der eigenen Normalität und Identität.
- Stigma kann zur Absicherung eigener Vorteile genutzt werden.

Funktionen auf **institutioneller/gesellschaftlicher Ebene** (Meso- und Makroebene) sind:

- Stigmata regeln die Interaktion von Majoritäten und Minoritäten.
- Stigmata beeinflussen den Zugang zu Ressourcen, gesellschaftlichen Positionen und Berufschancen (Unterscheidung: absichtliche vs. unabsichtliche Stigmatisierung).
- Stigmata dienen der Durchsetzung und Betonung von gesellschaftlichen Normalitätsvorstellungen. Stigmatisierte dienen als Negativbeispiele der Normkonformität.
- Stigmata dienen der Definition von Sündenböcken, auf denen Schuld und Frust abgeladen werden können. Dadurch werden oftmals die wirklichen gesellschaftlichen Missstände verschleiert (Verschleierungsfunktion, Sündenbockfunktion).
- Stigmata können als Machtinstrumente zur Unterdrückung von Minderheiten dienen.

Eine funktionale Analyse von Stigmatisierung erfordert auch eine Betrachtung der Rolle professioneller Organisationen und deren Mitarbeiter. Im Falle des sozialpsychiatrischen Arbeitsfeldes betrifft dies mehrere Berufsgruppen: Psychiater, Psychologen, Sozialarbeiter etc. Im Stigmatisierungszirkel übernehmen diese Personengruppen die wohl mehr ungewollte/unintendierte Funktion der Zuschreibungsspezialisten (Lofland). Sie markieren – z. B. durch die Diagnose oder durch die Betreuung und Zuwendung – Menschen mit psychischen Beeinträchtigungen.

Hier ist anzumerken, dass v. a. sozialpsychiatrische Organisationen sehr oft darum bemüht sind, die gesellschaftliche Teilhabe (Inklusion) von Menschen mit Beeinträchtigung zu befördern, für emanzipatorische Konzepte und Bewegungen einzutreten und diese zu unterstützen (Empowerment), ihre eigenen Strukturen zu demokratisieren, z. B. durch Mitarbeit und Mitsprache in der Organisation (▶ Abschn. 3.3 und ▶ Abschn. 9.2.3).

Vorstellungen von Normalität, Krankheit und Behinderung werden dadurch laufend reproduziert. Hoheimer (1975) schreibt hierzu:

» Die infrage kommenden Organisationen haben weithin die Funktion übernommen, Abweichungen zu definieren, Deviante anhand ihrer Definition zu identifizieren, sie zu betreuen, zu verwalten und zu kontrollieren. (Hoheimer 1975)

Des Weiteren ist zu beachten, dass die Betreuung durch die Psychiatrie oder sozialpsychiatrische Einrichtungen auch einen Schutzraum für die Betroffenen zur Verfügung stellt, der sie von alltäglichen Verpflichtungen entlastet (vgl. Parsons 1972/1958; Kardorff 2010, S. 281). Mit der Zuschreibung einer psychischen Erkrankung geht in der Regel ein (moralischer) Freispruch gegenüber dem Verhalten des oder der Betroffenen einher (vgl. ebd., S. 281). Dadurch kann die soziale Ordnung, die Menschen mit Beeinträchtigung stören, relativ schnell wieder hergestellt werden. Gleichzeitig werden dadurch aber eben die Stigmatisierung und oftmals Abstiegskarrieren eingeleitet (vgl. ebd.).

„Ableism" und „Disablism"

Stigmatisierung und Diskriminierung von Menschen mit psychischen Beeinträchtigungen gehören nicht der Vergangenheit an. Die Theorie des sog „Ableism" aus den Disability Studies geht – nach wie vor – davon aus, dass Menschen generell auf der Grundlage von Fähigkeiten beurteilt und bewertet werden. Demzufolge werden Menschen mit Defiziten oder fehlenden Fähigkeiten abgewertet. Dadurch entsteht Diskriminierung, da beispielsweise Menschen mit psychischen Beeinträchtigungen a priori weniger zugetraut wird und sie dadurch geringere Chancen auf dem Arbeitsmarkt aufweisen.

Ein zentraler Unterschied zwischen „Ableism" und dem Konzept der Behindertenfeindlichkeit besteht darin, dass Ersteres in der Regel die Definition von Behinderung infrage stellt, und zwar indem es darauf verweist, dass bereits die Definition und Bewertung, was als Fähigkeit bzw. Unvermögen gilt und nützlich bzw. nicht nützlich ist, einem gesellschaftlichen Konstruktionsprozess unterliegt und dementsprechend auch negiert werden könnte. „Ableism" geht in vielen Fällen mit „Handicapism" einher. Letzteres bezeichnet Verhaltensweisen von „chronisch normalen Personen" oder gesellschaftlichen Institutionen bzw. gesellschaftlich institutionalisierte Prozesse, die Menschen mit Beeinträchtigung diskriminieren bzw. Diskriminierung verstärken. Darunter fallen etwa die Infantilisierung, das Ignorieren oder auch die moralische Überhöhung von Menschen mit Beeinträchtigung. Auch diese Phänomene sollten in einem historischen und gesellschaftlichen Kontext betrachtet werden (vgl. Maskos 2010).

8.2.2 Theoretische und empirische Erkenntnisse

Psychische Erkrankungen haben soziale/psychosoziale Folgen. Einige Autoren schreiben die negativen Konsequenzen, beispielsweise Arbeitslosigkeit, Armut, Konflikte etc., zum Teil der Erkrankung selbst zu, zum Teil aber auch sozialen bzw. gesellschaftlichen Umständen, Strukturen und Prozessen (z. B. dem Ausmaß der zur Verfügung gestellten Unterstützungsleistungen) (s. Bottlender u. Möller 2005, S. 7). Die Frage der kausalen Zuschreibung ist natürlich von verschiedenen Parametern abhängig und v. a. davon, was man als Konstante betrachtet – das Individuum oder die Gesellschaft. So kann man im Fall von Arbeitslosigkeit einerseits den Betroffenen dafür verantwortlich machen. Andererseits könnte man die Ursache in gesellschaftlichen Bedingungen suchen, z. B. in den schlechten Arbeitsmarktbedingungen. Die Form der Kausalattribution sozialer Konsequenzen von Krankheit ist daher ein komplexes (und auch philosophisches) Thema. Die Positionierung in dieser Frage hängt u. a. vom zugrunde gelegten Krankheitsbegriff (▶ Abschn. 3.1.1) und der damit zusammenhängenden Frage ab, ob man das Problem der Behinderung im Individuum oder im Gesellschaftlichen/Sozialen verortet. Unabhängig von dieser sehr grundlegenden Problematik, die an dieser Stelle nicht geklärt werden kann, steht jedoch außer Frage, dass psychische Erkrankungen heute in unserer Gesellschaft mit sozialen Konsequenzen, mit Stigmatisierung und Diskriminierung verbunden sind.

Stigmatisierung, Diskriminierung und Identität

Stigmatisierung und Diskriminierung wirken sich auf die Identität der betroffenen Personen aus. So schreibt etwa von Kardorff (2010): „Stigmatisierte müssen sich beständig mit der Diskrepanz zwischen der ihnen zugeschriebenen sozialen Identität (virtuale Identität) und den Wirkungen ihres Verhaltens (aktuale Identität) auseinandersetzen." (Ebd., S. 284) Durch das ständige negative Label wird die Identität der Betroffenen beschädigt (beschädigte Identität nach Goffman 1975/1963; für eine Kritik an diesem Begriff s. von Kardorff 2010, S. 285). Um sich das Recht auf Identität wieder anzueignen, werden von Betroffenen verschiedene Strategien entwickelt. Diese reichen von individuellen Versuchen, Erkrankungen zu verstecken, bis zu kollektiven identitätspolitischen Maßnahmen. Letztere sind beispielsweise in emanzipatorischen Bewegungen, wie z. B. den Disability Studies, zu finden, die den Begriff der Behinderung dekonstruieren (versuchen) (▶ Abschn. 3.1.1). Stigmatisierungserfahrungen durch Ablehnung, abweichendes Verhalten, Absagen bei Bewerbungen etc. führen über kurz oder lang zu einem verminderten Selbstwertgefühl (vgl. Link et al. 2001; Angermeyer 2004; Kardorff 2010, S. 286). Am Ende steht oftmals die Selbststigmatisierung, wenn die (negativen) Bewertungen von den Betroffenen internalisiert und übernommen werden.

Individuelle und strukturelle Diskriminierung

An dieser Stelle soll das Ausmaß der Diskriminierung auf individueller als auch struktureller Ebene betrachtet werden.

Zunächst zur individuellen Diskriminierung auf der Ebene von Meinungen und Einstellungen, die in der Bevölkerung vorherrschen: Eine repräsentative

Bevölkerungsumfrage (Angermeyer et al. 2013) in den westlichen (alten) Bundesländern Deutschlands im Jahr 2011 erfragte u. a. die emotionale Reaktion und die soziale Distanz gegenüber Menschen mit psychischen Erkrankungen (Schizophrenie, Depression, Alkoholabhängigkeit). Die Ergebnisse wurden außerdem mit einer Bevölkerungsbefragung aus dem Jahr 1990 verglichen. Was die emotionale Reaktion betrifft, sind die Ergebnisse etwas inkonsistent. So tendieren die Befragten dazu, gegenüber Menschen mit Schizophrenie 2011 mit mehr Angst und Unbehagen zu reagieren als im Jahr 1990. Gegenüber Personen mit dieser Erkrankung ist auch das Bedürfnis nach sozialer Distanz seit damals gestiegen. Gegenüber Menschen mit Depression nahm das Gefühl des Unbehagens hingegen leicht ab, jenes der Sympathie leicht zu. Die befragten Personen haben gegenüber Menschen mit Depression heute eher das Gefühl, ihnen helfen zu wollen bzw. Mitleid zu empfinden, als noch vor 20 Jahren. Alkoholabhängigen wird heute hingegen mehr Ärger entgegengebracht. Im Falle der Krankheiten Depression und Schizophrenie kann kein eindeutiger Trend in Bezug auf die soziale Distanz festgestellt werden. Auch wenn in Teilen ein leicht positiver Trend festgestellt werden kann, muss betont werden, dass in Summe Menschen mit psychischen Erkrankungen nach wie vor ein großes Maß an Ablehnung entgegengebracht wird. So würden – um ein Beispiel zu nennen – nach wie vor 58% der Befragten Menschen mit Schizophrenie, 35% der Bevölkerung depressiven Personen und 61% der interviewten Menschen Alkoholabhängigen kein Zimmer vermieten. (Dies stimmt auch mit dem Ergebnis eines Übersichtsartikels von Schomerus et al. [2010] überein, der zum Ergebnis kommt, dass Alkoholabhängige stärker als Menschen mit Depression oder Schizophrenie abgelehnt werden.)

Konkrete Diskriminierungen sind im Einzelfall oftmals schwer nachzuweisen, zumal z. B. bei Diskriminierung in der Arbeitswelt Sanktionen drohen. Des Weiteren ist zu berücksichtigen, dass Menschen mit psychischen Beeinträchtigungen auch zu jenen Personengruppen zählen, die z. B. bei erschwerten Bedingungen am Arbeitsmarkt am meisten gefährdet sind, in prekäre Lebensverhältnisse abzurutschen (▶ Abschn. 8.3.2), auch wenn sie nicht diskriminiert werden.

Diese Einschätzung setzt natürlich voraus, dass man Ungleichheiten bzw. Ungleichbehandlungen, z. B. aufgrund von Eignung oder Leistung akzeptiert. Dies ist kein Allgemeinplatz. Hier treffen verschiedene Gerechtigkeitstheorien durchaus unterschiedliche Annahmen. Manche Theorien wollen soziale Ungleichheit gar nicht oder nur in geringem Ausmaß zulassen (für letztere Annahme s. beispielsweise das Differenzprinzip bei Rawls; u. a. 2001).

Ein Indiz für die systematische Diskriminierung von Menschen mit psychischen Erkrankungen geben jedoch statistische Zahlen. So schreibt etwa von Kardorff (2010), dass Menschen mit einer psychischen Erkrankung im Vergleich zur Normalbevölkerung

„– häufig niedrigere Arbeitseinkommen haben;
– ein doppelt so hohes Risiko aufweisen, den Arbeitsplatz zu verlieren;
– eine fast doppelt so hohe Erwerbslosigkeit aufweisen;
– ein dreimal so hohes Risiko haben, verschuldet zu sein;
– häufiger Mietrückstände haben;
– sich eher in prekären sozialen Lagen befinden oder an der Armutsgrenze leben;
– eine erhebliche Anzahl von Obdachlosigkeit betroffen ist" (ebd., S. 289).

Die angeführten Beispiele lassen vermuten, dass Menschen mit psychischen Beeinträchtigungen einer systematischen Benachteiligung ausgesetzt sind, d. h. dass die Diskriminierung sozusagen zur strukturellen Normalität unserer Gesellschaft gehört. Es gibt jedoch auch manifeste Formen der strukturellen Diskriminierung, also Formen der Benachteiligung, die z. B. in behördlichen Vollzugsbestimmungen, in Gesetzen und in der daraus abgeleiteten Praxis nachzuvollziehen sind. Gutiérrez-Lobos (2002) nennt für Österreich u. a. folgende Beispiele:

- Der Zugang zu einer Psychotherapie auf Krankenschein ist relativ schwer (hohe Selbstbehalte im Vergleich zu einer Behandlung für somatische Erkrankungen).
- Private Versicherungen gewähren im Falle psychischer Erkrankungen einen deutlich geringeren Umfang an Leistungen.
- Im Zivilrecht ist geregelt, dass eine psychische Störung oder die Anlage zu dieser (zum Zeitpunkt der Eheschließung) einen Ehepartner dazu berechtigt, die Ehe für nichtig zu erklären.

Auch die Medien tragen ihren Teil zur Stigmatisierung bei. Medien, v. a. Nachrichten, legen ihren Fokus in der Regel auf Negativmeldungen (z. B. geistig abnorme Rechtsbrecher). Auch in Filmen dominieren Negativdarstellungen. Besonders betroffen ist das Krankheitsbild Schizophrenie (vgl. Baumann et al. 2003). Die Bewertung psychisch erkrankter Menschen in Medien kann auch subtil verlaufen. Eine Studie von Hoffmann-Richter et al. (2003) führte etwa eine Volltextanalyse aller Ausgaben der *FAZ* (*Frankfurter Allgemeine Zeitung*) aus dem Jahr 1995 durch. Der Begriff Schizophrenie wurde in 83 Beiträgen gebraucht. In 58% der Fälle wurde dieser Ausdruck in metaphorisch abwertender Weise – im Sinne von unsinnig, absurd, unheimlich, potenziell gefährlich – verwendet. Eine Analyse des Diskurses über Depression und von Erfahrungsberichten Betroffener von Baer et al. (2016) zeigt u. a., dass die mediale Darstellung von an Depression erkrankten Personen dem Gegenteil der gesetzten Norm eines agilen, gesunden und dynamischen Menschen entspricht. Gleichzeitig wird durch die Medien – so die Autoren – „die neoliberale Norm eines glücklichen Individuums verbreitet, das sich durch seine energetische, motivierte, soziale und starke Persönlichkeit auszeichnet" (ebd., S. e3), die sich eigenverantwortlich um die Belange ihres Lebens kümmert. Im Lichte der medialen Darstellung Betroffener und der genannten Normen werden die Stigmatisierung und Abwertung von Menschen mit Beeinträchtigung mit hoher Wahrscheinlichkeit gefördert.

Andere Studien zeigen sogar, dass selbst professionelles Personal nicht vor Stigmatisierung gefeit ist (vgl. Krumm u. Becker 2005, S. 188ff.). Auch Betroffene selbst sind nicht ohne Vorurteile gegenüber Menschen mit psychischen Beeinträchtigungen. Eine Studie von De Col et al. (2002) zeigt etwa, dass an Schizophrenie erkrankte Menschen ebenfalls soziale Distanz gegenüber psychisch erkrankten Personen zeigen. Stigmatisierung springt sozusagen auch auf andere Personengruppen über. Auch Angehörige von psychisch erkrankten Menschen haben mit Stigmatisierung zu kämpfen (vgl. von Kardorff 2010, S. 286f.). Finzen spricht deshalb in Bezug auf die Stigmatisierung von Angehörigen von einer „dritten Krankheit".

Persistenz und Intensität

Trotz vieler Versuche, die Stigmatisierung psychisch erkrankter Personen zu bekämpfen, zeigt sich dieses Phänomen – auch bei hohem Wissensstand – als sehr veränderungsresistent (vgl. Krumm u. Becker 2005, S. 195f.). Woher rührt die Beständigkeit des Stigmas? Zum einen ist zu beachten, dass in einer Gesellschaft, in der das Leistungsprinzip gilt, weniger leistungsfähige Personen eher stigmatisiert und abgewertet werden (vgl. nächster Abschnitt). Zum anderen erwächst – laut von Kardorff (2010) – Stigmatisierung und Diskriminierung „aus dem Spannungsverhältnis zwischen dem individuellen krankheitsbedingten Verhalten und den gesellschaftlich vorgeformten Reaktionen darauf" (ebd., S. 288). Oftmals führt das Verhalten von Menschen mit psychischen Erkrankungen zu Irritationen, z. B. durch verlangsamte Reaktion, Impulsivität, Stimmungsschwankungen, kognitive Defizite etc. Dies führt zu negativen Bewertungen, Stigmatisierung und Diskriminierung. Die Betroffenen ziehen sich daher immer mehr zurück, verlieren ihr soziales Netzwerk und werden selbst gegenüber anderen misstrauisch und vorsichtig. Dies befördert wiederum eine negative Haltung anderer Menschen und deren Vorbehalte gegenüber Menschen mit psychischen Beeinträchtigungen. Der Prozess der Stigmatisierung folgt somit in vielen Fällen dem Muster einer Negativspirale.

Ähnlich verhält es sich mit der Lebensqualität von Betroffenen: Die Diskriminierung der Betroffenen hemmt und verhindert einerseits die soziale Integration/Inklusion. Die damit in Zusammenhang stehende Ausbildung eines negativen Selbstbildes (Selbststigmatisierung aufgrund der erwarteten negativen Reaktionen der anderen) befördert wiederum den sozialen Rückzug und verhindert die aktive Teilhabe an der Gesellschaft (vgl. Rüesch 2005, S. 204). Mit geringerer sozialer Teilhabe sinkt auch die Lebensqualität der Betroffenen. Des Weiteren ist zu berücksichtigen, dass stigmatisierte Menschen oftmals keine oder auch verspätet professionelle Hilfe in Anspruch nehmen (vgl. Rüsch et al. 2005, S. 226). Auch aus gesundheitlicher Perspektive ist eine Negativspirale nicht auszuschließen. Diese wird zumeist erst dann durchbrochen, wenn der Leidensdruck aufgrund der Erkrankung zu groß wird.

Es ist zu beachten, dass die Intensität der Stigmatisierung je nach Erkrankung variiert (s. auch die bereits zitierte Studie von Angermeyer et al. 2013). Tatsächlich konnte dies in einigen Studien nachgewiesen werden. Krumm und Becker (2005) schreiben daher zusammenfassend:

» Das größte Maß an sozialer Ablehnung galt Menschen mit einer Alkoholabhängigkeit, gefolgt von der Gruppe der Schizophrenie-Erkrankten. Das mit Abstand höchste Maß an sozialer Akzeptanz fand sich für Menschen, die unter depressiven oder Panikstörungen mit Agoraphobie litten [...]. (Krumm u. Becker 2005, S. 186)

Es zeigt sich, dass Erkrankungen, deren Ursachen eher psychosozialen Umständen zugeschrieben werden (z. B. Depression), in der Bevölkerung eher auf positive, Empathie-bezogene Emotionen stoßen. Störungen, die eher biologisch oder genetisch verursacht sind (z. B. Schizophrenie), werden tendenziell mit negativen Emotionen (z. B. Ärger) verknüpft. Das Krankheitsbild der Schizophrenie wird v. a. mit den Eigenschaften gefährlich, berechnend verknüpft (vgl. ebd.; für eine aktuelle Bestätigung dieser These s. Munich et al. 2015). Ähnliche Zuschreibungen gelten für Alkoholismus und Drogenabhängigkeit. Ein weiteres Kriterium, das bei der Beurteilung einer Erkrankung eine Rolle spielt bzw. spielen könnte, ist das Ausmaß der Heilbarkeit. Depressionen etwa werden – im Gegensatz zur Schizophrenie – in der Regel als mild und heilbar betrachtet (vgl. Krumm u. Becker 2005, S. 186f.).

Gesellschaftliche/soziale Bedingungen

Es ist anzunehmen, dass in Gesellschaften, in der die Leistungsorientierung sehr ausgeprägt ist, auch „Ableism" oder Stigmatisierung im Allgemeinen verstärkt auftritt (sofern dem nichts anderes entgegengestellt wird). Denn werden Fähigkeiten und die damit zusammenhängenden Leistungen und Leistungsmöglichkeiten in einer Gesellschaft in hohem Ausmaß positiv bewertet, werden – so die Vermutung – auch Menschen, die bestimmte Leistungen

nicht oder nicht in vollem Umfang erbringen können, stärker abgewertet. Hoheimer (1975) schreibt hierzu:

» Es ist anzunehmen, daß Stigmatisierungen besonders häufig und ausgeprägt in Gesellschaften auftreten, die entweder auf den Prinzipien der individuellen Leistung und Konkurrenz beruhen oder in denen starke Spannungen zwischen gesellschaftlichen Gruppen bestehen. Beide Merkmale treffen mehr oder weniger auf alle Industriegesellschaften zu. (Ebd.)

Mansel und Endrikat (2007) sowie Heitmeyer und Endrikat (2008) vertreten die These, dass es v. a. die Übertragung des wirtschaftlichen Denkens in den Bereich des Privaten ist, die Prozesse der Abwertung und der Stigmatisierung befördert. Mansel und Endrikat (2007, S. 165f.) stellen folgende Entwicklungen fest:

- **Regulationskrise**: Werte und Mechanismen zur Konfliktbeilegung erodieren.
- **Kohäsionskrise**: Die soziale Einbindung der Einzelnen wird zunehmend geschwächt (fehlende soziale Unterstützung).
- **Strukturkrise**: Rahmenbedingungen der Lebensgestaltung und -führung erodieren, z. B. Erosion der Normalerwerbsbiografie, Verknappung von (attraktiven) Arbeits- und Ausbildungsplätzen.

Diese 3 Entwicklungen führen dazu, dass lebensweltliche Aspekte (z. B. solidarischer Zusammenhalt) in den Hintergrund und Konkurrenz und Leistungsdenken auch im Privaten in den Vordergrund rücken (vgl. ebd., S. 166).

Das Kriterium der Leistung wird immer mehr auf das Privatleben, auf den Bereich der Lebenswelt übertragen. Große Bekanntheit erfuhr diese Annahme u. a. durch die These der Kolonialisierung der Lebenswelt von Habermas (1981). Eine Ökonomisierung des Sozialen ist grundsätzlich in vielen gesellschaftlichen Bereichen zu erkennen. Auch im Bereich sozialstaatlicher Leistungen wird über eine zunehmende Ökonomisierung geklagt. Diese Entwicklung trifft zunehmend auch die psychiatrische, sozialpsychiatrische/psychosoziale und sozialarbeiterische Versorgung (vgl. z. B. Seithe 2010; Buestrich et al. 2008; ▶ Abschn. 9.2.2).

Das wird auch daran ersichtlich, dass das gesamte Leben und auch das Ich vermehrt als Projekt und als unternehmerisches Selbst betrachtet werden (vgl. z. B. Bröckling 2013; Gross et al. 2010; vgl. auch ▶ Abschn. 8.3.1). Menschen sind unter diesen Bedingungen dann auch bereit, für einen Arbeitsplatz und für Erfolg im Allgemeinen mehr Opfer zu bringen (Bereitschaft zu Flexibilität, Mobilität, Opfern von Freizeit und Privatleben) (vgl. z. B. Sennett 2007/1998). Gleichzeitig werden bei entsprechenden Rahmenbedingungen – z. B. einer rechtspopulistischen Politik, die Arbeitslosigkeit zunehmend durch individuelle Faktoren wie Unwilligkeit, individuelles Versagen etc. erklärt (vgl. z. B. Stelzer-Orthofer 2011; Atzmüller 2011), oder einer selbst ernannten politischen und intellektuellen „Elite", die für marginalisierte Menschen nur einen „Jargon der Verachtung" (von Lucke 2010) übrig hat – Arbeitslose oder Menschen mit sog. Vermittlungshemmnissen (z. B. Menschen mit Behinderung) abgewertet.

> » Im Unterschied zu den wirtschaftlich Erfolgreichen laufen diejenigen, die nicht zur Produktivität der Gesellschaft beitragen, Gefahr, in einer auf Leistung und Konkurrenz ausgerichteten Gesellschaft als Störfaktor verstanden zu werden. (Mansel u. Endrikat 2007, S. 167)

Daten aus dem bekannten Survey zur Erforschung der „Gruppenbezogenen Menschenfeindlichkeit" (GMF) um den Soziologen Heitmeyer haben gezeigt, dass auf individueller Ebene u. a. die Variablen/Konstrukte ökonomische Orientierung, Aufstiegsorientierung, bindungslose Flexibilität mit der Abwertung behinderter Menschen (vermutlich v. a. geistig behinderter Menschen) signifikant in Zusammenhang stehen (jedoch nicht so stark wie bei der Abwertung von Langzeitarbeitslosen und Migranten). Insgesamt können im Rahmen eines multivariaten Verfahrens durch diese Variablen 14,6% der Varianz in der Abwertung von Menschen mit Behinderung erklärt werden, wobei der Aspekt der ökonomischen Orientierung die größte Erklärungskraft hat (vgl. Mansel u. Endrikat 2007, S. 180ff.; Heitmeyer u. Endrikat 2008, S. 70).

In dieser Studie zeigt sich, dass Menschen mit geringerem sozioökonomischem Status eher dazu geneigt sind, Kriterien des wirtschaftlichen Nutzens auf die Bewertung von Menschen personalisierend anzuwenden und benachteiligte Gruppen abzuwerten (vgl. Mansel u. Endrikat 2007, S. 170f., S. 178f.). In einer Studie von Gross et al. (2010), die 2 Jahre später veröffentlicht wurde und auf Daten desselben Panels beruht, zeigt sich, dass sich dieser Zusammenhang nahezu umgekehrt hat. „Während die Abwertung von Langzeitarbeitslosen vor zwei Jahren noch am stärksten in der unteren Soziallage ausgeprägt war, so ergeben sich gegenwärtig nah dem Äquivalenzeinkommen keine signifikanten Unterschiede mehr. In der Tendenz werten gar die Menschen mit hohem Einkommen diese Gruppe am stärksten ab." (Ebd., S. 146) Die Autoren führen dies auf „die Krise und politisch initiierte Debatten zu Langzeitarbeitslosen in der Bevölkerung" (ebd.) zurück. In dieser neueren Studie wurde wiederum gezeigt, dass ein Zusammenhang zwischen der Ökonomisierung des Sozialen und des Selbst („unternehmerisches Selbst") und der Abwertung behinderter Menschen besteht (vgl. ebd., S. 148).

Wie dargelegt wurde, werden Menschen mit Behinderung über die Dimension der Leistung und Nützlichkeit abgewertet.

Es sind auch andere Abwertungsmechanismen bekannt und von Bedeutung. So werden Migranten in der Regel über die Dimension der Kultur und ihre angebliche Rückständigkeit und homosexuelle Personen über die Dimension der Natürlichkeit und ihre angebliche Unnatürlichkeit abgewertet (vgl. Heitmeyer 2008).

Heitmeyer (2008) bringt dies mit dem Begriff der Rechtfertigungsideologie in Zusammenhang, da mit der Abwertung anderer Personengruppen die eigene Position abgesichert und die Diskriminierung anderer legitimiert werden soll. Des Weiteren dient die Abwertung marginalisierter Gruppen oftmals auch der Verschleierung anderer gesellschaftlicher Zusammenhänge und Ungerechtigkeiten (Verschleierungsideologie, Sündenbockfunktion; vgl. auch ▶ Abschn. 8.2.1). So schreibt etwa der Soziologe und Elitenforscher Hartmann (2010):

> » Der heftige Angriff auf Hartz-IV-Empfänger und Migranten dient deshalb vor allem einem Zweck: Der Blick des durchschnittlichen Bundesbürgers soll sich vorrangig nach unten richten, wenn es um die Kostenverteilung geht – und nicht nach oben. Nicht die

Gewinner der letzten Jahrzehnte sollen ins Visier der Kritik geraten, sondern die Verlierer. Der Begriff der „Leistungsträger" ist dafür geradezu ideal, denn als Leistungsträger fühlt sich – zu Recht – auch die Masse der Durchschnittsverdiener. (Ebd., S. 269)

8.2.3 Bewältigung und Bekämpfung

Aufgrund der ständigen Gefahr, in konkreten Situationen stigmatisiert zu werden, sind Interaktionen für Betroffene oftmals mit dem Gefühl von Unsicherheit verbunden. Das heißt, die stigmatisierte Person muss mit den Unsicherheiten und/oder ablehnenden Reaktionen der Interaktionspartner in irgendeiner Form umgehen. Dadurch wird der Betroffene daran erinnert, dass er nicht normal ist. Dies wirkt sich in vielen Fällen wiederum negativ auf den Selbstwert der erkrankten Person aus. Aus diesen Gründen entwickeln stigmatisierte Menschen oftmals bestimmte Strategien, Verhaltensmuster oder psychische Reaktionen (Stigmamanagement), wie z. B.:

- **Akzeptanz**: Das Akzeptieren des Stigmas führt häufig zu Selbststigmatisierung und geringem Selbstwert,
- **Rückzug**: Rückzug in das Private, kann bis zur Isolation führen,
- **Vermeidung**: Krankheit verheimlichen, täuschendes Verhalten, sich nur mit Menschen umgeben, die verständnisvoll sind (the „own" or the „wise"),
- **Thematisierung**: offenes Ansprechen von und Kritik an Vorurteilen und Diskriminierung,
- **Aufklärung**: Menschen in der Umgebung über Erkrankung informieren.

Natürlich kann der Kampf gegen Stigmatisierung auch kollektiv und systematisch organisiert werden. Betroffene werden v. a. dann selbst aktiv, wenn sie

- sich mit der Gruppe der Betroffenen identifizieren und
- die Stigmatisierung und Diskriminierung als illegitim empfinden (vgl. Rüsch et al. 2005, S. 234).

Zur Bekämpfung von Stigmatisierung und Diskriminierung kann grundsätzlich auf verschiedenen Ebenen angesetzt werden:

- auf **individueller Ebene** (Mikroebene), z. B. durch Aufklärungsarbeit oder durch Vermittlung von Bewältigungsstrategien für Betroffene,
- auf **institutioneller Ebene** (Mesoebene), z. B. durch veränderte institutionelle Settings (z. B. institutionelle Normen),
- auf **struktureller/diskursiver Ebene** (Makroebene), z. B. durch die Veränderung des gesellschaftlichen Diskurses (z. B. in den Medien), die Veränderungen von gesamtgesellschaftlichen Werthaltungen (z. B. das Leistungsprinzip) oder von rechtlichen Grundlagen.

Wie ☐ Tab. 8.1 zeigt, können auf diesen 3 Ebenen unterschiedliche Formen der Stigmabekämpfung Anwendung finden. Nach Rüsch et al. (2005, S. 228ff.) kann bei den Maßnahmen zwischen Edukation, Protest und Kontakt unterschieden werden.

Durch die Vermittlung von Wissen über psychische Erkrankungen und die Veränderung der Haltung gegenüber der Krankheit und den Betroffenen, z. B. durch Anti-Stigma-Kampagnen, erhofft man sich, der Stigmatisierung und Diskriminierung entgegenzuwirken. Ein internationaler Review von Dumesnil und Verger (2009) zu öffentlichen Kampagnen zur Verbreitung von Wissen und zur Verringerung der Stigmatisierung von depressiven und suizidalen Personen kam zu dem Ergebnis, dass Maßnahmen dieser Form zu moderaten Verbesserungen in Bezug auf das Wissen über und die Einstellungen gegenüber diesen Erkrankungen führen können. Es kann durch die vorliegenden Studien nicht klar gezeigt werden, dass durch solche Kampagnen das Inanspruchnahmeverhalten von Leistungen durch die Betroffenen verbessert oder das suizidale Verhalten verringert werden kann. Über die Nachhaltigkeit dieser Kampagnen kann auch kaum etwas gesagt werden. Grundsätzlich ist davon auszugehen, dass bei Anti-Stigma-Kampagnen, die lediglich auf Öffentlichkeitsarbeit setzen und nur eine kurze Zeit andauern, nur mit einer beschränkten Nachhaltigkeit der Ergebnisse zu rechnen ist.

⊡ Tab. 8.1 Formen der Stigmabekämpfung

	Individuelle Ebene (Mikro)	Institutionelle Ebene (Meso)	Strukturelle/diskursive Ebene (Makro)
Edukation	– Aufklärung von Freunden und Verwandten	– Schulungen für professionelle Unterstützer	– Öffentliche Aufklärung (Anti-Stigma-Kampagnen) – Schulungen für Medienmitarbeiter und Multiplikatoren
Kontakt	– Kontakt mit (fremden) Menschen, um Vorurteile abzubauen	– Institutioneller Austausch auf Augenhöhe mit Klienten – Diskussionsräume („Psychose-Seminare")	– Öffentliche Veranstaltungen, um Kontakt zu ermöglichen (z. B. in Schulen) – Quoten bei der Anstellung von Betroffenen in öffentlichen Institutionen
Protest	– Kritik im Freundes- und Bekanntenkreis – Rechtliche Schritte bei individueller Diskriminierung	– Beschwerden bei Institutionsleitung – Rechtliche Schritte bei Diskriminierung – Wahl von Interessenvertretern	– Gründung von Organisationen, die Interessen öffentlich vertreten – Öffentliche Protestaktionen

Eine österreichische Kampagne zur Entstigmatisierung von Schizophrenie (Titel: „Schizophrenie hat viele Gesichter"), die in den Jahren 2000–2002 in Österreich stattgefunden hat, konnte beispielsweise die Einstellungen der Bevölkerung und die soziale Distanz gegenüber erkrankten Personen nicht nachhaltig verändern. Fünf Jahre nach der Beendigung dieser Kampagne hat sich in diesem Raum z. B. die soziale Distanz gegenüber an Schizophrenie erkrankten Personen erhöht (vgl. Grausgruber et al. 2009).

Dies liegt u. a. auch daran, dass man stets damit rechnen muss, dass zwischenzeitliche Ereignisse die Intention und die erhofften Effekte einer Kampagne (wieder) zunichtemachen können. So ergab etwa eine Analyse ausgewählter Printmedien von Heydendorff und Dreßing (2016) nach der Germanwings-Katastrophe – ein Flugzeugabsturz im März 2015, für die ein psychisch erkrankter Kopilot verantwortlich gemacht worden war –, dass die Berichterstattung in rund 64% der Texte riskant, z. B. im Sinne von Mutmaßungen über den Zusammenhang zwischen dem Absturz und der psychischen Erkrankung, war. In fast einem Drittel der Artikel und Berichte kam mindestens eine explizite Stigmatisierung vor. Es erscheint nachvollziehbar, dass angesichts solcher

Berichterstattung Bemühungen zur Entstigmatisierung psychisch erkrankter Menschen in vielen Fällen vergebens sind.

Zielgruppenorientierte und intensivere Edukationsprogramme, wie z. B. Workshops oder Bildungsveranstaltungen im Allgemeinen, in denen Wissen und Werthaltungen zum Thema psychische Erkrankungen vermittelt werden, wurden in einigen Fällen auch evaluiert. Im Rahmen einer Studie von Conrad et al. (2010) wurde das eintägige Schulprojekt „Verrückt? Na und?" untersucht. Das Programm hat zum Ziel, Schüler u. a. für psychische Gesundheit zu sensibilisieren, Verständnis und Toleranz zu fördern und Menschen mit psychischen Erkrankungen kennenzulernen (Strategie „Kontakt"). Die Ergebnisse zeigten auf, dass sich zumindest kurzfristig die soziale Distanz der Schüler gegenüber psychisch erkrankten Menschen verringerte. Nach 3 Monaten verschwand dieser Effekt jedoch wieder. Ein internationaler Review von Holzinger et al. (2008), der zielgruppenorientierte Programme sowohl mit als auch ohne Kontakt mit Betroffenen umfasste, kam zu einem ähnlichen Ergebnis:

Sowohl die Programme mit als auch ohne Kontakt zu Betroffenen führten zu dem Effekt einer kurzfristigen Abnahme sozialer Distanz, der jedoch relativ schnell wieder verschwand. Es ist daher anzunehmen, „dass eine einmalige Intervention nicht ausreicht" (ebd., S. 383). Jene Maßnahmen, die auf das Element des Kontaktes verzichteten, schnitten in der Regel schlechter ab.

Hier ist darauf hinzuweisen, dass der Kontakt nicht per se die Einstellung gegenüber Menschen mit psychischer Erkrankung ändert. Es kommt hier wesentlich auf die Rahmenbedingungen an, in denen die Interaktion angeleitet und strukturiert wird (vgl. Holzinger et al. 2008, S. 384).

Diese Erkenntnis stimmt mit Ergebnissen der Forschung zu ethnischen und rassistischen Vorurteilen und deren Prävention überein (für eine Metaanalyse siehe z. B. Raabe u. Beelmann 2011). Eine abschließende Bewertung dieser Programme ist jedoch laut dem Review von Holzinger et al. (2008) noch nicht möglich.

Wie in ◘ Tab. 8.1 angegeben, stellt die Ausbildung von Multiplikatoren eine weitere Möglichkeit dar, für das Thema psychische Erkrankungen zu sensibilisieren. Hierzu ein Beispiel: In Sachsen wurde vom Verein „Irrsinnig Menschlich e. V." ein Modellprojekt entwickelt, bei dem sog. Schulcoaches ausgebildet wurden, die 2 Jahre lang die psychosoziale Entwicklung und Gesundheit aller Gruppen in den Schulen unterstützen bzw. fördern sollten. Die Schulcoaches wurden im Rahmen von 8 Fortbildungsmodulen, die – neben sozialarbeiterischen Aspekten – auch die Themen psychische Krisen und Suizidprävention behandelten, ausgebildet. Ziel dieses Projektes war es, das Schulklima zu verbessern. Dies wurde insbesondere durch strukturelle Veränderungen, die v. a. durch die Schulcoaches angeregt wurden, bewerkstelligt. Des Weiteren sollten im Rahmen des Projektes explizit Vorurteile gegenüber psychisch erkrankten Menschen abgebaut werden. Dafür wurden u. a. Filmabende, aber auch Vorträge von Betroffenen organisiert. Eine kontrollierte Evaluation (Corrieri et al. 2015) mit 3 Messzeitpunkten über einen Zeitraum von 14 Monaten ergab, dass die soziale Distanz der Schüler gegenüber psychisch erkrankten Menschen durch die Interventionen der Schulcoaches im Vergleich zur Kontrollgruppe signifikant verringert werden konnte.

Die Strategie des Protestes ist in der Regel eng mit Vorstellungen von Emanzipation und Autonomie verknüpft (▶ Abschn. 3.3.3). Betroffene fordern durch Protest meist Anerkennung und Gleichberechtigung ein. Laut Rüsch et al. (2005) kann Protest, v. a. wenn dieser systematisiert organisiert wird, zur Vermeidung von Stigmatisierung bzw. von stigmatisierenden Darstellungen führen. Leider ist die Interventionsform des Protests zur Verringerung der Stigmatisierung nicht gut untersucht. Des Weiteren ist zu beachten, dass Protest zu sog. Rebound-Effekten führen kann. Wird man z. B. durch moralische Argumentation von außen zur Unterdrückung stereotyper Denkweisen gedrängt, kann dies zu reaktanten Einstellungen und Verhaltensweisen führen. Das bedeutet, dass dies dazu führt, dass die Person nach der Unterdrückung der Vorurteile mehr von diesen entwickelt (vgl. ebd., S. 229). Eine Studie von Legault et al. (2011) deutet auf diesen ungewollten Effekt hin. Sie vergleicht 3 Interventionen zur Reduktion von Stigmatisierung, die mithilfe von Texten versucht,

a. die Probanden kontrolliert mithilfe eines Appells von ihren Vorurteilen abzubringen,

b. sie persönlich zu beeinflussen, indem Gründe für eine Einstellung/Einstellungsänderung diskutiert werden,

c. sie durch einen neutralen Text nicht zu beeinflussen (Kontrollgruppe).

Die besten Ergebnisse zeigt die Strategie b. Die Strategie a hatte sogar einen gegenteiligen Effekt, da in diesem Fall die Versuchspersonen – so die Vermutung – in ihrer Freiheit eingeschränkt und bevormundet wurden. Daraus kann wohl geschlossen werden, dass auch die Strategie des Protestes auf diskursive Elemente nicht (völlig) verzichten sollte.

Neben den genannten Strategien sind auch noch andere Interventionsformen gegen Stigmatisierung und Diskriminierung denkbar. Die meisten Strategien verfolgen das Ziel der Anerkennung der Erkrankung bei gleichzeitigem Abbau von Vorurteilen. Grundsätzlich wären auch dekonstruktive

Ansätze denkbar. Wie in ► Abschn. 3.1.1 verdeutlicht wurde, spielt es im Umgang mit Menschen mit Behinderung eine Rolle, wie der Begriff der Behinderung bzw. der Krankheit gedacht wird. In diesem Zusammenhang stellt Dekonstruktion den Versuch dar, Phänomene in ihren Grundlagen neu zu denken und dadurch ihre Bedeutung und auch ihre konnotierte Wertung infrage zu stellen und neu zu konstruieren. Es besteht die Hoffnung, dass durch einen solchen Perspektivenwechsel – z. B. von einem medizinischen zu einem sozialen Behinderungsbegriff – auch die Stigmatisierung und in weiterer Folge die Diskriminierung von Menschen mit Beeinträchtigung bekämpft werden können. Inwieweit diese Strategie erfolgreich ist, hängt von vielen Faktoren ab, z. B. davon, wie tief greifend die konzeptionelle Veränderung von Begriffen ist und ob sich diese überhaupt durchsetzen kann. Eine Studie von Bahlmann et al. (2013) untersuchte anhand einer repräsentativen Bevölkerungsstichprobe, ob die im Alltag zunehmende Bezeichnung des Krankheitsbildes der Depression als Burn-out auch den Grad der Ablehnung gegenüber den erkrankten Menschen veränderte. Tatsächlich weisen jene Menschen, die den Begriff Burn-out verwenden, ein geringeres Maß an sozialer Distanz auf als jene Personen, die dieses Krankheitsbild als Depression bezeichnen. Der Unterschied erwies sich in der Studie jedoch nicht als signifikant. Begründet könnte der Unterschied u. a. damit werden, dass Burn-out weniger als der Begriff Depression mit einer verringerten Leistungsfähigkeit, sondern sogar mit einer vergrößerten Leistungsbereitschaft, die letztendlich eine Auszeit notwendig macht, verknüpft wird. Die zunehmende Verwendung des Burn-out-Begriffs hat jedoch auch ungewollte Nebeneffekte. So verändern sich mit dem Label Burn-out auch die Behandlungsempfehlungen in der Bevölkerung (jedoch nicht bei Experten, wie z. B. Psychiatern). Die Verwendung des Begriffs Depression wird mehr als jener des Burn-out mit einer Behandlung bei Psychiatern oder einer medikamentösen Behandlung assoziiert. Bei Menschen, die eher den Ausdruck Burn-out verwenden, ist der Anteil jener, die eine hausärztliche Behandlung empfehlen, größer. Grundsätzlich könnte die zunehmende Verwendung des Burn-out-Begriffs zu einer verringerten Inanspruchnahme professioneller Leistungen führen.

8.2.4 Fazit: Stigmatisierung und Diskriminierung psychisch erkrankter Menschen

Die dargestellten theoretischen und empirischen Erkenntnisse zum Thema Stigmatisierung und Diskriminierung von Menschen mit psychischen Beeinträchtigungen zeigen die Relevanz des Themas auf. Die dargebotenen Erkenntnisse sagen auch etwas über die gesellschaftliche Repräsentation bzw. den Diskurs über Menschen mit psychischen Beeinträchtigungen aus. Sie werden in der Bevölkerung, in den Medien, aber auch unter den Professionisten in der Regel mit negativen Zuschreibungen belegt (z. B. gefährlich) und als weniger leistungsfähig betrachtet.

Stigmatisierung und Diskriminierung scheinen ein sehr persistentes Phänomen darzustellen, das nur schwer bekämpft werden kann. Es zeigt sich außerdem, dass die Stigmatisierung je nach Diagnose und entsprechendem Verhalten der Betroffenen unterschiedlich stark ausfällt bzw. ausfallen kann. Mit dem Begriff der Selbststigmatisierung ist ein Moment benannt, das verdeutlicht, wie zentral Stigmatisierungs- und Diskriminierungserfahrungen für die Konstitution der Identität von Menschen mit psychischen Beeinträchtigungen in der Regel sind.

Des Weiteren wird deutlich, in welchem verstrickten Zusammenhang das Ausmaß von Stigmatisierung und Diskriminierung mit anderen gesellschaftlichen Entwicklungen steht. Dies ist eine Bestätigung dafür, dass die Bewertung von Minderheiten nicht isoliert von anderen gesellschaftlichen Prozessen betrachtet werden kann. Aufgrund der Persistenz und der komplexen Ursachen von Stigmatisierung bedarf es mehr Initiativen zur Bekämpfung von Stigmatisierung, die der Komplexität dieses Phänomens gerecht werden und an mehreren Ebenen und Dimensionen ansetzen.

8.3 Sozialepidemiologie und die Erforschung des sozialen Kontexts

In diesem Abschnitt soll die Sozialpsychiatrie als soziologische Disziplin im Hinblick auf ihren Beitrag zur Sozialepidemiologie und zur Erforschung des sozialen Kontexts skizziert werden. Dabei sollen die eher grundlegenden Ausführungen zur Epidemiologie psychischer Erkrankungen in ▶ Abschn. 4.3 umfassend ergänzt werden, indem v. a. auf gesellschaftliche und soziale Einflussfaktoren sowie auf die Prävalenz psychischer Beeinträchtigungen eingegangen wird. Wie verdeutlicht werden soll, kann die Soziologie (und auch die Sozialpsychologie) auch in diesem Teilgebiet einen maßgeblichen Beitrag leisten. Dies soll anhand von 3 Beispielen verdeutlicht werden.

  ▬ Der erste Abschnitt befasst sich mit einer Auswahl gegenwärtiger gesellschaftlicher Entwicklungen (Gesellschaftsdiagnosen) und ihrem potenziellen Einfluss auf die Prävalenz psychischer Erkrankungen (▶ Abschn. 8.3.1).
  ▬ Danach wird ein klassisches Thema, und zwar jenes der sozialen Ungleichheit in ihren Zusammenhängen mit psychischer Gesundheit, aufgegriffen (▶ Abschn. 8.3.2).
  ▬ Zu guter Letzt beschäftigen wir uns mit dem weiten Themenfeld der Arbeit. Hier wird u. a. der Einfluss der Arbeitsbedingungen und von Arbeitslosigkeit auf die psychische Gesundheit skizziert und diskutiert (▶ Abschn. 8.3.3).

8.3.1 Beispiel 1: Sozialer Wandel und seine Relevanz für die Sozialpsychiatrie

Gesellschaft und Soziales sind immer im Fluss. Die Soziologie – die Wissenschaft vom Sozialen – spricht hier vom sozialen Wandel.

» Unter soziokulturellem Wandel versteht man die Gesamtheit der in einem Zeitabschnitt erfolgenden Veränderungen in der Struktur einer Gesellschaft. (König 1958, S. 268; zitiert in Bornschier 2002, S. 681).

Aber was wandelt sich im Detail? Und was fällt alles unter den Begriff der Struktur? Gesellschaftliche Strukturen sind zeitlich überdauernde Regelmäßigkeiten, wie z. B. soziale Normen, Regeln, Mechanismen, Institutionen und Organisationen. Dass sich Elemente dieser soziologischen Kategorien über die

Jahre und Jahrzehnte wandeln, scheint ein Allgemeinplatz zu sein, der weitgehend auch Teil unseres Alltagswissens ist. Daher müssen im Kontext dieses Abschnitts jene sozialen Veränderungen benannt werden, die für die sozialpsychiatrische Forschung und Praxis relevant sind oder sein können. Da die betreffenden Entwicklungen nicht in vollem Umfang dargestellt werden können, muss sich dieser Abschnitt des Buches auf eine Auswahl beschränken. Für die sozialpsychiatrische Forschung und Praxis sind v. a. jene gesellschaftlichen Strukturen und ihr Wandel von Interesse, die u. a. die Entstehung, Entwicklung und Behandlung psychischer Erkrankungen und den Umgang mit Menschen mit psychischer Beeinträchtigung (in irgendeiner Form) beeinflussen. Zur Erforschung dieser kann die Psychotherapie einen wertvollen Beitrag leisten.

So sollte sie – neben ihrer operativen Tätigkeit der Behandlung – auch immer Gesellschaftsdiagnostik betreiben (vgl. Keupp 2009), v. a. auch, um die Versorgung besser auf die Bedürfnisse der Klienten abzustimmen und um präventive und gesundheitsfördernde Maßnahmen setzen zu können.

» Die in den privatisierten und individualisierten Problem- und Leidenszuständen der Subjekte enthaltenen gesellschaftlichen Hintergründe kann man entschlüsseln und sichtbar machen. Dies ist auch die Voraussetzung für sinnvolle Projekte der Prävention und Gesundheitsförderung. (Keupp 2009, S. 137)

Die Berücksichtigung von für die Sozialpsychiatrie wichtigen gesellschaftlichen Entwicklungen zur Verbesserung der sozialpsychiatrischen Versorgung beginnt somit bei sozialen und umweltbezogenen Risiko- und Schutzfaktoren, die die Wahrscheinlichkeit, an einer psychischen Störung zu erkranken, beeinflussen, und endet beim Wandel der Versorgungsstrukturen zur Behandlung und Unterstützung betroffener Personen. In weiterer Folge werden einige gegenwärtige gesellschaftliche Entwicklungen dargestellt und anhand bekannter Gesellschafts- und Zeitdiagnosen interpretiert. Dabei werden stets Bezüge zu sozialpsychiatrisch relevanten Themen hergestellt.

Im Rahmen des ersten Beispiels werden einige Beispiele für sozialen Wandel in Österreich angeführt. Dabei wird v. a. auf aktuelle Daten der Statistik Austria zurückgegriffen. Die dargestellten Entwicklungen werden mit theoretischen Annahmen und potenziellen Implikationen für die sozialpsychiatrische Forschung und Praxis untermauert.

Familie und Haushalt

- **Die Entwicklung familiärer Lebens- und Haushaltsformen in Österreich**

Ein Blick auf diverse Zahlen der Statistik Austria zeigt einen Wandel familiärer und haushaltsbezogener Lebensformen in Österreich.

- **Haushaltsgröße:** Im Jahr 1985 waren 27,4% aller Haushalte in Österreich Einpersonenhaushalte. Dieser Wert hat sich mittlerweile (2015) auf 37,2% erhöht. Die durchschnittliche Haushaltsgröße hat sich generell von 2,67 (1985) auf 2,22 Personen pro Haushalt im Jahr 2015 verringert (vgl. Statistik Austria 2016a).
- **Scheidungen:** Im Jahr 1981 betrug die Scheidungsrate 26,5% und im Jahr 2014 42,1%. Ihren höchsten Stand verzeichnete sie mit 49,5% im Jahr 2007. Die Scheidungsrate scheint somit rückläufig zu sein (vgl. Statistik Austria 2016b).
- **Paare mit Kindern:** Seit 1985 verringerte sich der Anteil der Ehepaare mit Kindern von 53,8% auf 39,0% im Jahr 2015. Gleichzeitig stieg der Anteil der Lebensgemeinschaften mit Kindern von 1,3% (1985) auf 6,8% (2015) (vgl. Statistik Austria 2016c).
- **Ein-Eltern-Familien:** Absolut ist die Zahl der Ein-Eltern-Familien gestiegen, jedoch nicht der Anteil an der Gesamtzahl von Haushalten. Dabei übernehmen v. a. Frauen die Rolle des betreuenden Elternteils (vgl. Statistik Austria 2016c).
- **Anstaltshaushalte:** Die Zahl der Anstaltshaushalte (z. B. Altenheime, Gefängnisse) ist in Österreich gering. Es fällt jedoch auf, dass der Anteil von Anstaltshaushalten mit zunehmendem Alter steigt, v. a. bei Frauen (vgl. Statistik Austria 2016d).

Diese Liste an Eckdaten könnte noch weitergeführt werden.

Auf die Darstellung umfassender demografischer Entwicklungen, wie z. B. auf die Veränderung der Altersstruktur der österreichischen Gesellschaft, die Entwicklung der Geburtenrate, der Zuwanderung etc., und die damit im Zusammenhang stehenden Diskussionen z. B. über die Finanzierung sozialstaatlicher Leistungen wie das Pensionssystem kann hier nicht eingegangen werden (für einen Überblick zur Relevanz dieser Entwicklung in gesundheitsbezogenen und medizinsoziologischen Zusammenhängen siehe z. B. Siegrist 2005, S. 145ff.).

Die Daten verdeutlichen bereits Tendenzen im sozialen Wandel von Familien- und Haushaltsstrukturen (Pluralisierung der Lebens- und Haushaltsformen). Im Allgemeinen werden diese Entwicklungen durch folgende Stichwörter beschrieben: Tendenz zur Kleinfamilie, Bedeutungsverlust der Ehe, die zeitliche Begrenzung von Partnerschaften bei gleichzeitiger Aufwertung des sozialen Netzwerks, Zunahme der Zahl der Single-Haushalte und alleinerziehender Personen, Tendenz zu neuen Familien- und Haushaltsformen (z. B. Patchwork-Familien) (vgl. Siegrist 2005, S. 155ff.).

Wie können diese Entwicklungen gesellschaftstheoretisch eingebettet werden? Wo können Ursachen dieser Tendenzen verortet werden? Eine mögliche Antwort auf diese Fragen gibt beispielsweise die Individualisierungsthese nach Beck. Der Soziologe Beck postuliert im Rahmen seiner Gesellschaftsdiagnose, dass der zunehmende Prozess der Modernisierung zu immer mehr Risiken führt, wie z. B. zu der Gefahr vermehrt auftretender Umweltschäden. Dadurch erhielt Becks (1986) wohl bekanntestes Werk den Titel „Risikogesellschaft". Im Streben, diese Risiken zu überwinden – sie zu definieren, zu analysieren und zu bewältigen –, wird die Risikogesellschaft, die Beck auch „zweite Moderne" nennt, reflexiv („reflexive Moderne"), da sie sich sozusagen selbst analysiert und problematisiert. Im fortschreitenden Modernisierungsprozess kommt es – so Beck – auch zu einer Individualisierung, d. h. Freisetzung der Individuen bei gleichzeitiger neuer Einbindung in tendenziell risikoreichere Strukturen. Dies betrifft die Individuen u. a. in Bezug auf „[d]as Eingebundensein in Klassen, Familien und Geschlechterrollen" (Volkmann 2007, S. 33). Während der 1950er- bis 1980er-Jahre erfuhren die Menschen vielerorts eine Verbesserung ihrer Lebensbedingungen. Durch Wirtschaftswachstum konnten die Menschen mehr verdienen, mehr konsumieren, sich in größerem Ausmaß sicher fühlen, mobil und flexibel sein etc. Beck nennt dies den „Fahrstuhl-Effekt", da es allen Menschen besser ging, bei jedoch gleichbleibenden Ungleichheitsrelationen. Durch diese Entwicklungen vergrößerte sich der Handlungsspielraum der meisten Menschen, allen voran jener der Frauen. Traditionelle Strukturen wie starre Vorstellungen von Ehe, von einer standardisierten Bildungs- und Erwerbsbiografie, von einheitlichen Lebensstilen etc. wurden aufgebrochen. Dieses Mehr an Freiheit geht jedoch mit einem Mehr an Risiko einher. Alle sind – salopp gesprochen – zur Autonomie verdammt, müssen mehr entscheiden, mehr Verantwortung eingehen und sind dadurch mehr Risiken ausgesetzt. Frauen erfuhren beispielsweise ein Mehr an Unabhängigkeit von ihren Partnern und Familien, jedoch ein Mehr an Abhängigkeit von Bildung, Beratung, Arbeit und Arbeitsmarkt. Individualisierung bedeutet damit eine Vergrößerung der Verantwortung für die eigene Lebensführung. Sowohl Erfolg als auch Misserfolg werden vermehrt der eigenen Person zugeschrieben (vgl. zusammenfassend Volkmann 2007, S. 33ff.; Münch 2004, S. 511ff.).

Aktuelle Gesellschaftsdiagnosen relativieren die Thesen von Beck. Nachtwey (2016) beispielsweise konstatiert, dass wir uns – aufgrund wirtschaftlicher Entwicklungen, wie z. B. der Stagnation des Wirtschaftswachstums in vielen westlichen Gesellschaften, und einer neoliberal orientierten Gesellschafts- und Wirtschaftspolitik, die v. a. seit den 1970er-Jahren politisch handlungsleitend wurde und u. a. zu einem Ab- und Umbau sozialstaatlicher Leistungen führte – mittlerweile in einer Abstiegsgesellschaft befinden. Um dies zu verdeutlichen, verwendet er das Sinnbild einer nach unten laufenden Rolltreppe, mit der ein Aufstieg in den nächsten Stock immer schwieriger bzw. nahezu verunmöglicht wird. Jene, die bereits oben angekommen sind, werden hingegen durch die derzeitige politische Praxis, die soziale Ungleichheit tendenziell stabilisiert anstatt versucht, sie abzubauen, vermehrt abgesichert.

Aber wieso sind diese Entwicklungen für die Sozialpsychiatrie von Relevanz? Hierzu sollen wiederum einige Beispiele und Erläuterungen gegeben werden.

■ **Wandel familiärer Lebensformen und Einfluss auf die psychische Gesundheit**

Die dargestellten Veränderungen lassen vermuten, dass das enge soziale Netzwerk, wie z. B. die familiären Beziehungen von Menschen mit psychischen Beeinträchtigungen, tendenziell schwindet bzw. Veränderungen unterworfen ist. Dabei ist zu beachten, dass v. a. Menschen mit schweren psychischen Erkrankungen wie Schizophrenie im Allgemeinen auf nur wenige soziale Ressourcen zurückgreifen können. Diese sind zusätzlich oft asymmetrisch, instabil und in der Regel wenig unterstützend, wie u. a. Rüesch (2005, S. 199) und Möller-Leimkühler (2008, S. 287) zusammenfassend feststellen.

(Familiäre) Strukturen sind auch für die Entstehung und den Verlauf psychischer Probleme und Störungen relevant. Ein (enges) soziales Netzwerk, im Sinne einer Bezugsperson oder mehrerer stabiler Bezugspersonen, die häufig im familiären Umfeld zu finden sind, muss in vielen Fällen als Ressource und im Sinne der Prävention als Schutzfaktor betrachtet werden (im Allgemeinen siehe z. B. WHO 2004; Heinrichs et al. 2002; Petermann u. Petermann 2005; Bettge 2004; in Bezug auf Resilienz siehe z. B. Fröhlich-Gildhoff u. Rönnau-Böse 2014; Noeker u. Petermann 2008; Wustmann 2005). Gleichzeitig können bestimmte familiäre Situationen und Konstellationen unter Umständen mit gesundheitlichem Risiko verbunden sein.

Es ist bekannt, dass familiäre Faktoren wie das Vorliegen einer psychischen Erkrankung bei Eltern, die Vernachlässigung von Kindern, Konflikte, Scheidung, dysfunktionale Erziehungsstile etc. die Wahrscheinlichkeit, eine psychische Erkrankung auszubilden, erhöhen. Verschiedene Autoren deklarieren diese familiären Gegebenheiten daher als allgemeine Risikofaktoren (siehe z. B. Hosman et al. 2005; WHO 2004; Heinrichs et al. 2002). Des Weiteren darf nicht außer Acht gelassen werden, dass ein enges und dichtes soziales Netzwerk auch ein Zuviel an Kontrolle ausüben und damit belastend sein kann. Lose Netzwerke weisen ein geringes Unterstützungspotenzial auf (vgl. Möller-Leimkühler 2008, S. 287).

Ob die familiäre Situation ein schützendes bzw. unterstützendes oder ein gefährdendes Potenzial innehat, muss von Fall zu Fall bewertet werden. Eine geringer werdende Haushaltsgröße, ein Mehr an Scheidungen, ein hohes Maß an Ein-Eltern-Familien steigern wohl die Wahrscheinlichkeit dafür, dass – bedingt durch gesellschaftliche Umstände und Entwicklungen – insgesamt potenzielle familiäre Risikofaktoren zu- und Schutzfaktoren tendenziell abnehmen. Die Gesellschaft – und damit u. a. auch die Sozialpsychiatrie – ist daher gefordert, die negativen Folgen dieser Entwicklungen auszugleichen oder zumindest abzufedern, ohne diese Veränderungen aufhalten oder gar umkehren zu können. Denn neben den negativen Auswirkungen ergeben sich aus dem Wandel positive Effekte. So liegen beispielsweise den höheren Scheidungsraten Strukturen zugrunde, die die Emanzipation der Frauen erleichtern. Der Soziologe Siegrist (2005) schreibt etwa zu den negativen und positiven Erscheinungen des sozialen Wandels:

» Medizinsoziologisch bedeutsam sind diese Entwicklungen unter dem Aspekt gesundheitlich negativer Auswirkungen von Krisenerfahrungen und Verlusterlebnissen bei Kindern, Jugendlichen und Erwachsenen. Andererseits sind jedoch auch gesundheitsfördernde Effekte erhöhter Selbstbestimmung und Autonomieerfahrungen von Bedeutung, insbesondere bei Frauen. (Ebd., S. 158f.)

In diesem Sinne sind – im tendenziellen Widerspruch zu Becks Annahmen – die Veränderungen der Lebens- und Haushaltsformen nicht nur als Risiken zu sehen. Für viele bedeutet z. B. die Möglichkeit der Scheidung ein verringertes Risiko, und zwar in dem Sinne, Fehlentscheidungen leichter rückgängig oder nichtig machen zu können (vgl. Münch 2004, S. 523f.). Diese positiven Aspekte müssen jedoch nicht unbedingt zum Vorteil der Kinder oder Angehörigen sein.

■ **Wandel familiärer Lebensformen und Einfluss auf die Belastung Angehöriger**

Aus der Forschung und wohl auch aus dem Alltagsleben ist bekannt, dass die Betreuung von psychisch erkrankten Menschen v. a. für Angehörige ein hohes Belastungspotenzial mit sich bringt. Eine Studie aus Österreich (Bundesland: Tirol) von Fischer et al. (2004) kommt zu dem Ergebnis, dass die Lebensqualität von Angehörigen psychisch erkrankter Menschen (Schizophrenie) im Vergleich zu Angehörigen nicht schizophren erkrankter Menschen signifikant geringer ist. Als Gründe werden die Furcht vor Diskriminierung, die Sorge um die spätere Betreuung und die u. a. damit einhergehende Einschränkung des Sicherheitsgefühls genannt. Vereinzelt wird auch von positiven Effekten – wie z. B. Sinnstiftung durch die Betreuung – berichtet. Betreuung und Unterstützung werden vorwiegend von Frauen, im Speziellen von den Müttern der Betroffenen, geleistet. Des Weiteren wird auch von finanziellen Belastungen der Familien berichtet. Die Studien von Mory et al. (2002) und Wilms et al. (2004) bestätigen, dass ein Großteil der Familien mit einem erkrankten Familienmitglied von erheblicher finanzieller Mehrbelastung betroffen ist. Durch die steigende Prävalenz von altersbedingten Erkrankungen, wie z. B. Demenz, ist in Zukunft zusätzlich mit einem weiter steigenden Unterstützungsbedarf durch Angehörige zu rechnen (vgl. Wancata 2002). Einer Studie (Rainer et al. 2002) zufolge ist die Belastung von Partner und Kindern der von Demenz betroffenen Personen bereits jetzt hoch.

Die angeführten Studien und Erkenntnisse verdeutlichen das Ausmaß der Belastung von Familien und Angehörigen im Falle eines psychisch erkrankten Familienmitglieds. Dabei ist zu beachten, dass die Relevanz der Belastung im Zuge der vielen Reformen im sozialpsychiatrischen Bereich sukzessive zugenommen hat. So schreiben etwa Jungbauer et al. (2001) in einem Übersichtsartikel:

» Mit der Psychiatriereform und dem Aufbau gemeindenaher ambulanter Angebote hat die Bedeutung privater Netzwerke für die psychiatrische Versorgung erheblich zugenommen. So werden heute z. B. die meisten schizophrenen Patienten nach einem relativ kurzen Klinikaufenthalt wieder nach Hause, und dies heißt in vielen Fällen: in die Familien entlassen. (Ebd., S. 105; vgl. auch Wittmund u. Kilian 2002)

Es ist anzunehmen, dass sich die Belastung durch ein geschmälertes familiäres Netzwerk, das sich durch den Wandel der Lebens- und Haushaltsformen weiterhin abzeichnet, weiter verstärken wird bzw. Betroffene immer weniger familiäre Unterstützung erhalten (können). In Zukunft werden in diesem Zusammenhang (sozialpsychiatrische) Unterstützungsleistungen immer wichtiger. Im Rahmen der Untersuchung von Fischer et al. (2004) nannten die befragten Angehörigen einige Beispiele für Leistungen, die sie in der Betreuung von psychisch erkrankten Menschen unterstützen würden:

- Einrichtung von Krisendiensten,
- mehr und bessere Information über psychische Erkrankungen,
- Möglichkeit für Erholung und Urlaub (und entsprechende Betreuung für die erkrankten Angehörigen in dieser Zeit),
- Ausbau außerstationärer Betreuungseinrichtungen,
- abgestufte Arbeitsmöglichkeiten für die Betroffenen,
- Versorgung der Betroffenen nach dem Tod der betreuenden Angehörigen.

Arbeit und Beschäftigung

Arbeit und Beschäftigung sind zentrale Themen im Kontext psychischer Belastung (▶ Abschn. 8.3.3), zumal unsere Gesellschaft – trotz aller Verheißungen vom Ende der Arbeitsgesellschaft – (immer noch) auf einer Wirtschaft basiert, die sich um die Institution der (Lohn-)Arbeit zentriert. Arbeit ist demnach nicht nur zentral für die Sicherung des eigenen Lebens und des Lebensstandards, sondern auch eine, wenn nicht die zentrale Institution der sozialen Inklusion und der Verteilung von Ressourcen und Lebenschancen (vgl. Fink u. Krenn 2014, S. 289f.).

In Österreich ist die Arbeitslosenquote in den letzten Jahren gestiegen, und zwar von 5,4% im Jahr 2013 auf 5,7% im Jahr 2015 (vgl. Statistik Austria 2016e). Unter Beachtung der nationalen Definition von Arbeitslosigkeit wird der Anstieg deutlicher. Demnach errechnete Statistik Austria für 2013 eine Arbeitslosenquote von 7,6% und für 2015 eine von 9,1% (vgl. ebd.). Gleichzeitig ist ein Anstieg von Teilzeitbeschäftigung zu erkennen. Betrachtet man alle erwerbstätigen Personen, so beträgt der Anteil von Teilzeitanstellungen im Jahr 2015 mittlerweile 28,2% (1995: 14,0%, 2005: 21,3%). Dies ist u. a. der Grund, warum die durchschnittliche Wochenarbeitszeit in Stunden in den letzten Jahren gesunken ist (2005: 39,4, 2015: 36,7) (vgl. Statistik Austria 2016f). Gleichzeitig herrscht in Österreich eine relativ große Ungleichverteilung der Arbeitszeit. So wird in Österreich – trotz steigender Arbeitslosigkeit – ein hohes Maß an Überstunden geleistet (vgl. Fink u. Krenn 2014, S. 302).

Die Phänomene Prekarisierung (unsichere Arbeitsverhältnisse) und „working poor" (Armut trotz Arbeit) werden immer häufiger diskutiert (siehe z. B. Castel u. Dörre 2009). So hat „sich in Österreich zunehmend ein flexibles Arbeitsmarktsegment herausgebildet […], das sich v. a. aus Saisonarbeit, Teilzeitbeschäftigung und anderen prekären Beschäftigungsformen speist" (Fink u. Krenn 2014, S. 294). Diese Arbeitsplätze zeichnen sich oftmals durch hohen Arbeitsdruck, schlechtes Arbeitsklima und geringe Gratifikationen aus. Menschen, die – neben z. B. der bedarfsorientierten Mindestsicherung – auf diese prekären Arbeitsverhältnisse angewiesen sind, sind in der Regel sehr verwundbar und laufen Gefahr, in eine Spirale sich verfestigender Armut zu geraten. Sie zählen nicht selten zur Gruppe der „working poor" (vgl. ebd., S. 294f.). In Österreich bewegte sich die Quote der „working poor" (Anteil an der Gesamtheit der Erwerbstätigen) in den Jahren 2005–2010 zwischen 7,5% (2005) und 5,5% (2010). Dieser Rückgang ist vorwiegend dadurch zu erklären, dass viele dieser Gruppe in den Zeiten der Wirtschaftskrise in die Arbeitslosigkeit fielen (vgl. ebd., 297). International betrachtet, sind diese Quoten als eher gering anzusehen, jedoch ist der allgemeine „Anteil der NiedriglohnbezieherInnen in Österreich wesentlich höher" (ebd., S. 301).

Die hier exemplarisch referierten Daten verweisen auf eine negative Entwicklung im Hinblick auf den Bereich Arbeit und Beschäftigung. Es ist anzunehmen, dass sich der Arbeitsmarkt zumindest in naher Zukunft nicht erholen wird. Folgt man wirtschafts- und arbeitsbezogenen Gesellschaftsdiagnosen, werden die beschriebenen Probleme v. a. durch eine Wirtschafts- und Sozialpolitik, die man in der Regel als neoliberal etikettiert, verstärkt befördert. Auf die Frage, inwieweit neoliberale Politik auch Ursache der beschriebenen Entwicklungen ist, soll und kann hier nicht eingegangen werden. Einige kritische Gesellschaftstheoretiker versuchen anhand von theoretischen Konzepten, wie z. B. Ökonomisierung des Sozialen, Aktivierung und Disziplinierung gesellschaftlicher Subjekte, die Funktionsweise und v. a. die Rolle der Subjekte im Rahmen der Wirtschaft und des Arbeitsmarktes zu analysieren. An dieser Stelle sollen einige Thesen, die mit diesen Stichwörtern verbunden sind, kurz skizziert werden.

1) Wie bereits im Rahmen der Ausführung zu Becks Konzept der Risikogesellschaft erwähnt, wurde das Subjekt der „zweiten Moderne" vermehrt in ein Leben, das nach den Prinzipien der Selbstverantwortung, der Flexibilisierung und Individualisierung des einzelnen Lebensentwurfs zu gestalten ist, entlassen. Dies ist mittlerweile so weit fortgeschritten, dass sich ein großer Teil der Menschen in neoliberal-kapitalistisch geprägten Gesellschaften als „Unternehmer ihrer Selbst" versteht. Das Leben hat Projektcharakter; es muss kontrolliert und optimiert werden, v. a. um im immer stärker werdenden Konkurrenzkampf um Ressourcen und Anerkennung bestehen zu können. Um dies zu erreichen, diszipliniert sich das moderne Subjekt selbst und richtet sein Leben vermehrt nach den Bedürfnissen des Marktes und der Wirtschaft aus. Arbeit wird damit zunehmend entgrenzt und „subjektiviert" (siehe z. B. Voss u. Weiss 2013; Bröckling 2013; Han 2014; Schreiner 2015).

Unter Entgrenzung versteht man im Kontext der Arbeit die tendenzielle Auflösung traditioneller Arbeitsstrukturen, z. B. durch das Verwischen der Grenze zwischen Privat- und Arbeitsleben. Unter Subjektivierung wird hier vorwiegend die Tendenz bezeichnet, Verantwortung zu individualisieren.

2) Gleichzeitig werden die Prinzipien des Marktes vom Staat auf eine Vielzahl von politischen Handlungsfeldern übertragen. Um eine möglichst effiziente Verwertung von Humankapital zu erreichen, wird nahezu alles dem Markt untergeordnet. So werden beispielsweise Medizin, Prävention, Emanzipation etc. vermehrt unter ökonomischer Perspektive betrachtet und gefördert. Das Ziel der Förderung der Arbeitsmarktintegration tritt somit noch mehr in den Fokus staatlichen und individuellen Handelns. Nach Lessenich (2008) wird die Gesellschaft zu einer Aktivgesellschaft, in der der Einzelne nicht nur zum Eigenengagement und zur Selbstdisziplinierung aufgerufen wird, sondern auch alle staatlichen Mechanismen so ausgestaltet werden, um die Individuen zu diesem Engagement zu aktivieren. So können bestimmte Rechte, wie z. B. jene auf soziale Sicherheit, nur mit entsprechender Gegenleistung in Anspruch genommen werden. Zeigt man zu wenig Initiative, werden Leistungen gekürzt oder nicht gewährt. Meist sind es Personen, die bereits unter prekären Lebensbedingungen leiden, die durch diese Form der aktivierenden Arbeitsmarktpolitik wiederum in prekäre Arbeitsverhältnisse und das Niedriglohnsegment gezwungen werden (vgl. Fink u. Krenn 2014, S. 303).

3) Durch gestiegene Konkurrenz, zunehmende Angst vor sozialem Abstieg bzw. Statusverlust und das hohe Ausmaß an Individualisierung und individualisierter Zuschreibung von Leistung und Verantwortung schwinden auch die Bereitschaft und das Klima für solidarisches Denken und Handeln. Diese Bedingungen befördern vielmehr die Abwertung verschiedener marginalisierter Gruppen, wie z. B. die Gruppe der Arbeitslosen, der Obdachlosen oder der Menschen mit Behinderung (vgl. Mansel u. Endikrat 2007; Heitmeyer u. Endikrat 2008).

Treffen diese kurz skizzierten Analysen zu, erscheint es wenig verwunderlich, dass Menschen aufgrund vermehrter Konkurrenz, um sich greifender prekärer Arbeitsbedingungen, offenem und subtilem Zwang und schwindender Solidarität vermehrt an psychischen Problemen leiden. Voss und Weiss (2013) konstatieren daher, dass der relative Bedeutungsgewinn der Erkrankungen Depression und Burn-out mit der zunehmend entgrenzten und subjektivierten Arbeitswelt zusammenhängt. Während Erkrankungen des Muskel- und Skelettapparats für die Periode des Fordismus und somit während der vorwiegend industriellen Produktion vorherrschend waren, sind nun u. a. die Erschöpfungs- und Angsterkrankungen charakteristisch für die postfordistische Produktionsweise. Letztere zeichnet sich – wie ausgeführt – durch zunehmende Flexibilisierung und Mobilität, mehr Selbstverantwortung, höheren Zeit- und Leistungsdruck, Entgrenzung von Arbeit und Freizeit etc. aus.

Es kommt hier nicht nur zu einem Mehr an psychischer Belastung; das Leben wird mehr und mehr der Arbeitswelt, ihren Bedingungen und Verwertungslogiken untergeordnet. Dies führt zusätzlich zu Entfremdungserfahrungen, denen ein Großteil der Arbeitnehmer auch zuarbeitet – selbstbestimmt und intrinsisch motiviert, aber dadurch auch tendenziell selbstüberfordernd.

» Dass die Lebendigkeit von Menschen gesellschaftlich vernutzt und verwertet wird, ist nichts Neues. Neu ist hingegen, dass in praktisch allen Lebensbereichen auf die subjektive Lebendigkeit zugegriffen wird und die Intensität, mit der dies geschieht. Vor allem aber ist neu, dass dieser Zugriff nun im Modus einer höchst paradoxen Selbstbestimmung erfolgt: Die Menschen werden veranlasst, systematischer und tiefer gehend als bisher nun auch noch ihre gesellschaftliche Nutzung und Verwertung selbst aktiv zu betreiben – und sie tun dies auch weithin mit großem Einsatz. Die mit der Vernutzung von Menschen immer schon verbundene „Entfremdung" und „Ausbeutung" wird somit zur „Selbstentfremdung" beziehungsweise „Selbstausbeutung". (Voss u. Weiss 2013, S. 46)

Auch der französische Soziologe Ehrenberg (z. B. 2006) bringt die These der Individualisierung und Wahlbiografie in Zusammenhang mit dem Phänomen der Depression. Ehrenberg (2006) sieht den „Erfolg" der Depression als „Modekrankheit", die in aller Munde ist, durch den Wandel von einer „Disziplingesellschaft" zu einer Gesellschaft, in der das autonome Individuum, die *persönliche Initiative* und das *Ideal der Selbstverwirklichung* (ebd., S. 124, Hervorhebungen im Original) im Vordergrund stehen – also durch den Wandel der „Institution Individuum" (ebd.) –, begründet. Das heißt, Ehrenberg postuliert, dass durch das veränderte Selbstbild und durch den Anspruch (und die Verpflichtung), sein Leben zu gestalten (die Arbeit an sich selbst), eine Erschöpfung eintreten kann, die sich als Depression äußert.

Medien und Technik

In den letzten Jahren und Jahrzehnten hat sich auch das Freizeit- und Mediennutzungsverhalten der Österreicher verändert. Ein Indikator für diesen Wandel ist die Veränderung des Anteils des haushaltsbezogenen Internetzugangs in Österreich. Laut Statistik Austria (2016 g) hatten im Jahr 2014 bereits rund 82% aller Haushalte in Österreich einen Internetzugang. Im Jahr 2002 waren es hingegen nur 34%. Der Anteil der Personen in Österreich, die noch nie einen Computer benutzt haben, beläuft sich im Jahr 2015 auf 12%; der Anteil jener, die noch nie das Internet verwendet haben, beträgt rund 13%; 54% aller Österreicher hatten im Jahr 2015 Zugang zu sozialen Netzwerken im Internet (z. B. Facebook). Diese Digitalisierung bringt nicht nur für die Menschen neue Herausforderungen mit. Auch die sozialpsychiatrische Versorgung ist angehalten, neue Wege zu beschreiten. Aufgrund der hohen Zahl an Internetnutzern sollte das sozialpsychiatrische Angebot vermehrt auch über das Internet verfügbar sein (▶ Abschn. 9.2.1).

Generell ist der technische Fortschritt umfangreich und schnell geworden. Dies führt u. a. dazu, dass sich bestimmtes Wissen und Fertigkeiten schnell abnützen. Dies übt wiederum Druck auf Menschen aus. Sie müssen sich laufend weiterbilden, mobil und flexibel bleiben, v. a. um den Anschluss am Arbeitsmarkt nicht zu verlieren (vgl. Sennett 2006). Der Soziologe Rosa (z. B. 2014) hat hierzu den Begriff der Beschleunigung geprägt. Laut ihm befinden sich weite Teile der Gesellschaft in einer Beschleunigungsdynamik. Es sind u. a. technische Innovationen, die es uns beispielsweise ermöglichen, mehr in kürzerer Zeit zu machen und zu erledigen. Um nicht Gefahr zu laufen, dass soziale Prozesse und damit auch das Handeln der Menschen desynchronisiert werden, sind die Individuen gezwungen, sich an neue und höhere Geschwindigkeiten anzupassen. Dies führt nach Rosa in letzter Konsequenz zu Entfremdungserscheinungen. In diesem Hamsterrad wird – ähnlich wie der Imperativ der Selbstkontrolle und der Selbstdisziplinierung – sogar das Entspannen zum Imperativ – nach dem Motto: „[Wir] müssen […] wirklich etwas unternehmen, um uns zu entspannen, zu entschleunigen, ein wenig zu erholen', sonst drohen Herzinfarkt, Depression und Burnout." (Ebd., S. 109) Beschleunigung hat auch wiederum

– so Rosa – Effekte auf unsere sozialen Netzwerke. In einer schnelllebigen Zeit, in der wir damit beschäftigt sind, im Wettbewerb standzuhalten, ist es bedeutend schwieriger, enge und damit unterstützende Beziehungen zu entwickeln, die Resonanz erzeugen. Denn „[d]ie Etablierung solcher Beziehungen ist viel zu zeitaufwendig und ihre Auflösung viel zu schmerzhaft in einer Welt kurzlebiger Begegnungen" (ebd., S. 142).

Inwieweit die gesamtgesellschaftliche Entwicklung einer Beschleunigung und Dynamisierung des sozialen Lebens – im Speziellen in der Arbeit – durch den vermehrten Einsatz von immer komplexer werdender Technik mit steigernder psychischer Belastung (ursächlich) in Verbindung gebracht werden kann, muss wohl noch umfassend empirisch untersucht werden. Erste Anhaltspunkte dafür, dass die Mensch-Technik/Computer-Interaktion mit Stresserleben verbunden sein kann, gibt die Forschung um den Begriff des Technostress (für einen Überblick siehe z. B. Riedl 2013). Im Rahmen dieser Forschung müsste jedoch die zeitliche Dimension, d. h. die Verdichtung im Umgang mit technischen Geräten, vermehrt berücksichtigt werden, zumal durch Technisierung und Rationalisierung frei werdende Zeitressourcen in der Regel nicht zur Entlastung von Arbeitern herangezogen, sondern stattdessen intensiver oder anderweitig eingesetzt werden.

Fazit: Sozialer Wandel und seine Relevanz für die Sozialpsychiatrie

Betrachtet man diese Entwicklungen bzw. die hier dargestellten Interpretationen des Wandels familiärer Lebensformen, der Arbeitswelt mit ihrem Hang zur Entgrenzung und Subjektivierung und der immer schneller voranschreitenden Medien- und Technikentwicklung, wird deutlich, warum die Sozialpsychiatrie über Prozesse und Theorien des sozialen Wandels und aktuelle Zeit- und Gesellschaftsdiagnosen gut informiert sein sollte. Sie sollte auf diese Prozesse, Mechanismen und Entwicklungen nicht nur reagieren, z. B. mit entsprechenden Versorgungsleistungen. Ihr steht auch immer die Möglichkeit offen, Kritik an bestehenden Verhältnissen zu üben und Maßnahmen gegen gesellschaftliche Strukturen und Logiken, die zu zunehmender psychischer Belastung führen, zu ergreifen.

8.3.2 Beispiel 2: Sozialer Status, soziale Ungleichheit und psychische Gesundheit

Entsprechend dem Vulnerabilitäts-Stress-Modell psychischer Erkrankungen (siehe z. B. zusammenfassend Gaebel 2005; ▶ Abschn. 4.1) können Erkrankungsursachen nicht nur auf subpersonaler (z. B. Genetik) oder personaler (Persönlichkeit, Verhaltensmuster), sondern auch auf der Ebene der Umwelt bzw. in einem Zusammenwirken der unterschiedlichen Ebenen verortet werden. Es sind z. B. „stressful-life-events" oder chronische Belastungen, die maßgeblich zur Entwicklung einer psychischen Erkrankung beitragen können. Demnach sind Gesundheit, (psychische) Krankheit und ihre Verbreitung (Prävalenz) auch immer ein gesellschaftliches Phänomen. Daher verwundert es nicht, dass psychische Erkrankungen und ihr Wandel immer wieder in soziologischen Zeit- und Gesellschaftsdiagnosen thematisiert werden. So kommt etwa Keupp (2009) in seiner Analyse der Gegenwartsgesellschaft u. a. zu folgender Diagnose:

> » In allen gesellschaftlichen Bereichen, in der Politik, in der Wirtschaft und zunehmend auch in den privaten Welten geht es ums „Überleben", ums „Durchhalten". Hier zeichnet sich eine Gesamtsituation ab, die man mit dem Begriff „erschöpfte Gesellschaft" [um]schreiben könnte. (Ebd., S. 136)

Zur Klärung der Zusammenhänge zwischen sozialen Gegebenheiten und psychischen Erkrankungen wäre eine interdisziplinäre Zusammenarbeit von Soziologie und Sozialpsychiatrie sinnvoll. Jedoch herrscht zwischen einer sich traditionell kritisch definierenden Soziologie, die in ihren Theorien oftmals das Phänomen der sozialen Ungleichheit in den Blick nimmt, und der Psychiatrie bzw. Sozialpsychiatrie – mehr als zu früheren Zeiten – ein distanziertes Verhältnis, um nicht zu sagen Funkstille (Finzen

2009, S. 9; zusammenfassend Gruber u. Böhm 2012; ▶ Abschn. 8.1).

Groenemeyer (2008, S. 118) berichtet, dass es in den 1930er- und 1940er-Jahren und nochmals zu Beginn der 1980er-Jahre einen relativ intensiven Austausch zwischen Psychiatrie und Soziologie gab.

Was zumindest die Analyse und die Interpretation des Zusammenhangs zwischen gesellschaftlichen Verhältnissen, sozialer Ungleichheit und psychischer Gesundheit/Krankheit betrifft, sollte ein befruchtendes Verhältnis entstehen.

Soziale Lage und psychische Gesundheit: theoretisch-konzeptionelle Bemerkungen

An die Erforschung und Analyse des Zusammenhangs zwischen der – allgemein gesprochen – sozialen Lage und der Wahrscheinlichkeit, an einer psychischen Erkrankung zu leiden, kann anhand verschiedener theoretischer Konzeptionen herangegangen werden. Grundsätzlich können folgende Forschungsansätze unterschieden werden:

- **Sozioökonomischer Status (SES)**: Ein traditioneller Forschungsansatz fokussiert sich auf den Begriff des sozioökonomischen Status (SES), der in der Regel aus einem Index aus Bildung, Beruf und Einkommen gebildet wird. Dieser Ansatz steht auch im Zentrum dieses Abschnitts.
- **Milieu-Ansatz**: Der Milieu-Ansatz versucht in der Regel, nicht nur die soziale Lage (SES, Schichtzugehörigkeit), sondern auch die grundlegenden Wertorientierungen der Menschen für eine differenzierte Betrachtung der Gesellschaft und ihrer Milieus zu berücksichtigen (vgl. z. B. Ajdacic-Gross u. Bollok 2013, S. 85).
- **Lebensstil-Ansatz**: Ähnlich wie der Milieu-Ansatz geht die Lebensstilforschung vor, indem sie z. B. auch (gesundheitsbezogene) Handlungsmuster, Orientierungen und Meinungen theoretisch und empirisch zu integrieren versucht (vgl. ebd., S. 85).

- **Sozialkapital-Ansatz**: Der Sozialkapital-Ansatz versucht – im Vergleich zu Milieu- und Lebensstilkonzepten –, die soziale Ebene zu fokussieren. Dabei werden v. a. Aspekte wie soziale Ressourcen, soziale Unterstützung und Netzwerke operationalisiert und erhoben (vgl. ebd., S. 90).

Im Rahmen der klassischen SES-Ansätze kann ein festgestellter Zusammenhang zwischen sozioökonomischem Status und dem Risiko, an einer psychischen Erkrankung zu leiden, anhand von 2 Hypothesen mit unterschiedlichen Kausalrichtungen erklärt werden:

- **Kausationsthese/These der sozialen Verursachung**: Die soziale Situation stellt den Auslöser für die Entwicklung einer psychischen Erkrankung dar.
- **Selektions-/Drifthypothese**: Aufgrund der psychischen Erkrankung kommt es zu einem Verharren in einem niedrigen sozialen Status bzw. zu einem sozialen Abstieg.

Welcher der Erklärungsansätze zutrifft, kann anhand empirischer Daten nicht grundlegend entschieden werden. Diesbezüglich besteht weiterhin großer Forschungsbedarf, wobei davon auszugehen ist, dass beide Prozesse einen Einfluss auf den Zusammenhang zwischen sozialem Status und psychischer Erkrankung haben. Es werden beide Thesen eine Rolle in der Entwicklung sowie im Verlauf spielen (Möller-Leimkühler 1999; Hradil 2009, S. 41). In Abhängigkeit von der Erkrankung spielt die eine oder die andere These eine gewichtigere Rolle. Möller-Leimkühler (2008, S. 280f.) hält fest, dass depressive Erkrankungen bei Frauen, Substanzmissbrauch und Persönlichkeitsstörungen bei Männern v. a. anhand des Modells der sozialen Verursachung zu erklären sind. Die These der sozialen Verursachung sei aber schwer empirisch zu überprüfen. Die Selektions- bzw. Drifthypothese könne empirisch fundiert als Erklärungsgrundlage für das erhöhte Vorkommen von schizophrenen Psychosen bei Personen aus unteren sozialen Schichten dienen. Die Entwicklung der persönlichen und sozialen Laufbahn kann durch einen baldigen Erkrankungsbeginn (z. B.

vor einem Ausbildungsabschluss) beeinträchtigt werden, sodass unabhängig vom sozialen familiären Hintergrund ein sozialer Abstieg unumgänglich scheint. Gleichzeitig können die Manifestation und der Verlauf der Erkrankung durch prekäre sozioökonomische Gegebenheiten beeinflusst werden.

Sozioökonomischer Status und psychische Gesundheit: einige empirische Erkenntnisse

Unterschiedliche Studien weisen auf den Zusammenhang zwischen niedrigem sozioökonomischem Status und dem Risiko, eine psychische Störung zu entwickeln, hin. So zeigen Fryers et al. (vgl. Fryers et al. 2003, 2005) auf, dass in niedrigen sozialen Schichten ein höheres Ausmaß an psychischen Erkrankungen vorhanden ist. Das Erkrankungsrisiko von Personen mit einem niedrigen Einkommen, einem geringen Bildungsniveau oder von Arbeitslosen ist durchschnittlich um 50–100% erhöht. Die Berechnung eines Odds Ratio ergibt ein 1,5- bis 2-mal erhöhtes Erkrankungsrisiko bei der Gruppe der benachteiligten im Vergleich zu den am wenigsten benachteiligten Personen. Auch die World Health Organization (WHO) weist in einem Bericht, in dem einzelne Studien aus der ganzen Welt betrachtet wurden, auf ähnliche Ergebnisse hin (WHO 2001). Auch bei einer in Deutschland durchgeführten Studie wurden die negativen Auswirkungen der Zugehörigkeit zu einer niedrigen sozialen Schicht auf die Entwicklung einer psychischen Erkrankung nachgewiesen. Dies gilt v. a. für Männer, aber auch tendenziell für Frauen aus den jüngeren Geburtskohorten (vgl. Mauz u. Jacobi 2008). Eine weitere Studie aus Deutschland (vgl. Jacobi et al. 2014, S. 82) überprüfte den Zusammenhang zwischen sozioökonomischem Status und psychischer Erkrankung. Unabhängig vom Geschlecht zeigte sich bei der Personengruppe mit niedrigem sozioökonomischem Status im Vergleich zur Gruppe mit mittelmäßig ausgeprägtem sozioökonomischem Status eine signifikant höhere 12-Monats-Prävalenz bezüglich aller erhobenen psychischen Erkrankungen.

Neben dem erhöhten Erkrankungsrisiko ist auch die Wahrscheinlichkeit der Chronifizierung der Erkrankung, der Hospitalisierung und von Komorbidität für Menschen mit niedrigem sozioökonomischem Status stärker gegeben (vgl. zusammenfassend Ajdacic-Gross u. Bollok 2013, S. 86f.).

Nicht nur im Erwachsenenbereich, sondern bereits im Kindes- und Jugendalter hat der soziale Hintergrund Einfluss auf die psychische Gesundheit. So fand die BELLA-Studie im Kinder- und Jugendgesundheitssurvey (KiGGS; Ravens-Sieberer et al. 2007) starke Unterschiede bei der Auftretenshäufigkeit von psychischen Auffälligkeiten in Abhängigkeit vom sozioökonomischen Status. Auch in diesem Altersbereich (7–17 Jahre) können schichtspezifische Effekte gefunden werden mit höheren Raten psychischer Auffälligkeiten bei Kindern mit niedrigerem sozioökonomischem Statushintergrund. In Familien mit niedrigerem sozioökonomischem Status gehen die Autoren von stärker ausgeprägten Stressoren wie soziale Ungleichheit, Arbeitslosigkeit und fehlende soziale Einbindung aus.

Vor allem in Bezug auf die Depression gibt es viele Belege für den Zusammenhang zwischen Erkrankung und sozialem Status. So haben unterschiedliche Metaanalysen und einzelne Ergebnisse eine zumindest etwas höhere Prävalenz von depressiven Erkrankungen bei Personen mit im Vergleich geringem sozialem Status gefunden. Ein niedriger Ausbildungsstand, ein geringeres Einkommen, wenig materielle Ressourcen und Arbeitslosigkeit sind Faktoren, die in Verbindung mit einem erhöhten Auftreten von depressiven Erkrankungen stehen (s. Wittchen u. Jacobi 2006, S. 22; vgl. auch Lorant et al. 2003).

Soziales Kapital und psychische Gesundheit: einige empirische Erkenntnisse

Neben einer großen Anzahl von klassischen Studien, die den statistischen Zusammenhang zwischen sozioökonomischem Status und psychischen Erkrankungen zum Thema haben, gibt es mittlerweile einige Untersuchungen, die auch den Einfluss des sozialen Kapitals auf die Wahrscheinlichkeit, psychisch gesund zu bleiben, betrachten. Dabei ist zu beachten, dass es – konzeptionell betrachtet – 2 verschiedene Formen von Sozialkapital gibt:

- **individuelles Sozialkapital**: umfasst z. B. die sozialen Netzwerke, die aktive Partizipation und die soziale Bewertung des Individuums;
  - **kognitives Sozialkapital**: spezielle Form des individuellen Sozialkapitals, das beispielsweise auf das Gefühl des Vertrauens und der Reziprozität verweist;
  - **strukturelles Sozialkapital**: umfasst die Zugehörigkeit zu sozialen Gruppen;
- **ökologisches Sozialkapital**: umfasst Eigenschaften auf Gruppenebene. Es handelt sich dabei um aggregierte Daten, z. B. soziale Kohäsion, durchschnittliche Zahl an Kontakten etc. Auch hier kann zwischen kognitiven und strukturellen Konstrukten unterschieden werden.

Ein systematischer Review von De Silva et al. (2005) kam zu dem Schluss, dass ein ausgeprägtes kognitives Sozialkapital (gemessen auf individueller Ebene) die Wahrscheinlichkeit einer psychischen Erkrankung mindert. Ein aktuellerer Review von Ehsan und De Silva (2015) bestätigt dieses Ergebnis, beobachtet jedoch im Gegensatz zu De Silva et al. (2005), dass es für die Dimension des strukturellen Sozialkapitals sowohl auf individueller als auch ökologischer Ebene keine systematischen Zusammenhänge mit einem Erkrankungsrisiko gibt. Die Studienergebnisse zum Zusammenhang zwischen ökologischem Sozialkapital und psychischer Gesundheit sind nicht einheitlich und schwer zu interpretieren (vgl. De Silva et al. 2005). Nach Ehsan und De Silva (2015) gibt es jedoch Indizien dafür, dass ein hohes Maß an kognitivem Sozialkapital auf ökologischer Ebene mit einem geringeren Erkrankungsrisiko einhergeht.

Soziale Ungleichheit und psychische Gesundheit

Eine Studie, die das Ausmaß psychischer Erkrankungen mit Daten zur sozialen Ungleichheit auf der Makroebene (aggregierte Daten) in Zusammenhang bringt und große Berühmtheit erlangte, ist jene von Wilkinson und Pickett (2009). Die Autoren widmen sich v. a. der Frage des Zusammenhanges zwischen der Prävalenz von psychischen Erkrankungen und dem Ausmaß an sozialer Ungleichheit. Insgesamt zeigt sich ein positiver Zusammenhang dahingehend, dass je größer die soziale Ungleichheit ausgeprägt ist, desto höher die Prävalenz von psychischen Erkrankungen ist. (Die Autoren geben diesen Zusammenhang ebenso für die Faktoren Fettleibigkeit, Lebenserwartung, schulische Leistungen, Ausmaß von Gewalt und Kindersterblichkeit an.) Dieser Zusammenhang findet sich in allen gesellschaftlichen Schichten und Gruppierungen.

Auch für Deutschland konnte der Zusammenhang bestätigt werden. Wird die Prävalenz an Depressionsdiagnosen als Proxy für die Prävalenz depressiver Erkrankungen herangezogen, so zeigt sich, dass diese in Zusammenhang mit einer ungleichen Einkommensverteilung in den jeweiligen Bundesländern steht (Bramesfeld 2011). Zudem wurde der beschriebene Zusammenhang zwischen einem hohen Maß sozialer Ungleichheit und dem Auftreten psychischer Erkrankungen vor Kurzem anhand der psychischen Störung Schizophrenie bestätigt (vgl. Burns et al. 2014).

Als Erklärung für diesen Zusammenhang wird das Vorhandensein bestimmter Werte wie Statusangst, Konkurrenz und die Bedeutung von Statusvergleichen herangezogen (siehe z. B. Wilkinson u. Pickett 2009, S. 88f.). Es werden aber auch 3 Hypothesen zur Erklärung des Zusammenhanges postuliert (Aufzählung nach Bramesfeld 2011):

- **Sozialkapital-Hypothese**: Gesellschaften, in denen Zusammenhalt und Vertrauen vorzufinden sind, kümmern sich mehr um die Gesundheit der Mitglieder, was wiederum zu einer Optimierung des Zugangs zu Gesundheitsleistungen und der Versorgungsmöglichkeiten führt.
- **Statusangst-Hypothese**: Personen mit einem vergleichsweise niedrigen Status sind durch die Wahrnehmung von diesem einem Stress ausgesetzt, der sich negativ auf die Gesundheit auswirkt. Inhaltlich überschneidet sich diese Hypothese mit der zuerst genannten, da von einer Verminderung des Vertrauens und des Zusammenhalts im Rahmen einer Konkurrenz um den Status ausgegangen wird.

— **Neomaterialistische Hypothese**: Die ungleiche Verteilung basiert auf politisch-wirtschaftlichen, geschichtlichen und kulturellen Prozessen, die sich auch „auf Zugang und Qualität von Bildung, Gesundheitsversorgung, Transport, Wohnraum, Arbeitsschutz und anderem" (ebd.) auswirken.

Sozioökonomischer Status und Inanspruchnahmeverhalten

Wie auch in ▶ Abschn. 5.3 berichtet wird, kommt ein Review von Fasel et al. (2010) zum Ergebnis, dass schlechter gestellte Personen Versorgungsleistungen öfter in Anspruch nehmen (vgl. auch Mewes et al. 2013). Sie nehmen jedoch Leistungen tendenziell wahllos in Anspruch und besuchen z. B. auch eher Allgemeinmediziner als Fachärzte. Dies kann u. a. an der geringer ausgeprägten „health literacy" (Gesundheitskompetenz) von sozioökonomisch schlechter gestellten Personen liegen. Personen höherer Schichten oder gut ausgebildete Menschen nehmen hingegen öfter spezialisierte Angebote in Anspruch (Fasel et al. 2010, S. 33ff.). Im Vergleich dazu sind Studienergebnisse zu den Auswirkungen des sozialen Kapitals auf die Inanspruchnahme von bzw. den Zugang zu medizinischen Leistungen inkonsistent (vgl. Derose u. Varda 2009).

Fazit: Sozialer Status, soziale Ungleichheit und psychische Gesundheit

Variablen wie der sozioökonomische Status oder das Sozialkapital haben einen nicht zu vernachlässigenden Einfluss auf das Risiko, an einer psychischen Erkrankung zu leiden. Ländervergleichende Studien zeigen außerdem, dass das Ausmaß sozialer Ungleichheit – wohl vermittelt durch Konkurrenz, Angst vor sozialem Abstieg und damit einhergehendem Stress – einen Einfluss auf das Erkrankungsrisiko hat. Politisch gesprochen, kann daher gefolgert werden, dass sozialpolitische Maßnahmen (z. B. ausgleichende oder umverteilende Interventionen) auch immer gesundheitspolitischen bzw. präventiven Charakter aufweisen (Gruber et al. 2014, S. 226).

In diesem Zusammenhang kann auch sozialpsychiatrische Arbeit Maßnahmen ergreifen: z. B.

politische Aktivität durch Interessenvertretung von Menschen mit psychischen Problemen, Ausbau und Verbesserung der Qualität der Versorgung, Aufmerksamkeit für die beschriebenen Zusammenhänge erwecken etc. Des Weiteren kann angedacht werden, den Zugang für Menschen mit geringem sozioökonomischem Status zu spezialisierten sozialpsychiatrischen Versorgungsleistungen zu erleichtern wie

z. B. durch die Stärkung der Gesundheitskompetenz („health literacy"), die Verbesserung der psychiatrischen Versorgung im primärärztlichen Kontext, die Sensibilisierung von weiteren Multiplikatoren (Lehrer, Sozialarbeiter etc.) oder die Bekämpfung der Stigmatisierung psychisch erkrankter Menschen.

8.3.3 Beispiel 3: Arbeit und psychische Gesundheit

Psychische Belastung, Erkrankung und Gesundheit werden allem voran im Kontext der Arbeitswelt thematisiert und diskutiert. In Österreich und auch anderswo erlangen dabei v. a. die durch psychische Störungen und Probleme verursachten finanziellen Belastungen hohe Aufmerksamkeit. So berichtet etwa das Österreichische Institut für Wirtschaftsforschung (WIFO) in seinem aktuellen „Fehlzeitenreport" (2015, S. 51f.), dass seit Mitte der 1990er-Jahren das Ausmaß der Krankenstandstage („Krankenstandstage pro Kopf") in Österreich, die durch psychische Leiden verursacht werden, stetig steigt. Es kam im Zeitraum von 1996–2014 zu einer Verdreifachung der Krankenstandstage infolge psychischer Erkrankungen.

Hier ist anzumerken, dass die Zahl der Krankenstandstage infolge psychischer Erkrankungen nicht genau bestimmt werden kann, da z. B. Ärzte im Rahmen der Diagnosestellung Patienten nicht immer die tatsächliche Diagnosekategorie zuordnen (vgl. WIFO 2015, S. 51f.).

Im Jahr 2010 waren in Österreich 35% der Invaliditäts- und Berufsunfähigkeitspensionen durch psychische Erkrankungen bedingt (vgl. Hauptverband der österreichischen Sozialversicherungsträger u. Salzburger Gebietskrankenkasse 2012, S. 65).

Mit 1. Januar 2014 wurde auf der Grundlage des Sozialrechts-änderungsgesetzes 2012 (SRÄG 2012) die „befristete Invaliditäts- und Berufsunfähigkeitspension" für die Personengruppe der unter 50-Jährigen abgeschafft. Darum haben sich seither auch die statistischen Zahlen diesbezüglich geändert.

Medial wird der Arbeitsausfall infolge psychischer Erkrankungen oftmals in Zusammenhang mit dem Begriff Burn-out thematisiert. Darunter versteht man in der Regel ein Syndrom, bestehend aus emotionaler Erschöpfung, Zynismus und verringerter Leistungsbereitschaft bzw. -fähigkeit (vgl. zusammenfassend Korczak u. Huber 2012, S. 166; Kawohl u. Lauber 2013, S. 121), das in Verbindung mit der Arbeit auftritt.

Als Gegenstück gilt das sog. Boreout, das durch Langeweile und zu geringe Anforderungen entsteht und ebenfalls im Arbeitskontext verortet wird. Laut Kawohl und Lauber (2013, S. 121) hat diese Kategorie in der psychiatrischen Praxis so gut wie keine Bedeutung.

Der Begriff Burn-out sollte daher nur in Bezug auf die Arbeitswelt Anwendung finden (vgl. Schüller-Schneider et al. 2011, S. 320). In (amtlichen) Statistiken taucht die Kategorie Burn-out selten auf. Dies liegt wohl u. a. daran, dass Burn-out nicht hinreichend genau definiert ist, es zur Diagnosestellung keine einheitlichen Standards und Vorgehensweisen gibt und auch Überlappungen mit anderen Erkrankungen, wie z. B. Depression, zu finden sind (vgl. Korczak u. Huber 2012, S. 165). Des Weiteren bildet Burn-out keine eigenständige Kategorie in den Klassifikationssystemen des ICD-10 der World Health Organization (WHO) und des DSM-IV der American Psychiatric Association (APA). Im ICD-10 wird Burn-out im Rahmen der Z-Kategorien (Z73 Probleme verbunden mit Schwierigkeiten bei der Lebensbewältigung) berücksichtigt. Diese Diagnosen werden jedoch nicht als Krankheit betrachtet und bewertet. Aus diesen Gründen wird auf das Thema Burn-out nur am Rande eingegangen.

Der Arbeitsmarkt kann in einen ersten Arbeitsmarkt (freier Arbeitsmarkt auf der Grundlage der Prinzipien Bedarf und Konkurrenz; volle Einbindung in die Sozialversicherung) und einen zweiten Arbeitsmarkt (in der Regel zeitlich befristete Arbeitsplätze, die auf der Grundlage staatlicher Förderungen

geschaffen werden) untergliedert werden. Die in diesem Kapitel beschriebenen Fakten und Theorien zum Thema Arbeit, Arbeitsbedingungen und psychische Belastungen betreffen v. a. den ersten Arbeitsmarkt.

Arbeit im gesellschaftlichen Kontext

Die gesellschaftliche Institution Arbeit wird im Allgemeinen sehr ambivalent bewertet. Von vielen Menschen wird Arbeit als notwendige oder sogar lästige Verpflichtung, von anderen wiederum als ein oder gar das Mittel zur Selbstverwirklichung angesehen. Die Politik ist sich hingegen nahezu einig: Arbeit ist die zentrale Instanz der gesellschaftlichen Wertschöpfung und Integration und damit notwendig und unumgänglich. (Hier sei von politischen Bewegungen, die sich etwa auf Lafargues [2014/1887] „Recht auf Faulheit" beziehen, abgesehen.) Aus psychologischer und sozialpsychiatrischer Perspektive weist Arbeit einen Doppelcharakter auf: Sie kann sowohl gesundheitsfördernd als auch -beeinträchtigend sein.

Viele vorwiegend soziologische Gesellschafts- und Zeitdiagnosen konstatieren, dass der sinnstiftende und insgesamt positive Effekt von Lohnarbeit zunehmend verloren geht. Der Soziologe Robert Castel spricht etwa von der *„Wiederkehr der sozialen Unsicherheit"* (Castel 2009, S. 25, Hervorhebung im Original). Das heißt, Arbeitsverhältnisse werden zunehmend unsicherer und prekärer. Dies äußert sich u. a. in der zunehmenden Ausdehnung atypischer Beschäftigungsverhältnisse und in der Intensivierung/Verdichtung von Arbeit und Arbeitsprozessen (vgl. zusammenfassend Bartholdt u. Schütz 2010, S. 4ff.; Götze 2013, S. 15ff.; Rätzel-Kürzdörfer u. Wolfersdorf 2010, S. 242; für soziologische Analysen siehe z. B. Sennett 2006, 2007/1998; Keupp 2009; Castel u. Dörre 2009). Eingeleitet wurden die Veränderungen am Arbeitsmarkt und die zunehmende soziale Ungleichheit mit dem Übergang von der fordistischen zur postfordistischen Wirtschaftsordnung, der u. a. geprägt war von Reformen des Arbeitsmarktes und umgreifender Lohnflexibilisierung (vgl. Castel 2009; Bieling 2007, S. 101ff.; für Österreich siehe BEIGEWUM 2015).

Des Weiteren steigt die Zahl der sog. „working poor" (Armut trotz Erwerbsarbeit). In Bezug auf psychische Gesundheit ist zu beachten, dass solche Arbeitsbedingungen nicht nur zu materiellen Notständen führen, sondern oftmals auch mit einem Mangel an Anerkennung verbunden sind. Ein Bericht der Arbeiterkammer (s. Riesenfelder et al. 2011) zur Situation der „working poor" in der Stadt Wien weist auf starke Belastungen unter diesen Personen hin (z. B. erhöhter Stress und Zeitdruck trotz festgestellter Heterogenität dieser Gruppe). Grundsätzlich ist anzunehmen, dass viele Personen der Gruppe der „working poor" in belastenden Arbeitsplätzen – sog. „high strain jobs" – tätig sind und damit in der Regel ein geringeres Maß an Gratifikationen (z. B. durch Anerkennung, Aufstiegschancen, finanzielles Entgelt) erhalten (vgl. Schenk 2011, S. 159).

Psychische Belastungen am Arbeitsplatz: Faktoren und Mechanismen

Nach dem Vulnerabilitäts-Stress-Modell (vgl. z. B. Gaebel 2005) werden psychische Erkrankungen stets multifaktoriell verursacht. Dabei sind neben den umweltbezogenen Einflüssen, die hier v. a. im Rahmen des Arbeitskontexts thematisiert werden, auch personenbezogene und biologische/genetische Faktoren zu berücksichtigen (für die Erkrankung der Depression siehe z. B. Brakemeier et al. 2008). Die Notwendigkeit eines multifaktoriellen Erklärungsmodells macht auch die interindividuellen Unterschiede in der Belastbarkeit gegenüber arbeitsbezogenen Stressoren verstehbar. Jedes Individuum bringt – aufgrund der biologischen, persönlichen und entwicklungspsychologischen Bedingungen – eine unterschiedlich ausgeprägte Vulnerabilität (Verletzlichkeit) bzw. Resilienz (Widerstandsfähigkeit) mit (vgl. Rutter 2006; ▶ Abschn. 7.1.5). Des Weiteren ist zu berücksichtigen, dass jede Belastung bzw. jeder Stressor oder Risikofaktor der Bewertung/Einschätzung des jeweiligen Subjekts unterliegt, und zwar sowohl in Bezug auf die Situation selbst (Wie bedeutend oder stressend ist die Situation eigentlich?) als auch auf ihre Handhabbarkeit (Kann ich die Situation bewältigen?). Die Relevanz der subjektiven Bewertung eines Stressors ist eine der zentralen Aspekte des sog. transaktionalen Stressmodells

(siehe z. B. Lazarus u. Launier 1981; s. auch Stuke u. Bermpohl 2016, S. 250).

Ihren gesundheitsfördernden Charakter (Schutzfaktoren) erfährt die Arbeit u. a. durch ihre potenziellen Eigenschaften der Sinnstiftung (durch die Inhalte und Tätigkeiten), der Vermittlung von Sicherheit (z. B. durch Einkommen), der Sozialität (durch die Aufnahme von sozialen Kontakten) und der Tagesstrukturierung (durch die Gliederung des Tages- und Wochenrhythmus) (vgl. Riechert 2011, S. 175f.; Kawohl u. Lauber 2013, S. 119).

Arbeit kann – und das ist hinlänglich bekannt – aber auch belastend sein und sogar krank machen. Zu den belastenden Faktoren (Risikofaktoren) werden im Allgemeinen folgende gezählt:

- Arbeitsplatzunsicherheit,
- Über- oder Unterforderung (inhalts- oder mengenbezogen),
- zeitbezogene Belastungen (z. B. Termindruck, Überstunden, Schichtarbeit, flexible Arbeitszeiten etc.),
- emotionale und/oder soziale Stressoren (z. B. durch Konflikte, Mobbing, intensive Konkurrenz),
- schlechte Arbeitsplatzbedingungen (z. B. Lärm),
- der Leistung nicht entsprechende Gratifikation,
- geringe Autonomie, Handlungsspielräume etc.

(vgl. z. B. Riechert 2011, S. 25ff.; Stansfeld u. Candy 2006; Walter et al. 2012; Stuke u. Bermpohl 2016).

Diese Stressoren und deren Effekt können durch moderierende Faktoren, wie z. B. persönliche Ressourcen (Kompetenzen, Selbstwirksamkeit, Optimismus etc.), Sport und/oder enge Beziehungen (Ehe oder eheähnliche Verbindungen) abgefedert bzw. bei Fehlen dieser Faktoren auch verstärkt werden (vgl. Barthold u. Schütz 2010, S. 89ff.; Walter et al. 2012; Stuke u. Bermpohl 2016). Des Weiteren müssen verschiedene Formen der Doppel- und Mehrfachbelastung (z. B. Belastung durch Beruf und Kindererziehung) als verursachender Faktor bzw. Verstärker v. a. depressiver Störungen berücksichtigt werden (vgl. Stuke u. Bermpohl 2016).

Im Rahmen der arbeitsbedingten Stress- und Belastungsforschung gibt es v. a. 2 Modelle, die zentrale Zusammenhänge/Mechanismen, die zu erhöhter Belastung führen, beschreiben: das Demand-Control-Modell (nach Karasek u. Theorell 1990) und das Modell beruflicher Gratifikationskrisen (z. B. Siegrist 2015). Diese beiden Modelle sollen in weiterer Folge etwas genauer dargestellt werden.

■ Demand-Control-Modell

Dieses Modell wurde in den 1970er-Jahren von Karasek und Theorell (1990) entwickelt und fortlaufend überprüft. Es geht davon aus, dass ein Großteil der Belastung am Arbeitsplatz durch das Zusammenspiel von hoher Arbeitsbelastung und geringer Autonomie der Arbeitnehmer erklärt werden kann. Das bedeutet, dieses Modell betrachtet in erster Linie den Zusammenhang zwischen

- (psychischen) Arbeitsanforderungen (Arbeitsaufwand, Zeitdruck, hohe/widersprüchliche Anforderungen etc.) und
- Handlungs- und Entscheidungsspielraum (Kontrolle, Zeiteinteilung, Nutzung eigener Kompetenzen/Ressourcen etc.).

Durch dieses Zusammenspiel können unterschiedliche Zielvariablen erklärt werden, beispielsweise die individuelle Stresserfahrung oder eben das Erkrankungsrisiko (physisch und psychisch: Depression, Alkoholkonsum) etc. Durch den Zusammenhang der beiden genannten Dimensionen kann eine Typologie abgeleitet werden, wobei die „high strain jobs" als die besonders belastenden gelten (◘ Abb. 8.2). Diese weisen hohe Arbeitsanforderungen bei gleichzeitig geringem Handlungsspielraum auf. Im Gegensatz dazu können Berufe mit hohen Anforderungen bei gleichzeitig hohem Handlungsspielraum sogar gesundheitsfördernd wirken, da die Arbeitnehmer in diesen Tätigkeiten gefördert werden und sich weiterentwickeln können. Diese Theorie wird hin und wieder als Black-box-Modell kritisiert, da individuumbezogene Ressourcen und Risikofaktoren keine Berücksichtigung finden (vgl. z. B. Biffl et al. 2012, S. 14f.).

In einer aktuellen Metaanalyse zum Einfluss von Arbeitsbedingungen auf die Entstehung depressiver Störungen von Stuke und Bermpohl (2016) über insgesamt 49 Studien konnte der negative Einfluss von hohen arbeitsbedingten Anforderungen und stark ausgeprägtem „job strain" bestätigt werden. Es konnte überraschenderweise jedoch kein verstärkender Interaktionseffekt für die Dimension Autonomie/Selbstbestimmung gefunden werden.

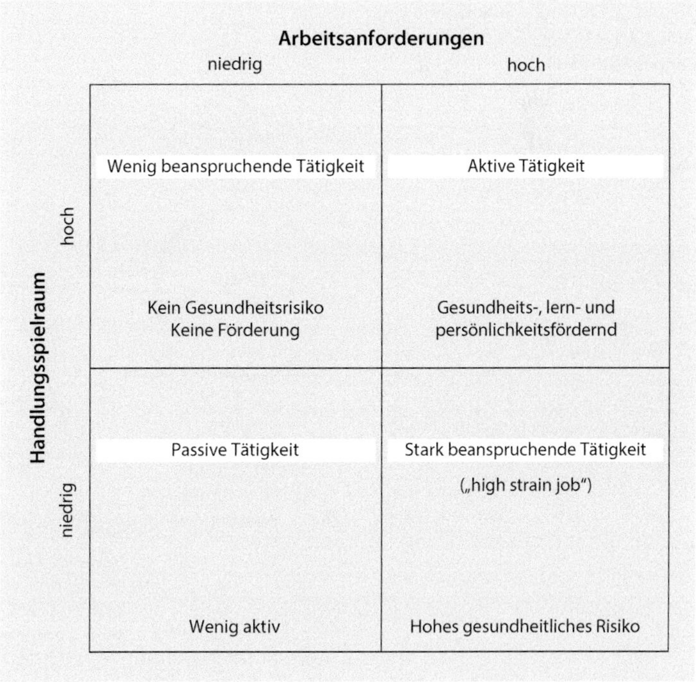

◘ Abb. 8.2 Typologie des Demand-Control-Modells. (Mod. nach Barthold u. Schütz 2010, S. 92, mit freundl. Genehmigung des Beltz-Verlags)

Stuke und Bermpohl (2016) entwickelten ein integriertes Arbeitsstress-Modell, das in der Erklärung arbeitsbedingter Depressionen weitere Faktoren wie fehlende Unterstützung und/oder Schichtarbeit berücksichtigt. Des Weiteren postuliert dieses Modell, dass eine Interaktion zwischen hohen Anforderungen und Selbstbestimmung für eine Belastungsreaktion nicht zwingend notwendig ist und dass fehlende Selbstbestimmung „einzeln betrachtet nicht […] depressiogen" (ebd., S. 250) wirkt.

Des Weiteren können fehlende soziale Unterstützung, ein erhöhtes Maß an Überstunden und häufige Nachtarbeit die Belastungsreaktion verstärken (ebd.; zusammenfassend Barthold u. Schütz 2010, S. 92ff.; für eine Studie zum Einfluss von Überstunden auf die Wahrscheinlichkeit, an einer depressiven Störung zu leiden, siehe z. B. Virtanen et al. 2012).

■   **Modell der beruflichen Gratifikationskrisen**
Dieses Modell wurde in den 1990er-Jahren federführend von Siegrist (z. B. 2015) entwickelt. Dabei wird der Zusammenhang zwischen folgenden 2 Faktoren betrachtet:

- **(berufliche) Leistung/Verausgabung**: wie Anforderungen und Verpflichtungen,
- **Belohnung/Gratifikation**: monetär (Geld), sozial/emotional (Anerkennung, Wertschätzung), statusbezogen (Aufstiegschancen).

Die fehlende Übereinstimmung zwischen Leistung und Gratifikation führt zu Stress und Erkrankungen (physisch und psychisch). Dieser Zusammenhang wird durch fehlende Arbeitsplatzalternativen, strategische Entscheidungen (z. B. Periode der Verausgabung wird für spätere Belohnung in Kauf genommen), Persönlichkeitsmuster (übersteigerte Verausgabungsneigung) und soziale Unterstützung moderiert. Die ◘ Abb. 8.3 verdeutlicht dieses Modell, indem sie das notwendige Gleichgewicht zwischen Leistung (Verausgabung) und Gratifikation (Belohnung) anhand einer Waage illustriert.

◘ **Abb. 8.3**   Modell beruflicher Gratifikationskrisen. (Leicht mod. nach Siegrist, Medizinische Soziologie, 6. Aufl. 2005 © Elsevier GmbH, Urban & Fischer, München)

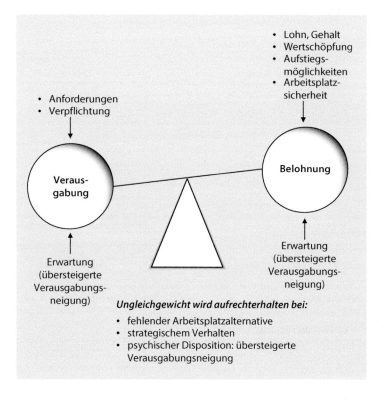

Psychische Belastung am Arbeitsplatz: präventive Maßnahmen

Belastungen am Arbeitsplatz führen zu einer erhöhten Wahrscheinlichkeit, dass Arbeitnehmer an einer psychischen Störung erkranken. Das Ausmaß der Belastungen könnte sowohl durch Änderungen im Bereich der staatlichen/rechtlichen Rahmenbedingungen, auch auf Organisations- (Verhältnisprävention) und Individualebene (Verhaltensprävention) verringert werden (▶ Abschn. 7.1.1).

Folgende Vorgehensweisen und Empfehlungen für Präventionsansätze (Siegrist 2015, S. 131f.) herrschen aktuell vor:

— Maßnahmen der betrieblichen Prävention und Gesundheitsförderung sollten an mehreren Ebenen – und nicht nur am Individuum – ansetzen.

— Maßnahmen werden eher auf der intra- sowie interpersonellen Ebene gesetzt anstatt auf struktureller, obwohl Interventionen auf der strukturellen Ebene nachhaltiger sind.

— Theoriegeleitete spezialisierte Präventionsprogramme sind effektiver als allgemeine unspezifische Maßnahmen.

— Vor allem heterogene Gruppen können in Stressbewältigungsprogrammen effektiver sein als Gruppen mit Personen aus derselben Hierarchieebene.

Grundsätzlich kann im Rahmen der Prävention und Gesundheitsförderung in vielen verschiedenen Bereichen angesetzt werden. Die ▫ Tab. 8.2 gibt einen groben Überblick über mögliche präventive Interventionen.

▫ **Tab. 8.2** Ebenen der arbeitsbezogenen Prävention. (Mod. nach Gruber et al. 2014, S. 232f., mit freundl. Genehmigung des Verlags pro mente edition)

Ebene	Präventive Maßnahmen (Beispiele)
Staatliche/rechtliche Ebene (Makro)	Einhaltung bzw. Überarbeitung arbeitsrechtlicher Standards (z. B. Überstundenhöchstgrenze)
	Schaffung von Anreizen zur Verbesserung der Arbeitsbedingungen (Preise verleihen, säumige Betriebe sanktionieren)
	Aufklärungs-, Informations- und Sensibilisierungsmaßnahmen
	Transparentes Förderungs- und Unterstützungsangebot seitens staatlicher/staatsnaher Organisationen etc.
Betriebliche Ebene (Meso)	Möglichkeiten der Mitbestimmung, Autonomie und Handlungsspielräume erhöhen
	Einführung zusätzlicher Gratifikationen
	Konzepte gesundheitsförderlicher Führung weiterentwickeln; mitarbeiterorientierte Führung nach Kriterien des Vertrauens, der Fairness, Gerechtigkeit, Anerkennung und Wertschätzung
	Guter Informationsfluss, Transparenz, Achtsamkeit bei Einschulung, Einarbeitung, Versetzung, Beteiligung der Mitarbeiter (z. B. bei Entscheidungen) usw.
	Bedürfnisse der Mitarbeiter berücksichtigen (z. B. in Fragen der Arbeitszeit, der Mitbestimmung)
	Schulung von Betriebsärzten bezüglich psychischer Gesundheit
	Implementierung und Stärkung von Betriebsräten
	Durch systematische Gefährdungsbeurteilung Risiken am Arbeitsplatz erfassen und beurteilen (und Implementierung von Gesundheitszirkeln etc.)
Individuelle Ebene (Mikro)	Stärkung von Protektivfaktoren (z. B. von sozialen Netzwerken)
	Stärkung personaler Ressourcen zum verbesserten Umgang mit Stressoren in der Arbeit (z. B. auch lernen, „Nein" zu sagen)
	Weiterbildungsmaßnahmen

Zur Ermittlung der Wirksamkeit von Maßnahmen zur Prävention von Burn-out wurde von Walter et al. (2012) ein Review von Interventionsstudien, die zwischen 1996 und 2011 erfolgten, durchgeführt. Insgesamt sind Interventionen zur Prävention von Burn-out tendenziell wirksam, da bei etwa 76% der 33 Studien positive Effekte aufgezeigt wurden. Bei 24% der Studien ergab sich kein positives Outcome. Sowohl individuumbezogene Interventionen wie Training psychosozialer Fähigkeiten oder Entspannungsübungen als auch kombinierte Interventionen mit zusätzlichen Maßnahmen auf der Organisationsebene wie Neuorganisation der Dienstzeiten weisen positive Effekte auf.

Arbeitslosigkeit und psychische Belastung

Neben arbeitsbezogenen Belastungen stellt die Arbeitslosigkeit ein gravierendes psychisches Gesundheitsrisiko dar und kann zu einem Verlust gesundheitsbezogener Lebensqualität führen. Zusätzlich haben ein hohes Maß an Arbeitslosigkeit und Invalidität unerwünschte gesellschaftliche und (volks)wirtschaftliche Folgen, u. a. Produktivitätsausfälle oder Behandlungskosten (vgl. Salize u. Kilian 2010).

In Österreich herrscht noch immer eine der niedrigsten Arbeitslosenraten in Europa (Stand April 2016). Nach internationaler Definition lag in Österreich im Jahr 2015 die Arbeitslosigkeit im Schnitt bei 5,7%, nach nationaler Definition bei 9,1%.

Die nationale Definition der Arbeitslosigkeit beruht in Österreich auf Daten des Arbeitsmarktservices (AMS) und des Hauptverbandes der Sozialversicherungsträger. Die internationale Definition zieht für ihre Berechnungen hingegen Befragungsdaten der Mikrozensus-Arbeitskräfteerhebung heran.

Die Gruppe der Männer, der Nicht-Österreicher und der 15- bis 24-jährigen Personen liegt über diesem Durchschnitt (vgl. Statistik Austria 2016 h). In der EU und damit auch in Österreich rechnet man mit einem weiteren Anstieg der Arbeitslosenquote. In den letzten Monaten rangiert die durchschnittliche Arbeitslosigkeit in der Euro-Zone bei knapp über 10% (vgl. Europäische Kommission 2016). Auch wenn sich die Arbeitslosenquoten in den letzten Monaten EU-weit (auf hohem Niveau) zu stabilisieren scheinen, ist insgesamt mit einer eher negativen Entwicklung zu rechnen.

Auf EU-Ebene werden Problemgruppen, die von Arbeitslosigkeit am ehesten betroffen sind, beschrieben. Es ist v. a. die hohe Rate der Jugendarbeitslosigkeit, die immer wieder problematisiert wird. Ein besonderer und wichtiger Indikator für das Ausmaß und die Relevanz jugendbezogener Arbeitslosigkeit ist die Rate der so. NEETs („no education, no employment, no training"), denn er stellt ein Maß für die soziale Ausgrenzung junger Menschen dar. Siegrist verweist (2015, S. 8f.) darauf, dass die Population der NEETs im gesamten EU-Raum größer wird. In Österreich wird die Zahl der NEETs auf rund 78.000 geschätzt (8,6% aller Jugendlichen im Alter von 16–24 Jahren). Die Zahl der NEETs ist seit dem Ausbruch der Wirtschaftskrise im Steigen begriffen (vgl. Bacher et al. 2013).

Es ist davon auszugehen, dass diese zurzeit sehr prominent diskutierte Gruppe der NEETs einer maßgeblichen Gesundheitsgefährdung ausgesetzt ist. Daher kann wohl grundsätzlich postuliert werden, dass Maßnahmen gegen Arbeitslosigkeit auch einen Beitrag zur Prävention psychischer Erkrankungen leisten können (auf der Grundlage eines breit definierten Begriffs der Verhältnisprävention [vgl. auch Gruber et al. 2014, S. 222ff.]).

Die negativen Effekte fehlender Arbeit wurden bereits im Jahr 1933 durch die berühmte Studie „Die Arbeitslosen von Marienthal" von Jahoda et al. (1933/1975) untersucht. Diese Studie zeigt u. a., wie Langzeitarbeitslosigkeit zu Resignation, Verzweiflung und apathischen Reaktionen führen kann (für eine aktuelle Studie für das österreichische Waldviertel s. Dimmel 2015).

Bei Verlust der Arbeit fallen neben den negativen auch alle positiven Effekte des Arbeitslebens weg (z. B. Sinn- und Identitätsstiftung, Statuszuweisung, Lebenserhaltung durch Verdienst, Tagesstrukturierung etc.). Gleichzeitig „erwirbt" man durch den Arbeitsverlust weitere Belastungen, wie z. B. Stigmatisierung durch andere, oder Suchtmittelprobleme treten häufiger auf.

Dass Arbeitslosigkeit einen negativen Einfluss auf den psychischen Gesundheitszustand hat, wurde mittlerweile in zahlreichen, methodisch aufwendigen Studien bestätigt (für einen Überblick siehe z. B.

Brenner 2006; Mauz u. Jacobi 2008; Fasel et al. 2010, S. 31ff.). Im Falle der Arbeitslosigkeit spielen sowohl die Selektions-/Drifthypothese als auch die Verursachungs- oder Kausationshypothese eine Rolle (s. auch ▶ Abschn. 8.3.2). Das heißt, es wird davon ausgegangen, „dass erstens Personen, die arbeitslos werden, mit erhöhter Wahrscheinlichkeit körperlich oder seelisch weniger gesund sind als Beschäftigte im Allgemeinen. Zweitens muss damit gerechnet werden, dass in dieser vulnerablen Bevölkerungsgruppe, in der auch ohne Arbeitslosigkeit mit einer erhöhten Morbidität gerechnet werden muss, Arbeitslosigkeit einen zusätzlichen negativen Einfluss auf vorher bestehende Krankheiten hat." (Brenner 2006, S. 165f.)

In der Regel sind mit lang anhaltender Arbeitslosigkeit psychische Erkrankungen wie Dysthymie, Depression, Panikstörungen, Phobien und somatoforme Störungen assoziiert, wobei Männer meist mehr belastet sind.

Wenn neben der Arbeitslosigkeit noch andere Risikofaktoren hinzutreten, nimmt die Wahrscheinlichkeit einer Erkrankung weiter zu. So sind etwa auch alleinerziehende Elternteile und Singles einem höheren Risiko ausgesetzt, an einer Depression zu erkranken (vgl. zusammenfassend Bramesfeld u. Schwartz 2007; Robert Koch-Institut 2003).

Eine umfangreiche Metaanalyse über 104 Studien (McKee-Ryan et al. 2005) untersuchte den Zusammenhang zwischen Arbeitslosigkeit und psychischem Wohlbefinden bzw. psychischer Gesundheit. Wie zu erwarten, zeigt diese Metaanalyse ein signifikant geringeres Wohlbefinden bzw. eine signifikant schlechtere psychische Gesundheit bei der Gruppe der arbeitslosen Menschen im Vergleich zu arbeitstätigen Menschen. Längsschnittstudien weisen außerdem darauf hin, dass sich das Wohlbefinden bei Wiedererlangung einer Arbeit wiederum verbessert. Der Zusammenhang zwischen Arbeitslosigkeit und psychischer Gesundheit wird u. a. durch folgende Faktoren moderiert:

- Wird der Arbeit eine zentrale Rolle zugeschrieben, verstärkt sich der Zusammenhang.
- Vorhandene Ressourcen – wie finanzielle Mittel, soziale Unterstützung – schwächen den Zusammenhang ab.

- Wird der Jobverlust (sehr) negativ empfunden, sinkt auch das durchschnittliche Wohlbefinden ab.
- Eine intensive Suche nach einem (neuen) Job verstärkt den Zusammenhang – z. B. aufgrund von (erwarteten) Misserfolgen – wiederum.

Des Weiteren gilt der Zusammenhang zwischen Arbeitslosigkeit und erhöhter Suizidalität als unbestritten (vgl. Brenner 2006, S. 176f.; Hollederer 2008). Eine Metaanalyse (Milner et al. 2013) zeigt auf, dass das Suizidrisiko mit der zunehmenden Länge von Arbeitslosigkeit steigt. Am höchsten ist das Risiko in den ersten 5 Jahren; danach verringert es sich, bleibt jedoch auf hohem Niveau bestehen.

Arbeitsunfähigkeit/Krankenstand in Österreich

Gesundheitsbezogene Fehlzeiten stellen einen wichtigen volkswirtschaftlichen Parameter dar. Grundsätzlich ist das Krankenstandsniveau in Österreich niedrig. Im Jahr 2014 war jeder Österreicher/jede Österreicherin durchschnittlich 12,3 Tage im Krankenstand (vgl. WIFO 2015; aufgrund der Tatsache, dass kurze Krankenstände untererfasst sind, ist das tatsächliche Krankenstandsniveau etwas höher anzusetzen [vgl. WIFO 2015, S. I]). Dies bedeutet eine Verringerung der Quote im Vergleich zu 2012 und 2013. Das Sinken der Fehlzeiten kann u. a. mit demografischen Entwicklungen, strukturellen Gegebenheiten, Veränderungen am Arbeitsmarkt (z. B. wird angenommen, dass die steigende Zahl an atypischen Beschäftigungsverhältnissen für das Sinken der durchschnittlichen Krankenstandstage mit verantwortlich ist [vgl. WIFO 2015, S. I]) sowie mit einer veränderten Zusammensetzung der für die Fehlzeiten verantwortlichen Erkrankungen erklärt werden. Ein wichtiger Aspekt hierbei ist der, dass ältere Arbeitnehmer zwar weniger oft in Krankenstand gehen, jedoch überdurchschnittlich lange der Arbeit fernbleiben, wenn sie einmal erkrankt sind. Auch sind Angestellte weniger lange im Krankenstand als Arbeiter (vgl. WIFO 2015, S. III).

Der Großteil der Arbeitsunfähigkeitstage (AU-Tage) geht auf Kosten von Krankheiten des Skelettes, der Muskeln, des Bindegewebes und der Atemwege (zusammen rund 50% aller Krankenstandsfälle und ca. 40% der Krankenstandstage). Die Zahl der durch psychische Beeinträchtigungen verursachten Krankenstandstage nimmt – absolut und relativ zu anderen Krankheitsgruppen – weiterhin deutlich zu. Zwischen 1996 und 2014 kam es zu einer dreifachen Steigerung der Krankenstandstage aufgrund von psychiatrischen Diagnosen. (Hier ist anzumerken, dass die Zahl der Krankenstandstage infolge psychischer Erkrankungen nicht genau bestimmt werden kann, da z. B. Ärzte im Rahmen der Diagnosestellung Patienten nicht immer die tatsächliche Diagnose zuordnen [vgl. WIFO 2015, S. 51f.].).

In Anbetracht der hohen volkswirtschaftlichen Bedeutung von Krankenständen, lohnt es sich, die Reduktion von AU-Tagen in Angriff zu nehmen. Im Rahmen von internationalen ökonomischen Studien zur Depression wird beispielsweise davon ausgegangen, dass die indirekten Kosten (Produktivitätseinbußen, Arbeits- und Erwerbsunfähigkeit) über den direkten Kosten liegen (z. B. Behandlung, Medikamente) (vgl. Salize u. Kilian 2010, S. 167).

Der Bericht aus dem Jahr 2012 vom Hauptverband der Österreichischen Sozialversicherungträger und der Salzburger Gebietskrankenkasse beschäftigt sich unter anderem mit dem Thema Arbeitsunfähigkeit in Zusammenhang mit psychischen Erkrankungen. Die Analyse der Daten von den Gebietskrankenkassen, die den Zeitraum von 2007–2009 abdecken, ergab folgende Ergebnisse (vgl. ebd., S. 27ff.):

- Im Jahr 2009 waren 78.028 Patienten wegen einer psychiatrischen Diagnosestellung arbeitsunfähig.
- Im Jahr 2009 waren 2,5% aller AU-Fälle psychisch bedingt, was einen kleinen Anteil ausmacht, der jedoch stark im Wachsen begriffen ist. So entspricht die Steigerungsrate von 2007–2009 22% (im Vergleich betrug der Zuwachs an somatischen Diagnosen 10%). Dieser Anstieg weist auf einen Handlungsbedarf hin.
- Die Krankenstandsdauer von psychisch bedingter Arbeitsunfähigkeit beträgt ca. 40 Tage und ist somit im Vergleich zu durchschnittlich 11 Tagen bei somatischen Diagnosen deutlich länger.
- Bei der psychisch bedingten Arbeitsunfähigkeit liegt der Frauenanteil (59%) über dem der

Männer (41%); bei den somatischen AU-Fällen zeigt sich ein umgekehrtes Geschlechterverhältnis (Frauen: 47%; Männer: 53%). (Ein Grund dafür könnte die geringere Tabuisierung psychischer Erkrankungen unter Frauen sein. Andererseits zeigen viele epidemiologische Studien, dass einige psychische Erkrankungen – wie z. B. die Depression – besonders häufig bei Frauen auftreten [siehe z. B. Wittchen et al. 2011].)

- Die Mehrheit (56%) der psychisch bedingten AU-Fälle macht die Gruppe der 31- bis 50-Jährigen aus. Über 50 Jahre sind 16% und zwischen 15 und 30 Jahre sind 28% der AU-Fälle zu verorten.
- Etwa 42% der AU-Fälle, die aufgrund einer psychiatrischen Diagnose im Krankenstand waren, hatten einen Anspruch auf Krankengeld, hingegen etwa 14% der Personen mit somatischer AU. Die Krankengeldkosten entsprachen etwa 1759 Euro bei der psychisch bedingten AU und durchschnittlich pro Krankengeldbezug 730 Euro bei der somatischen AU. Insgesamt betrugen die Krankengeldkosten wegen psychiatrischen Diagnosen rund 70 Mio. Euro (im Vergleich somatische: 375 Mio. Euro).
- Affektive Störungen (53%) sind unter AU-Fällen mehrheitlich vertreten, danach folgen die neurotischen Belastungs- und somatoformen Störungen (27,4%), Verhaltensauffälligkeiten durch psychotrope Substanzen (10,2%) und Schizophrenien (3,4%).
- Die längste Krankenstandsdauer mit 54 Tagen haben Personen mit der Diagnose Schizophrenie (F20–F29). Durchschnittlich 44 AU-Tage nehmen Personen mit affektiven Störungen (F30–F39) sowie mit sonstigen psychiatrischen Diagnosen (F50–F99) in Anspruch.

Berufsunfähigkeit/Invalidität in Österreich

In Österreich ist die Quote der Frühpensionierungen (Berufsunfähigkeitspension oder Invaliditätspension) relativ hoch. Laut einem Bericht des Instituts für höhere Studien (Czypionka et al. 2016) gab es in

Österreich „im Jahr 2014 rund 120.000 Männer und rund 45.000 Frauen mit einer unbefristeten Invaliditätspension" (ebd., S. 42).

> Der Begriff Invaliditätspension wird im Rahmen dieses Berichts als Sammelbegriff verwendet, der u. a. Invaliditätspensionen und Berufsunfähigkeitspensionen umfasst.

Es zeigt sich, dass alle nichtpsychiatrischen Erkrankungen in ihrem Ausmaß, Invaliditätspensionen zu verursachen, insgesamt rückläufig sind. Die Zahl der Invaliditätspensionen aufgrund psychischer Erkrankungen nimmt hingegen zu. „2014 entfielen etwa ein Viertel (26%) der männlichen und knapp die Hälfte (46%) der weiblichen unbefristeten Invaliditätspensionen auf psychiatrische Erkrankungen, Tendenz steigend." (Ebd.) Dementsprechend liegt auch das durchschnittliche Antrittsalter bei unbefristeten Invaliditätspensionen unter Männern bei 55,2 und unter Frauen bei 52,7 Jahren. Auffällig ist, dass sich in Österreich der relative Anteil an psychisch bedingten Invaliditätspensionen von Bundesland zu Bundesland stark unterscheidet. Obwohl in ihrer Gesamtzahl geringer, können ähnliche Entwicklungen auch für befristete Invaliditätspensionen festgestellt werden (vgl. ebd., S. 50ff.).

Was die Neuzuerkennungen psychisch bedingter unbefristeter Invaliditätspensionen betrifft, können folgende Eckdaten genannt werden: Im Jahr 2014 gab es ca. 12.000 Neuzuerkennungen, wobei rund ein Fünftel auf psychiatrische Diagnosen und gut 70% auf Männer entfielen. Nach einer rückläufigen Tendenz der Zahl von Neuzuerkennungen unbefristeter Invaliditätspensionen zwischen 2011 und 2013 kann im Zeitraum von 2013–2014 wieder ein Anstieg festgestellt werden. Auch bei den Neuzuerkennungen unbefristeter Invaliditätspensionen sind anteilsmäßig bundeslandbezogene Unterschiede festzustellen (vgl. ebd., S. 55).

Czypionka et al. (2016, S. 14ff.) eruierten im Zuge ihrer Studie anhand von Experteninterviews auch (mögliche) Ursachen für die steigende Anzahl von psychisch bedingten Invaliditätspensionen. Dabei wurden folgende Ursachen und Ursachenkomplexe genannt:

- relativer Bedeutungsgewinn psychischer Erkrankungen aufgrund der Abnahme von

somatischen Erkrankungen (z. B. aufgrund von mehr Sicherheitsvorkehrungen),
- zunehmende Pathologisierung von Zuständen, die früher (noch) als nichtpathologisch galten,
- zunehmende Enttabuisierung des Themas psychische Erkrankung,
- größerer Druck und gestiegene Anforderungen in der Arbeitswelt, z. B. durch zunehmende Technisierung von Arbeitsplätzen,
- Verlagerung von Arbeitsplätzen (z. B. gibt es immer mehr Arbeitsplätze im Dienstleistungs- und Betreuungssektor, die tendenziell belastender sind),
- erhöhte Belastungen im Privatleben,
- kein oder geringes präventives Angebot in Österreich.

■ **Reform der Invaliditätspension in Österreich (Rehabilitationsgeld)**

Grundsätzlich kann schon seit Längerem konstatiert werden, dass psychische Störungen im Vergleich zu anderen Erkrankungen eine immer größere Bedeutung aufweisen. Um die Zahl der Invaliditätspensionen und damit die pensionsbezogenen Kosten zu reduzieren, wurde im Jahr 2012 eine Reform der Invaliditätspension beschlossen (Sozialrechts-Änderungsgesetz 2012). Diese Reform trat im Jahr 2014 in Kraft. Die Neuregelung umfasst u. a. folgende Punkte (Aufzählung nach BMASK 2013):
- Für alle Personen, die mit 01.01.2014 jünger als 50 Jahre waren, wird die (bisherige) Invaliditätspension abgeschafft.
- Bei vorübergehender Invalidität erhalten diese Personen eine Behandlung und Rehabilitationsgeld (von Gebietskrankenkasse [GKK] und/oder Pensionsversicherung [PV]). Nach umfassender Behandlung und Gesundung werden die Rehabilitanden wieder in den Arbeitsprozess reintegriert.
- Kann der oder die Betroffene seinen/ihren Beruf nicht mehr ausüben, findet eine Umschulung statt. Statt dem Reha-Geld wird ein Umschulungsgeld gewährt.
- Das Rehabilitationsgeld beträgt – wie das Krankengeld – 60% des Letztbezugs (Minimum: Höhe der Ausgleichszulage).

- Der Gesundheitszustand des Rehabilitanden wird regelmäßig überprüft. Danach richtet sich auch der Bezug des Reha-Geldes.
- Alle Reha-Geld- und Umschulungsgeld-Bezieher haben – sofern notwendig – einen Rechtsanspruch auf Rehabilitation.
- Invaliditätspension wird nur mehr dann vergeben, wenn dauerhafte Invalidität vorliegt und eine Umschulung nicht zumutbar bzw. zweckmäßig ist.
- Im Zuge der Neuregelung wurde – neben anderen Unterstützungsleistungen – außerdem beschlossen, dass ab 2013 der zweite Arbeitsmarkt für Menschen mit gesundheitlicher Beeinträchtigung ausgebaut wird.

Das Sozialministerium rechnet im Zeitraum von 2014–2018 mit ca. 15.000 Personen, die Umschulungsgeld, und 23.000 Personen, die Reha-Geld in Anspruch nehmen werden. Für diesen Zeitraum rechnet die Pensionsversicherung (PV) mit 700 Mio. Euro Einsparungen. Für den Arbeitsmarktservice (AMS) werden ca. 280 Mio. Euro zusätzliche Ausgaben erwartet. Für andere Bereiche der Sozialversicherung ergeben sich voraussichtlich weitere 280 Mio. Euro Einsparungen (vgl. z. B. BMASK 2013, 2014, S. 143ff.). Andere Einschätzungen sind jedoch weniger optimistisch: Von der Wirtschaftskammer Österreich wird z. B. angezweifelt, ob das Ziel der Kostenersparnis durch die „IP Neu" erreicht werden kann (s. Statement der WK 2015). Da die Rate der Neuzuerkennungen psychisch bedingter unbefristeter Invaliditätspensionen seit Kurzem wieder im Steigen begriffen ist (vgl. Czypionka et al. 2016, S. 55) und die Zahl der Reha-Geld-Bezieher mit rund 18.500 (Stand: Dezember 2015) bereits jetzt relativ hoch ist (vgl. ebd., S. 58), ist – so die Einschätzung der Autoren – wohl einer pessimistischeren Einschätzung der Kostenentwicklung recht zu geben.

■ **Weitere Maßnahmen zur Reduktion von Invalidität in Österreich**

Das österreichische Bundesministerium für Arbeit, Soziales und Konsumentenschutz (BMASK 2014) rief in den Jahren 2007/2008 ein Projekt bzw. eine Arbeitsgruppe mit dem Titel „Invalidität im Wandel" ins Leben. Auf der Grundlage der Ergebnisse dieses Arbeitskreises wurden u. a. die beschriebene Reform der Invaliditätspension und das Projekt „fit2work", das Arbeitnehmer und Betriebe in gesundheitlichen Problemen am Arbeitsplatz berät und unterstützt, implementiert. Aufgrund der Wachstumsdynamik psychisch bedingter Pensionierungen wurde in der Zeit von 2012–2013 erneut eine Arbeitsgruppe mit dem Titel „Invalidität im Wandel 2 – Psychische Erkrankungen und Invalidität" einberufen. Diese in 3 Cluster organisierte Arbeitsgruppe (Cluster 1: „Rehabilitation", Cluster 2: „Psychische Erkrankungen in der Arbeitswelt", Cluster 3: „Begutachtung und Pension") gab wiederum Empfehlungen, um das Problem der zunehmenden psychisch bedingten Invalidität abzumildern. Einige dieser Vorschläge sind in ◘ Tab. 8.3 aufgelistet.

Fazit: Arbeit und psychische Gesundheit

Wie in den Ausführungen gezeigt wurde, sind arbeitsbezogene Belastungen und Risikofaktoren im Steigen begriffen. Dies ruft nicht nur die Individuen und die Betriebe selbst, sondern auch die Politik auf den Plan. Neue Formen der Arbeit und eine damit zusammenhängende Verschlechterung von arbeitsbezogenen Rahmenbedingungen (Prekarisierung, „working poor") treten immer häufiger auf. Die Politik sollte diesen Entwicklungen entgegentreten. Des Weiteren sollten Konzepte, wie jenes der „guten Arbeit", vermehrt forciert und implementiert werden. Nach Siegrist (2015, S. 138) weist eine „gute Arbeit" beispielsweise folgende Merkmale auf:

- Vermeidung/Kontrolle von psychischen Belastungen,
- Schutz vor Bedrohung der persönlichen Integrität (Gewalt, Diskriminierung) oder des beruflichen Status,
- Mitbestimmung im Betrieb,
- weder über- noch unterfordernde Arbeiten (Sinnstiftung, Handlungsspielraum),
- Teilhabe an wichtigen Informations- und Kommunikationsprozessen, Vermeidung von Exklusion,
- Weiterbildung und Aufstiegsmöglichkeiten,
- faire Bezahlung und nichtmaterielle Gratifikation,
- Vereinbarkeit von Berufs- und Privatleben.

◻ **Tab. 8.3** „Invalidität im Wandel 2" – Vorschläge und Maßnahmen (Auswahl). (Mod. nach BMASK 2014, S. 196ff.; mit freundl. Genehmigung des Bundesministeriums für Arbeit, Soziales und Konsumentenschutz)

Maßnahmenkomplex	Beschreibung/Anmerkung
(Wieder-)Eingliederung ins Berufsleben durch Modelle zum „flexiblen (Wieder-)Einstieg"	Arbeitnehmer, die z. B. lange Zeit im Krankenstand waren, können durch personenzentrierte und flexible Maßnahmen, z. B. durch allmähliche Aufstockung von Stunden, besser ins Berufsleben (zurück) finden. (Im Herbst 2016 lag in Österreich ein Gesetzesentwurf für ein „Wiedereingliederungsteilzeitgesetz" zur Begutachtung vor)
Weiterentwicklung von Maßnahmen der Arbeitsrehabilitation	Die Rehabilitation soll z. B. durch Einbeziehung von Psychotherapeuten und Fachärzten besser gelingen
Ausbau von psychologischen und sozialpsychiatrischen Versorgungsleistungen	Quantitativ und qualitativ verbesserte Versorgungsstruktur im Bereich der außerstationären psychiatrischen, therapeutischen als auch psychologischen Angebote
Weiterbildungsmaßnahmen von Allgemeinmedizinern	Verbesserte Versorgung in Bezug auf psychische Erkrankungen durch nahegelegene hausärztliche und allgemeinmedizinische Versorgung
Verknüpfung von medizinischer und beruflicher Rehabilitation	Der Übergang von medizinischen Rehabilitationsleistungen zu berufsbezogenen Rehabilitationsangeboten soll verbessert werden
Information für Antragsteller auf Invaliditätspension	Bessere Aufklärung über die Antragstellung, das Verfahren und den Ablauf sowie Schaffung einer Anlaufstelle bei Ablehnung des Antrags
Verbesserte Gutachten	Verbesserte Gutachten im Kontext des Antrags auf Invaliditätspension, z. B. durch die Einführung psychodiagnostischer Testverfahren
Sensibilisierung von Führungskräften	Verbesserter Umgang mit erkrankten oder gefährdeten Mitarbeitern durch Führungskräfte

Um auf betrieblicher Ebene die Arbeitsbedingungen zu verbessern, sollten präventive Strategien – wie angeführt – implementiert werden. Diese können auf verschiedenen Ebenen ansetzen. Jedoch sollten stets mehrere Ebenen gleichzeitig in den Fokus genommen werden. In Österreich wurden hierfür vor Kurzem die Grundlagen gelegt. Im Jahr 2013 wurde für Betriebe die Gefährdungsabschätzung für psychische Belastungen explizit und verpflichtend im österreichischen Gesetz verankert (s. ASchG-Novelle 2013). Dafür wurde bereits eine Vielzahl von Instrumenten entwickelt (für einen Überblick siehe z. B. Treier 2015).

Zuletzt sollten Prävention und betriebliche Gesundheitsförderung für Unternehmen auch in einem finanziellen Sinne ein Anliegen sein. Denn Studien zeigen, dass Maßnahmen der betrieblichen Gesundheitsförderung zu Einsparungen und zu Umwegrentabilität führen (können); d. h. die Kosten der Intervention werden mehr als amortisiert (vgl. z. B. Mills et al. 2007; Knapp et al. 2011).

Arbeitslosigkeit stellt ein zentrales Gesundheitsrisiko dar. Dies zeigt das erhöhte Risiko von arbeitslosen Menschen, an einer psychischen Erkrankung zu leiden oder aufgrund von Suizidalität zu sterben. Wegen der Bedeutung von Arbeit in unserer Gesellschaft und der – zumindest zum Teil – sinnstiftenden Funktion von Arbeit gilt es, den Verlust der Arbeit grundsätzlich (präventiv) zu vermeiden (vgl. DGPPN 2013, S. 18). Dafür ist es u. a. notwendig, Menschen mit Bildungsmaßnahmen und mit arbeitstherapeutischen Interventionen zu unterstützen (vgl. ebd.).

Aufgrund der derzeitigen strukturell schlechten Arbeitsmarktsituation, der demografischen Entwicklung, Veränderung rechtlicher Rahmenbedingungen (z. B. Änderungen bei der Invaliditätspension) und der vermehrten Berücksichtigung von psychisch beeinträchtigten Menschen in der aktiven Arbeitsmarktpolitik wird es in Zukunft mehr Menschen mit arbeitsmarktbezogenem Unterstützungsbedarf geben. Deshalb gewinnen Maßnahmen, wie

z. B. Transitarbeitsplätze, an Bedeutung (vgl. Eppel et al. 2014, S. 784). In Bezug auf Maßnahmen zur Unterstützung der Arbeitsmarktintegration von Menschen mit psychischen Beeinträchtigungen können prinzipiell „Train-then-place-" und „Place-then-train"-Maßnahmen unterschieden werden. Im Rahmen der ersten Form von Unterstützungsleistungen werden Menschen mit Beeinträchtigung an extra dafür geschaffenen Übungsarbeitsplätzen auf die Arbeitswelt vorbereitet. Die zweite Form unterstützt Betroffene direkt am kompetitiven Arbeitsplatz. Vor allem für Letztere wurde eine gute arbeitsmarktintegrierende Wirkung festgestellt (▶ Abschn. 5.2.1). Dennoch ist zu beachten, dass „[z]ur Förderung der Teilhabe schwer psychisch kranker Menschen am Arbeitsleben auch Angebote vorgehalten werden, die nach dem Prinzip ‚erst trainieren, dann platzieren' vorgehen [sollen]" (DGPPN 2013, S. 18). Aus der Praxis ist des Weiteren bekannt, dass das Angebot für unterstützende Maßnahmen bzw. für Arbeitsrehabilitation in ländlichen Gebieten eher schwach ausgeprägt ist. Außerdem gilt es, Angebote für spezifische und besonders vulnerable Gruppen, wie z. B. den NEETs, auszuarbeiten und zu implementieren.

Insgesamt zeigt sich, dass für Personen mit psychischen Problemen, die arbeitslos sind bzw. von Arbeitslosigkeit bedroht sind, lange Krankenstände (hohe Zahl an AU-Tagen) haben oder eine befristete Invaliditätspension bzw. Rehabilitations- oder Umschulungsgeld erhalten, innovative Konzepte entwickelt werden müssen, die den Erhalt oder einen Wiedereinstieg möglichst unkompliziert gestalten. Um das System der Invaliditätspension und die arbeitsbezogene Rehabilitation von Betroffenen zu verbessern, gibt es – wie beschrieben wurde – bereits zahlreiche Vorschläge. Ein Beispiel für einen solchen Vorschlag, das in den letzten Jahren auch immer wieder medial diskutiert wurde, ist der Ansatz des sog. flexiblen Wiedereinstiegs. Dieses Konzept wurde in Deutschland bereits erprobt („Hamburger Modell"; für eine Beschreibung siehe z. B. BAR 2004). In diesem Modell werden Menschen, die beispielsweise lange im Krankenstand waren, nach und nach in den Arbeitsprozess (re)integriert – unter begünstigten Bedingungen und abgestimmt auf die individuellen Bedürfnisse. Ein Vergleich mit Personen, die die Möglichkeit eines flexiblen Wiedereinstiegs nicht

gewählt haben, ergibt, dass Menschen, die eine stufenweise Wiedereingliederung absolvieren, schneller ins Berufsleben zurückkehren, weniger häufig frühberentet werden und eine bessere Entgeltentwicklung aufweisen (vgl. Bürger 2009; Bürger u. Streibelt 2011, 2016). Des Weiteren können auch andere Formen des Teilzeitkrankenstands, Modelle einer Teilzeitpension und/oder einer flexibleren Gestaltung der Zuverdienstgrenzen überlegt werden, sodass eine möglichst problemlose und individuell zugeschnittene Reintegration in den Arbeitsmarkt ermöglicht wird.

8.4   Sozialpsychiatrie als soziologische Disziplin – ein Resümee

Dieses umfangreiche Kapitel zeigt deutlich, wie relevant nach wie vor die Soziologie als wissenschaftliche Disziplin für die Sozialpsychiatrie und ihre Praxis ist. In vielen Fällen sind soziologische Erkenntnisse und Theorien hilfreich, um beispielsweise politische Forderungen und Empfehlungen aus der Perspektive der Sozialpsychiatrie zu formulieren. Denn durch die Erforschung und Analyse der gesellschaftlichen und sozialen Einflüsse, die die Prävalenz psychischer Beeinträchtigungen fördern und sozialpsychiatrische Institutionen formen, können Zusammenhänge verstanden und entsprechend problematisiert werden. Trifft z. B. die Hypothese tatsächlich zu, dass das Ausmaß der sozialen Ungleichheit als stresserzeugender Faktor zu einer Erhöhung der Prävalenz psychischer Erkrankungen beiträgt, wäre dies aus Sicht der Sozialpsychiatrie – neben anderen Gründen – ein Argument dafür, soziale Ungleichheit zu vermeiden. Wie dieses Ziel erreicht werden soll und kann, muss an dieser Stelle offen bleiben.

Des Weiteren kann soziologische, sozial- und organisationspsychologische Forschung zu einem besseren Verständnis des Zusammenwirkens verschiedener Faktoren, die im Bereich des Arbeitslebens zu Belastung und psychischem Stress bzw. auch Entlastung führen, beitragen. Hierbei erscheint es zentral, nicht nur die einzelnen Risikofaktoren zu kennen, sondern auch die sozialen und psychischen Mechanismen zu verstehen. Erst so können adäquate präventive, rehabilitative und kurative Maßnahmen abgeleitet und konzipiert werden. Dabei ist auch stets zu beachten, dass im Rahmen der Prävention psychischer Belastungen stets an mehreren Stellen und Ebenen angesetzt werden kann. Um möglichst große Effekte zu erzielen, ist es sinnvoll, an mehreren Stellschrauben zu drehen.

Aber auch bereits erkrankte Personen oder jene, die wieder zurück in das Arbeitsleben können und/ oder wollen, sind – z. B. angesichts der zunehmenden Fälle von Invalidität aufgrund psychischer Erkrankungen in Österreich – weiterhin und in größerem Ausmaß zu unterstützen. Des Weiteren könnte die Sozialpsychiatrie nicht nur für Reformen (z. B. im Bereich der Invaliditätspension) plädieren, sondern auch grundsätzlichere Lösungsvorschläge wagen, die z. B. Alternativen zu Lohnarbeit und ihren Abhängigkeitsverhältnissen in Betracht ziehen (z. B. umfassendere Grundsicherungsmodelle).

Literatur

Ajdacic-Gross, V., & Bollok, K. (2013). Lebensstile. In W. Rössler & W. Kawohl (Hrsg.), *Soziale Psychiatrie. Das Handbuch für die psychosoziale Praxis. Band 1: Grundlagen* (S. 83–93). Stuttgart: Kohlhammer.

Angermeyer, M. C. (2004). Stigmatisierung psychisch Kranker in der Gesellschaft. *Psychiatrische Praxis 31*, Supplement 2, S246–S250.

Angermeyer, M. C., & Schulze, B. (2002). Interventionen zur Reduzierung des Stigmas der Schizophrenie: Konzeptionelle Überlegungen. *Neuropsychiatrie 16*, 39–45.

Angermeyer, M. C., Kluge, H., Riedel-Heller, S. G., & Roick, C. (2004). Sozialpsychiatrie ohne Soziologie? Ergebnisse einer Zeitschriftenanalyse. *Psychiatrische Praxis 31*, 420–424.

Angermeyer, M. C., Matschinger, H., & Schomerus, G. (2013). Attitudes towards psychiatric treatment and people with metnal illness: changes over two decades. *The British Journal of Psychiatry 203*, 146–151.

Atzmüller, R. (2011). Überlegungen zur Krise der Solidarität. Thesen zur Entwicklung des Wohlfahrtsstaates. In C. Stelzer-Orthofer & J. Weidenholzer (Hrsg.), *Aktivierung und Mindestsicherung. Nationale und europäische Strategien gegen Armut und Arbeitslosigkeit* (S. 13–29). Wien: Mandelbaum.

Bacher, J., Tamesberger, D., Leitgöb, H., & Lenkmayer, T. (2013). NEET-Jugendliche: Eine neue arbeitsmarktpolitische Zielgruppe in Österreich. *WISO 4*, 103–131.

Baer, N., Sikorski, C., Luppa, M., Riedel-Heller, S. G., & Schomerus, G. (2016). Das Stigma Depression – eine Interaktion zwischen öffentlichem Diskurs und Erfahrungsberichten Betroffener. *Psychiatrische Praxis 43*, e1–e8.

Bahlmann, J., Angermeyer, M. C., & Schomerus, G. (2013). „Burnout" statt „Depression" – eine Strategie zur Vermeidung von Stigma? *Psychiatrische Praxis 40*, 78–82.

BAR Bundesarbeitsgemeinschaft für Rehabilitation (2004). Arbeitshilfe für die stufenweise Wiedereingliederung in den Arbeitsprozess. Schriftenreihe der Bundesarbeitsgemeinschaft für Rehabilitation. Heft 8. Frankfurt a. M. http://www.bar-frankfurt.de/fileadmin/dateiliste/publikationen/arbeitshilfen/downloads/Arbeitshilfe_Wiedereingliederung.pdf. Zugegriffen: 15. Dezember 2013.

Bartholdt, L., & Schütz, A. (2010). *Stress im Arbeitskontext. Ursachen, Bewältigung und Prävention*. Weinheim u. a.: Beltz.

Baumann, A., Harald, Z., & Gaebel, W. (2003). Das Bild psychisch Kranker im Spielfilm: Auswirkungen auf Wissen, Einstellungen und soziale Distanz am Beispiel des Films „Das weiße Rauschen". *Psychiatrische Praxis 30*, 372–378.

Beck, U. (1986). *Risikogesellschaft. Auf dem Weg in eine andere Moderne*. Frankfurt a. M.: Suhrkamp.

BEIGEWUM Beirat für gesellschafts-, wirtschafts- und umweltpolitische Alternativen (Hrsg.) (2015). *Politische Ökonomie Österreichs. Kontinuitäten und Veränderungen seit dem EU-Beitritt*. Wien: Mandelbaum.

Bettge, S. (2004). *Schutzfaktoren für die psychische Gesundheit von Kindern und Jugendlichen. Charakterisierung, Klassifizierung und Operationalisierung*. Dissertation. Berlin.

Bieling, H.-J. (2007). Die neue politische Ökonomie sozialer Ungleichheit. In C. Klinger, G.-A. Knapp & B. Sauer (Hrsg.), *Achsen der Ungleichheit. Zum Verhältnis von Klasse, Geschlecht und Ethnizität* (S. 100–115). Frankfurt a. M.: Campus.

Biffl, G., Faustamnn, A., Gabriel, D., Leoni, T., Mayrhuber, C., & Rückert E. (2012). Psychische Belastungen der Arbeit und ihre Folgen. Krems u. a. https://media.arbeiterkammer.at/wien/PDF/studien/Psychische_Belastungen_der_Arbeit_2012.pdf. Zugegriffen: 8. November 2016.

BMASK Bundesministerium für Arbeit, Soziales und Konsumentenschutz (2013). „IP Neu": Die Reform der Invaliditätspension. Wien. http://www.sozialministerium.at/cms/site/attachments/1/4/3/CH2311/CMS1353309942605/ip_neu_22.11.2013aus_pdf.pdf. Zugegriffen: 8. Juni 2016.

BMASK Bundesministerium für Arbeit, Soziales und Konsumentenschutz (2014). Psychische Erkrankungen und Invalidität. Endbericht der 2. Arbeitsgruppe zur Neugestaltung des Invaliditätsrechts September 2012 bis Juni 2013. Sozialpolitische Studienreihe. Band 16. Wien: Verlag des ÖGB.

Bornschier, V. (2002). Sozialer Wandel. In G. Endruweit & G. Trommsdorff (Hrsg.), *Wörterbuch der Soziologie* (S. 681–686). 2. Auflage. Stuttgart: Lucius & Lucius.

Bottlender, R., & Möller, H.-J. (2005). Psychische Störungen und ihre sozialen Folgen. In W. Gaebel, H.-J. Möller & W. Rössler (Hrsg.), *Stigma – Diskriminierung – Bewältigung. Der Umgang mit sozialer Ausgrenzung psychisch Kranker* (S. 7–17). Stuttgart: Kohlhammer.

Brakemeier, E.-L., Normann, C., & Berger, M. (2008). Ätiopathogenese der unipolaren Depression. Neurobiologische und psychosoziale Faktoren. *Bundesgesund-heitsblatt – Gesundheitsforschung – Gesundheitsschutz 51*, 379–391.

Bramesfeld, A. (2011). Soziale Ungleichheit, psychische Gesundheit und Versorgung. *Psychiatrische Praxis 38*, 363–365.

Bramesfeld, A., & Schwartz, F. W. (2007). Volkskrankheit Depression: Bestandsaufnahme und Perspektiven. *Psychiatrische Praxis 34*, Supplement 3, S247–S251.

Brenner, H. (2006). Arbeitslosigkeit. In G. Stoppe, A. Bramesfeld & F.-W. Schwartz (2006), *Volkskrankheit Depression? Bestandsaufnahme und Perspektiven* (S. 163–189). Berlin: Springer.

Bröckling, U. (2013). *Das unternehmerische Selbst. Soziologie einer Subjektivierungsform*. 5. Aufl. Frankfurt a. M.: Suhrkamp.

Buestrich, M., Burmester, M., Dahme, H.-J., & Wohlfahrt N. (2008). *Die Ökonomisierung Sozialer Dienste und sozialer Arbeit. Entwicklung – Theoretische Grundlagen – Wirkungen*. Baltmannsweiler: Schneider.

Bürger, W. (2009). Stufenweise Wiedereingliederung zu Lasten der Gesetzlichen Rentenversicherung – Ergebnisse einer bundesweiten Evaluationsstudie. In Deutsche Rentenversicherung Bund (Hrsg.), *18. Rehabilitationswissenschaftliches Kolloquium. Innovation in der Rehabilitation – Kommunikation und Vernetzung* (S. 193–195). Berlin. http://forschung.deutsche-rentenversicherung.de/ForschPortalWeb/ressource?key=tagungsband_18_reha_kolloqu.pdf. Zugegriffen: 30. November 2016.

Bürger, W., & Streibelt, M. (2011). Wer profitiert von Stufenweiser Wiedereingliederung in Trägerschaften der gesetzlichen Rentenversicherung? *Die Rehabilitation 50*, 178–185.

Bürger, W., & Streibelt, M. (2016). Effekte stufenweiser Wiedereingliederung nach medizinischer Rehabilitation auf den sozialmedizinischen Erwerbsverlauf. In Deutsche Rentenversicherung Bund (Hrsg.), *25. Rehabilitationswissenschaftliches Kolloquium. Gesundheitssystem im Wandel – Perspektiven der Rehabilitation* (S. 232–234). Berlin. http://forschung.deutsche-rentenversicherung.de/ForschPortalWeb/ressource?key=Band_109_Internet.pdf. Zugegriffen: 30. Novmeber 2016.

Burns, J. K., Tomita, A., & Kapadia, A. S. (2014). Income inequality and schizophrenia: Increased schizophrenia incidence in countries with high levels of income inequality. *International Journal of Social Psychiatry 60*, 186–196.

Castel, R. (2009). Die Wiederkehr der sozialen Unsicherheit. In R. Castel & K. Dörre (Hrsg.), *Prekarität, Abstieg, Ausgrenzung. Die soziale Frage am Beginn des 21. Jahrhunderts* (S. 21–34). Frankfurt a. M.: Campus.

Castel, R., & Dörre, K. (Hrsg.) (2009). *Prekarität, Abstieg, Ausgrenzung. Die soziale Frage am Beginn des 21. Jahrhunderts.* Frankfurt a. M.: Campus.

Conrad, I., Heider, D., Schomerus, G., Angermeyer, M. C., & Riedel-Heller, S. (2010). Präventiv und stigmareduzierend? Evaluation des Schulprojekts „Verrückt? Na und!". *Zeitschrift für Psychiatrie, Psychologie und Psychotherapie 58*, 257–264.

Corrieri, S., Conrad I., & Riedel-Heller, S. G. (2015). Die Förderung psychischer Gesundheit in der Schule durch Schulcoaches. Evaluation eines Modellprojekts in Sachsen. *Psychiatrische Praxis 42*, 82–89.

Coser, L. A. (2009/1956). *Theorie sozialer Konflikte*. Wiesbaden: VS Verlag für Sozialwissenschaften.

Czypionka, T., Lappöhn, S., Pohl, A., & Röhrling, G. (2016). Invaliditätspension aufgrund psychischer Erkrankung. Wien https://www.ihs.ac.at/de/forschungsgruppen/healthecon/projekte/invaliditaetspension-aufgrund-psychischer-erkrankungen/. Zugegriffen: 15. Juni 2016.

De Col, C., Gurka, P., Madlung-Kratzer, E., Kemmler, G., Meller, H., & Meise, U. (2002). Soziale Distanz von an Schizophrenie Erkrankten gegenüber psychisch Kranken. *Neuropsychiatrie 16*, 89–92.

Derose, K. P., & Varda, D. M. (2009). Social capital and health care access: A systematic review. *Medical Care Research and Review 66*, 272–306.

De Silva, M. J., McKenzie, K., Harpham, T., & Huttly, S. R. A. (2005). Social capital and mental illness: A systematic review. *Journal of Epidemiology & Community Health 59*, 619–627.

DGPPN Deutsche Gesellschaft für Psychiatrie, Psychotherapie und Nervenheilkunde (Hrsg.) (2013). *S3-Leitlinie Psychosoziale Therapien bei schweren psychischen Erkrankungen. S3-Praxisleitlinien in Psychiatrie und Psychotherapie.* Berlin und Heidelberg: Springer Medizin.

Dimmel, N. (Hrsg.) (2015). *(Über)Leben an der Grenze. Band I und II.* Linz: pro mente edition.

Dumesnil, H., & Verger, P. (2009). Public awareness campaigns about depression and suicide: a review. *Psychiatric Services 60*, 1203–1213.

Ehrenberg, A. (2006). Gesellschaftlicher Kontext. Die Depression, Schattenseite der Autonomie? In G. Stoppe, A. Bramesfeld & F.-W. Schwartz (Hrsg.), *Volkskrankheit Depression? Bestandsaufnahme und Perspektiven* (S. 123–137). Berlin: Springer.

Ehsan, A. M., & De Silva, M. J. (2015). Social capital and common mental disorder: A systematic review. *Journal of Epidemiology & Community Health 69*, 1021–1028.

Eppel, R., Horvath, T., & Mahringer, H. (2014). Die Wirkung von geförderter Beschäftigung in Sozialökonomischen Betrieben und Gemeinnützigen Beschäftigungsprojekten auf die Arbeitsmarktintegration von Arbeitslosen. Ergebnisse einer mikroökonometrischen Evaluierung. *WIFO-Monatsberichte 87*, 783–794.

Europäische Kommission (2016). Harmonised unemployment rate by sex. http://ec.europa.eu/eurostat/tgm/table.do?tab=table&init=1&language=en&pcode=teilm020&plugin=1. Zugegriffen: 8. Juni 2016.

Fasel, T., Baer, N., & Frick, U. (2010). Dynamik der Inanspruchnahme bei psychischen Problemen. Soziodemographische, regionale, krankheits- und systembezogene Indikatoren (Obsan Dossier 13). Neuchâtel: Schweizerisches Gesundheitsobservatorium. http://www.obsan.admin.ch/sites/default/files/publications/2015/obsan_dossier_13.pdf. Zugegriffen: 3. Mai 2016.

Fink, M., & Krenn, M. (2014). Prekariat und Working Poor: Zum Verhältnis von Erwerbsarbeit und sozialer Inklusion in Österreich. In N. Dimmel, M. Schenk & C. Stelzer-Orthhofer (Hrsg.), *Handbuch Armut in Österreich* (S. 289–308). 2., vollständig überarbeitete und erweiterte Aufl. Innsbruck: Studienverlag.

Finzen, A. (1998). Versäumnisse. Sozialpsychiatrie zwischen Wissenschaft und Alltagshandeln. In A. Finzen (Hrsg.), *Das Pinelsche Pendel. Die Dimension des Sozialen im Zeitalter der biologischen* Psychiatrie. Sozialpsychiatrische Texte 1 (S. 80–99). Bonn: Psychiatrie-Verlag.

Finzen, A. (1999). Soziologie als Mutterdisziplin der Sozialpsychiatrie. In C. Maeder, C. Burton-Jeangros & M. Haour-Knipe (Hrsg.), *Gesundheit, Medizin und Gesellschaft* (S. 116–144). Zürich: Seismo.

Finzen, A. (2009). Psychiatrie und Soziologie. Eine Einladung. http://www.finzen.de/pdf-dateien/soziologie.pdf. Zugegriffen: 17. Mai 2016.

Finzen, A. (2013). *Stigma psychische Krankheit. Zum Umgang mit Vorurteilen, Schuldzuweisungen und Diskriminierung.* Köln: Psychiatrie Verlag.

Fischer, M., Kemmler, G., & Meise, U. (2004). „Schön, dass sich auch einmal jemand für mich interessiert". Eine Erhebung der Lebensqualität von Angehörigen langzeitig an Schizophrenie Erkrankter. *Psychiatrische Praxis 31*, 60–67.

Fröhlich-Gildhoff, K., & Rönnau-Böse, M. (2014). *Resilienz.* 3. Aufl. München u. a.: Ernst Reinhardt.

Fryers, T., Melzer, D., Jenkins, R., & Brugha, T. (2003). Social inequalities and the common mental disorders: A systematic review of the evidence. *Social Psychiatry and Psychiatric Epidemiology 38*, 229–237.

Fryers, T., Melzer, D., Jenkins, R., & Brugha, T. (2005). The distribution of the common mental disorders: Social inequalities in Europe. *Clinical Practice and Epidemiology in Mental Health 1*, 14. doi: 10.1186/1745-0179-1-14

Gaebel, W. (2005). Ätiopathogenetische Konzepte und Krankheitsmodelle in der Psychiatrie. In H.-J. Möller, G. Laux & H.-P. Kampfhammer (Hrsg.), *Psychiatrie & Psychotherapie* (S. 26–48). 2. Aufl. Heidelberg: Springer.

Goffman, E. (1975/1963). *Stigma. Über Techniken der Bewältigung beschädigter Identität.* Frankfurt a. M.: Suhrkamp.

Götze, U. (2013). *Resilienzentwicklung im Personalmanagement. Angebote zur Steigerung psychischer Widerstandsfähigkeit von MitarbeiterInnen.* Wiesbaden: Springer.

Grausgruber, A., Schöny, W., Grausgruber-Berner, R., Koren, G., Frajo Apor, B., Wancata, J., & Meise, U. (2009). „Schizophrenie hat viele Gesichter" – Evaluierung der österreichischen Anti-Stigma-Kampagne 2000–2002. *Psychiatrische Praxis 36*, 327–333.

Groenemeyer, A. (2008). Eine schwierige Beziehung – Psychische Störungen als Thema soziologischer Analysen. *Soziale Probleme 2*, 113–136.

Gross, E., Gundlach, J., & Heitmeyer, W., (2010). Die Ökonomisierung der Gesellschaft. Ein Nährboden für Menschenfeindlichkeit in oberen Status- und Einkommensgruppen.

In W. Heitmeyer (Hrsg.), *Deutsche Zustände. Folge 9* (S. 138–157). Frankfurt a. M.: Suhrkamp.

Gruber, D., & Böhm, M. (2012). Pierre Bourdieus Soziologie: Ein Wegweiser für die Sozialpsychiatrie? *SWS-Rundschau 52*, 19–37.

Gruber, D., Schmidbauer, R., Paulik, R., Schaireiter, M. M., Koren, G., & Schöny, W. (2014). *Prävention psychischer Probleme – Einführung, Grundlagen und Diskurs.* Linz: pro mente edition.

Gutiérrez-Lobos, K. (2002). Rechtliche Benachteiligung psychisch Kranker in Österreich. *Neuropsychiatrie 16*, 22–26.

Habermas, J. (1981). *Theorie des kommunikativen Handelns. Band I und II.* Frankfurt a. M.: Suhrkamp.

Han, B.-C. (2014). *Psychopolitik. Neoliberalismus und die neue Machttechnik.* Frankfurt a. M.: S. Fischer.

Hartmann, M. (2010). Klassenkampf von oben. Die gezielte soziale Desintegration. In W. Heitmeyer (Hrsg.), *Deutsche Zustände. Folge 9* (S. 267–277). Frankfurt a. M.: Suhrkamp.

Hauptverband der österreichischen Sozialversicherungsträger (2012). Psychische Gesundheit. Strategie der österreichischen Sozialversicherung. Wien. http://www.hauptverband.at/portal27/portal/hvbportal/channel_content/cmsWindow?action=2&p_menuid=74406&p_tabid=5. Zugegriffen: 3. Mai 2016.

Heinrichs, N., Saßmann, H., Hahlweg, K., & Perrez, M. (2002). Prävention kindlicher Verhaltensstörungen. *Psychologische Rundschau 53*, 170–183.

Heitmeyer, W. (2008). Die Ideologie der Ungleichwertigkeit. Der Kern der Gruppenbezogenen Menschenfeindlichkeit. In W. Heitmeyer (Hrsg.), *Deutsche Zustände. Folge 6* (S. 36–44). Frankfurt a. M.: Suhrkamp.

Heitmeyer, W., & Endikrat, K. (2008). Die Ökonomisierung des Sozialen. Folgen für „Überflüssige" und „Nutzlose". In W. Heitmeyer (Hrsg.), *Deutsche Zustände. Folge 6* (S. 55–72). Frankfurt a. M.: Suhrkamp.

Heydendorff, C. v., & Dreßing, H. (2016). Mediale Stigmatisierung psychisch Kranker im Zuge der „Germanwings"-Katastrophe. *Psychiatrische Praxis 43*, 134–140.

Hoffmann-Richter, U., Forrer, F., & Finzen, A. (2003). Die Schizophrenie in der Frankfurter Allgemeinen Zeitung – ein Lehrstück. *Psychiatrische Praxis 30*, 4–7.

Hoheimer, J. (1975). Stigmatisierung als sozialer Definitionsprozeß. In M. Bursten & J. Hoheimer (Hrsg.), *Stigmatisierung 1 + 2. Zur Produktion gesellschaftlicher Randgruppen* (S. 5–24). Darmstadt: Luchterhand. http://bidok.uibk.ac.at/library/hohmeier-stigmatisierung.html. Zugegriffen: 28. September 2016.

Hollederer, A. (2008). Psychische Gesundheit im Fall von Arbeitslosigkeit. *Praktische Arbeitsmedizin 12*, 29–32.

Holzinger, A., Dietrich, S., Heitmann, S., & Angermeyer, M. C. (2008). Evaluation zielgruppenorientierter Interventionen zur Reduzierung des Stigmas psychischer Krankheit. Eine systematische Übersicht. *Psychiatrische Praxis 35*, 376–386.

Hosman, C., Jané-Llopis, E., & Saxena, S. (Hrsg.) (2005). *Prevention of mental disorders: effective interventions and policy options.* Oxford: Oxford University Press.

8

Hradil, S. (2009). Was prägt das Krankheitsrisiko: Schicht, Lage, Lebensstil? In M. Richter & K. Hurrelmann (Hrsg.), *Gesundheitliche Ungleichheit. Grundlagen, Probleme, Perspektiven* (S. 35–55). 2. aktualisierte Aufl. Wiesbaden: VS Verlag für Sozialwissenschaften.

Jacobi, F., Höfler, M., Strehle, J., Mack, S., Gerschler, A., Scholl, L., Busch, M. A., Maske, U., Hapke U., Gaebel, W., Maier, W., Wagner, M., Zielasek, J., & Wittchen, H.-U. (2014). Psychische Störungen in der Allgemeinbevölkerung. Studie zur Gesundheit Erwachsener in Deutschland und ihr Zusatzmodul Psychische Gesundheit (DEGS1-MH). *Nervenarzt 85*, 77–87.

Jahoda, M., Lazarsfeld, P. F., & Zeisel, H. (1933/1975). *Die Arbeitslosen von Marienthal: Ein soziographischer Versuch über die Wirkungen langandauernder Arbeitslosigkeit.* 22. Aufl. Frankfurt a. M.: Suhrkamp.

Jungbauer, J., Bischkopf, J., & Angermeyer, M. C. (2001). Belastungen von Angehörigen psychisch Kranker. *Psychiatrische Praxis 28*, 105–114.

Karasek, R. A., & Theorell, T. (1990). *Healthy work. Stress, productivity and the reconstruction of working life.* New York: Basic Books.

Kardorff, E. v. (2010). Zur Diskriminierung psychisch kranker Menschen. In U. Hormel & A. Scherr (Hrsg.), *Diskriminierung. Grundlagen und Forschungsergebnisse* (S. 279–305). Wiesbaden: VS Verlag für Sozialwissenschaften.

Kawohl, W., & Lauber, C. (2013). Arbeit und psychische Gesundheit. In W. Rössler & W. Kawohl (Hrsg.), *Soziale Psychiatrie. Das Handbuch für die psychosoziale Praxis. Band 1: Grundlagen* (S. 117–126). Stuttgart: Kohlhammer.

Keupp, H. (2009). Psychische Störungen und Psychotherapie in der spätmodernen Gesellschaft. *Psychotherapeut 54*, 130–138.

Knapp, M., McDaid, D., & Parsonage, M. (2011). *Mental health promotion and mental illness prevention: The economic case.* London: Department of Health.

König, R. (1958). *Fischer Lexikon: Soziologie A–Z.* Frankfurt a. M.: Fischer.

Korczak, D., & Huber, B. (2012). Burn-out. Kann man es messen? *Bundesgesundheitsblatt – Gesundheitsforschung – Gesundheitsschutz 55*, 164–171.

Krumm, S., & Becker, T. (2005). Behandlung und Versorgung psychisch Kranker zwischen Stigma und Integration. In W. Gaebel, H.-J. Möller & W. Rössler (Hrsg.), *Stigma – Diskriminierung – Bewältigung. Der Umgang mit sozialer Ausgrenzung psychisch Kranker* (S. 179–196). Stuttgart: Kohlhammer.

Lafargue, P. (2014/1887). *Das Recht auf Faulheit.* Hamburg: Laika.

Lazarus, R. S., & Launier, R. (1981). Stressbezogene Transaktionen zwischen Person und Umwelt. In J. R. Nitsch (Hrsg.), *Stress. Theorien, Untersuchungen, Maßnahmen* (S. 213–260). Bern: Huber.

Legault, L., Gutsell, J. N., & Inzlicht, M. (2011). Ironic effects of antiprejudice messages. How motivational interventions can reduce (but also increase) prejudice. *Psychological Science 22*, 1472–1477.

Die Neuerfindung des Sozialen. Der Sozialstaat im flexiblen Kapitalismus Lessenich, S. (2008). *Die Neuerfindung des Sozialen. Der Sozialstaat im flexiblen Kapitalismus.* 3., unveränderte Aufl. Bielefeld: transcript.

Link, B. G., Struening, E. L., Neese-Todd, S., Asmussen, S., & Phelan, J. C. (2001). The consequences of stigma for the self-esteem of people with mental illnesses. *Psychiatric Sciences 52*, 1621–1626.

Lorant, V., Deliège, D., Eaton, W., Robert, A., Philippot, P., & Ansseau, M. (2003). Socioeconomic inequalities in depression: A meta-analysis. *American Journal of Epidemiologie 157*, 98–112.

Lucke, A. v. (2010). Eindringende Eiszeiten. Der neue Jargon der Verachtung. In W. Heitmeyer (Hrsg.), *Deutsche Zustände. Folge 9* (S. 257–266). Frankfurt a. M.: Suhrkamp.

Mansel, J., & Endrikat, K. (2007). Die Abwertung von „Überflüssigen" und „Nutzlosen" als Folge der Ökonomisierung der Lebenswelt. Langzeitarbeitslose, Behinderte und Obdachlose als Störfaktoren. *Soziale Probleme. Zeitschrift für soziale Probleme und soziale Kontrolle 18*, 163–185.

Maskos, R. (2010). Was heißt Ableism? *arranca 43.* http://arranca.org/43/was-heisst-ableism. Zugegriffen: 28. September 2016.

Mauz, E., & Jacobi, F. (2008). Psychische Störungen und soziale Ungleichheit im Geburtskohortenvergleich. *Psychiatrische Praxis 35*, 343–352.

McKee-Ryan, F. M., Song, Z. Wanberg, C. R., & Kinicki, A. J. (2005). Psychological and physical Well-being during unemployment: A meta-analyticc study. *Journal of Applied Psychology 90*, 53–76.

Merton, R. K. (1995). *Soziologische Theorie und soziale Struktur.* Berlin: Walter de Gruyter.

Mewes, R., Rief, W., Martin, A., Glaesmer, H., & Brähler, E. (2013). Arbeitsplatzzufriedenheit vs. Arbeitslosigkeit. Trotz der Unterschiede im sozioökonomischen Status sind die Auswirkungen auf psychische Gesundheit und Inanspruchnahme von Gesundheitsleistungen ähnlich. *Psychotherapie Psychosomatik Medizinische Psychotherapie 63*, 138–144.

Mills, P. R., Kessler, R. C., Cooper, J., & Sullivan, S. (2007). Impact of a health promotion program on employee health risks and work productivity. *American Journal of Health Promotion 22*, 45–53.

Milner, A., Page, A., & LaMontagne, A.D. (2013). Long-term unemployment and suicide: A systematic review and meta-analysis. *PLoS ONE 8*, e51333. doi: 10.1371/journal.pone.0051333

Möller-Leimkühler, A. M. (1999). Sozialer Status und Geschlecht. Zur Aktualität sozialer Ungleichheit bei psychiatrischen Erkrankungen. *Nervenarzt 70*, 970–980.

Möller-Leimkühler, A. M. (2008) Soziologische und sozialpsychologische Aspekte psychischer Erkrankungen. In H.-J. Möller, G. Laux & H.-P. Kapfhammer (Hrsg.), *Psychiatrie & Psychotherapie. Band 1. Allgemeine Psychiatrie* (S. 277–304). 3. Aufl. Heidelberg: Springer.

Mory, C., Jungbauer, J., & Angermeyer, M. C. (2002). Finanzielle Belastungen von Eltern und Partnern schizophrener

Patienten im Vergleich. Teil I: Quantitative Aspekte. *Psychiatrische Praxis 29*, 175–180.

Münch, R. (2004). *Soziologische Theorie. Band 3: Gesellschaftstheorie*. Frankfurt und New York: Campus.

Munich, E. E., Makowski, A. C., Kofahl, C., Lambert, M., Bock, T., Angermeyer, M. C., & Knesebeck, O. v. d. (2015). Was weiß und denkt die Bevölkerung über psychische Erkrankungen? Ergebnisevaluation der psychenet-Aufklärungskampagne. *Psychiatrische Praxis 42*, Supplement 1, S20–S24.

Nachtwey, O. (2016). *Die Abstiegsgesellschaft. Über das Aufbegehren in der regressiven Moderne*. Frankfurt a. M.: Suhrkamp.

Noeker, M., & Petermann, F. (2008). Resilienz: Funktionale Adaption an widrige Umgebungsbedingungen. *Zeitschrift für Psychiatrie, Psychologie und Psychotherapie 56*, 255–263.

Parsons, T. (1972/1958). Definition von Gesundheit und Krankheit im Lichte der Wertbegriffe und der sozialen Struktur Amerikas. In T. Brocher, O. v. Mering & A. Mitscherlich (Hrsg.), *Der Kranke in der modernen Gesellschaft* (S. 57–87). Köln: Kiepenheuer & Witsch.

Petermann, U., & Petermann, F. (2005). Risiko- und Schutzfaktoren in der kindlichen Entwicklung. In J. Althammer (Hrsg.), *Familienpolitik und soziale Sicherung. Festschrift für Heinz Lampert* (S. 39–55). Berlin: Springer.

Raabe, T., & Beelmann, A. (2011). Development of ethnic, racial, and national prejudice in childhood and adolescence: A multinational meta-analysis of age differences. *Child Development 82*, 1715–1737.

Rainer, M., Jungwirth, S., Krüger-Rainer, C., Croy, A., Gatterer, G., & Haushofer, M. (2002). Pflegende Angehörige von Demenzerkrankten: Belastungsfaktoren und deren Auswirkung. *Psychiatrische Praxis 29*, 142–147.

Rätzel-Kürzdörfer, W., & Wolfersdorf, M. (2010).Prävention depressiver Erkrankungen. In K. Hurrelmann, T. Klotz & J. Haisch (Hrsg.), *Lehrbuch Prävention und Gesundheitsförderung* (S. 237–248). 3., vollständig überarbeitete und erweiterte Aufl. Bern: Hans Huber.

Ravens-Sieberer, U., Wille, N., Bettge, S., & Erhart, M. (2007). Psychische Gesundheit von Kindern und Jugendlichen in Deutschland. Ergebnisse aus der BELLA-Studie im Kinder- und Jugendgesundheitssurvey (KiGGS). *Bundesgesundheitsblatt – Gesundheitsforschung – Gesundheitsschutz 50*, 871–878.

Rawls, J. (2001). *Gerechtigkeit als Fairneß. Ein Neuentwurf*. Frankfurt a. M.: Suhrkamp.

Riechert, I. (2011). *Psychische Störungen bei Mitarbeitern. Ein Leitfaden für Führungskräfte und Personalverantwortliche – von der Prävention bis zur Wiedereingliederung*. Berlin: Springer.

Riedl, R. (2013). Mensch-Computer-Interaktion und Stress. *HMD Praxis der Wirtschaftsinformatik 50*, 97–106.

Riesenfelder, A., Schelepa, S., & Matt, I. (2011). *Working Poor in Wien. Bestandsaufnahme von SozialhilfebezieherInnen mit parallelem Erwerbseinkommen*. Wien. http://media.arbeiterkammer.at/wien/PDF/studien/Studie_Working-Poor_Dezember2011.pdf. Zugegriffen: 2. August 2015.

Robert Koch-Institut (in Zusammenarbeit mit dem Statistischen Bundesamt) (2003). Gesundheit alleinerziehender Mütter und Väter. In Gesundheitsberichterstattung des Bundes. Heft 14. http://edoc.rki.de/documents/rki_fv/reUzuR53Jx9JI/PDF/27ZlDyKPODMF_59.pdf. Zugegriffen: 4. Mai 2016.

Rosa, H. (2014). *Beschleunigung und Entfremdung*. 3. Aufl. Berlin: Suhrkamp.

Rüesch, P. (2005). Soziale Netzwerke und Lebensqualität. In W. Gaebel, H.-J. Möller & W. Rössler (Hrsg.), *Stigma – Diskriminierung – Bewältigung. Der Umgang mit sozialer Ausgrenzung psychisch Kranker* (S. 196–212). Stuttgart: Kohlhammer.

Rüsch, N., Angermeyer, M. C., & Corrigan, P. W. (2005). Das Stigma psychischer Erkrankung: Konzepte, Formen und Folgen. *Psychiatrische Praxis 32*, 221–232.

Rutter, M. (2006). Implications of resilience concepts for scientific understanding. *Annuals of the New York Academy of Sciences 1094*, 1–12.

Salize, H. J., & Kilian, R. (2010). *Gesundheitsökonomie in der Psychiatrie. Konzepte, Methoden, Analysen*. Stuttgart: Kohlhammer.

Schenk, M. (2011). Zwischen Workless Poor und Working Poor. In C. Stelzer-Orthofer & J. Weidenholzer (Hrsg.), *Aktivierung und Mindestsicherung. Nationale und europäische Strategien gegen Armut und Arbeitslosigkeit* (S. 157–169). Wien: Mandelbaum,.

Schomerus, G., Holzinger, A., Matschinger, H., Lucht, M., & Angermeyer, M. C. (2010). Einstellung der Bevölkerung zu Alkoholkranken. Eine Übersicht. *Psychiatrische Praxis 37*, 111–118.

Schreiner, P. (2015). *Unterwerfung als Freiheit. Leben im Neoliberalismus*. Köln: PapyRossa.

Schüller-Scheinder, A., Schneider, B., & Hillert, A. (2011). Burnout als Krankheitskonzept. *Psychiatrische Praxis 38*, 320–322.

Seithe, M. (2010). *Schwarzbuch Soziale Arbeit*. Wiesbaden: VS Verlag für Sozialwissenschaften.

Sennett, R. (2006). *Die Kultur des neuen Kapitalismus*. Berlin: Berliner Taschenbuch Verlag.

Sennett, R. (2007/1998). *Der flexible Mensch. Die Kultur des neuen Kapitalismus*. 3. Aufl. Berlin: BvT.

Siegrist, J. (2005). *Medizinische Soziologie*. 6., neu bearbeitete und erweiterte Aufl. München und Jena: Urban & Fischer.

Siegrist, J. (2015). *Arbeitswelt und stressbedingte Erkrankungen. Forschungsevidenz und präventive Maßnahmen*. München: Urban & Fischer.

Stansfield, S., & Candy, B. (2006). Psychosocial work environment and mental health – A meta-analytic review. *Scandinavian Journal of Work, Environment & Health 32*, 443–462.

Statistik Austria (2016a). Haushalte. http://www.statistik.at/web_de/statistiken/bevoelkerung/haushalte_familien_lebensformen/haushalte/index.html. Zugegriffen: 30. Mai 2016.

Statistik Austria (2016b). Ehescheidungen. http://www.statistik.at/web_de/statistiken/bevoelkerung/ehescheidungen/index.html. Zugegriffen: 30. Mai 2016.

Statistik Austria (2016c). Familien. http://www.statistik.at/web_de/statistiken/bevoelkerung/haushalte_familien_lebensformen/familien/index.html. Zugegriffen: 30. Mai 2016.

Statistik Austria (2016d). Lebensformen. http://www.statistik.at/web_de/statistiken/bevoelkerung/haushalte_familien_lebensformen/lebensformen/index.html. Zugegriffen: 30. Mai 2016.

Statistik Austria (2016e). Arbeitsmarkt. http://www.statistik.at/web de/statistiken/arbeitsmarkt/index.html. Zugegriffen: 31. Mai 2016.

Statistik Austria (2016f). Arbeitszeit. https://www.statistik.at/web_de/statistiken/arbeitsmarkt/arbeitszeit/index.html. Zugegriffen: 31. Mai 2016.

Statistik Austria (2016 g). IKT-Einsatz in Haushalten 2015. http://www.statistik.at/web_de/statistiken/informationsgesellschaft/ikt-einsatz_in_haushalten/. Zugegriffen: 31. Mai 2016.

Statistik Austria (2016 h). Arbeitslose (internationale und nationale Definition), Nicht-Erwerbspersonen mit Arbeitswunsch. http://www.statistik.at/web_de/statistiken/menschen_und_gesellschaft/arbeitsmarkt/arbeitslose_arbeitssuchende/index.html. Zugegriffen: 8. Juni 2016.

Stelzer-Orthofer, C. (2011). Mindestsicherung und Aktivierung – Strategien der österreichischen Arbeitsmarktpolitik. In C. Stelzer-Orthofer & J. Weidenholzer (Hrsg.), *Aktivierung und Mindestsicherung. Nationale und europäische Strategien gegen Armut und Arbeitslosigkeit* (S. 141–156). Wien: Mandelbaum.

Stuke, H. & Bermpohl, F. (2016). Welche Arbeitsbedingungen begünstigen die Entwicklung einer depressiven Störung? *Psychiatrische Praxis 43*, 245–252.

Treier, M. (2015). *Gefährdungsbeurteilung psychischer Belastungen. Begründung, Instrumente, Umsetzung.* Wiesbaden: Springer.

Virtanen, M., Stansfeld, S. A., Fuhrer, R., Jane, E. F., & Kivimäki, M. (2012). Overtime work as a predictor of major depressive espisode: A 5-year follow-up of the whitehall II study. *PLoS ONE 7*, e30719. doi:10.1371/journal.pone.0030719

Volkmann, U. (2007). Das schwierige Leben in der „Zweiten Moderne" – Ulrich Becks „Risikogesellschaft". In U. Schimank & U. Volkmann (Hrsg.), *Soziologische Gegenwartsdiagnosen I. Eine Bestandsaufnahme* (S. 23–40). 2. Aufl. Wiesbaden: VS Verlag für Sozialwissenschaften.

Voss, G. G., & Weiss, C. (2013). Burnout und Depression – Leiterkrankungen des subjektivierten Kapitalismus oder: Woran leidet der Arbeitskraftunternehmer? In S. Neckel & G. Wagner (Hrsg.), *Leistung und Erschöpfung. Burnout in der Wettbewerbsgesellschaft* (S. 29–57). Frankfurt a. M.: Suhrkamp.

Walter, U., Krugmann, C. S., & Paulmann, M. (2012). Burn-out wirksam prävenieren? Ein systematischer Review zur Effektivität individuumsbezogener und kombinierter Ansätze. *Bundesgesundheitsblatt 55*, 172–182.

Wancata, J. (2002). Die Epidemiologie der Demenzen. *Wiener Medizinische Wochenschrift 3-4/2002*, 52–56.

WHO World Health Organization (2001). The world health report 2001: Mental health: New understanding, new hope. Geneva. http://www.who.int/whr/2001/en/. Zugegriffen: 25. Juni 2015.

WHO World Health Organization (2004). Prevention of mental disorders. Effective interventions and policy options. Summary report. Geneva. http://apps.who.int/iris/handle/10665/43027. Zugegriffen. 10. April 2017.

WIFO Österreichisches Institut für Wirtschaftsforschung (WIFO) (2015). Fehlzeitenreport 2015. Krankheits- und unfallbedingte Fehlzeiten in Österreich. Wien. https://www.wko.at/Content.Node/Interessenvertretung/Arbeit-und-Soziales/-Publikationen-/Fehlzeitenreport_2015.pdf. Zugegriffen: 25. Mai 2016.

Wilkinson, R., & Pickett, K. (2009) *Gleichheit ist Glück. Warum gerechte Gesellschaften für alle besser sind.* Berlin: Tolkemitt.

Wilms, H.-U., Mory, C., & Angermeyer, M. C. (2004). Erkrankungsbedingte Kosten für Partner psychisch Kranker: Ergebnisse einer Mehrfacherhebung. *Psychiatrische Praxis 31*, 177–183.

Wittchen, H.-U., & Jacobi, F. (2006). Epidemiologie. In G. Stoppe, A. Bramesfeld & F.-W. Schwartz (Hrsg.), *Volkskrankheit Depression? Bestandsaufnahme und Perspektiven* (S. 15–39). Heidelberg: Springer.

Wittchen, H.-U., Jacobi, F., Rehm, J., Gustavsson, A., Svensson, M., Jönsson, B., Olesen, J., Allgulander, C., Alonso, J., Faravelli, C., Fratiglioni, L., Jennum, P., Lieb, R., Maercker, A., van Os, J., Preisig, M., Salvador-Carulla, L., Simon, R., & Steinhauser, H.-C. (2011). The size and burden of mental disorders and other disorders of the brain in Europe 2010. *European Neuropsychopharmacology 21*, 655–679.

Wittmund, B., & Kilian, R. (2002). Welche Kosten tragen Angehörige für die Betreuung psychisch kranker Familienmitglieder? *Psychiatrische Praxis 29*, 171–172.

WK Wirtschaftskammer Österreich (2015). Gleitsmann: Fakten zum Pensionsantrittsalter. Wien. https://www.wko.at/Content.Node/Interessenvertretung/Arbeit-und-Soziales/Gleitsmann:-Fakten-zum-Pensionsantrittsalter.html. Zugegriffen: 8. November 2016.

Wustmann, C. (2005). Die Blickrichtung der neueren Resilienzforschung. Wie Kinder Lebensbelastungen bewältigen. *Zeitschrift für Pädagogik 51*, 192–206.

Sozialpsychiatrie: Trends und Herausforderungen

Dominik Gruber, Martin Böhm, Marlene Wallner, Gernot Koren

© Springer-Verlag GmbH Deutschland 2018
W. Schöny (Hrsg.), *Sozialpsychiatrie – theoretische Grundlagen und praktische Einblicke,*
DOI 10.1007/978-3-662-54626-0_9

9.1 Allgemeine Trends in der Sozialpsychiatrie

Die Psychiatrie und die Sozialpsychiatrie haben sich in ihren normativen Vorstellungen und Zielen, in ihren theoretischen Ausrichtungen und natürlich in ihren Strukturen sowie in der Versorgungspolitik in den letzten Jahren und Jahrzehnten maßgeblich verändert. In ▸ Abschn. 2.2.7 wurde bereits auf einige aktuelle Trends und Entwicklungen eingegangen. Diese Thematik soll an dieser Stelle weiter vertieft werden. Die ◨ Tab. 9.1 gibt einen Überblick über verschiedene Entwicklungen in der psychiatrischen und sozialpsychiatrischen Versorgung.

In weiterer Folge werden beispielhaft verschiedene Trends und Herausforderungen in der sozialpsychiatrischen Versorgung dargestellt, wobei das erste Teilkapitel auf 3 zentrale Trends und das zweite Teilkapitel auf 3 Klientengruppen, die die Sozialpsychiatrie gegenwärtig und wohl auch zukünftig vor Herausforderungen stellen, eingehen.

9.2 Sozialpsychiatrie im Wandel: Trends in der Versorgung anhand von 3 Beispielen

In weiterer Folge werden 3 Beispiele für Trends und Entwicklungen im Bereich der sozialpsychiatrischen Versorgung dargestellt, die die Themenbereiche Digitalisierung, Ökonomisierung sowie Betroffenenbeteiligung und Peer-Support betreffen. Das erste Beispiel befasst sich mit der zunehmenden Digitalisierung, die sich im Bereich des psychosozialen Versorgungssektors beispielsweise in der Ausdehnung onlinegestützter Beratungsleistungen niederschlägt. Danach wird die bereits diskutierte Tendenz zur Ökonomisierung des sozialen Sektors nochmals aufgegriffen, und zwar in ihrem Zusammenhang mit der Ressource Zeit. Ein drittes Beispiel verweist auf die zunehmende Beteiligung Betroffener in der psychosozialen Versorgung.

9.2.1 Beispiel 1: Digitalisierung – psychosoziale Beratung im Internet

Der Wandel der Medienlandschaft und Mediennutzung im Zeitalter des Internets und der Wandel der individuellen Lebenswelten, Lebensweisen und Lebensentwürfe verändern die Anforderungen und die Erwartungen an das sozialpsychiatrische Angebot, im Speziellen an das Arbeitsfeld der psychosozialen Beratung (vgl. Hintenberger u. Kühne 2009). Auch wenn ein Großteil der Bevölkerung es nach wie vor bevorzugt, Beratung „face-to-face" in Anspruch zu nehmen, ist in Zukunft damit zu rechnen, dass die Bereitschaft und die Nutzung von Online-Beratungsleistungen zunehmen wird (vgl. Eichenberg et al. 2013). Aber nicht nur das: Auch die Formen und Medien der Online-Beratung sind im Begriff, sich auszudifferenzieren. So gibt es mittlerweile Versuche, auch die neuen sozialen Medien, wie z. B. Facebook, für das Feld der Online-Beratung nutzbar zu machen (siehe z. B. Thiery 2011; Eichenberg et al. 2016, S. 35). Begleitet werden diese Projekte von kritischen Einwänden, die u. a. Probleme in Bezug auf mangelnden Datenschutz oder die Gefahr von Fehlinformationen thematisieren. Hier ist anzumerken, dass laut einer Studie von Eichenberg et al. (2016) in Deutschland „psychosoziale Beratungseinrichtungen das Web 2.0 als Plattform zur eigenen Bewerbung und dem Erreichen neuer Klientenkreise erschlossen" haben, jedoch diese Internetauftritte „nicht als Interventionsraum selbst" (ebd., S. 43) dienen. Nichtsdestotrotz wird das psychosoziale Arbeitsfeld der Online-Beratung immer intensiver erforscht. So gibt es nun schon seit ca. 10 Jahren eine deutschsprachige Fachzeitschrift zum Thema Online-Beratung (Fachzeitschrift für Onlineberatung und computervermittelte Kommunikation, *e-beratungsjournal*, www.e-beratungsjournal.net).

Die Geschichte der Onlineberatung dauert nun ca. 20 Jahre (vgl. Lang 2015). Darum ist wohl mittlerweile auch die Frage zu stellen, ob onlinebasierte Dienste im Bereich der Sozialpsychiatrie nicht schon auf dem besten Weg sind, „selbstverständlicher Teil der Beratungs- und Therapielandschaft zu werden" (Reindl 2015, S. 57).

Formen der Online-Beratung

Zunächst ist festzuhalten, dass Online-Beratung unterschiedlich organisiert sein kann:

- Internet als Medium zur Anbahnung einer Beratung bzw. eines Beratungsgesprächs,
- Online-Beratung via Foren,
- Online-Beratung via (strukturierter) Homepage,

◻ Tab. 9.1 Beispiele für Trends in der Sozialpsychiatrie. (Inhalte in Teilen aus Becker et al. 2008, S. 169ff.)

Trends in der normativen Ausrichtung der Sozialpsychiatrie

Inklusion, Teilhabe, Partizipation	Betonung von Konzepten wie Inklusion, Recovery, Empowerment
	Stigmavermeidung und -bekämpfung
Effektivität, Wirtschaftlichkeit, Ökonomisierung	Optimierung der Strukturen und Prozesse im Hinblick auf Effektivität, Effizienz und Wirkungsorientierung

Trends in der Theorie der Sozialpsychiatrie

Soziales Modell von Behinderung/Krankheit	Betonung der Individuum-Umwelt-Interaktion
	„Funktionale Gesundheit" (Internationale Klassifikation der Funktionsfähigkeit, Behinderung und Gesundheit [ICF])
Multidisziplinarität	Berücksichtigung mehrerer Perspektiven in der Versorgung und Forschung

Trends in der Ausrichtung und Adaption der Versorgungsstruktur

Integration von Strukturen und Leistungen	Zunehmende Verzahnung und Vernetzung von Leistungen und Organisationen
	Schnitt- und Nahtstellenmanagement
Abbau stationärer Leistungen	Prinzip: ambulant vor stationär
	Weiterer Abbau von vollstationären Leistungen[a]

Trends in der Ausrichtung und Adaption in der Behandlung und Betreuung

Betroffenenbeteiligung und Peer-Support	(Aktive) Beteiligung von Betroffenen in der Planung, Implementierung, Durchführung und Erforschung von Leistungen
Digitalisierung	Digitalisierung und Technisierung verändert die Bedürfnisse und hat Einfluss auf die Versorgungsstruktur
	Zum Beispiel: Online-Beratung

Trends in der (Versorgungs-)Forschung und Evaluation

Evidenzbasierung	Leistungen und Versorgungsmodelle müssen zunehmend durch wissenschaftliche Erkenntnisse abgesichert werden
Monitoring, Qualitätsmanagement	Laufende Kontrolle und Evaluation von sozialpsychiatrischen Leistungen

Neue und spezielle Zielgruppen

Neue Zielgruppen	Besonders vulnerable Bevölkerungsgruppen werden vermehrt durch die Sozialpsychiatrie unterstützt
	Angehörige von psychisch erkrankten Menschen, flüchtende Menschen etc.
Spezielle Zielgruppen	Versorgung spezieller Gruppen mit anderem Bedarf an Unterstützung
	Alte Menschen, junge Menschen, sog. Heavy User etc.

[a]In manchen Bereichen gibt es jedoch einen Ausbau stationärer Leistungen. So kritisiert etwa Frühwald (2009), dass in Österreich die medizinisch-psychiatrische Rehabilitation, die in Österreich weitgehend stationär organisiert ist, zunehmend ausgebaut wird. Diese Rehabilitationseinrichtungen sind meist in ländlichen Gebieten angesiedelt und weisen ein großes Einzugsgebiet auf. Dies widerspricht dem Grundsatz der Gemeindenähe. Dem ist jedoch zu entgegnen, dass diese Form der Organisation auch Vorteile mit sich bringt, wie z. B. die Möglichkeit einer intensiven Behandlung und die Entlastung der Betroffenen vom Alltag und den alltäglichen Stressoren

- E-Mail-Beratung (der Einsatz des Mediums E-Mail ist die am weitesten verbreitete Organisationsform bei computer- bzw. internetunterstützten Interventionen [vgl. Eichenberg 2008, S. 517]).

Bei speziell für Beratungszwecke eingerichteten Webseiten können die Rahmenbedingungen der Beratung sehr unterschiedlich gestaltet sein. So enthält einer der bekanntesten Online-Dienste dieses Bereiches – die Plattform „Interapy" aus Holland – beispielsweise „Informationen, Übungen, Hausaufgaben und die individuelle Rückantwort des Therapeuten, die in das Behandlungsmanual eingebettet ist" (Wagner u. Maercker 2011, S. 36).

Online-Leistungen werden bereits in der Prävention, Behandlung, Nachsorge, Psychoedukation und Rückfallprävention eingesetzt, z. B. in Form von
- psychosozialer Beratung,
- psychotherapeutischer Beratung,
- Online-Screenings und -Monitorings,
- Online-Selbsthilfeprogramme und -gruppen,
- internetgestützter Nachsorge oder Nachbehandlung.

Des Weiteren kann die Beratungsleistung je nach Problemlage bzw. Erkrankung (Sucht, Essstörung, Arbeit, Schulden etc.) oder Zeitpunkt (präventiv, akut, im Zuge der Rehabilitation) unterschieden werden. Nach Berger et al. (2013) ist es außerdem wichtig zu unterscheiden, welche Funktion das Internet im Beratungskontext spielt:
- Internet als Kommunikationsmedium: Das Internet dient der Kommunikation zwischen Betroffenen und in der Regel professionellen Beratern (z. B. klassische E-Mail-Beratung).
- Internet als Informationsmedium: Betroffene nutzen das Internet, um Informationen zu erlangen; dies kann auch unterstützt erfolgen (z. B. Selbsthilfeseiten und -programme);
- Mischform aus Internet als Kommunikations- und Informationsmedium.

Das Internet ist lediglich ein Medium, und es kommt im Kern mehr darauf an, ob und welche Inhalte transportiert werden können.

Effektivität von Online-Angeboten

Untersuchungen zur Effektivität von psychosozialen Online-Angeboten müssen natürlich nach Form der Leistung (z. B. Beratung, Therapie, Psychoedukation etc.) und Setting (z. B. E-Mail oder Internetforum) differenziert werden.

Ein systematischer Review von Mallen et al. (2005) gibt einen Überblick über verschiedene Effekte von Online-Interventionen, wobei verschiedene Formen bzw. Kanäle (u. a. E-Mail, Chat, Forum) gemeinsam analysiert wurden. Diese Überblicksarbeit kam u. a. zu folgenden Ergebnissen:
- Was die Zufriedenheit der Klienten betrifft, schneiden online- und videobasierte Interventionen nicht schlechter als Face-to-Face-Beratungen ab; die Berater sind mit dem Online-Setting jedoch tendenziell unzufriedener.
- Die Forschungslage zur Allianz zwischen Klienten und Beratern ist laut Review nicht sehr aussagekräftig; jedoch gibt es Indizien dafür, dass Online-Beratung zumindest nicht signifikant schlechter als herkömmliche Interaktionsformen abschneidet. Bei Jugendlichen scheint jedoch die Beziehungsdimension unter der Online-Bedingung stärker zu leiden.
- Online-Beratung kann im Zeitverlauf zu signifikant verbesserten Outcomes auf der Seite der Klienten führen (z. B. Angst, Symptombelastung, Familienprobleme etc.).

Laut Wagner und Maercker (2011, S. 40) wird die Beziehung in Online-Settings in der Regel sehr rasch als gut eingeschätzt. Sie postulieren, dass dies daran liegt, dass Klienten im Online-Setting fehlende Informationen über die Betreuungsperson gedanklich-imaginativ mit positiv bewerteten Eigenschaften ausfüllen. Dadurch brechen Konflikte weniger leicht aus.

Des Weiteren gibt es mittlerweile eine Vielzahl von Studien, Reviews und Metaanalysen zur Wirksamkeit von onlinebasierten psychotherapeutischen Interventionen. Wagner und Maercker (2011, S. 33f.) stellen etwa in einem Überblicksartikel, der auf mehrere bisher durchgeführte Metaanalysen verweist, fest, dass durch internetbasierte Therapien im Schnitt ein Behandlungseffekt erreicht werden kann, der jenem einer ambulanten Therapie mit Face-to-face-Kontakt ähnelt. Es hat sich außerdem herausgestellt, dass online die Methode kognitiver Verhaltenstherapien – verglichen mit Psychoedukation oder einer traditionellen Verhaltenstherapie – am besten wirkt. Am besten konnten mit dieser Form der Therapie Angststörungen behandelt werden. Bei der Erkrankung der Depression zeigen sich hingegen etwas andere Ergebnisse. Im Vergleich zu Interventionen mit direktem Kontakt schneiden internetbasierte Depressionsbehandlungen in der Regel schlechter ab. Hier scheint der therapeutische Kontakt eine wichtigere Rolle als z. B. bei Angsterkrankungen zu spielen.

Neben Angeboten, bei denen mit Berater oder Therapeuten über das Internet kommuniziert wird, gibt es noch sog. Selbsthilfeprogramme. Im Rahmen dieser Unterstützungsangebote wird das Internet lediglich als Informationsmedium herangezogen (vgl. Berger 2013, S. 2). Das heißt, die Betroffenen erhalten z. B. durch interaktiv gestaltete Programme Informationen und Anleitungen zu ihren Problemen und wie sie im Sinne einer Selbsthilfe mit ihnen umgehen könnten.

Diese Selbsthilfeprogramme variieren stark in ihrer Komplexität. Sie reichen von sehr einfachen Versionen, bei denen Handlungsanweisungen in Büchern, d. h. in Form eines einfachen Dokuments, zur Verfügung gestellt werden, bis hin zu komplexen interaktiv gestalteten Programmen (vgl. Berger 2013, S. 5f.).

Eine Metaanalyse von Cuijpers et al. (2011) kam etwa zu dem Ergebnis, dass die Inanspruchnahme von Selbsthilfeprogrammen bei Menschen mit Depression im Vergleich zu Kontrollgruppen zu einer gering ausgeprägten, jedoch signifikanten und relativ dauerhaften Verbesserung in Bezug auf die Symptomatik führt. Ein zentrales Problem dieser Intervention ist, dass es in der Regel viele Betroffene gibt, die das Selbsthilfeprogramm vorzeitig abbrechen. Dies veranlasst die Autoren der genannten Metaanalyse zur Annahme, dass es v. a. sehr motivierte Personen sind, die dieses Angebot in Anspruch nehmen. Geringere Abbrecherquoten sind bei sog. geleiteten Selbsthilfeprogrammen, bei denen die Betroffenen bei der Durchführung des Selbsthilfeprogrammes durch Therapeuten unterstützt werden, vorzufinden (vgl. Berger 2013, S. 3). Therapeuten geben als Unterstützung beispielsweise Feedback zu den bereits absolvierten Modulen eines Selbsthilfeprogramms. Diese geleiteten Programme unterscheiden sich jedoch stark in der Intensität des therapeutischen Kontaktes.

Auch zu diesen angeleiteten Selbsthilfeprogrammen gibt es zahlreiche Studien. Insgesamt zeigt sich, dass diese Form der Intervention in Summe gleich gute Effekte wie traditionelle Psychotherapie aufweist (für eine Metaanalyse siehe z. B. Andrews et al. 2010; s. auch zusammenfassend Berger 2013, S. 8f.).

Vor- und Nachteile von Online-Angeboten

In zahlreichen Artikeln und Überblicksarbeiten werden die Vor- und Nachteile verschiedener Online-Angebote im Bereich der Therapie und der Beratung dargestellt und diskutiert (vgl. u. a. Berger 2015, S. 10; Eichenberg 2008, S. 520; Hintenberger u. Kühne 2009; Brunner 2009; Knatz 2009; Schultze 2007). Die ◻ Tab. 9.2 bietet einen Überblick über verschiedene Vor- und Nachteile, wobei sich die angeführten Punkte vorwiegend auf Online-Beratung in schriftlicher Form beziehen.

Das bedeutet, Beratungsformen, die z. B. mit Video oder Streaming arbeiten, werden in der Gegenüberstellung der Vor- und Nachteile in ◻ Tab. 9.2 nicht berücksichtigt. Nach Schultze (2007) werden viele Vorteile der Online-Unterstützung durch Videotools zunichte gemacht. Zum Beispiel wird die Anonymität durch die Bildinformationen eingeschränkt, die visuelle Information lädt zu Projektionen ein, das Reflexionspotenzial der Schriftlichkeit kann nicht genutzt werden etc. (vgl. ebd., S. 7f.).

Fazit: Psychosoziale Beratung im Internet

Die Digitalisierung und im Speziellen jene des psychosozialen Beratungsangebots folgt einem allgemeinen gesellschaftlichen Trend. Auch wenn es Online-Beratung nun schon einige Jahre gibt, bedeutet dies nicht, dass bereits alle technischen Entwicklungen in diesem Bereich abgeschlossen sind. So weist etwa Lang (2015, S. 96f.) zusammenfassend darauf hin, dass interaktive Online-Tools, auch mit Bild, Ton oder extra dafür entworfenen Programmen, die z. B. bei Entspannungsübungen unterstützend eingesetzt werden können, bisher (noch) wenig Verwendung finden. Es muss jedoch festgehalten werden, dass Online-Beratung traditionelle Beratung nur ergänzen kann, zumal eine Vielzahl von Betroffenen Face-to-face-Interaktionen im Zuge einer Beratung

◘ **Tab. 9.2** Überblick über Vor- und Nachteile von Online-Beratung (schriftlich). (Inhalte in Teilen aus Berger 2015, S. 10; Eichenberg 2008, S. 520; Hintenberger u. Kühne 2009; Brunner 2009; Knatz 2009; Schultze 2007)

Kategorie	Vorteile	Nachteile/Gefahren
Erreichbarkeit, Zielgruppe	– Erreichbarkeit breiter Bevölkerungsteile möglich – Angebot für spezielle Zielgruppen möglich	– Auch fragwürdiges Angebot im Internet vorhanden (Scharlatanerie) – Begriff Beratung nicht geschützt
Rahmenbedingungen der Leistung	– Niederschwelliges Angebot (Beratung auf Mausklick) – Beratung in den eigenen vier Wänden möglich – Anonyme Kontaktaufnahme möglich – Angst vor Stigmatisierung und Selbststigmatisierung kann vermieden werden – Wenig Relevanz äußerlicher Merkmale (Aussehen, Kleidung) – Zeitlich flexibel (kein Termin notwendig, an keine Öffnungszeiten gebunden) – Beratung über (weite) räumliche Distanz möglich – Einsatz von innovativen Medientools möglich	– Oftmals keine leistungs- und trägerübergreifenden Qualitätsstandards vorhanden – Durch die Speicherung/Sicherung der Informationen, des Schriftverkehrs etc. können die Vertraulichkeit und der Datenschutz nicht vollständig garantiert werden – Kommunikation in der Regel asynchron – Geringe Struktur – Wenig Verbindlichkeit – Geringe Compliance, Gefahr von frühen Abbrüchen
Beratungssituation, Interaktion, Beziehung	– Betroffene können über kommunizierte Inhalte selbst bestimmen – Schriftliche Form erlaubt, Gedanken zu ordnen und strukturiert wiederzugeben – Schriftliche Form erlaubt Bezugnahme auf bereits stattgefunden Kommunikation (Archivierung) – Reflexion bei Antwortformulierung möglich (auch durch Absprache mit Kollegen) – Öffnung der Person leichter möglich – Betroffene kommen in der Regel schneller auf den Punkt	– In vielen Situationen ist eine angemessene Intervention nicht oder schwer möglich (z. B. bei Krisensituationen) – (Umfassende) Diagnostik nicht oder eingeschränkt möglich – Fehlende emotionale Beziehung zwischen beratender Person und Klienten – Emotionen meist schwer „lesbar", da Kommunikation in der Regel auf einen Kanal beschränkt (z. B. schriftlich) – Fehlinterpretationen von z. B. schriftlicher Informationen eher möglich – Direktes und sofortiges Nachfragen in der Regel nicht möglich
Effizienz, Kosten	– Kostenersparnisse möglich (z. B. aufgrund weniger Infrastruktur)	Versuch des Ersatzes herkömmlicher Leistungen durch Online-Leistungen (z. B. aufgrund von Kostendruck)

oder auch Therapie weiterhin bevorzugen. Dennoch können internetgestützte Interventionen für Betroffene, die dafür motiviert sind, zielführend und mit guten Effekten eingesetzt werden. Computergestützte Beratung und Therapie bieten die Chance, für jene Angebote zu machen, die ansonsten – z. B. aufgrund von Angst vor Stigmatisierung – unbehandelt bleiben würden.

Die Ergebnisse zur von den Usern berichteten Qualität und zur Effektivität von Online-Beratung stimmen zuversichtlich. Es ist zu beachten, dass die Zahl der Beratungsangebote im Internet ständig steigt. Trotz der Tatsache, dass viele Anbieter von Online-Beratung (eigene) Standards z. B. für den Prozess, die Beratungsmethode und die notwendigen Rahmenbedingungen formulieren (s. Wiener Sozialprojekte 2006), wird es wohl alleine aufgrund der hohen Anzahl von Anbietern immer schwieriger werden, „das bisherige Qualitätsniveau in der Praxis der Onlineberatung aufrecht zu erhalten, verbindlich zu gestalten und entsprechend zu kommunizieren" (Reindl 2015, S. 64; Reindl selbst definiert beispielsweise einen umfassenden Katalog von Qualitätskriterien für die psychosoziale Online-Beratung [siehe ebd., S. 58ff.]). Reindl (2015) empfiehlt daher, Standards in Form eines „verbindlichen Anforderungskatalogs" (ebd., S. 64) trägerübergreifend einzuführen, dessen Umsetzung zusätzlich von externen und unabhängigen Stellen evaluiert und kontrolliert wird. Andere Vorschläge der Qualitätssicherungen wären z. B. die Bildung von Qualitätsgesellschaften oder Online-Beratungsregistern, denen man unter bestimmten Voraussetzungen beitreten kann, und Transparenz.

9.2.2 Beispiel 2: Ökonomisierung – Krisenintervention und knappe Zeitressourcen

In ▸ Abschn. 2.2.7.2 wurde bereits auf den Trend der Ökonomisierung eingegangen. Dabei wurde v. a. beschrieben, dass sich auch der soziale Sektor immer mehr an den Prinzipien des freien Marktes orientiert und orientieren muss. In der Forschung äußert sich das konkret dadurch, dass Studien nicht nur zeigen sollen, wie effektiv, sondern auch wie wirtschaftlich bzw. effizient sozialpsychiatrische Leistungen sind. Diese Entwicklung äußert sich aber nicht nur im Bereich der Wissenschaft, sondern auch in den Rahmenbedingungen der Sozialpsychiatrie und in der psychosozialen Praxis selbst. In diesem Abschnitt soll daher auf diesen Trend detaillierter eingegangen werden. Verdeutlicht wird diese Entwicklung u. a. an dem Beispiel der Verknappung von Zeitressourcen im Bereich der Krisenintervention. Zuvor wollen wir den Prozess der Ökonomisierung bzw. der Quasi-Vermarktlichung des sozialen Sektors noch genauer charakterisieren.

Sozialer Dienstleistungssektor und seine Quasi-Vermarktlichung

An dieser Stelle soll auf den Prozess der Ökonomisierung des Dienstleistungssektors genauer eingegangen werden. Dabei sollen v. a. die Entwicklung und die Situation in Österreich berücksichtigt werden.

Sozialpolitik umfasst Leistungen des Sozialversicherungssystems, arbeits- und steuerpolitische Ausgaben sowie die Investitionen im Bereich der sozialen Dienste. Letztere stellen Leistungen dar, unter die auch in der Regel jene der Sozialpsychiatrie fallen, nämlich Leistungen der Beratung, Betreuung bzw. Unterbringung sowie der Pflege (vgl. Dimmel u. Schmid 2013), die wiederum dem sog. dritten Sektor zugerechnet werden können.

Grundsätzlich gibt es eine Vielzahl von Möglichkeiten zur Einteilung von sozialpolitischen Maßnahmen: a) nach Themen- und Anwendungsfeld: Arbeitsmarkt, Gesundheit, Wohnen, Jugend, Familie etc.; b) nach Funktion/Ziel: z. B. Integration oder Teilhabe/Inklusion; c) nach Organisationsform: sozialversicherungsrechtlich, universell, bedarfsgeprüft; d) nach der Form des Transfers: direkt oder indirekt; e) nach dem Zeitpunkt der Leistung: präventiv, im akuten Fall oder nachsorgend (vgl. z. B. Dimmel 2014, S. 589; Dimmel u. Pfeil 2014, S. 613).

Die Leistungen des dritten Sektors werden entweder durch Non-Profit- bzw. Social-Profit-Organisationen oder durch gewinnorientierte For-Profit-Unternehmen erbracht. Letztere spielen in Österreich „nach wie vor eine untergeordnete, jedoch wachsende Rolle" (Heitzmann et al. 2015, S. 121). Der zahlenmäßige Anstieg von For-Profit-Unternehmen ist je nach Leistung unterschiedlich. Welche Unterschiede gibt es aber nun zwischen einer marktlichen und einer nichtmarktlichen bzw. sozialen Organisation von sozialen Diensten? Die ◙ Tab. 9.3 verdeutlicht in idealtypischer Weise einige Unterschiede dieser beiden Organisationsformen.

Die Unterscheidung zwischen marktlicher und sozialer Organisation sozialer Dienste in ◙ Tab. 9.3 ist als idealtypisch aufzufassen. Schon seit einiger Zeit wird versucht, soziale Dienste vermehrt am Markt und seinen Mechanismen auszurichten (vgl. auch ▸ Abschn. 3.1.2). In Österreich werden Leistungen des Sozial- und Gesundheitsbereichs seit den 1990er-Jahren mittels Leistungsverträgen an Organisationen, wie z. B. Vereine oder auch wirtschaftliche Unternehmen, vergeben. Da die einzelnen Organisationen um die Beauftragung in Wettbewerb treten müssen, werden sie zunehmend einer Quasi-Konkurrenz ausgesetzt. Diese Form der organisationalen Umstrukturierungen wird oftmals mit dem Begriff New Public Management (NPM) bezeichnet. Aber

■ **Tab. 9.3** Unterschiede zwischen einer marktlichen und sozialen Organisation. (Inhalte in Teilen aus Buestrich et al. 2008)

Dimension	Marktorganisation	Soziale Organisation	Erläuterungen
Grundsätzliche Orientierung	– Wirtschaftlichkeit – (Maximaler) Gewinn	– Soziale Kriterien – In Teilen: Wirtschaftlichkeit	Der Erfolg wird im Rahmen einer sozialen Organisation hauptsächlich an der Erfüllung der Gemeinwohlinteressen gemessen. Dennoch soll Ressourcenverschwendung vermieden werden. Wirtschaftlichkeit ist hier jedoch kein Selbstzweck, sondern stets Mittel für die sozialen Ziele
Kostenbezogene Arbeitsweise	– Gewinnorientiert – Kosten werden den Kunden weiterverrechnet	– Meist nicht kostendeckend – Für Klienten kostenfrei	Aus der grundsätzlich sozialen Orientierung an Werten, wie z. B. Inklusion, leitet sich die Notwendigkeit ab, dass die Leistungen den Klienten in vielen Fällen, entweder kostenfrei bzw. nicht kostendeckend zur Verfügung gestellt werden" (Buestrich et al. 2008, S. 65) müssen
Umfang des Angebots	– Eingeschränkt – Nur potenziell gewinnbringende Leistungen	– Bedarfsorientierungen	Auf Märkten können nur solche Leistungen angeboten werden, die zumindest potenziell gewinnbringend sind. Spezielle Leistungen, für die z. B. nur wenige Abnehmer gefunden werden können, werden nicht angeboten bzw. verschwinden in der Regel wieder (außer der Staat fragt sie nach). Im Rahmen einer sozialen Organisation der Versorgung werden die Leistungen idealtypisch auf der Grundlage des bestehenden Bedarfs angeboten, auch wenn diese hohe Kosten verursachen
Verhältnis: Anbieter–Nutzer	– Prinzip: Kundenbindung	– Prinzip: Hilfe zur Selbsthilfe, Selbstständigkeit	Marktliche Strukturen setzen in der Regel auf die Bindung von Kunden. Soziale Organisationen verfolgen hingegen oftmals das explizite Ziel, Klienten (wieder) in die Selbstständigkeit zu entlassen
Finanzierung	– Privat	– Staatlich	In einer sozialen Organisation werden Dienstleistungen über Steuern und Abgaben und auf der Grundlage eines Solidaritätsprinzips finanziert. Damit werden individuelle Risiken (z. B. Gesundheitsrisiken) vergesellschaftet und von der gesamten Bevölkerung getragen
Kontinuität des Angebots	– Angebot, wenn Nachfrage vorhanden	– Dauerhaft und kontinuierlich	Versorgung wird im Rahmen einer sozialen Organisation der Versorgung unabhängig von der aktuellen Nachfrage bzw. von Bedarfsschwankungen gewährleistet und kontinuierlich angeboten
Kriterium des Zugangs zur Leistung	– Zahlungsfähigkeit	– Bedarf	Am Markt kann man als Konsument nur dann teilnehmen, wenn man die notwendigen Mittel zur Verfügung hat (Geld, Vermögen). Im Rahmen einer sozialen Organisation wird nach Kriterien des Bedarfs bzw. der Bedürftigkeit entschieden. Deshalb sind die Kostenträger im sozialen Sektor in der Regel Gebietskörperschaften
Konsumenten-, Klientensouveränität	– Konsumenten sind souverän	– Klienten sind oftmals nicht souverän	Marktliche Organisation setzt Kunden voraus, die entscheiden und wählen können. Menschen mit psychosozialen Problemen oder psychischen Erkrankungen leben oftmals in prekären Situationen und können sich – auch aufgrund ihrer Erkrankung – nicht immer aussuchen, wann und in welchem Umfang Unterstützung angeboten wird
Preiselastizität	– Preisbildung durch Angebot und Nachfrage	– Preise nicht oder weniger elastisch	Die Preise für soziale Dienste sind unelastisch, da sie zum Teil für die Klienten kostenlos angeboten werden. Preisänderungen können in der Regel nur durch Einsparungen bei den sozialen Organisationen selbst, z. B. durch Personaleinsparungen, erzielt werden
Volkswirtschaftliche Einbettung	– Beitrag zur wirtschaftlichen Gesamtleistung eines Landes – Beitrag zum Bruttoinlandsprodukt	– Einbindung in die volkswirtschaftliche Gesamtrechnung nur bedingt möglich	Unterstützungsleistungen sind in vielen Fällen eine notwendige Bedingung, die Teilhabe ermöglichen, und dienen nicht (primär) der volkswirtschaftlichen Leistungserbringung

was spricht für und was gegen diese (Quasi-)Vermarktlichung oder Ökonomisierung des dritten Sektors? Dieser Frage wollen wir in weiterer Folge nachgehen.

■ **Nachteile der (Quasi-)Vermarktlichung**

Durch die eingeführten Verfahren der Vergabe entsteht zwischen den Trägerorganisationen eine zunehmende Konkurrenz. Zusätzlich zu den vorgegebenen Rahmenbedingungen der Leistungserbringung, die in der Regel von den finanzierenden Stellen vorgegeben werden, führt dies zu einem größeren Kosten- und Preisdruck. Dieser zunehmende Druck

- „wird […] an die Beschäftigten in Form von Gehaltssenkungen bzw. Umwandlung in die für den Auftraggeber kostengünstigeren, arbeits- und sozialrechtlich nicht abgesicherten Vertragsformen weitergegeben" (Lutz et al. 2005, S. 174);
- „wirkt sich zulasten der Qualität des Angebots aus, indem Personalschlüssel gesenkt" (ebd.), Personal mit geringerer Qualifikation eingestellt und die Arbeitszeiten und -organisation flexibilisiert werden (vgl. Buestrich et al. 2008, S. 113; Dimmel 2012, S. 30f. und S. 40f.);
- führt auf der Seite des Personals zu erhöhter (psychischer) Belastung (vgl. Achberger 2010). Auf der Seite der Klienten können ein geringeres Leistungsangebot und ein verknapptes Zeitkontingent eine Mangelversorgung zur Folge haben;
- hat zur Konsequenz, dass Anbieter zunehmend auf Gelder Dritter, z. B. auf Spenden, angewiesen sind. Dies kostet zum einen Zeit; zum anderen haben weniger prestigeträchtige Leistungen, z. B. die Unterstützung stigmatisierter Gruppen, Nachteile (vgl. Seithe 2010, S. 93);
- ist mit der Strategie der Geldgeber verknüpft, Leistungen nur zu finanzieren, solange ihre Effektivität nachgewiesen werden kann. Dies führt zu Unsicherheit in Bezug auf die Möglichkeit, eine Leistung kontinuierlich anzubieten (vgl. Seithe 2010, S. 90). Des Weiteren steigt der Druck in den Organisationen, Geld für Evaluierungen auszugeben.

Die zunehmende Liberalisierung des Gesundheitswesen führt zu einer Zwei-Klassen-Medizin/Psychiatrie, da private Anbieter prinzipiell die Möglichkeit haben, für zahlungsfähige und -willige Klienten eine bessere Versorgung anzubieten (vgl. Salize u. Roth-Sackenheim, 2009, S. 108). Dadurch könnte ein Keil durch die Gesellschaft – d. h. zwischen benachteiligten und bevorteilten Menschen – getrieben werden. Dies führt zur weiteren Abnahme von Solidarität und zur Zunahme von sozialer Ungleichheit.

■ **Vorteile der (Quasi-)Vermarktlichung**

Von der (Quasi-)Vermarktlichung und der gesteigerten Konkurrenz erhofft man sich auch Vorteile. Meist werden folgende positive Effekte genannt (vgl. z. B. Seithe 2010, S. 80f.):

- optimiertes Angebot, v. a. im Hinblick auf das Verhältnis zwischen Kosten und Effektivität,
- verbesserte Qualitätssicherung durch Qualitätsmanagement,
- transparentes Angebot im Hinblick auf Ziel und Outcomes der Leistungen,
- verbessertes Bild nach außen und größere Akzeptanz sozialer Organisationen,
- effizientere Organisationsabläufe, z. B. durch Vermeidung von Doppelgleisigkeiten.

Krisenintervention und Suizidprävention im Kontext knapper Zeitressourcen

Einrichtungen zur Kriseninterventioin haben in erster Linie die Aufgabe, in Notsituationen zu helfen. Psychosoziale Krisendienste versuchen entweder telefonisch oder durch einen Hausbesuch schwierige Situationen zu beruhigen, kurzfristige Lösungen anzubieten, psychiatrisch-medizinische, psychotherapeutische oder beratende Hilfe zu vermitteln. Dabei kann es bei einem oder bei einigen wenigen Kontakten bleiben. Eine flexible und umfassende Versorgung mit Kriseninterventionseinrichtungen erscheint aus verschiedenen Gründen wichtig. So weisen Gastner und Huber (2007) auf die Weichenfunktion von Krisendiensten hin. „Durch die rechtzeitige Kontaktaufnahme mit einem professionellen Helfer und eine rasche Hilfestellung bzw. gezielte Weitervermittlung und -behandlung können in vielen Fällen Suizide verhindert sowie Leidenswege zahlreicher Patienten verkürzt und einer Chronifizierung psychischer Störungen entgegengewirkt werden." (Ebd., S. 19). (Eine Evaluationsstudie von Gastner und Huber [2007] zeigt, dass der Großteil der Klienten [eines psychiatrischen Bereitschaftsdienstes in München] die Behandlungsempfehlungen auch befolgt [81 %].)

Die Vermutung liegt nahe, dass knappe zeitliche Ressourcen, die mit einer zunehmenden Ökonomisierung des sozialen Sektors einhergehen, in akuten Krisen – und v. a. bei ausgeprägter Suizidalität – negative Auswirkungen haben können. Dies wird unter der Berücksichtigung der folgenden Aspekte deutlich.

- **Zeit als notwendige Bedingung zum Aufbau von Beziehung**

Krisenintervention und ihr Erfolg hängen u. a. vom Aufbau einer Vertrauensbeziehung zwischen Klient und Experten ab. Dies erscheint v. a. für das Erstgespräch wichtig. So schreibt etwa Sonneck (1997): Zum Aufbau einer Beziehung „gehört, ganz allgemein gesprochen, daß wir eine Atmosphäre schaffen, in der wir dem Klienten freundlich entgegenkommen, möglichst unbeeinflußt von äußeren Störungen (Telefon, ungewollte Zuhörer) sind, und ihm und uns Zeit geben, uns auf diese Situation einzustellen. Zur Vertiefung des Kontakts trägt bei, Interesse am Klienten zu äußern […]" (ebd., S. 68). Untersuchungen haben gezeigt, dass die Zufriedenheit der Klienten mit dem Krisenberatungsgespräch und der Intervention wesentlich von Beziehungsfaktoren abhängt (vgl. z. B. Huber et al. 2003). Das Zuhören und Zeitnehmen wird auch von den Klienten der psychosozialen Beratungsstellen im Allgemeinen geschätzt. Dies erscheint auch für den Beziehungs- und Vertrauensaufbau zentral. Außerdem versuchen die psychosozialen Beratungsstellen eine ganzheitliche Perspektive auf die Person und ihre Lebenssituation zu werfen, die sich v. a. an den Stärken der jeweiligen Person orientiert. Dies beansprucht Zeit und Ressourcen. Befragungen der Personen, die die Leistungen der psychosozialen Beratungsstellen in Oberösterreich in Anspruch nehmen, zeigen, dass die Zufriedenheit mit der Beratung relativ hoch ist, jedoch der Wunsch besteht, dass die Länge und das Ausmaß der Betreuungsstunden ausgedehnt werden

sollen (vgl. Anosike 2009, S. 9ff.). Der Beziehungsaufbau und die ganzheitliche Perspektive werden natürlich durch die Verknappung von Zeitressourcen erschwert.

- **Zeit als notwendige Bedingung für die Orientierung an Bedürfnissen**

Es ist zu beachten, dass Beratung – v. a. im Bereich der Krisenintervention – an die individuellen Bedürfnisse angepasst werden muss. Dies erscheint v. a. im Rahmen von Situationen mit akutem Handlungsbedarf sinnvoll. So schreibt etwa Sonneck (1997, S. 67f.), dass die Krisenintervention aufgrund der Notwendigkeit von Pausen (z. B. aufgrund einer körperlich schlechten Verfassung) mehrere Stunden in Anspruch nehmen kann. Von den meisten Institutionen im Bereich des Krisendienstes wird eine Durchschnittsdauer von ca. 1 h angegeben. So schreibt Graieb (2005) im Rahmen einer Evaluation des Berliner Krisendienstes: „Es wurde festgestellt, dass sich die Dauer der Interventionen je nach Art des Kontaktes deutlich unterscheidet. Telefongespräche dauern im Mittel ca. 20 Minuten, persönliche Gespräche knapp 60 Minuten und Mobile Einsätze ca. 1 ½ Stunden […]. Es wurde weiterhin festgestellt, dass innerhalb der einzelnen Kontaktarten eine große zeitliche Schwankungsbreite besteht. Das entspricht der Tatsache, dass die Mitarbeiter mit Menschen mit unterschiedlich schweren Krisen in Kontakt treten." (Ebd., S. 31)

- **Zeit als notwendige Bedingung zur Vermeidung von Fehlern**

Im Umgang mit Suizidpatienten weist Sonneck (1997) explizit darauf hin, dass die mangelnde Exploration von Suizidumständen eine häufige Fehlerquelle darstellt: „Mangelnde Exploration der Umstände, die zur Suizidalität geführt haben, verwehren dem Helfer, die Suizidalität des Betroffenen zu verstehen und führen daher notgedrungen zu Fehlern in der Behandlung. Daraus resultiert dann auch nicht selten gemeinsam mit den Bagetellisierungstendenzen eine zu rasche Suche nach positiven Veränderungsmöglichkeiten." (Ebd., S. 171, Hervorhebungen nicht übernommen) Auch bei der Gefährdung durch Suizidalität und der Abklärung der Lebensumstände ist wiederum eine solide Beziehung zwischen Klient und Ansprechperson notwendig; denn „[w]esentlich ist eine tragfähige zwischenmenschliche Beziehung, durch die der Ring der Einengung gelockert wird und der Patient zu kleinen, ihn nicht überfordernden Erfolgserlebnissen ermutigt sowie seine Phantasie in positiver Richtung angeregt wird" (Sonneck, 1997, S. 166f., Hervorhebungen nicht übernommen). Dies erfordert ein ausgewogenes Maß an Zeitressourcen.

- **Zeit als notwendige Bedingung für Compliance**

Eine Evaluationsstudie von Gastner und Huber (2007) zeigt, dass compliante Klienten – im Gegensatz zu nicht-complianten Personen – weit zufriedener mit der Beratung sind und eher die Empfehlungen der Kriseninterventionsstelle befolgen, vorausgesetzt, die betroffenen Personen können die Empfehlungen der Interventionsstelle verstehen, nachvollziehen und sich vorstellen (vgl. ebd., S. 23). Voraussetzung hierfür ist jedoch ein genügend großes Zeitpensum. So schreiben die Autoren dieser Studie: „Insgesamt 86% der Katamnesepatienten gaben an, verstanden zu haben, weshalb sie ihre spezielle Weiterbehandlungsempfehlung erhalten hatten. Diese PatientInnengruppe konnte der Aussage, dass sich in den letzten Monaten einiges in ihrem Leben zum Guten verändert habe, signifikant häufiger zustimmen. Dieses Ergebnis kann daher als Hinweis für die Relevanz einer ausführlichen und für den Patienten nachvollziehbaren Aufklärungsarbeit gewertet werden." (Ebd., S. 24) Ein Interventionsmodus mit (maximal) 30 min erscheint daher als zu kurz. Darauf machen Gastner und Huber (2007) explizit aufmerksam:

» Ein gutes Drittel aller Patienten berichtete, dass sie sich nicht vorstellen konnten, was sie in der ihnen empfohlenen Weiterbehandlung erwarten würde. Hier stellt sich die Frage, ob es für Patienten generell schwierig ist, sich einen Behandlungsmodus vorab vorstellen zu können oder ob einige der diensthabenden Psychiater möglicherweise zu wenig Zeit für die inhaltliche Erläuterung einer Weiterbehandlungsoption verwandt hatten. Die Weitergabe detaillierterer Informationen zu einzelnen Therapiemaßnahmen und Behandlungsansätzen wäre jedoch sinnvoll,

da [...] die Vermittlung ausführlicher Informationen deutlich zur Compliance beitrug [...]. Der von den Bereitschaftsärzten im Elisenhof mit im Durchschnitt 30 Minuten angegebene Interventionszeitraum könnte vor diesem Hintergrund als zu kurz bewertet werden. (Gastner u. Huber 2007, S. 24)

Auch Huber et al. (2000) schreiben zusammenfassend: „Die Therapieakzeptanz der Patienten läßt sich durch die Gesprächsführung des Therapeuten (z. B. ausführliche Information) und konkrete Hilfe bei der Therapievermittlung erhöhen" (ebd., S. 147). Außerdem haben Einsparungen in der Notfallintervention möglicherweise weitere unintendierte Nebenfolgen: Der Zeitmangel könnte zu Unklarheiten bei der Einschätzung der Suizidalität führen. Dies könnte die Mitarbeiter im psychosozialen Krisendienst dazu verleiten, die Klienten – auch bei Einschätzung eines geringeren Suizidrisikos – vorsorglich auf andere Institutionen zu verweisen. Dies könnte insgesamt zu Mehrkosten führen.

- **Zeit als notwendige Bedingung für Mitarbeiterzufriedenheit**

Es ist anzunehmen, dass der zunehmende Druck durch die Kürzung der zur Verfügung stehenden Zeit das Wohlbefinden der Mitarbeiter negativ beeinflusst. Dies könnte in weiterer Folge auch von den Klienten als belastend empfunden werden (vgl. zusammenfassend Simsa 2004). Auch im sozialpsychiatrischen Sektor kann dieser Zusammenhang beobachtet werden. Eine Untersuchung von Achberger (2010) berichtet, dass sich die zunehmende Arbeitsbelastung in der gemeindenahen Psychiatrie auf die Mitarbeiter und teilweise auch auf die Klienten negativ auswirkt. Obwohl es soziale Organisationen gibt, die die veränderten Umstände besser kompensieren können (z. B. durch verbesserte Informations- und Kommunikationsstrukturen, eine starke und motivierende Leitung, Gestaltungsfreiheiten für die Mitarbeiter etc.), ist laut Achberger (2010) in Summe eine negative Entwicklung zu beobachten. Sie schreibt:

» Die Mitarbeiter in der Gemeindepsychiatrie berichten immer häufiger, dass ihre Arbeitsbelastung zugenommen hat.

Arbeitsverdichtung und Arbeitsanreicherung führen dazu, dass Teamgespräche seltener stattfinden, Einarbeitung neuer Mitarbeiter und Vertretungen nicht mehr gesichert sind. Erkrankungen und Burn-out nehmen aufgrund der Belastung zu. (Achberger 2010, S. 23)

Hier stellt sich die Frage, ob die Zeitkürzungen tatsächlich die gewünschten Einsparungen mit sich bringen.

Fazit: Krisenintervention unter der Bedingung knapper Zeitressourcen

Soziale Unternehmen legitimieren sich nicht mehr allein durch ihre sozialen Leistungen, die in der Regel auf ethisch begründeten sozialen Werten (wie z. B. Inklusion) beruhen. Sie müssen immer stärker auch wirtschaftlichen Kriterien entsprechen. Die vorangegangenen Ausführungen zeigen auf, dass Ökonomisierung und (Quasi-)Vermarktlichung nicht nur positive, sondern auch negative Effekte haben können. In vielen Fällen werden die erhofften Effekte durch unintendierte Nebenfolgen konterkariert. So kann es beispielsweise passieren, dass eine erhoffte Effizienz- und Qualitätssteigerung durch erhöhten Kostendruck, Einschränkungen in den Rahmenbedingungen und Demotivierung von Mitarbeitern nicht realisiert werden können. Das Beispiel zum Arbeitsbereich der Krisenintervention verdeutlicht, wie wichtig adäquate Rahmenbedingungen und in diesem Fall der Faktor Zeit für eine den Zielen und Qualitätsstandards entsprechende Leistungserbringung sind.

Des Weiteren ist anzumerken, dass durch die zunehmende Ökonomisierung nicht nur die Strukturen und Prozesse, sondern auch die Mentalität in den Organisationen verändert werden. So entsteht auch in den Trägerorganisationen zunehmend ein unternehmerischer Habitus. Gleichzeitig werden die Betroffenen vielerorts zu Kunden umdefiniert. Buestrich et al. (2008) schreiben etwa: „Bürger werden zu Kunden, Klienten ebenfalls, und Verwaltungen wie soziale Dienste verwandeln sich in Dienstleistungsunternehmen." (Ebd., S. 122) Dies führt zu paradoxen und in Teilen widersprüchlichen Vorstellungen. Denn der Kunden-Begriff impliziert

beispielsweise, dass die Betroffenen autonom und ihrem eigenen Willen entsprechend entscheiden können. Dem steht entgegen, dass soziale Dienste vermehrt den Auftrag haben, die „Kunden" (wieder) fit für den Arbeitsmarkt zu machen (vgl. Dimmel u. Schmid 2013, S. 48). Zielwidersprüche zwischen den Vorstellungen der Betroffenen und dem Auftrag der Organisationen können daher immer weniger ausgeschlossen werden.

9.2.3 Beispiel 3: Partizipation – Betroffenenbeteiligung und Peer-Support

Die Beteiligung von Betroffenen, d. h. psychiatrieerfahrenen Menschen, auf verschiedenen Ebenen der sozialpsychiatrischen Versorgung, ist in aller Munde und gewinnt immer mehr an Bedeutung. In der Literatur werden die verschiedenen Formen der Beteiligung u. a. unter den Stichwörtern Patienten- oder Betroffenenbeteiligung, Peer-Support und „shared decision making" behandelt. In der sozialpsychiatrischen Praxis kann sie nicht mehr weggedacht werden.

Die zunehmende Forderung nach mehr Partizipation von Betroffenen ist eng mit der Idee des Empowerments, der Selbstbestimmung und Selbstermächtigung von Betroffenen, verknüpft (▶ Abschn. 3.3.3). Das heißt, die Beteiligung im Zuge des Behandlungsprozesses, der Versorgung und der politischen Entscheidungsebene entspricht dem Prinzip „Nichts über uns, ohne uns" („nothing about us without us") und der Forderung, der paternalistischen Beziehung zwischen Betroffenen und Professionellen entgegenzuwirken (vgl. Reichhart et al. 2008, S. 111).

Die Peer-Idee entstand im Zuge der 1990er-Jahre und ist als Teil der Betroffenen-Bewegung, die in den 1970er-Jahren entstand, zu interpretieren. Die ersten Formen davon sind jedoch weitaus früher zu datieren. Davidson et al. (2012, S. 123) zufolge sind die Anfänge der Betroffenenbeteiligung und der Peer-Idee – auch wenn sie nicht so genannt wurden – in der Zeit der Aufklärung zu finden, als der Psychiater Pussin in Paris ehemalige Patienten in die Klinikarbeit involvierte.

Partizipation und Betroffenenbeteiligung: Definition

Partizipation und Betroffenenbeteiligung meinen die Einbeziehung von Betroffenen, deren Perspektiven und/oder Expertisen auf verschiedenen Ebenen sozialpsychiatrischer Praxis. Wenn es um die Konzipierung und auch Forderung von Betroffenenbeteiligung geht, erlangte in den letzten Jahren v. a. ein Begriff Ruhm und Bedeutung, und zwar jener des Peer. Unter den Begriffen Peers oder Peer-Group versteht man – allgemein gesprochen – die Personengruppe der Gleichgestellten, Gleichrangigen bzw. Gleichgesinnten. Übertragen auf den Kontext der Sozialpsychiatrie sprechen wir bei Peers demnach von Personen, die u. a. selbst Erfahrungen mit einer psychischen Störung, verschiedenen Behandlungsmethoden oder der Stigmatisierung der eigenen Person haben oder gehabt haben. Peers kann man somit als Experten aus eigener Erfahrung bezeichnen. Van Haaster und Koster (2005) drücken dies wie folgt aus:

» Ein Experte durch Erfahrung in der Gesundheitsversorgung ist jemand, der aktive Erfahrung mit Krankheit, Behinderung und/oder psychischen Problemen hat und der spezifische Fähigkeiten erworben hat, damit zu leben und im soziokulturellen oder institutionellen Kontext, in dem die Krankheit, die Behinderung und/oder die psychischen Probleme bedeutsam werden, umzugehen. (Haaster u. Koster 2005, zitiert in Utschakowski 2009, S. 83)

Die Unterstützung von Betroffenen durch Peers (Peer-Support) stellt somit eine lebensnahe, nicht stigmatisierende und in der Regel lösungsorientierte Leistung dar, zumal sie als Role-Model dienen, Hoffnung vermitteln und aufgrund der eigenen Betroffenheit besonders empathisch sein können (vgl. Davidson et al. 2012, S. 124).

Grundsätzlich kann die Betroffenen- und Peer-Beteiligung – nach Becker et al. (2008, S. 114) – auf 4 Ebenen erfolgen:

— **Partizipation auf der Ebene der Ärzte-Patienten-Beziehung**: Den Betroffenen werden z. B. im Rahmen der Ärzte-Betroffenen-Beziehung Mitbestimmung und Entscheidungskompetenz eingeräumt; siehe z. B. das Konzept „shared decision making" oder die Anwendung von Behandlungsvereinbarungen.

— **Partizipation auf der Ebene der Entwicklung, Implementierung und Durchführung von Versorgungsleistungen**: Betroffene können auf der Grundlage ihrer (erfahrungsbezogenen) Expertise in der Planung, Ein- und Durchführung beratend, aber auch durch ihre Mitarbeit (Stichwort: Peer-Beratung, Peer-Support) mit einbezogen werden. Dies kann von völlig selbstständig organisierten Leistungen, wie z. B. Selbsthilfegruppen, bis hin zu einer teilweisen Einbeziehung, z. B. in Form von Peer-Beratungsangeboten, reichen.

— **Partizipation auf der Ebene politischer Vertretung und Kontrolle**: Betroffene sollten auch auf der Ebene politischer Entscheidung sowohl repräsentiert als auch beteiligt werden. Dies kann von der Beteiligung Betroffener bei verschiedenen Entscheidungen bis hin zu selbst organisierten Selbstvertretungsorganisationen reichen.

— **Partizipation auf der Ebene der (Versorgungs-) Forschung**: Betroffene können und sollten auch an der Konzeption und Durchführung von sozialpsychiatrischen Forschungsprojekten beteiligt werden.

In weiterer Folge werden die einzelnen Ebenen etwas genauer beschrieben.

Ebene der Ärzte-Patienten-Beziehung

Die Beteiligung von Betroffenen beginnt bereits bei der Zusammenarbeit zwischen Patienten oder Klienten und dem betreuenden bzw. behandelnden Personal. Im Rahmen der medizinisch orientierten Psychiatrie kann zwischen der partizipativen Entscheidungsfindung und der sog. Behandlungsvereinbarung („psychiatric advance directive", „joint crisis plan") unterschieden werden.

— **Partizipative Entscheidungsfindung**: Hierbei handelt es sich um einen „dialektischen, gleichberechtigten Austausch zwischen Arzt und Patient, der idealerweise in eine gemeinsame Entscheidungsfindung in Bezug auf das weitere Vorgehen mündet" (Jäger 2015,

S. 122). So können durch das professionelle Personal Fachwissen und durch die Betroffenen Erfahrungswissen, ihre Haltungen und Wünsche eingebracht werden. Das Modell geht idealtypisch in 4 Schritten vor:

- gemeinsame Erörterung und Definition des Problems,
- Hinweis des professionellen Personals, dass es je nach Zieldefinition verschiedene Handlungs- und Behandlungsmöglichkeiten gibt,
- Darstellung der unterschiedlichen Behandlungsmöglichkeiten,
- gemeinsame Entscheidung (vgl. Hamann et al. 2006, S. 1071f.).

Ein der partizipativen Entscheidungsfindung ähnliches, aber weitreichenderes Modell ist jenes der informierten Entscheidung („informed choice"). In diesem Konzept gilt der oder die Professionelle nicht als Mitentscheider, sondern hat nur informierende Funktion (vgl. Reichhart et al. 2008, S. 114). Beim Modell des „shared decision making" tragen beide – Patient und Arzt – die Verantwortung; im Rahmen der informierten Entscheidung liegt die Verantwortung hingegen nur bei dem Patienten (vgl. Hamann et al. 2006, S. 1072).

- **Behandlungsvereinbarung:** Um die Bedürfnisse und Wünsche von Betroffenen auch im Zuge akuter Notfälle (z. B. in psychischen Krisen) berücksichtigen zu können, wurde in den 1990er-Jahren das Konzept der Behandlungsvereinbarung entwickelt. So können bei der Vereinbarung des individuellen Krisenplans – vorab – besondere Wünsche und Idiosynkrasien aufgenommen und gemeinsam festgelegt werden. Inhalte einer Behandlungsvereinbarung können u. a. die Themen Hospitalisierung, Psychopharmakotherapie und Zwangsmaßnahmen betreffen (vgl. Borbé et al. 2009; Reichhart et al. 2008, S. 114).

Idealerweise sollte jedes Krankenhaus bzw. jede psychiatrische Abteilung eine eigene Vorgehensweise und Dokumentation der Behandlungsvereinbarungen festlegen, sodass die Präferenzen der Patienten im Falle von psychischen Krisen berücksichtigt werden können. In manchen Ländern, z. B. in den USA, können auch Vertrauenspersonen benannt werden, die die betroffene Person im Krisenfall vertreten (vgl. Borbé et al. 2009).

Diese Vorgehensweisen stellen auf Konsens basierende „Instrument[e] zur Stärkung des Patientenwillens" (Borbé et al. 2009, S. 13) dar. Damit verringern sie, dem normativen Grundsatz des Empowerments entsprechend, einerseits das Machtgefälle zwischen Klienten und Profis. Andererseits wird – so die Hoffnung z. B. vieler praktizierender Ärzte – in vielen Fällen die Befolgung ärztlicher Empfehlungen (Compliance, Adhärenz) verbessert (vgl. Hamann et al. 2006, S. 1072). Im Falle der Behandlungsvereinbarung erhofft man sich allem voran ein geringeres Ausmaß an Zwangsmaßnahmen (vgl. Borbé et al. 2009). In letzter Konsequenz sollen dadurch sowohl die Behandlungs- und Unterstützungszufriedenheit als auch der Gesundheitszustand der Betroffenen verbessert werden.

Was das Instrument der partizipativen Entscheidungsfindung angeht, gibt es bereits eine Vielzahl von Erfahrungen und empirischen Erkenntnissen. Damit gemeinsame Entscheidungen gelingen, bedarf es einiger Voraussetzungen. So müssen den Patienten bzw. Klienten fachlich korrekte, unabhängige und verständliche Informationen über die betreffende Erkrankung und die Behandlungsmöglichkeiten zur Verfügung gestellt werden, zumal viele Betroffene mit einer „Fülle von weder als unabhängig noch als nachweislich verlässlich einzustufenden Seiten konfrontiert" (Reichhart et al. 2008, S. 113) werden. Es ist jedoch zu beachten, dass eine gemeinsame Entscheidungsfindung nicht in allen Situationen möglich ist, da nicht zu jedem gesundheitlichen Problem eine ausreichende Evidenz und somit nicht immer entsprechendes Informationsmaterial vorliegt (vgl. Hamann et al. 2006, S. 1072). Des Weiteren setzt „shared decision making" eine gute Beziehung zwischen Patient und Arzt, eine ausgeprägte Reflexionsfähigkeit des Patienten zur Einschätzung der eigenen Präferenzen und die Bereitschaft des Arztes, Informationen aufzubereiten und evtl. dafür Hilfsmittel einzusetzen, voraus (vgl. ebd.; s. teilweise auch Loos et al. 2013).

Empirische Studien zeigen, dass „shared decision making" im Rahmen von Patientengesprächen relativ selten zum Einsatz kommt, u. a. auch deswegen, weil nicht alle Patienten ein solches Vorgehen wünschen bzw. damit auch überfordert sein könnten (vgl. Hamann et al. 2006, S. 1073). Jedoch ist das

Partizipationsinteresse bei an Depression oder an Schizophrenie erkrankten Personen grundsätzlich hoch (vgl. ebd., S. 1076). Ein systematischer Review von Joosten et al. (2008) über 11 kontrollierte und randomisierte Studien, die die Effektivität von „shared decision making" im Hinblick auf die Patientenzufriedenheit und die Befolgung ärztlicher Ratschläge untersuchte, inkludierte auch 2 Studien, die sich auf Patienten mit psychischen Erkrankungen fokussierten. In einer der beiden Studien, die sich auf Patienten mit Depressionen konzentrierte, konnte mithilfe des Konzeptes „shared decision making" im Zuge mehrerer Behandlungseinheiten – im Vergleich zur Kontrollgruppe (kein „shared decision making") – sowohl die Adhärenz der Patienten gesteigert als auch die Depression gemildert werden. Die zweite Studie, die mit an Schizophrenie erkrankten Menschen durchgeführt wurde und die wiederum eine Intervention mit und ohne partizipativer Entscheidungsfindung im Rahmen mehrerer Behandlungssitzungen testete, zeigte, dass Betroffene mit „shared decision making" eine höhere Behandlungszufriedenheit aufwiesen. Eine aktuelle Metaanalyse (s. Stovell et al. 2016) mit 11 kontrollierten und randomisierten Studien zur Wirksamkeit von „shared decision making" bei Schizophrenie-Patienten kam zu folgenden Ergebnissen: Partizipative Entscheidungsfindung führt zu einer geringen Steigerung des subjektiv empfundenen Empowerments, zu einer etwas geringeren Wahrscheinlichkeit, in den darauffolgenden Monaten stationären Zwangsmaßnahmen ausgesetzt zu sein, zu keiner Veränderung bzw. Verbesserung der Patient-Arzt-Beziehung (die berücksichtigten Studien sind in ihren Ergebnissen jedoch sehr heterogen; bei Exklusion einer in den Ergebnissen abweichenden Studie, ergab die Metaanalyse bei diesem Parameter eine geringe Verbesserung) und zu keiner verbesserten Entscheidungskompetenz auf der Seite der Patienten.

Ein Review von Borbé et al. (2009) zur Relevanz und Effektivität von Behandlungsvereinbarungen kam u. a. zu den Ergebnissen, dass die Inhalte der vorab getroffenen Vereinbarungen in der Regel klinisch relevant und praxisorientiert sind. Es hat sich jedoch gezeigt, dass nur ein geringer Anteil von Patienten eine Vereinbarung abschließt (für eine Studie aus Deutschland s. Grätz und Brieger 2012). Als Gründe werden hierfür v. a. institutionelle

Hürden genannt, wie z. B. die Ablehnung der Instrumente dieser Art durch die behandelnden Ärzte und die fehlende Unterstützung für Betroffene bei der Formulierung einer Behandlungsvereinbarung. In wenigen Studien wurden auch die Wirkungen von Betreuungsvereinbarungen untersucht. So gibt es Hinweise, dass diese Instrumente die Zahl der Zwangseinweisungen bzw. Zwangsbehandlungen reduzieren (vgl. Borbé et al. 2009, S. 10f.).

Ebene der Entwicklung, Implementierung und Durchführung von Versorgungsleistungen

Die Beteiligung von Betroffenen im Rahmen der Entwicklung, Implementierung und v. a. Durchführung von sozialpsychiatrischen Versorgungsleistungen stellt das wohl zentralste Element dar, wenn man heute von Peer und Peer-Support spricht. Deshalb wird in weiterer Folge dieses Verständnis von Betroffenenbeteiligung im Vergleich zu den anderen Ebenen nochmals genauer betrachtet.

Betroffen- und Peer-Beteiligung können in Bezug auf die Implementierung und Durchführung von sozialpsychiatrischen Leistungen unterschiedlich organisiert werden. Die ❏ Tab. 9.4 gibt – differenziert nach verschiedenen Dimensionen – einen Überblick über verschiedene Organisationsformen.

Aufgrund ihrer Erfahrung können Peers in besonderer Weise lebensnahe, lösungsorientierte und nicht stigmatisierende Unterstützung bieten. Die Wirksamkeit von Peer-Support wurde mittlerweile in einigen Studien nachgewiesen. Verschiedene Review-Artikel zeichnen auf der Grundlage der bisherigen Forschung ein positives Bild. Sie zeigen einheitlich, dass Peer-Support den Versorgungsleistungen ohne Betroffenenbeteiligung in ihrer Wirksamkeit ebenbürtig ist, d. h. besser oder zumindest gleich gut abschneidet (vgl. Davidson et al. 2006, 2012; Rogers et al. 2009; Bassuk et al. 2016; Einzelstudien im Bereich „peer-based" Case Management s. Solomon et al. 1995; O'Donnell et al. 1999; Clarke et al. 2000; Davidson et al. 2004; Sells et al. 2006; Rivera et al. 2007).

Ein systematischer Review von Repper und Carter (2011), der u. a. 7 kontrollierte und randomisierte Studien einschloss, die sehr heterogene

---

▣ Tab. 9.4 Formen der Organisation von Betroffenenbeteiligung im sozialpsychiatrischen Kontext

Form der Leistung (für Beispiele siehe z. B. Utschakowski et al. 2009)	
Ambulant/außerstationär	Mittlerweile werden Peers bereits in vielen verschiedenen Leistungsbereichen der Sozialpsychiatrie eingesetzt: z. B. (außerstationäres) Peer-Counselling (z. B. auch im Rahmen von Online-Beratung), Tagesstrukturierung, Wohnen, Fortbildung, Freizeitangebote etc.
Stationär	Im stationären Kontext haben Peers vorwiegend beratende Funktion inne
Form der Peer-Beteiligung (nach Solomon 2004)	
„Peer delivered services"	Zwei Formen: – „Peer run or operated services": Peers verwalten und führen Leistungen selbst durch – „Peer partnerships": Peers verwalten und führen Leistungen gemeinsam mit Nicht-Peers durch
„Peer employees"	Peers werden als Repräsentanten und/oder als Mitarbeiter in bestehende Versorgungsleistungen integriert
Form der Beziehung (nach Davidson et al. 2006)	
Symmetrisch	Peer(s) und Klient(en) gehen eine Beziehung auf Augenhöhe ein
Asymmetrisch	Peer(s) und Klient(en) gehen eine hierarchische Beziehung ein
Anzahl der Personen	
Einzelsetting	Einzelinterventionen, z. B. Einzelberatungen, erfolgen im Rahmen von Face-to-face-Interaktionen
Gruppensetting	Bei Gruppeninterventionen sind stets mehrere Personen beteiligt (z. B. Selbsthilfegruppen)

9

Angebote und Konzepte untersuchten, kam u. a. zu dem Ergebnis, dass Peer-bezogene Leistungen – im Vergleich zu einer Kontrollgruppe – in Bezug auf die Rehospitalisierung von Klienten gleich gut oder in Teilen besser abschnitten. In einigen Studien stieg außerdem das berichtete Ausmaß an Unabhängigkeit, Empowerment, Hoffnung/Zuversicht und sozialer Unterstützung. Einige Untersuchungen berichten von erhöhter Akzeptanz und Empathie, die Betroffenen entgegengebracht wurden. Repper und Carter (2011) verweisen auch auf positive Effekte bei jenen Personen, die Peer-Support anbieten bzw. durchführen: Sie erhalten u. a. die Möglichkeit zu arbeiten, verdienen damit Geld, erwerben neue Kompetenzen, erfahren Anerkennung, Empowerment und erlangen ein gesteigertes Selbstbewusstsein.

Auch Rogers et al. (2009) berichten zusammenfassend, dass Leistungen mit Peer-Support in den klientenbezogenen harten Outcome Kriterien wie (Re-)Integration in den Arbeitsmarkt, soziale Unterstützung, Hospitalisierung, Lebensqualität

und Rückfall – im Vergleich zu Standardleistungen – zumindest gleich gute Ergebnisse erbringen. Des Weiteren zeigen die Autoren, dass Peer-Support, der in Form von Gruppeninterventionen (z. B. Selbsthilfegruppen) angeboten wird, ebenfalls zu positiven Wirkungen führt: z. B. Verringerung/Stabilität der Symptomatik, gesteigertes Selbstvertrauen, mehr Lebensqualität, verbesserte wahrgenommene soziale Unterstützung und ausgeprägtere Adhärenz bei Medikamenteneinnahme. Ein kürzlich erschienener systematischer Review von Bassuk et al. (2016) über 9 Studien aus den USA zur Effektivität von Peer-Support bei Alkohol- und Drogenabhängigkeit kam zu dem Ergebnis, dass Peer-Interventionen – im Vergleich zu anderen Maßnahmen – zu verbesserten suchtbezogenen Outcomes führen (z. B. längere Dauer der Abstinenz). Viele Studien des Reviews zeigten außerdem positive Effekte in sekundären Outcomes, wie z. B. in der Stabilität der Wohnsituation, in der Kontinuität der Inanspruchnahme von Gesundheits- oder Unterstützungsleistungen.

Einschränkend ist anzumerken, dass dieser Review auch Studien mit geringer methodischer Qualität einschloss.

Gleichzeitig ist davon auszugehen, dass Peer-Support in sog. weichen Kriterien in der Regel besser abschneidet: z. B. in der Erreichbarkeit der Klienten, in der Kontaktaufnahme mit den Betroffenen, in der Aufrechterhaltung des Betreuungsverhältnisses, in der Zufriedenheit mit der Betreuung, in der Vermittlung von Hoffnung und im Anbieten eines positiven Rollenmodells. So kam ein kürzlich durchgeführter internationaler Review (Sokol u. Fisher 2016) über 47 Studien (keine Einschränkung in den Erkrankungsgruppen) zu dem Ergebnis, dass Peer-Support eine robuste Strategie darstellt, um schwer zu erreichende Bevölkerungsgruppen in die medizinische Versorgung zu integrieren.

Eine Metaanalyse von Lloyd-Evans et al. (2014) bestätigt, dass es einige Hinweise dafür gibt, dass Peer-bezogene Leistungen – im Vergleich zu Standardinterventionen – im Hinblick auf Recovery, Hoffnung und Empowerment effektiver sind, obwohl die Ergebnisse laut den Autoren variieren und zum Teil inkonsistent sind. Davidson et al. (2012) konnten die Annahme bestätigen, dass sich durch einen gezielteren Einsatz von Peers, bei dem die Stärken der Betroffenenbeteiligung besser zur Geltung kommen können, die potenzielle Wirksamkeit von Peer-Support besser realisieren lässt. Dies kann v. a. dann erreicht werden, wenn die Peer-bezogenen Eigenschaften der positiven Selbstoffenbarung, des positiven Rollenmodells und der Akzeptanz im Rahmen des Peer-Supports entfaltet werden können.

Hingegen kam die Metaanalyse von Lloyd-Evans et al. (2014) von über 18 Studien zu Ergebnissen, die die bisher genannten relativieren. Sie berichten von einer sehr heterogenen Studienlandschaft, da die Studien sowohl in den Ergebnissen stark variieren als auch im Hinblick auf die untersuchten Populationen und Interventionen. Des Weiteren beklagen sie u. a. aufgrund methodischer Schwächen ein hohes Risiko an verzerrten Ergebnissen und Ergebnisdarstellungen. Es gibt laut dieser Metaanalyse keine oder nur wenig Evidenz dafür, dass Peer-bezogene Interventionen – im Vergleich zu Standardinterventionen – einen zusätzlichen Effekt in Bezug auf Hospitalisation, Symptomatik oder Zufriedenheit mit sich

bringen. Es bedarf laut Lloyd-Evans et al. (2014) noch weiterer und intensiverer Forschung.

Die ◻ Tab. 9.5 gibt einen Überblick über die Vielzahl von potenziellen Vorteilen von Peer-Support. Dabei wird zwischen Wirkungen auf der Mikro-, Meso- und Makroebene unterschieden (vgl. u. a. Repper u. Carter 2011; Davidson et al. 2012; Rogers et al. 2009; Utschakowski 2009, S. 15ff.; Bock 2009, S. 28; Solomon 2004, S. 396; Spiegelberg 2009, S. 144).

Was die Implementierung von Peer-Support betrifft, wird in der Literatur immer wieder auf Bedingungen und Eigenschaften verwiesen, die erfüllt sein sollten bzw. von Vorteil sind. An dieser Stelle soll eine Auswahl an verschiedenen Voraussetzungen und Bedingungen zur Umsetzung von Peer-Support dargestellt werden (◻ Tab. 9.6).

Ebene der politischen Vertretung und Kontrolle

In den letzten Jahren gab es immer mehr Bemühungen, die Gruppe der Betroffenen auf institutioneller, aber auch politischer Ebene teilhaben zu lassen. So können Peers z. B.

- auf der Grundlage von direkten Wahlen die Funktion von Interessenvertretern wahrnehmen und dabei in Institutionen beratend und vertretend tätig sein,
- im Rahmen von politischen Gremien, die der Politik entscheidend oder beratend zur Seite gestellt werden, tätig werden,
- eigene Institutionen, wie z. B. Betroffenenverbände, aufbauen und leiten, um den Einfluss „auf Politik, Verwaltung, Wirtschaft und Sozialversicherungen" (Becker et al. 2008, S. 119) zu erhöhen.

In Anlehnung an Krumm und Becker (2006) kann hier grundsätzlich zwischen den Prinzipien der Beratung („Consultation"), der Mit- und Zusammenarbeit („Collaboration") und der Leitung/Steuerung („Peer-Control") unterschieden werden (◻ Tab. 9.7):

In Oberösterreich gibt es beispielsweise das gesetzlich verbriefte Recht („Oberösterreichisches Chancengleichheitsgesetz"; s. Amt der Oberösterreichischen Landesregierung 2008), auf der Ebene der Organisationen (z. B. in Wohnkontexten oder

Tab. 9.5 Überblick über die Vorteile von Peer-Support. (Mod. nach Schöny et al. 2015, S. 125, mit freundl. Genehmigung des NÖ Gesundheits- und Sozialfonds)

Mikroebene	Mesoebene	Makroebene
Peer an sich: – Anerkennung, Sinnstiftung, Steigerung von Wohlbefinden, Lebensqualität und Resilienz – Stärkung des Selbstbewusstseins, des Selbstbildes des einzelnen Peers – Möglichkeit, Arbeit auf dem ersten Arbeitsmarkt zu bekommen **Peer und Klient:** – Bessere Beratung durch einen gemeinsamen Erfahrungshintergrund – Klienten fühlen sich von Peer-Beratern besser verstanden; empathischere Beziehung – Leichtere Kontaktaufnahme – Vermittlung eines positiven Rollenmodells und einer optimistischen Grundhaltung durch die Peers **Peer im Team und für das Team:** – Peers als (gleichberechtigte) Kollegen bieten für professionelle Mitarbeiter vermehrt Lerngelegenheiten und erhöhen die Akzeptanz	**(Träger-)Organisation:** – Der Einsatz von Peers als Qualitätskriterium für die jeweilige Organisation bzw. Trägerorganisation – Bessere Erreichbarkeit des Klientels durch Peers – Bessere Vertretung von Betroffenen, ihrer Perspektive und ihrer Anliegen durch Peers (Repräsentationsfunktion) – In vielen Fällen und in vielen Dimensionen zumindest gleichwertiges Outcome im Vergleich zur Regelversorgung – Aufdecken von blinden Flecken in der Organisation durch Peers	**Gesellschaftliche Teilhabe:** – Peer-Support als Mittel zur Umsetzung gesellschaftlicher Forderung nach Empowerment, mehr Autonomie und mehr Teilhabe – Stärkung des Selbstbildes und Verbesserung der Wahrnehmung von Betroffenen seitens der Gesellschaft – Förderung eines positiveren Fremdbildes, von Entstigmatisierung und Trialog **Volkswirtschaftliche Kosten:** – Volkswirtschaftliche Vorteile, z. B. durch Schaffung von Arbeitsplätzen am ersten Arbeitsmarkt und die damit verbundenen Steuern und Sozialversicherungsabgaben

im Bereich der fähigkeitsorientierten Aktivität/ Tagesstrukturierung) einen oder bei entsprechender Größe und Anzahl zu vertretender Klienten mehrere Interessenvertreter zu wählen. Diese haben u. a. die Aufgabe, Betroffene in ihren Interessen gegenüber den Landesorganisationen und den Anbietern der Leistungen zu vertreten, die Beilegung von organisationsinternen Konflikten zu unterstützen, bei der Gestaltung der Freizeit oder auch bei baulichen Angelegenheiten mitzubestimmen. Dabei erhalten die Interessenvertreter auch finanzielle Unterstützung. Ein Teil dieser Interessenvertreter organisiert sich im sog. Interessenvertretungsbeirat, der dem Land beratend zur Seite steht. Vier Mitglieder dieses Beirats werden wiederum in den Planungsbeirat entsendet, in dem auch u. a. Fachleute und Angehörige von psychisch erkrankten Menschen vertreten sind und der die Landesregierung ebenfalls berät und zu behindertenspezifischen Themen Vorschläge und Stellungnahmen abgibt.

Des Weiteren gibt es in Österreich mittlerweile einige Organisationen bzw. Vereine, die Aufgaben der Interessenvertretung und des politischen Lobbyings im Sinne der Menschen mit psychischer Beeinträchtigung betreiben. Als länderspezifische Beispiele können der Verein „Achterbahn" (Steiermark; http://www.achterbahn.st/), der Verein „Omnibus" (Vorarlberg; http://www.verein-omnibus.org/) oder das „Empowerment-Center" („Selbstbestimmt-Leben-Initiative Oberösterreich"; http://www.sli-ooe.at) genannt werden. Angehörige psychisch erkrankter Menschen und ihre Interessen werden in Österreich vom Verein „HPE Österreich – Hilfe für Angehörige und Freunde psychisch Erkrankter" http://www.hpe. at) und seinen einzelnen Länderorganisationen vertreten. Des Weiteren wurde auf Bundesebene die Institution des Behindertenanwalts (http://www.behindertenanwalt.gv.at/) eingeführt, die Menschen mit Beeinträchtigung in Bezug auf Gleichbehandlung und Diskriminierung berät und unterstützt.

◘ Tab. 9.6 Überblick über Voraussetzungen, Bedingungen und Restriktionen bei der Realisierung von Peer-Support

Eigenschaften von Peers	Peers sollen sich in einem psychisch stabilen Zustand befinden (vgl. Solomon 2004, S. 398), eine ausreichende Reflexionsfähigkeit besitzen (Bock 2009, S. 28), für den Arbeitsbereich entsprechend geeignet und ausgewählt werden (vgl. Nussbaumer 2009, S. 218; Daszkowski 2012, S. 202)
	Um möglichst viele Bevölkerungsgruppen zu erreichen, soll Peer-Support kulturell divers gestaltet sein (vgl. Solomon 2004, S. 399)
Rollenbeschreibung und das Verhältnis zu Arbeitskollegen	Eine Definition der Rolle des Peers (vgl. Utschakowski 2009, S. 20) sowie eine klare Rollen- und Kompetenzstruktur sollen gegeben sein
	Peer-Support soll zusätzlich zum professionellen Angebot ergänzend erfolgen (vgl. Knuf 2009, S. 43)
	Vor der Implementierung soll die Akzeptanz unter den professionellen Mitarbeitern überprüft und gefördert werden, v. a. auf höherer Hierarchieebene
Entgelt und Aufwand	Peers sollen angemessen entlohnt werden (Knuf 2009, S. 43; Daszkowski 2002, 2012), und es sollte beachtet werden, dass sich der anfängliche Mehraufwand durch den Bedarf an Schulungen oder Supervisionen (vgl. Amering 2009, S. 63; Höflacher 2009, S. 153) aufgrund der Vorteile des Peer-Supports rentiert
	Strukturelle Schwierigkeiten sollen bei der Entlohnung der Peers mitbedacht werden (z. B. Invaliditätspension; vgl. Nussbaumer 2009, S. 224; Daszkowski 2012, S. 202)
Freiwilligkeit der Inanspruchnahme	Personen mit psychischen Problemen sollen das Angebot des Peer-Supports freiwillig in Anspruch nehmen (vgl. Solomon 2004, S. 398)
Organisation von Peer-Support	Peer-Support soll in vielen verschiedenen sozialpsychiatrischen Arbeitsfeldern erfolgen, eine Ergänzung zur bestehenden Versorgung darstellen, und dessen Organisation soll von psychiatrieerfahrenen Personen unterstützt werden (vgl. Solomon 2004, S. 398f.; Spiegelberg 2009, S. 141)
	Zur Implementierung sollen Peers und professionelle Mitarbeiter an entsprechenden Schulungen teilnehmen (vgl. Davidson et al. 2012, S. 127)
	Von institutioneller und politischer Seite sollen (finanzielle) Anreize zur Einführung von Peer-Support geschaffen werden

◘ Tab. 9.7 Grade der Entscheidungskompetenz bei Betroffenenbeteiligung im sozialpsychiatrischen Kontext. (In Anlehnung an Krumm u. Becker 2006)

„Consultation"	Beratende und repräsentative Funktion von Peers (z. B. als Interessenvertreter)
„Collaboration"	Beteiligung von Peers an institutionellen Entscheidungsprozessen (z. B. in politischen und beratenden Gremien)
„Peer-Control"	Institutionelle Leitung und Kontrolle durch Peers (z. B. Aufbau und Leitung von Organisationen der Interessenvertretungen)

Ebene der (Versorgungs-)Forschung

Die Involvierung von Betroffenen in die (Versorgungs-)Forschung entspricht den Prinzipien des Empowerment-Konzeptes und der Betroffenenbeteiligung. Auf dieser Ebene kann ein weiterer Schritt in Richtung Patientenorientierung im psychiatrischen Kontext erfolgen. Durch die Einbeziehung bei der Evaluation der Versorgungslandschaft kann die subjektive Sichtweise von Betroffenen auf verschiedenen Ebenen des Forschungsprozesses berücksichtigt werden, und aus den Ergebnissen können bedürfnisentsprechende Angebote entwickelt werden. Gleichzeitig wird die Kluft zwischen Forschenden und Erforschten überbrückt und dadurch eine Steigerung der Qualität der Versorgungsforschung ermöglicht (vgl. Krumm u. Becker 2006, S. 60f. und S. 64). Dazu schreiben Krumm und Becker (2006):

> » Die subjektive Sicht der Betroffenen stellt eine hinreichende Expertise dar und komplementiert die Perspektive der Forschenden – „expertise by experience and expertise by profession". Auf der methodischen Ebene entspricht sie der sinnvollen Ergänzung von objektivierenden, evidenzbasierten Verfahren durch subjektivierende, narrationsbasierte Verfahren. (Krumm u. Becker 2006, S. 64)

Nach Reichhart et al. (2008, S. 116) werden Betroffene im Vergleich zu Großbritannien im deutschsprachigen Raum kaum in die Forschung mit eingebunden. Als positives Beispiel zu erwähnen ist das deutsche Cochrane-Zentrum, in dem Betroffenenbeteiligung v. a in Form von Mitarbeit bei Reviews erfolgt (z. B. Koautoren, Begutachter, Kommentatoren). Zum Teil werden Betroffene in Deutschland auch bei der Gestaltung von Informationen und Leitlinien für Patienten beteiligt. Jedoch ist nicht veröffentlicht, wie die Auswahl der Interessenvertreter erfolgt bzw. welche Krankheitsspektren berücksichtigt werden. Zuletzt ist die Unterstützung auf staatlicher Ebene zu nennen, welche die Betroffenenbeteiligung durch die Vergabe von Forschungsgeldern für die Planung und Durchführung von Studien vorantreibt (vgl. ebd.).

Als weiteres gutes Beispiel von Betroffenenbeteiligung sei hier auf die im Chancengleichheitsgesetz des Landes Oberösterreich normierten Chancengleichheitsprogramme hingewiesen, die über den Verordnungsweg notwendige Maßnahmen näher festlegen. Dort ist festgelegt, dass die Chancengleichheitsprogramme die anzustrebende Entwicklung der Versorgung der Bevölkerung mit bedarfs- und fachgerechten Leistungen und Maßnahmen auf der Basis einer Analyse des Ist-Zustandes sowie der voraussichtlichen Bedarfsentwicklung darstellen und insbesondere Aussagen über Leistungen und Maßnahmen, qualitative und quantitative Standards für die Leistungen, die Größe der Einrichtungen, in denen oder durch die Leistungen für Menschen mit Beeinträchtigungen erbracht werden, und die Festlegung von Planungsregionen, die mehrere politische Bezirke umfassen können, enthalten sollen. Die Erstellung, Diskussion und Generierung dieser Chancengleichheitsprogramme (zuletzt „Wohnen" im Jahr 2014) sind tetralogisch organisiert – und zwar jeweils (gleich viele, konkret 4) Vertreter seitens der Verwaltung/Behörde, Trägerorganisationen/Dienstleistungsunternehmen, Betroffenen und Angehörigen.

Betroffenenbeteiligung und Peer-Support: ein Interview

Die Interessenvertreterin, Frau Niedl, und die Ansprechperson für Interessenvertreter, Herr Kargl, in der Abteilung Qualitätsmanagement des Vereins pro mente Oberösterreich wurden um ein Interview zum Thema Betroffenenbeteiligung und Peer-Support gebeten (s. unten).

❓ 1. In diesem Buch wird zwischen verschiedenen Ebenen der Betroffenenbeteiligung unterschieden: a) Partizipation auf der Ebene der Ärzte-Patienten-Beziehung; b) Partizipation auf der Ebene der Entwicklung, Implementierung und Durchführung von Versorgungsleistungen; c) Partizipation auf der Ebene politischer Vertretung und Kontrolle; d) Partizipation auf der Ebene der (Versorgungs-)Forschung. Auf welchen Ebenen wurde Ihrer Ansicht nach in Oberösterreich Betroffenenbeteiligung bereits verwirklicht? Wo fehlen noch Initiativen?

Frau Niedl – Grundsätzlich ist eine Zunahme an Initiativen im Bereich der Betroffenenbeteiligung wahrnehmbar, dennoch stellt sich die Beteiligung in der Regel noch als selektiv dar. In vielen Einrichtungen ist die Mitsprache noch sehr schwierig. Das ergibt sich u. a. dadurch, dass Klienten von Betreuern in vielen Fällen „nur" als Klienten wahrgenommen werden. Für Betreuer ist es in den meisten Fällen schwierig, den Spagat zu schaffen, und zwar in der Betrachtung des Betroffenen als Klient oder als Gesprächspartner auf Augenhöhe. Das heißt, viele Betreuer schaffen diesen Perspektivenwechsel nicht oder meistens nicht. Im Bereich der Forschung bekomme ich nicht viel mit. Hier passiert im

Hinblick auf Betroffenenbeteiligung meiner Wahrnehmung nach nichts oder noch wenig. Vor Kurzem ist mir aber auch noch in einem anderen Zusammenhang etwas aufgefallen. Zuletzt hat mir ein Arzt eine bestimmte Depotmedikation empfohlen und mir Werbematerial dazu gegeben. In diesem Fall wurden wir Interessenvertreter als Werbeträger ge- oder auch benutzt. Wenn dies sinnvoll und zweckmäßig ist, spricht hier natürlich nicht viel dagegen, jedoch wird unsere Meinung – wenn es um die Mitsprache von uns geht – oftmals nicht eingeholt oder ernst genommen. Das heißt, wir dürfen nicht nur als Werbeträger verstanden werden, sondern als Mitsprecher. Die Ärzteschaft ist in Sachen Betroffenenbeteiligung oftmals sehr unterschiedlicher Meinung. Hier fehlt oft auch der Austausch, so im Sinne „das wollen die Betroffenen, das nicht". Das zu besprechen muss möglich sein und muss ernst genommen werden. Man muss immer auf der Hut sein, nicht benutzt zu werden.

Herr Kargl – Was die Partizipation auf der Ebene der direkten Beziehung zu Betreuern oder Ärzten betrifft, habe ich selbst keine direkte Erfahrung. Ich habe aber Erfahrungen aus verschiedenen Gremien, in denen ich teilnehme. Hier passiert es z. B., dass Betroffene dabei sein sollten, Ärzte sich in einigen Fällen aber vehement dagegen wehren. Vor Kurzem war ich bei einer Veranstaltung von „Mental Health Europe" (MHE). Ein vortragender Psychiater sagte dort, dass es den meisten Professionisten schwerfällt zuzuhören, so im Sinne: „[…] … the biggest challenge for us professionals is to ‚shut up and listen' […]". Hier ist schon oft ein Gefälle spürbar. Mir geht es bei meiner Hausärztin auch so. Hier geht es um Haltung und Werte, wie man miteinander umgeht. Was die Betroffenenbeteiligung bei der Konzeption und Durchführung von Leistungen betrifft, glaube ich, dass der Träger pro mente OÖ auf einem guten Weg ist, z. B. bei der Konzeptentwicklung im Bereich der fähigkeitsorientierten Aktivität. Das war ein ganz spannender Prozess, der zwar länger gedauert hat, aber zu einem guten Ergebnis führte. Alleine die Tatsache, dass es bei pro mente OÖ die Interessenvertretung strada OÖ gibt, ist hervorzuheben und als gut zu bewerten. Die Betroffenenbeteiligung auf politischer Ebene funktioniert nicht immer gut. Sie hat oftmals eine Feigenblatt-Funktion. Man schmückt sich mit Gremien, wo Betroffene dabei sein können, setzt das Geforderte aber nicht um. Die Möglichkeit der Einbringung wird geschaffen, aber die Entscheidung fällt woanders – nur Dabeisein ist zu wenig. Initiativen zur Beteiligung von Betroffenen in der Forschung bekomme ich nicht viel mit. Ich denke, hier gibt es oftmals auch sprachliche Probleme bzw. Verständnisprobleme. Ich glaube, dass es da leicht verständliche Übersetzungen bräuchte – nicht nur für die Betroffenen, sondern auch für die Öffentlichkeit und für die Mitarbeiter. Bei pro mente OÖ wurden Betroffene bei der Konzeption der Klientenzufriedenheitsbefragung einbezogen. Dies wird aber oftmals nicht als Forschung erkannt, da es sich hier nicht um Ursachen- oder Versorgungsforschung im engeren Sinne handelt.

? 2. In Oberösterreich wurde mit der Einführung des Chancengleichheitsgesetzes (ChG) im Jahr 2008, das auch als eine Grundlage für die Realisierung der UN-Konvention über die Rechte von Menschen mit Behinderung (UN-BRK) entworfen wurde, ein weitläufiges System der Interessenvertretung von und für Betroffene gesetzlich verankert. Können Sie die Gesetzeslage und auch die konkrete Umsetzung derselben schildern?

Frau Niedl – Anfangs gab es – was die rechtlichen Grundlagen betrifft – viele Bemühungen der Einbindung. Schon die Übersetzung des Gesetzestexts für Betroffene in leichter Sprache ist missverständlich – im Gesetz steht Mitbestimmung, faktisch geht es nur um Mitsprache. Das ist ein wesentlicher Unterschied. In vielen Broschüren steht dies – schlicht und einfach – falsch drinnen. Teilweise werden – z. B. vonseiten des Landes – Hoffnungen geschürt, die nicht realisiert werden können. Manchmal tritt auch folgendes Phänomen auf: Entscheidungsträger nehmen die Vorschläge seitens der Interessenvertretung nur selektiv auf, oder es werden sogar Punkte zurückgewiesen, indem an anderer Stelle eine gegenteilige Meinung eingeholt wird, um den Vorschlag zu entkräften. Hier fühlt man sich ganz einfach nicht ernst genommen. Des Weiteren ist die Gruppe der beeinträchtigten Menschen heterogen, z. B. in Blick auf die Form der Beeinträchtigung, psychisch oder körperlich. An einigen Stellen muss die Interessenvertretung gemeinsam wahrgenommen werden. Jedoch wird der Bereich der psychischen Beeinträchtigung, genauso wie jener der kognitiven Beeinträchtigung – in vielen Fällen weniger wahrgenommen. Positiv hervorzuheben ist die Tatsache, dass die Interessenvertretung von den Trägerorganisationen ernst genommen wird. Sind jedoch die Mitarbeiter überlastet, werden die Interessenvertreter vor Ort jedoch manchmal weniger wahrgenommen und berücksichtigt.

Herr Kargl – Klienten dürfen an den einzelnen Standorten bzw. Einrichtungen Interessenvertretungen bilden bzw. wählen. Diese sind u. a. im Interessenvertretungsbeirat zusammengefasst, der wiederum im Austausch mit dem Sozialausschuss des Landes steht. Auch hier entsteht oftmals der Eindruck, dass Einfluss genommen wird oder selektive Politik bzw. Informationspolitik betrieben wird. Vonseiten des Landes werden z. B. Äußerungen oder Informationen, die gegen Trägerorganisationen verwendet werden könnten, selektiv und gerne aufgenommen, andere wiederum nicht. Positiv hervorzuheben ist die Umsetzung der Interessenvertretungsvereinbarung in der pro mente OÖ; im Speziellen die Unterstützung der Interessenvertreter durch strada OÖ und auch die speziellen Projekte von strada OÖ. Zum Beispiel bietet strada OÖ viel Weiterbildung – u. a. mit

Recovery-Schwerpunkt – an. Auch ich nehme wahr, dass es die Interessenvertreter schwerer haben, wenn die Mitarbeiter von pro mente OÖ unter Stress stehen.

❓ 3. Gibt es neben diesen gesetzlich verankerten Institutionen der Interessenvertretung noch weitere Institutionen (Vereine, Zusammenschlüsse etc.), die die Vertretungsarbeit, aber auch Betroffenenbeteiligung und Peer-Support (Betroffene unterstützen Betroffene) fördern, unterstützen oder umsetzen?

Frau Niedl – Hierzu fällt mir die Hilfe für Angehörige von psychisch erkrankten Menschen, die Organisation „HPE" ein, mit der auch die Interessenvertretung der Betroffenen viel zusammenarbeitet. Hier kann auch immer wieder nachgefragt werden, wie es um die Gruppe der Angehörigen gerade bestellt ist und wie sie bestimmte Dinge sehen. Positiv möchte ich auch noch den Prozess zur Entwicklung des neuen Gesetzes zur Sachwalterschaft hervorheben. Hier wurde die Sichtweise der Betroffenen vom Ministerium tatsächlich gut berücksichtigt. Das hat mir sehr gut gefallen, auch wenn der Gesetzesentwurf im Parlament nicht oder noch nicht angenommen wurde.

Herr Kargl – Natürlich gibt es Selbsthilfegruppen. Aber auch hier ist nicht immer alles perfekt. Ich muss da an einige Gruppen denken, die z. B. von einem Professionisten geleitet werden. Das ist für mich nicht ganz stimmig. Aber es gibt auch seitens der Träger oftmals gute Initiativen, z. B. die sog. „User-Cafes". Pro mente OÖ stellt z. B. Raum zur Verfügung, und die Betroffenen können in Eigeninitiative daraus etwas machen. So etwas passiert aber immer noch zu wenig. Hier gibt es Verbesserungspotenzial.

❓ 4. Können Sie etwas zu den Möglichkeiten der Ausbildung von Betroffenen zu Peer-Beratern, Peer-Begleitern (oder Ähnliches) in Oberösterreich sagen?

Frau Niedl – Es gibt Peer-Berater hier in Oberösterreich. Was die Ausbildung betrifft, gehört meiner Meinung nach vorher gut geprüft, ob die Personen, die sich zu Peer-Beratern ausbilden lassen wollen, geeignet sind; z. B. ob sie genügend Selbstreflexion mitbringen oder ob ihr psychischer Zustand stabil genug ist, sodass sie später mit den Klienten selbstständig und gut Gespräche führen können. Ansonsten kann es passieren, dass Peer-Beratung bald wieder der Vergangenheit angehört oder bei Unzufriedenheit Stellen für Peer-Berater nicht nachbesetzt werden. Wichtig ist auch, dass Peer-Berater nicht dort eingesetzt werden, wo sie selbst in Behandlung sind oder waren, da ansonsten der

Perspektiven- und Rollenwechsel schwerfällt. Jetzt wurde einige Zeit in Sachen Ausbildung von Peers nichts oder nur wenig gemacht. Das ist insgesamt zu wenig. Und noch einmal: Wichtig ist zu schauen, welche Personen sich dafür eignen.

Herr Kargl – Die letzte Ausbildung von Peer-Beratern liegt nun schon 2 Jahre zurück. Leider sind bei dieser Ausbildung viele Personen vorzeitig ausgeschieden. Das Land hat derzeit die Ausbildung eher gebremst. Unlängst gab es ein EU-Projekt mit dem Titel „peer2peer". Ziel ist es, dass Betroffene mit ihren Recovery-Erfahrungen andere unterstützen können. Insgesamt ist das – mit 5 Ausbildungstagen – ein recht kurzes Training. Damit ist man auch nicht berechtigt, als Peer-Berater tätig zu sein. Es handelt sich um keine anerkannte Ausbildung. Zurzeit läuft die fünfte Ausbildungswelle. Ein weiteres Problem liegt darin, dass frühere Ausbildungen von Peers bzw. potenziellen Peers nicht berücksichtigt und anerkannt werden. Außerdem gibt es für Peers zu wenig Möglichkeiten für Supervision und Reflexion, die aber auch insgesamt zu wenig genutzt werden.

❓ 5. Wo gibt es Ihrer Meinung nach noch Leerstellen, Verbesserungsbedarf, v. a. im Hinblick auf die umfassende Umsetzung von einer adäquaten Interessenvertretung oder der Möglichkeit, Peer-Support anzubieten?

Frau Niedl – Im medizinischen Bereich gehört v. a. bei den Behandlungsvereinbarungen etwas geändert. Es gibt zwar solche Vereinbarungen, jedoch werden die Betroffen zu wenig darüber aufgeklärt, welche Behandlungsmöglichkeiten es gibt und ob bzw. wie diese den Bedürfnissen der erkrankten Menschen entsprechen. Denn hier gibt es viel Handlungsspielraum, der jedoch nicht oder nur wenig genutzt wird. Hier müssen auch Ärzte noch mehr aufgeklärt werden. Es bedarf auch Personen, die einen positiven Zugang zu den Behandlungsformen haben, die nicht gegen alles sind, sondern überprüfen, ob es eine Behandlung braucht, und einfach ohne Wertung informieren. Das könnte ein gut befähigter Peer-Berater sein. Wichtig ist dabei, dass die beratende Person eine positive Haltung hat und diese vermitteln kann.

Herr Kargl – Die Interessenvertretung wird durch einige Vorgaben des Landes Oberösterreich geschwächt – z. B. darin, dass eine Interessenvertretung nur für sog. Hauptleistungen, beispielsweise für die Bereiche Wohnen und Arbeit, vorgesehen ist. In den Nebenleistungen, z. B. im Bereich Freizeit, gibt es nur interne, also eine vom Träger gewährte Interessenvertretung. Diese wird aber mittlerweile auch vom Land wahrgenommen. Für die Tätigkeit der Interessenvertretung gibt es nicht genügend und teilweise keine passenden Rahmenbedingungen und -bestimmungen. So wäre es aus meiner Sicht klug, die Zeit, die für die

Tätigkeit der Interessenvertretung zur Verfügung steht, zu limitieren – auch damit sich die Interessenvertreter nicht übernehmen und sich selbst zu sehr unter Druck setzen. Auch bei „gewöhnlichen" Betriebsräten gibt es arbeitsrechtliche Rahmenbedingungen. Wieso sollte es diese also bei dieser Form der Vertretung nicht geben?! Auch die professionellen Mitarbeiter geraten hier in Probleme, da es für die Interessenvertreter keine genauen Agenden gibt. Dies kann zu Konflikten führen, da das Verhältnis zwischen Profis und Interessenvertretern nicht immer klar und eindeutig ist. Teilweise werden die Interessenvertreter als Betreuer wahrgenommen. In manchen Fällen wird diese Tendenz durch die gewählten Vertreter auch noch bestärkt.

? 6. In manchen Aussagen ist angeklungen, dass Peer-Support auch Schwächen hat. Durch welche Maßnahmen oder Bedingungen könnten diese Schwächen ausgeglichen werden?

Frau Niedl – Es bedarf des Bewusstseins auf der Seite der Mitarbeiter der Träger, dass es Peer-Support gibt. Das Konzept muss in seinen Grundlagen angenommen werden. Denn wenn die Betroffenen oder die Peer-Begleiter stets gegen die Mitarbeiter kämpfen müssen, wird es nicht funktionieren. Das heißt, die Tätigkeit muss angenommen und akzeptiert werden.

Herr Kargl – Es bedarf eines veränderten Selbstverständnisses der professionellen Betreuer. Diese betreuen nicht oder nicht nur direkt, sondern sollen die Peer-Berater auch mit dem Ziel unterstützen, dass diese ihre Funktion als Peer-Berater und ihre Betreuungspflichten gut wahrnehmen können. Das heißt, die Mitarbeiter müssen sich in gewisser Weise zurücknehmen können. Hier sind wir wieder bei dem Thema „shut up and listen". Und ganz wichtig: Es braucht Zeit. Es muss viel miteinander geredet werden und nicht übereinandern. Dafür muss ganz einfach viel Zeit eingeplant werden.

? 7. pro mente strada OÖ hat vor Kurzem ihr 20-jähriges Jubiläum gefeiert. Was waren in dieser Zeit förderliche oder auch hinderliche Faktoren in der Geschichte oder auch im Aufbau der Interessenvertretung bzw. von Peer-Support-Leistungen?

Frau Niedl – In dieser Zeit waren für mich v. a. vertrauensbildende Maßnahmen zentral, z. B. zwischen den Betroffenen, im Sinne von „Das, was ich sage, auf das kannst du bauen". Insgesamt war es immer wichtig, nicht zu emotional zu sein und den Fokus möglichst auf die Sachebene zu legen. Sehr wichtig ist, dass man als Betroffenenorganisation ernst

genommen wird. Wenn die Augenhöhe in der Diskussion nicht stimmt, wird das nichts. Wichtig war und ist es, Information darüber einzuholen, wie Interessenvertretung oder auch anderes woanders funktioniert – sowohl auf nationaler als auch internationaler Ebene –, und dieses Wissen stellenweise einfließen zu lassen. Wichtig ist auch die Möglichkeit, eigene Erfahrungen weitergeben zu können. Grundsätzlich empfehle ich eine unterstützte Selbstvertretung bzw. Interessenvertretung, bei der die Selbstvertretung durch finanzielle und personelle Ressourcen unterstützt wird. Dadurch kann gewährleistet werden, dass die gewählten Vertreter bei Problemen aufgefangen werden. Sie können sich stets eine Rückversicherung einholen, auf Ressourcen zurückgreifen und dadurch in einem gesicherten Rahmen arbeiten. So wird es möglich, sich auf die eigentlichen Aufgaben einer Interessenvertretung zu konzentrieren.

Herr Kargl – Hier sind zunächst – schlicht und einfach – die Mitarbeiter zu nennen, die man begeistern und auch überzeugen muss, dabei zu sein und den Aufbau der Interessenvertretung oder auch von Peer-Support zu unterstützen. Des Weiteren braucht eine Interessenvertretung finanzielle Sicherheit. Manchmal scheitern Projekte an finanziellen Restriktionen, wenn z. B. Dienstreisen der Vertreter finanziell nicht abgedeckt werden können. Ich denke auch, dass das unterstützte Modell ganz wichtig ist. So kann die Bevollmächtigung der Betroffenen gewährleistet werden. Im Sinne von Recovery und Empowerment kann dies als Teil eines therapeutischen Prozesses interpretiert werden.

Das Interview führten Gernot Koren und Dominik Gruber am 24. November 2016.

Fazit: Betroffenenbeteiligung und Peer-Support

Die Prinzipien der Partizipation und Betroffenenbeteiligung sind mittlerweile Teil sozialpsychiatrischer Qualitätsstandards. Das bedeutet, dass eine moderne Sozialpsychiatrie ohne Elemente der Partizipation und Betroffenenbeteiligung nicht mehr auskommt. Dies gilt sowohl für die Ebene der Patienten-Professionellen-Beziehung und der Planung, Implementierung, Durchführung und Evaluation sozialpsychiatrischer Leistungen als auch für die Dimensionen der politischen Vertretung und Repräsentation. Dennoch besteht in Sachen Partizipation noch Aufholbedarf. Zum Beispiel ist die Partizipation von Menschen mit einer psychischen Beeinträchtigung in der Forschung noch keine Selbstverständlichkeit. Die Barrieren, die eine effektive Partizipation von Betroffenen behindern (könnten), sollen daher so gut wie möglich abgebaut werden.

Um das Instrument des „shared decision making" weiter zu fördern, ist es geboten, strukturelle und institutionelle Hürden abzubauen. So könnte man – Hamann et al. (2006) folgend – das Weiterbildungsangebot für Ärzte ausbauen, entsprechende Curricula ausarbeiten und gut verständliches Informationsmaterial für Patienten bzw. Klienten entwerfen, v. a. um den Prozess der Vermittlung fachlicher Informationen zu verbessern. Wie sich zeigt, wird das Instrument der Behandlungsvereinbarung in der Patienten-Ärzte-Beziehung (noch) selten eingesetzt. Um Zwangsbehandlungen besser verhindern zu können, erscheint eine Ausweitung dieser Vorgehensweisen sinnvoll.

Obwohl sich in den letzten Jahren hierzulande einiges getan hat, ist der Ansatz des Peer-Support im deutschsprachigen Raum – im Vergleich zu Ländern wie den USA, Kanada, Australien, England und den Niederlanden – relativ wenig verbreitet. Dennoch stehen die Chancen für eine Verbreitung von Peer-Support-Konzepten auch in Österreich gut. Eine von Sibitz et al. (2008) durchgeführte Studie hat gezeigt, dass Mitarbeiter von psychosozialen Einrichtungen in Niederösterreich und der Steiermark einer Einbeziehung von Peers in Therapie- und Versorgungsentscheidungen positiv gegenüberstehen. Außerdem ist zu beachten, dass das Konzept des Peer-Coach in vielen Fällen bereits strukturelle Verankerung findet. So wird Peer-Support beispielsweise im Chancengleichheitsgesetz des Landes Oberösterreich erwähnt. Dies bestätigt das Interesse an Autonomie und Mitsprache von Betroffenen auch seitens der Politik (vgl. Nussbaumer 2009, S. 223).

Für die direkte Beteiligung von Betroffenen gibt es eine Vielzahl von potenziellen positiven Effekten und Vorteilen. Darauf sollte stets hingewiesen werden, zumal partizipative Projekte oftmals mit dem Hinweis auf vermeintlich fachliche Gründe/Tatsachen abgelehnt werden. Hier bedarf es z. B. weiterer Initiativen zur Ausweitung und Verbesserung von Peer-Support, wie es etwa die EX-IN-Initiative in Deutschland fordert und anvisiert (vgl. Utschakowski 2012). Damit Peer-Support Wirkung entfalten kann, ist darauf zu achten, dass das Peer-Angebot gut und unter entsprechenden Rahmenbedingungen implementiert wird (◘ Tab. 9.6).

9.3 Sozialpsychiatrie im Wandel: Herausforderungen anhand von 3 Beispielen

Die Sozialpsychiatrie und die Versorgungsforschung sind – wie mittlerweile deutlich geworden ist – weitläufige Felder, die eine Vielzahl von Themenbereichen und Personengruppen berücksichtigen bzw. berücksichtigen müssen. Die Sozialpsychiatrie entdeckt auch immer wieder neue Zielgruppen. In den letzten Jahren rückten beispielsweise die Angehörigen von psychisch erkrankten Menschen und deren Belastungen und Unterstützungsleistungen vermehrt in den Blickpunkt (vgl. Fischer et al. 2004, S. 57). Des Weiteren lässt sich die Gruppe der Betroffenen in verschiedene Subgruppen bzw. spezielle Gruppen einteilen. Dies erscheint aus verschiedenen Gründen wichtig zu sein; u. a. bietet eine Analyse bestimmter Gruppen die Möglichkeit, die speziellen Bedürfnisse und den Unterstützungsbedarf dieser Gruppen besser berücksichtigen zu können. Im Rahmen dieses Teilkapitels sollen folgende Personengruppen etwas genauer dargestellt werden: junge Menschen, Migranten und Asylwerber sowie die sog. Gruppe der Heavy User. Die Versorgung dieser 3 Personengruppen stellt gegenwärtig, aber auch in der Zukunft eine Herausforderung dar.

9.3.1 Beispiel 1: Junge Menschen

Für die sozialpsychiatrische Versorgung erscheint eine Differenzierung nach Lebensalter zentral, zumal je nach Alter verschiedene Krankheiten und Versorgungsstrukturen von Bedeutung sind. Zum Beispiel ist das Jugendalter mit speziellen Herausforderungen und Entwicklungsschritten verbunden, da sich viele Veränderungen in körperlicher, schulischer/beruflicher und sozialer Hinsicht ergeben.

Noch nie waren die Chancen auf ein gesundes und langes Leben in den westlichen Gesellschaften so groß wie jetzt. Mit diesem Anstieg der Lebensdauer, v. a. in den westlichen Gesellschaften, nimmt bei den Menschen die Zahl der Jahre zu, die mit Krankheit oder Behinderung einhergehen. Der tief greifende demografische Wandel in westlichen Gesellschaften ist seit Langem (nicht nur in der Wissenschaft) bekannt. Somit steht einer immer größer werdenden Zahl älterer Menschen eine geringere Zahl junger Menschen gegenüber. Dies wird nicht nur hinsichtlich der Verständigung und Solidarisierung zwischen den Generationen zu neuen Herausforderungen führen, sondern auch in der Versorgung von jungen und alten Menschen wird es zu neuen Ansprüchen und Belastungen kommen. Auch für Dimmel und Schmid (2013, S. 188f.) ist u. a. das zunehmende Durchschnittsalter der Menschen in unserer Gesellschaft eine der zentralen Herausforderungen der sozialen Dienste im Allgemeinen. Denn die Zahl der zu pflegenden Menschen wird stetig steigen, aber auch die Prävalenz bestimmter psychischer Erkrankungen (wie z. B. die Demenz) wird zunehmen (vgl. Schneider u. Bengough 2015, S. 1). Dies hat wiederum Auswirkungen auf den Bedarf sozialpsychiatrischer Leistungen. Die Themen der Demenz und ihre Prävention werden in den ▶ Abschn. 4.2.3 und ▶ Abschn. 7.2.3 dargestellt. An dieser Stelle soll daher der Fokus auf der Gruppe der jungen Menschen und der Herausforderung ihrer psychosozialen Versorgung liegen.

Psychosoziales Wohlbefinden im Kindes- und Jugendalter

Der Übergang von der Kindheit ins Jugend- und Erwachsenenalter bringt viele Veränderungen und Herausforderungen mit sich. Neben Änderungen in den kognitiven, emotionalen und verhaltensbezogenen Bereichen kommt es beim Übergang in das Erwachsenenalter zu körperlichen Veränderungen. Im Vergleich zu anderen Lebensphasen ist besonders die Adoleszenz ein kritischer Lebensabschnitt für die Entwicklung einer Psychopathologie (vgl. Konrad 2009, S. 48f.). Bei ausreichender psychischer und physischer Stabilität können die bevorstehenden Veränderungen leichter bewältigt werden. In der Kindheit gehen ausgeprägte Bewältigungskompetenzen und soziale Kompetenzen mit psychischem Wohlbefinden einher, und auch im Erwachsenenalter weisen sie positive Effekte auf. Im Jugendalter wird das psychische Wohlbefinden stark von den vorausgegangenen Beziehungen geprägt. Wichtige

Faktoren hierfür sind das Zusammengehörigkeitsgefühl der Eltern und Familie und die soziale Unterstützung mindestens eines betreuenden Erwachsenen (vgl. Ausführungen zum Thema Resilienz in ▶ Abschn. 7.1.5).

Wesentlich für den Umgang mit und die Bewältigung von neuen Herausforderungen und stressgeladenen Situationen sind eine gut funktionierende Kommunikation innerhalb der Familie und eine adäquate Unterstützung durch Gleichaltrige. Auch spielt die Schule eine wesentliche Rolle für das psychische Wohlbefinden bzw. für die Abwesenheit von Stress. Faktoren, die sich ungünstig auf das psychische Wohlbefinden und die Gesundheit auswirken, sind v. a. fehlende Anerkennung Gleichaltriger und mangelnde Unterstützung von Eltern und Lehrern (vgl. Health Behaviour in School-aged Children 2014). Beim Blick auf die Todesursachen bei Jugendlichen zwischen 15 und 19 Jahren in Österreich fällt auf, dass Suizid hinter der Gruppe „Verletzungen, Vergiftungen … (ohne Suizid)" die zweithäufigste Todesursache ist. Insgesamt sind die Suizidraten im Vergleichszeitraum von 1970–2014 zwar rückläufig, jedoch steigen sie seit 2013 in der Altersgruppe der 15- bis 19-Jährigen wieder an (vgl. Grabenhofer-Eggerth u. Kapusta 2016, S. 11f.).

Um präventive Maßnahmen für Kinder und Jugendliche bzw. für Risikogruppen zu entwickeln und neue Therapieansätze sowie geeignete Versorgungsstrukturen zu generieren, ist es notwendig, auf epidemiologische Daten rückgreifen zu können. Einen wichtigen und einzigartigen Einblick in das Leben junger Menschen in ganz Europa und Nordamerika bietet die HBSC-Studie (Health Behaviour in School-aged Children Study). Die HBSC-Studie wurde 1982 entwickelt und untersucht derzeit im Vierjahresrhythmus in 42 europäischen Ländern und Regionen, aber auch in Israel und Kanada das Gesundheits- und Risikoverhalten junger Menschen und dessen gesundheitliche Folgen unter der Berücksichtigung des sozialen Umfelds. Die HBSC-Studie ist somit die größte europäische Kinder- und Jugendgesundheitsstudie. Sie erfasst die Daten von Schülern im Alter von 11, 13 und 15 Jahren (vgl. BMGF 2016a). Die wichtigsten Ergebnisse des internationalen Vergleichs von 2013/2014 in Bezug zur letzten Untersuchung von 2009/2010 sind für Österreich u. a., dass 11- und 13-Jährige weniger Zeit mit TV-Konsum verbringen, weniger regelmäßig Zigarette rauchen, sich der wöchentliche Alkoholkonsum reduziert hat und der Cannabiskonsum zurückgegangen ist. Verschlechtert haben sich u. a. hingegen, dass viele Mädchen das Gefühl haben, zu dick zu sein, und der schulische Leistungsdruck bei den 15-Jährigen. Die Lebenszufriedenheit, der subjektive Gesundheitszustand und das Ausmaß der täglichen Bewegung sind hingegen bei den 11- bis 15-Jährigen gleichgeblieben (vgl. BMGF 2016b, S. 1)

Für die österreichische Untersuchung wurden auch 17-jährige Schüler untersucht. Das Bundesministerium für Gesundheit und Frauen hat die wesentlichen Ergebnisse für Österreich im internationalen Vergleich zusammengefasst (◻ Tab. 9.8).

Epidemiologie psychischer Erkrankungen im Kindes- und Jugendalter

Diverse Studien zeigen, dass psychische Verhaltensauffälligkeiten und Störungen oftmals mit erheblichen Auswirkungen auf das familiäre, schulische und soziale Umfeld einhergehen und sich im Erwachsenenalter chronifizieren können (vgl. Wille et al. 2008; Mattejat 2003; Leadbeater 2012).

Für Österreich gibt es für Kinder und Jugendliche noch keine epidemiologischen Daten zu Prävalenzraten für psychische Störungen, die auf einer repräsentativen Stichprobe basieren. Diese epidemiologischen Daten sollen im Rahmen der MHAT-Studie (Mental Health in Austrian Teenagers, Psychische Gesundheit bei österreichischen Jugendlichen) erstmalig für den Altersbereich zwischen 10 und 18 Jahren für ganz Österreich erhoben werden, basierend auf einer repräsentativen Stichprobe. Neben der Erfassung von psychischen Beeinträchtigungen sollen Risiko- und Schutzfaktoren sowie die Lebensqualität untersucht werden. Hierzu wurde eine Pilotstudie durchgeführt, an der insgesamt 408 Jugendliche an 5 Schulen teilnahmen. Den Ergebnissen zufolge liegt die Prävalenzrate für psychische Probleme bei Jugendlichen bei 18,9%, d. h. etwa jede/r fünfte Jugendliche leidet an psychischen Problemen. Des Weiteren korrelieren emotionale Probleme sowie psychische Verhaltensauffälligkeiten hoch mit der gesundheitsbezogenen Lebensqualität (vgl. Philipp et al. 2014). Die Studienergebnisse decken sich mit denen eines systematischen

◻ **Tab. 9.8** Health Behaviour in School-aged Children Study 2013/14 – österreichische Ergebnisse im internationalen Vergleich. (Aus BMGF 2016b, S. 2, mit freundl. Genehmigung des Bundesministeriums für Gesundheit und Frauen)	
Wo Österreich in (fast) allen Altersgruppen **gut** abschneidet	Hohe Lebenszufriedenheit
	Geringe Beschwerdelast (physisch + psychisch)
	Gutes Zahnputzverhalten
	Geringer Cannabiskonsum (nur bei 15-Jährigen erhoben)
	Häufige Verwendung von Kondomen für den Geschlechtsverkehr (nur bei 15-Jährigen, die schon Geschlechtsverkehr hatten, erhoben)
	Geringe Rate an Cyberbullying bei 15-Jährigen
	Täglicher Obstkonsum bei 11- und 13-Jährigen
	Hohe Rate jener, die sich für 2 oder mehr Stunden pro Woche intensiv körperlich betätigen
	Hohe Zufriedenheit mit der Schule und vergleichsweise geringe schulische Belastung
Wo Österreich in (fast) allen Altersgruppen **schlecht** abschneidet	Hohe Rate jener, die sich als zu dick fühlen
	Viele, die unter der Woche nicht täglich frühstücken
	Niedriges Einstiegsalter von heute 15-Jährigen beim Zigarettenrauchen und Alkoholtrinken
	Relativ hohe Rate an Bullying-Opfern und -Tätern
	Geringe Rate an Schülern, die täglich mit der Familie zu Abend essen

Literaturüberblicks (Barkman u. Schulte-Markwort 2004) von in Deutschland durchgeführten Studien, welche die Prävalenzrate von psychischen Auffälligkeiten im Kindes- und Jugendalter auf 17,2% schätzen.

Von der oben erwähnten MHAT-Studie liegen derzeit die Ergebnisse des Essstörungsscreenings vor. Demnach sind von den untersuchten Jugendlichen 23,6% gefährdet, an einer Essstörung zu erkranken. Geschlechtsspezifisch ergibt sich das Bild, dass v. a. junge Mädchen (30,9%) gefährdet sind. Bei den jungen Männern sind es 14,6%, die gefährdet sind (vgl. Zeiler et al. 2016, S. 9).

Die im Anschluss an die SEYLE-Studie (Saving and Empowering Young Lives in Europe) in Österreich durchgeführte SEYLA-Studie (Saving and Empowering Young Lives in Austria) zeigt, dass bei der untersuchten Stichprobe von Jugendlichen zwischen 14 und 17 Jahren in den 4 Bundesländern Tirol, Wien, Oberösterreich und Steiermark eine hohe Prävalenzrate von Nikotin-, Alkohol- und Cannabiskonsum vorliegt. Des Weiteren berichteten 15% der Jugendlichen von konkreten Suizidplänen, und ein Drittel der Befragten von Gedanken an Suizid bzw. von Symptomen einer milden Depression. Hohe Prävalenzraten gibt es auch hinsichtlich selbstverletzender Verhaltensweisen (vgl. Banzer 2016; Weilguni 2015).

Da – wie erwähnt – für Österreich keine umfassenden Daten zur Prävalenz psychischer Erkrankungen vorliegen, werden zur Einschätzung oftmals andere Studien herangezogen. Zur Beurteilung des Bedarfs einer therapeutischen Beratung und Behandlung im psychosozialen Bereich werden v. a. die deutsche BELLA-Studie und die Studien des KiGGS-Projektes (Kinder- und Jugendgesundheitssurvey) herangezogen. Die KiGGS-Studien wurden von 2003–2006 (KiGGS-Basiserhebung) und von 2009–2012 (KiGGS Welle 1) vom Robert Koch-Institut durchgeführt. Um repräsentative Daten und Informationen zum Gesundheitszustand der deutschen Kinder und Jugendlichen zu gewinnen, wurden insgesamt 17.641 Kinder und Jugendliche zwischen 0 und 17 Jahren (KiGGS-Basiserhebung) über körperliche Beschwerden, Behinderungen, Erkrankungen, psychische Gesundheit, soziales Umfeld etc. befragt. Durch die BELLA-Studie wurden die erfassten Eckdaten mit Daten zur psychischen und subjektiven

Gesundheit ergänzt (hierzu s. Ravens-Sieberer et al. 2007; Erhart et al. 2007; Hölling et al. 2014). Hinsichtlich des Vergleichs beider Erhebungszeitpunkte kann zusammenfassend festgehalten werden, dass sich über diesen Zeitraum kaum bedeutsame Veränderungen in den Häufigkeiten von psychischen Auffälligkeiten feststellen ließen. Auch bei Betrachtung von Alter, Geschlecht und Sozialstatus zeigten sich keine signifikanten Unterschiede. Bei der Betrachtung der Skalenmittelwerte zeigten sich für beide Geschlechter höhere Werte bei den „Subskalen für emotionale Probleme, Verhaltensprobleme und prosoziales Verhalten sowie geringere Mittelwerte für die Subskala Peer-Probleme" (Hölling et al. 2014, S. 809).

In der KiGGS-Basiserhebung konnten 20% der Kinder und Jugendlichen im Alter von 3–17 Jahren einer Risikogruppe für psychische Auffälligkeiten zugerechnet werden, in der Folgeerhebung (KiGGS Welle 1) waren dies 20,2% (vgl. Hölling 2014, S. 809). Die KiGGS-Basiserhebung kommt zu dem Ergebnis, dass 21,9% der untersuchten Kinder und Jugendlichen eine psychische Auffälligkeit aufweisen. Werden die Kriterien enger gefasst, so ergibt sich bei Kindern zwischen 7 und 17 Jahren ein Wert von 9,7%. Das heißt, diese Kinder und Jugendlichen würden nach dieser Studie wahrscheinlich eine professionelle Behandlung der psychischen Symptomatik benötigen. Bei Jungen ist der Wert etwas höher als bei Mädchen. Hinsichtlich spezifischer Auffälligkeiten sind Ängste stärker vorhanden als Störungen des Sozialverhaltens. Bei „nur" ca. 2% der Kinder lässt sich ADHS (Aufmerksamkeitsdefizit- und Hyperaktivitätssyndrom) feststellen. Bei den untersuchten Risikofaktoren sind v. a. ein ungünstiges Familienklima und ein niedriger sozioökonomischer Status von Bedeutung (vgl. Streissler-Führer 2013, S. 24; Ravens-Sieberer 2007, S. 871). Nachfolgend gibt die ▪ Tab. 9.9 eine Übersicht über die Anzahl der Kinder in Österreich, die eine professionelle Behandlung benötigen und in Anspruch nehmen würden.

Bei den hier vorgestellten Zahlen handelt es sich um eine Schätzung von Streissler-Führer (2013) analog zur BELLA-Studie. Demnach hätten etwa 3,9% aller Kinder und Jugendlichen (gerechnet über alle Altersklassen) einen Bedarf an psychosozialer Therapie und würden eine in Anspruch nehmen. Die Therapiebereitschaft bei der Studie von Streissler-Führer wurde anhand von Expertenerfahrungen geschätzt. Das heißt, es wurde angenommen, dass die Hälfte derjenigen, die therapiebedürftig wären, auch eine Therapie in Anspruch nehmen würde.

Die Prävalenzrate wäre demnach bei rund 8%. Verglichen mit internationalen Werten erscheinen diese Werte durchaus plausibel. So ergibt sich bei einer Untersuchung in Großbritannien eine Prävalenzrate von psychischen Problemen bei Kindern und Jugendlichen von etwas unter 10% (Blair et al. 2010). Falls das Versorgungsangebot in Österreich geringer sein sollte als in Deutschland, könnte sich hier nach Streissler-Führer noch das Problem des Rückstaus ergeben, und somit wäre die Zahl der Behandlungsbedürftigen noch höher (vgl. Streissler-Führer 2013, S. 25).

Fliedl und Krammer (2012) kommen nach der Auswertung verschiedener epidemiologischer Studien der Kinder- und Jugendpsychiatrie zu dem Ergebnis,

» dass mit großer Zuverlässigkeit von einer durchschnittlichen Prävalenzrate von 17,5% ausgegangen werden kann. Diese Prävalenzraten erweisen sich über die letzten Jahre als stabil. Damit ergibt sich bei einer Anzahl von 1.713.979 Kindern und Jugendlichen in Österreich im Jahr 2012 (0 bis 19 Jahre) eine behandlungsbedürftige Population von 299.946 Personen. Davon sind 9,7% aller Kinder und Jugendlichen von einer psychiatrischen Störung im engeren Sinn betroffen und damit eindeutig behandlungsbedürftig. (Fliedl u. Krammer 2012, zitiert in Kern et al. 2013, S. 3)

In Bezug auf die Bevölkerung von Österreich entspricht der Prozentsatz einer Zahl von 166.256 Kinder und Jugendlichen (vgl. Kern et al. 2013, S. 3). Generell ist die Datenlage zum Inanspruchnahmeverhalten eher dürftig, wobei verschiedene Studien darauf hinweisen, dass ein großer Teil der psychiatrisch behandlungsbedürftigen Kinder und Jugendlichen keine Behandlung in Anspruch nimmt. Nach Ravens-Sieberer et al. (2006) wird die Hälfte der Kinder und Jugendlichen mit einer diagnostizierten psychischen Erkrankung auch tatsächlich behandelt. Dies könnte u. a. an der noch unzureichenden stationären und ambulanten fachspezifischen Versorgungsstruktur oder auch an den Hemmschwellen, fachspezifische Einrichtungen für Kinder und Jugendliche in Anspruch zu nehmen, liegen (vgl. Kern et al. 2013, S. 3).

Behandlung und Prävention im Kindes- und Jugendalter

In Anbetracht der Prävalenz von psychischen Erkrankungen im Kindes- und Jugendalter, der

□ **Tab. 9.9** Schätzung der Anzahl der Kinder in Österreich, die eine psychische Behandlung bzw. Therapie bräuchten und auch therapiebereit wären (analog zur deutschen BELLA-Studie). (Aus Streissler-Führer 2013, S. 25, mit freundl. Genehmigung von Agnes Streissler-Führer)

	Ö	NÖ	W	OÖ	St	K	B	S	T	Vbg
Gesamt	65.747	12.988	11.878	11.892	9061	4360	2049	4373	5854	3292
0–2 Jahre	2934	543	633	510	387	182	85	191	257	146
3–5 Jahre	5869	1139	1180	1026	784	366	178	385	513	296
6–9 Jahre	15.867	3119	3019	2820	2132	1022	490	1069	1392	803
10–14 Jahre	20.597	4091	3576	3763	2852	1384	646	1377	1864	1045
15–18 Jahre	20.480	4095	3470	3773	2906	1406	649	1352	1828	1002

Ö Österreich, *NÖ* Niederösterreich, *W* Wien, *OÖ* Oberösterreich, *St* Steiermark, *K* Kärnten, *B* Burgenland, *S* Salzburg, *T* Tirol, *Vbg* Vorarlberg damit verbundenen Belastung und hohen Kosten im Gesundheitssystem sind präventive Ansätze notwendig. Das bedeutendste Ziel einer Prävention ist, die Erstmanifestation einer psychischen Erkrankung zu verhindern. Dadurch können individuelles Leid, ungünstige Auswirkungen auf das psychosoziale Umfeld und den weiteren Lebensverlauf präveniert werden. Gleichzeitig ist auch die Verzögerung des Erkrankungsbeginns anzustreben, da ein frühes Erkrankungsalter einen ungünstigen prognostischen Faktor darstellt. Die Entwicklung komorbider Störungen und weiterer Krankheitsepisoden können durch präventive Maßnahmen abgefangen werden. Zur Verhinderung einer Erstmanifestation oder einer Chronifizierung ist ein weiteres Ziel präventiver Maßnahmen die Verbesserung der Inanspruchnahme von Behandlungsmöglichkeiten. Wie bereits erwähnt, sind die Behandlungsquoten im Kindes- und Jugendalter niedrig, was nicht nur auf Lücken in der Versorgungslandschaft, sondern auch auf persönliche Barrieren zurückzuführen ist. Die Vermittlung von Wissen über psychische Erkrankungen sowie Behandlungsmöglichkeiten kann helfen, solche Hemmschwellen abzubauen (vgl. Junge-Hoffmeister 2009, S. 902f.).

Prävention kann auf unterschiedlichen Ebenen ansetzen (▶ Abschn. 7.1.1). Im Sinne einer Primärprävention z. B. von Essstörungen kann bei der Risikogruppe der Mädchen in jugendlichem Alter eine adäquate Auseinandersetzung mit den Themen Ernährung, Körperbild und gesellschaftliche Schlankheitsideale erfolgen. Im Rahmen einer selektiven Prävention beispielsweise von Störungen im Bereich des Verhaltens oder der Emotionen können Interventionen im Speziellen für Kinder und Jugendliche mit Scheidungserfahrungen stattfinden. Oder es können z. B. Kinder mit Adipositas eine gezielte Prävention erhalten, um der Entwicklung von ungünstigen Essgewohnheiten, Essstörungen oder einer komorbiden Symptomatik (u. a. soziale Probleme) entgegenzuwirken (vgl. Junge-Hoffmeister 2009, S. 904f.). Grundsätzlich sind spezielle präventive Ansätze für Risikogruppen wirksamer als universelle Maßnahmen. Häufig ist es notwendig, die Eltern oder wichtige Bezugspersonen zu involvieren und Maßnahmen mit einzubeziehen, die sich an das psychosoziale Umfeld (z. B. Eltern, Klassenkollegen) des/der Betroffenen richten (vgl. ebd., S. 911).

Hier sei das Programm Youth Aware of Mental Health (YAM 2014) zu erwähnen. YAM richtet sich an 14- bis 16-Jährige mit dem Ziel, Wissen über psychische Gesundheit anhand von Gesprächen und Spielen zu vermitteln. Themen können Stress, Depressionen, Suizid und Krisen sein. Innerhalb von 5 Sitzungen in 4 Wochen lernen die Jugendlichen voneinander und werden dazu ermutigt, Solidarität und Hilfe zu leisten. Es wurde bereits nachgewiesen, dass YAM positive Auswirkungen auf den Lebensstil zeigt sowie einen Rückgang von Suizidversuchen, Angst und Depression bewirkt.

Insgesamt soll der Zugang zu Beratungs- und Behandlungsmöglichkeiten niederschwellig, einfach, kostenlos und ohne Überweisung vom Arzt möglich sein. Zudem sind der Ausbau von Psychotherapiestundenkontingenten speziell für den Altersbereich der Kinder und Jugendlichen sowie die Vernetzung unterschiedlicher Versorgungseinrichtungen für Kinder und Jugendliche mit psychischen und psychosozialen Problemen erstrebenswert (vgl. YAM 2014).

Fazit: Versorgung von jungen Menschen

Das Jugendalter stellt einen besonderen Lebensabschnitt dar, in dem viele Veränderungen im körperlichen, emotionalen und sozialen Bereich vonstattengehen. Vor allem im Kindes- und Jugendalter können präventive Maßnahmen langfristige Auswirkungen von psychischen Auffälligkeiten und Störungen verhindern oder abschwächen. Präventive Ansätze können die Erstmanifestation, Komorbiditäten und Chronifizierungen verhindern oder zumindest verzögern. Somit können durch präventive Ansätze nicht nur Prävalenzen von psychischen Erkrankungen im Kindes- und Jugendalter, sondern auch im Erwachsenenalter gesenkt werden.

Aufgrund der geringen Behandlungsquote von Jugendlichen, die einer Behandlung bedürfen, ist es wichtig, Wissen über psychische Gesundheit (s. YAM 2014) und Behandlungsmöglichkeiten zu vermitteln, um Barrieren wie Scham oder Kostenängsten zu begegnen. Zum anderen wäre die Etablierung eines umfangreichen, kostenlosen, niederschwelligen Angebotes bedeutsam sowie die Möglichkeit, altersspezifische Interventionsmethoden (z. B. Online-Beratung) zu erhalten. Jugendliche sind von ihrem familiären Umfeld in stärkerem Ausmaß abhängig und beeinflusst als Erwachsene. Daher sollen auch Überlegungen getätigt werden, wie Maßnahmen für das soziale Umfeld (z. B. Eltern, Lehrer) gesetzt werden können, um den Zugang zu professioneller Unterstützung bei psychischen Problemen für Kinder und Jugendliche zu erleichtern.

Niedrige Behandlungsquoten sind jedoch nicht das einzige Problem. Jene Kinder und Jugendliche, die in Österreich das Versorgungssystem in Anspruch nehmen (wollen), können in vielen Fällen nicht oder nicht sofort behandelt und unterstützt werden. Denn die Versorgung im Bereich der Kinder- und Jugendpsychiatrie ist in Österreich nicht gut entwickelt. So wird etwa beklagt, dass es für Kinder und Jugendliche zu wenige stationäre Betten und ambulante Betreuungsplätze gibt. Dies führt u. a. zu langen Wartelisten. Zu erklären ist diese schlechte Versorgungslage u. a. mit Versäumnissen in der Vergangenheit, z. B. mit der erst späten Anerkennung der Kinder- und Jugendpsychiatrie als eigenständiges medizinisches Fach in Österreich.

9.3.2 Beispiel 2: Migranten und Asylwerber

Menschen, die aufgrund verschiedener Lebensumstände in einem anderen Land Zuflucht suchen, sind oftmals mit starken psychischen Belastungen konfrontiert. Sie sind stärker von Zugangsbarrieren betroffen und nehmen gesundheitsbezogene Vorsorgemaßnahmen in geringerem Ausmaß in Anspruch. Migranten wenden sich vergleichsweise selten an Fachärzte für Psychiatrie und Psychotherapie, und in den meisten Fällen behandeln Allgemeinmediziner deren psychische Erkrankungen (vgl. Machleidt et al. 2004).

Die schlechtere Versorgung von Migranten hat aber auch mit sozialen und intrapersonalen Faktoren zu tun (Bildungsniveau, Verständigungsschwierigkeiten, sozioökonomischer Status etc.). Flüchtende leiden häufiger als Menschen, die nicht gezwungen sind zu flüchten, an einer posttraumatischen Belastungsstörung, jedoch nicht zwingend an einer Major-Depression (vgl. Fazel et al. 2005).

Zu den Herausforderungen der gesundheitlichen Versorgung von Migranten für das medizinische, pflegende und betreuende Personal zählen unter anderem unzureichende Kenntnisse über die Versorgung, Sprachprobleme im stationären Kontext und fehlendes/mangelndes kulturelles Wissen. Sprachbarrieren, Unterschiede in der Darstellung und Präsentation von psychischen Beschwerden, sowie differenzierte Erwartungen in Bezug auf Diagnostik und Therapie stellen v. a. schwierige Hürden in der Zusammenarbeit im Behandlungsalltag dar. Auch ist es für Menschen anderer Herkunft oftmals schwierig nachzuvollziehen, wie das österreichische Sozial- und Gesundheitssystem funktioniert (vgl. Böhm 2013, S. 313; David et al. 2010, S. 99; Karacay et al. 2012; Stompe u. Ritter 2010).

Bei der Interaktion zwischen Betroffenen und Professionisten darf der soziale und kulturelle Hintergrund von Patienten/Klienten nicht vernachlässigt werden. Subjektive oder kulturbezogene Krankheitskonzepte müssen berücksichtigt werden. Gleichzeitig dürfen kulturelle Aspekte auch nicht überbetont werden bzw. darf man nicht in einen Austausch von Vorurteilen verfallen. Kurz gesagt: Professionisten brauchen interkulturelle Kompetenz, die „auf Respekt, Anerkennung und (behutsamem) Aushandeln eines gemeinsamen Verständnisses und therapeutischen Vorgehens von Therapeut und Patient" (Assion u. Koch 2014, S. 314) beruht.

Daten zur Migration in Österreich

Migration ist eines der bestimmenden Themen in Politik und Medien und stellt gleichzeitig eine immer größer werdende Herausforderung für die Gesellschaft dar, nicht zuletzt aufgrund der hohen Flüchtlingszahlen im Jahr 2015. In Österreich kam es im Mai 2015 im Vergleich zum Vorjahr zu einem Anstieg der Asylanträge um 250%. Österreich gilt seit Langem als Einwanderungsland. Nicht nur daher muss es eine zentrale Aufgabe vieler Institutionen sein, die gesellschaftliche Teilhabe von Migranten und Menschen, die auf der Flucht sind, in Österreich zu ermöglichen.

In Österreich leben derzeit rund 1,8 Mio. Menschen mit Migrationshintergrund bei einem Gesamtbevölkerungsstand von ca. 8,5 Mio. Einwohnern (vgl. Statistik Austria 2016). Betrachtet man die letzten Jahre, gab es in den Jahren 2001–2003 eine hohe Zahl an Asylanträgen pro Jahr (>30.000). Zwischen

2004 und 2005 bewegte sich die Zahl zwischen rund 22.000 und 25.000 und in den Jahren zwischen 2006 und 2011 zwischen 11.000 und 16.000 jährlichen Anträgen. In den Jahren 2012 und 2013 gab es jeweils rund 17.500 Anträge und im Jahr 2014 ca. 28.000. Im Jahr 2015 wurden ca. 89.000 Asylanträge in Österreich gestellt. Dies stellt im Jahresvergleich bis 2002 einen absoluten Höchststand an Asylanträgen dar und ist auf die hohe Flüchtlingszahl infolge der gewalttätigen Konflikte u. a. in Syrien und Afghanistan zurückzuführen (vgl. BMI 2016).

Migration, Asyl und psychische Erkrankungen/Probleme: Prävalenz

Migranten sind von einer Vielzahl an Belastungsfaktoren betroffen, die sich durch Flucht- und Wanderungsbewegungen ergeben. Durch die erhöhten körperlichen und psychischen Belastungen sind sie einem erhöhten Risiko ausgesetzt, psychische (aber auch körperliche) Erkrankungen zu entwickeln.

» Aktuelle Erklärungsansätze berücksichtigen [dabei] biologische und genetische Faktoren, kulturelle Einflüsse, die soziale Lage, den Prozess der Migration und der Akkulturation, die daraus resultierenden Anpassungsanforderungen sowie die gesundheitliche Lage im Herkunftsland und die Zugangsbarrieren zur Gesundheitsversorgung als relevante Einflüsse auf den Zusammenhang von Migration und Gesundheit. (Glaesmer et al. 2009, S. 16).

Hinsichtlich der Prävalenz von psychischen Störungen unter Flüchtlingen zeigt eine Studie (vgl. Fazel et al. 2005) auf, dass Flüchtende häufiger von einer psychischen Störung betroffen sind als Menschen, die nicht zur Flucht gezwungen wurden. Eine Metaanalyse von Lindert et al. (2009) geht von einer doppelt so hohen Rate an psychischen Erkrankungen unter Flüchtlingen aus.

Die Frage, ob es Unterschiede in den Prävalenzraten von psychischen Störungen zwischen Migranten und Nicht-Migranten gibt, kann bisher nicht eindeutig beantwortet werden. Einer Studie (Bermejo et al. 2010) zufolge weisen Allochthone (Personen ohne deutsche Staatsbürgerschaft, die nicht in Deutschland geboren wurden) im Vergleich zu Deutschen

eine höhere Prävalenz an verschiedenen psychischen Störungen auf. Hingegen fanden Glaesmer et al. (2009) keine Prävalenzunterschiede in den untersuchten psychischen Störungen zwischen Migranten und Nicht-Migranten. Fasel et al. (2010) geben wiederum an, dass sich die psychische Morbidität der Migranten im Vergleich zu den Nicht-Migranten je nach Erkrankung, Herkunfts- und Zielland unterscheidet. Junge Frauen mit türkischem Migrationshintergrund haben im Vergleich zu gleichaltrigen einheimischen Frauen ein fast doppelt so hohes Suizidrisiko. Generell haben junge Frauen mit Migrationshintergrund ein höheres Suizid- und Suizidversuchsrisiko als gleichaltrige einheimische Frauen (vgl. Schouler-Ocak et al. 2015, S. 31).

Migration, Asyl und psychische Erkrankungen/Probleme: Versorgung

Die empirischen Erkenntnisse im Hinblick auf Unterschiede in der Inanspruchnahme von sozialpsychiatrischen Leistungen zwischen Migranten und Nicht-Migranten sind ebenfalls nicht einheitlich (vgl. Fasel et al. 2010, S. 36f.). Dennoch kann angenommen werden, dass das Ausmaß der Inanspruchnahme von Hilfeleistungen – unter anderem aufgrund von geringeren Überweisungsraten, Zurückhaltung von Migranten, sprachlichen und kulturellen Barrieren (vgl. Bermejo et al. 2010, S. 230; David et al. 2010, S. 99; Karacay et al. 2012) – für bestimmte Gruppen von Migranten geringer/schlechter ausfällt. Das heißt, Migranten nehmen aufgrund bestimmter Zugangsbarrieren gesundheitsbezogene Vorsorgeleistungen weniger in Anspruch. Daher werden sie häufig als sog. Hard-to-reach-Gruppe bezeichnet (vgl. Mayer 2011). Hierzu ein Beispiel: Machleidt et al. (2004, S. 27) stellen fest, dass sich Migranten vergleichsweise selten an Fachärzte für Psychiatrie und Psychotherapie wenden. In den meisten Fällen behandeln Allgemeinmediziner deren psychische Erkrankungen. Reguläre Angebote sowie psychotherapeutische Behandlungen und rehabilitative Angebote werden seltener und Notfallleistungen und -ambulanzen häufiger genutzt (vgl. Machleidt et al. 2007; Borde et al. 2003). Hinsichtlich der stationären Versorgung zeigt sich anhand einer in Deutschland durchgeführten repräsentativen Umfrage in 131 psychiatrischen-psychotherapeutischen Kliniken, dass

Migranten v. a. in Abteilungen für Forensik und Abhängigkeitserkrankungen überrepräsentiert waren (vgl. Koch et al. 2008; Schouler-Ocak et al. 2008).

In der ambulanten psychiatrischen Versorgung verweisen Schouler-Ocak et al. (2010) darauf, dass hier bei Patienten mit Migrationshintergrund im Vergleich zu Patienten ohne Migrationshintergrund häufiger eine Diagnose aus dem Bereich neurotische, Belastungs- und somatoforme Störungen gestellt wird. Bei Patienten mit türkischem Migrationshintergrund werden häufig Diagnosen gestellt, die der Diagnosegruppe der affektiven Störungen (F3) zugeordnet werden können.

Patienten mit Migrationshintergrund sind kürzer in psychiatrischer Behandlung, jedoch erhielten sie eine längere Arbeitsunfähigkeitsbescheinigung ausgestellt (vgl. Schouler-Ocak et al. 2010, S. 384). Nach einer Untersuchung von Grube (2009, S. 67) in Frankfurt am Main ist die Zwangseinweisungsquote (pro Gesamtzahl der Aufnahmen) bei Migranten höher, jedoch nicht die Zwangseinweisungsrate (pro 100.000 Einwohner). Generell werden psychiatrische stationäre Aufenthalte bei Migranten seltener in Anspruch genommen. Bei Menschen mit schlechten Sprachkenntnissen erfolgt häufiger eine unfreiwillige stationäre Aufnahme und seltener eine Entlassung nach regulärer Behandlungsdauer (vgl. Künzler et al. 2004). Hier geben v. a. Personen mit russischem und türkischem Migrationshintergrund sprachliche Probleme als größtes Hindernis für eine gezielte Inanspruchnahme an. Bei Migranten aus der Türkei herrscht die Meinung vor, dass Fachkräfte zu wenig über die türkische Kultur wissen. Dies wird als wichtigstes Hindernis angesehen (vgl. Schouler-Ocak u. Aichberger 2015, S. 179).

Auch soziale Faktoren haben neben kulturellen und migrationsbezogenen Faktoren Einfluss auf den Zugang zu den Gesundheitsversorgungsangeboten (vgl. Bermejo et al. 2012, S. 64). Im klinischen Alltag ist es „oft schwierig, die migrations- bzw. kulturspezifischen Aspekte und deren Stellenwert für die Genese und den Verlauf im Einzelfall adäquat einzuschätzen" (Schouler-Ocak u. Aichberger 2015, S. 177). Die schlechtere Versorgung von Migranten hat aber natürlich auch mit sozialen Faktoren zu tun. Denn Faktoren wie Bildungsniveau, Verständnisschwierigkeiten und sozioökonomischer Status haben

neben kulturellen und migrationsbezogenen Faktoren Einfluss auf den Zugang zu und die Inanspruchnahme von Gesundheitsversorgungsangeboten (vgl. Bermejo et al. 2012, S. 64; Assion u. Koch 2014, S. 320). Hinsichtlich der Verständigung mit Patienten und Eltern mit Migrationshintergrund in der allgemeinpädiatrischen Versorgung lässt sich nach Ullrich et al. (2016) festhalten, dass das Klinikpersonal die Verständigung mit den Eltern der Patienten mit Migrationshintergrund insgesamt schlechter einschätzt, als es die Eltern mit bzw. ohne Migrationshintergrund bewerten. Diese gaben an, hier keinen Unterschied in der Qualität der Verständigung zu bemerken (vgl. Ullrich et al. 2016, S. 209). Auf den Unterschied zwischen antizipierten und realen Erwartungen an das Versorgungssystem und den damit verbundenen Zugangsbarrieren verweisen u. a. David et al. (2010, S. 99) und Karacay et al. (2012).

Zusammenfassend weisen die Studien darauf hin, dass die gesundheitliche Versorgung von Migranten eine große Herausforderung für das medizinische, pflegende und betreuende Personal darstellt. Es bestehen folgende Probleme, die die alltägliche Versorgungspraxis betreffen:

- **Unzureichende Kenntnisse über die Versorgung**: Es gibt Hinweise darauf, dass es unzureichende Kenntnisse über Möglichkeiten und Angebote des Sozial- und Gesundheitssystems aufseiten der Migranten gibt (vgl. Böhm 2013, S. 313). (In diesem Zusammenhang ist auch darauf hinzuweisen, dass Personen mit niedrigerem Bildungsstand und geringem Einkommen vermehrt gesundheitlichen Risiken ausgesetzt und dadurch stärker belastet sind. In dieser Population sind Menschen mit Migrationshintergrund überproportional vertreten.)
- **Sprachprobleme im stationären Kontext**: Diverse Studien verweisen auf Sprachprobleme im stationären Kontext (hierzu u. a. Schouler-Ocak et al. 2008; Konrad-Adenauer-Stiftung 2009; Anzenberger et al. 2015; Künzler et al. 2004). Wie bereits weiter oben ausgeführt, stellt dies eines der größten Hindernisse für eine gezielte Inanspruchnahme der Gesundheitsleistung dar.
- **Fehlendes/mangelndes kulturelles Wissen**: Schouler-Ocak und Aichberger (2015, S. 179)

geben zu bedenken, dass v. a. bei Migranten aus der Türkei die Meinung vorherrscht, dass Fachkräfte zu wenig über die türkische Kultur wissen. Im klinischen Alltag wird dies als ein großes Hindernis gesehen (Schouler-Ocak u. Aichberger 2015, S. 177).

Migrationserfahrung und psychische Belastungserfahrungen können nicht pauschal gleichgesetzt werden, jedoch können in Verbindung mit Migration psychische Störungen, wie z. B. Depressionen, posttraumatische Belastungen, psychosomatische Beschwerden und Somatisierungen, auftreten (vgl. Kirkcaldy et al. 2006).

Migration, Asyl und psychische Erkrankungen/Probleme: Behandlung

Der soziale und kulturelle Hintergrund von Patienten/Klienten darf in der Interaktion zwischen Betroffenen und Professionisten nicht vernachlässigt werden. Wie bereits beschrieben, benötigen Professionisten interkulturelle Kompetenzen, wobei Folgendes dabei zu beachten ist (nach Assion u. Koch 2014, S. 318f.):

- „Für die Diagnostik [...] ist es hilfreich, den kulturellen Hintergrund und die Identität der Patienten zu hinterfragen, Erklärungsmodelle für Krankheiten zu erstellen und in Erfahrung zu bringen, wie das psychosoziale Umfeld der Patienten ihre Krankheit und Arbeitsfähigkeit beeinflusst." (Ebd., S. 318)
- Es soll ein offener Dialog/Diskurs mit dem Patienten geführt werden, wie und ob die Symptome und Erkrankung richtig verstanden wurden.
- Die Migrationsbiografie könnte einen Einblick in die Belastungsgeschichte geben.
- Eine Würdigung der Lebensleistung (Migration) sollte stattfinden.
- Bei sprachlichen Verständigungsschwierigkeiten sollte folgende Reihenfolge der potenziellen Lösungsmöglichkeiten eingehalten werden: 1) muttersprachlicher Therapeut; 2) professioneller Dolmetscher; 3) nichtprofessioneller Dolmetscher (z. B. zweisprachige Mitarbeiter); 4) Angehörige/Freunde der Betroffenen (vgl. ebd., S. 318f.). Es gibt

außerdem bereits Leitfäden für professionellen Einsatz von Sprach- und Kulturmitteln (ebd., S. 319).

Um die Mortalität und die chronischen Krankheiten von Migranten besser verstehen zu können, empfiehlt sich nach Spallek und Razum (2008) eine Betrachtung des gesamten Lebenslaufes von Migranten (Lifecourse Epidemiology). Dies wird dahingehend argumentiert, dass Migranten oftmals in ihrem Herkunftsland andere vielfältige und unterschiedliche Einflussfaktoren als die nicht von Migration betroffene Mehrheitsbevölkerung haben. Die ◨ Abb. 9.1 zeigt die Einflussgrößen auf die Gesundheit von Migranten aus der Sicht der Lifecourse Epidemiology.

Um die psychiatrisch-psychotherapeutische Versorgung von Migranten mit psychischen Erkrankungen in Deutschland zu verbessern, wurden von den Teilnehmern der Fachtagung zur Migration im Jahr 2002 im Internationalen Arbeitskreis Haus Sonnenberg/Oberharz 12 „Sonnenberger-Leitlinien" formuliert und verabschiedet, die den Fachgesellschaften zur Umsetzung und Orientierung dienen sollen. Die Leitlinien werden in ◨ Tab. 9.10 dargestellt.

Fazit: Versorgung von Migranten und Asylwerbern

Aufgrund der zunehmenden Flüchtlingszahlen und der oftmals inadäquaten Bedingungen in Unterkünften für flüchtende Menschen wird in Zukunft wohl noch mehr darauf geachtet werden müssen, dass auch Migranten einen adäquaten Zugang zu Versorgungsleistungen aufweisen. So benötigen Flüchtlinge oft sehr schnell psychosoziale Betreuung. Aber nicht nur für Flüchtlinge, sondern für Migranten im Allgemeinen müssen die Versorgung und der Zugang zur Versorgung verbessert werden.

Es bestehen immer noch zahlreiche Barrieren für eine adäquate Behandlung von Migranten mit psychischen Problemen – und zwar auf struktureller als auch individueller/praxisbezogener Ebene. Um die Versorgung in der Praxis reibungsloser zu gestalten, wäre es sinnvoll, muttersprachliche Therapeuten oder professionelle Dolmetscher anzustellen.

Ebenso sollte das Personal in der sozialpsychiatrischen Versorgung die Möglichkeit haben, sich

9

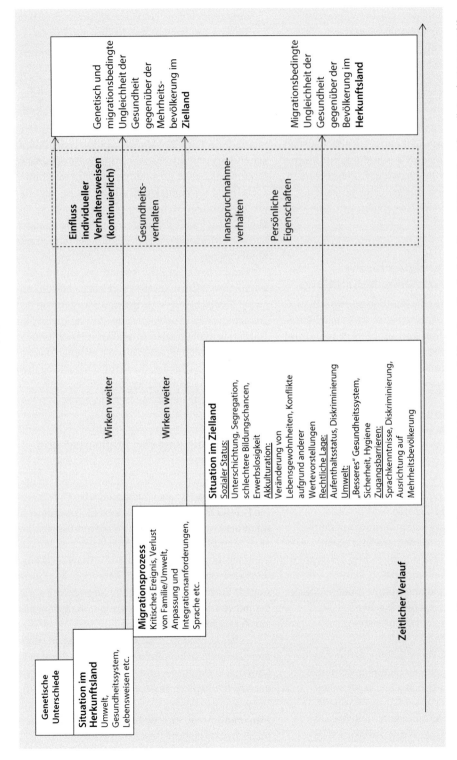

◘ **Abb. 9.1** Einflussgrößen auf die Gesundheit von Migranten aus der Sicht der Lifecourse Epidemiology. (Aus Spallek u. Razum 2008, S. 283, mit freundl. Genehmigung von VS Verlag für Sozialwissenschaften)

> **◼ Tab. 9.10** Zwölf „Sonnenberger-Leitlinien" zur psychiatrisch-psychotherapeutischen Versorgung von Migranten in Deutschland. (Mod. nach Machleidt et al. 2005, S. 216, mit freundl. Genehmigung des Springer-Verlags)

1.	Erleichterung des Zugangs zur psychiatrisch-psychotherapeutischen und allgemeinmedizinischen Regelversorgung durch Niederschwelligkeit, Kultursensibilität und Kulturkompetenz
2.	Bildung multikultureller Behandlerteams aus allen in der Psychiatrie und Psychotherapie tätigen Berufsgruppen unter bevorzugter Einstellung von Mitarbeitern mit Migrationshintergrund und zusätzlicher Sprachkompetenz
3.	Organisation und Einsatz psychologisch geschulter Fachdolmetscher als zertifizierte Übersetzer und Kulturmediatoren „face-to-face" oder als Telefondolmetscher
4.	Kooperation der Dienste der Regelversorgung im gemeindepsychiatrischen Verbund und der Allgemeinmediziner mit den Migrations-, Sozial- und sonstigen Fachdiensten sowie mit Schlüsselpersonen der unterschiedlichen Migrantengruppen, -organisationen und -verbände. Spezielle Behandlungserfordernisse können Spezialeinrichtungen notwendig machen
5.	Beteiligung der Betroffenen und ihrer Angehörigen an der Planung und Ausgestaltung der versorgenden Institutionen
6.	Verbesserte Informationsvermittlung durch muttersprachliche Medien und Multiplikatoren über das regionale gemeindepsychiatrische klinische und ambulante Versorgungsangebot und über die niedergelassenen Psychiater und Psychotherapeuten sowie Allgemeinärzte
7.	Aus-, Fort- und Weiterbildung für in der Psychiatrie, Psychotherapie und Allgemeinmedizin tätige Mitarbeiter unterschiedlicher Berufsgruppen in transkultureller Psychiatrie und Psychotherapie unter Einschluss von Sprachfortbildungen
8.	Entwicklung und Umsetzung familienbasierter primär und sekundär präventiver Strategien für die seelische Gesundheit von Kindern und Jugendlichen aus Migrantenfamilien
9.	Unterstützung der Bildung von Selbsthilfegruppen mit oder ohne professionelle Begleitung
10.	Sicherung der Qualitätsstandards für die Begutachtung von Migranten im Straf-, Zivil- (Asyl-) und Sozialrecht
11.	Aufnahme der transkulturellen Psychiatrie und Psychotherapie in die Curricula des Unterrichts für Studierende an Hochschulen
12.	Initiierung von Forschungsprojekten zur seelischen Gesundheit von Migranten und deren Behandlung

kulturspezifisches Wissen anzueignen. Des Weiteren wäre zu überlegen, Projekte zu initiieren, die einen Fokus auf eine (bestimmte) migrantische Gruppe legen. pro mente OÖ hat beispielsweise ein Projekt mit dem Titel „Ruhsal Saglik – Psychosoziale Gesundheit für türkische Frauen in Oberösterreich" (hierzu s. Böhm 2013, 2015) durchgeführt (u. a. gefördert vom BMI). Im Zuge dieses Projektes wurden u. a. eine Informationskampagne durchgeführt, Multiplikatoren ausgebildet und ein Gesundheitswegweiser für seelische Gesundheit auf Türkisch erstellt und verteilt. Ziel war, eine kultursensible Gesundheitsförderung zu implementieren und den Zugang von Menschen mit türkischem Migrationshintergrund in das gesundheitsbezogene und psychosoziale Versorgungssystem zu verbessern (nähere Informationen: https://www.pmooe.at/sitex/index.php/page.301/#abg10).

Aber auch für die Trägerorganisationen und die Belegschaft hat dies Implikationen: „Sozialwirtschaftliche Unternehmen sehen sich vor die Herausforderung gestellt, multiethnische, multireligiöse und multikulturelle Belegschaften (relativ) dauerhaft zu integrieren bzw. entsprechende betriebliche Konflikte lösen zu können." (Dimmel u. Schmid 2013, S. 190) Hier werden Strategien und Instrumente, wie z. B. jenes des Diversity-Managements, forciert werden müssen. Bezugspunkt für die Berücksichtigung von Diversität und Integration/Inklusion könnte hier das Konzept der Interkultur von Terkessidis (2010) sein, der die Gestaltung (öffentlicher) Institutionen und Organisationen nach dem Prinzip der Vielfalt als einen der zentralen Schritte für die Teilhabe von Migranten ansieht. Denn bisher ist es von staatlicher, aber auch – generell – von institutioneller Ebene zu wenig berücksichtigt worden,

Menschen mit Migrationshintergrund in den institutionellen bzw. in den Versorgungsstrukturen selbst anzustellen. Assion und Koch (2014, S. 320) fordern diesbezüglich „[m]ehr Forschungsarbeiten zur Versorgungssituation" von Migranten, „Berücksichtigung von kulturellen Faktoren bei der Erstellung von Leitlinien" und die „Förderung der Thematik bei Kongressen" (ebd.).

9.3.3 Beispiel 3: Heavy User

Die in den letzten Jahrzehnten geführten Reformbemühungen und gesundheitspolitischen Diskussionen im Gesundheitssystem sind u. a. auch durch Erkenntnisse rund um das Phänomen des Heavy User geprägt. Der Begriff Heavy User rückt die überdurchschnittliche Nutzung bestimmter Leistungen des Gesundheitssystems durch einen Patienten in den Vordergrund. Die überdurchschnittliche Leistungsinanspruchnahme von stationären und ambulanten Angeboten durch diese sog. Heavy User ist in mehrfacher Hinsicht für die Versorgungsforschung von großem Interesse. Einerseits erwartet man sich durch die Erforschung dieses Phänomens eine qualitative Verbesserung der psychiatrischen Behandlung, und andererseits will man neue Wege finden, wie ohnehin begrenzte Ressourcen, gut genutzt bzw. eingespart werden können (vgl. Böhm et al. 2013, S. 25). Hinsichtlich der Verbesserung der Versorgung(squalität) scheint bei der Gruppe der Vielnutzer (Heavy User) gegenüber den Normalnutzern (Ordinary Users) das bestehende Versorgungsangebot weniger adäquat die Bedürfnisse abzudecken und Wirkung zu entfalten. Im Fokus der Kostenträger steht die Reduktion der Vielnutzung der medizinischen Leistungen bzw. eine Effektivitäts- und Effizienzsteigerung und die damit einhergehende Senkung der Kosten (vgl. Böhm et al. 2012, S. 329; Böhm et al. 2013, S. 25; Frick u. Frick 2008, S. 5; Freyberger et al. 2004, S. 4; Dielentheis u. Priebe 2002, S. 187; Roick et al. 2002a, S. 334; Roick et al. 2002b, S. 343; Roick et al. 2003, S. 379; Spießl et al. 2002, S. 351; Huttner 2006, S. 37; Krautgartner et al. 2002, S. 356).

Seit den 1980er-Jahren bildet die Heavy-User-Forschung einen Schwerpunkt in der psychiatrischen Versorgungsforschung. Jedoch wurden bereits in den 1970er-Jahren diverse Studien zu den Ursachen und Prädiktoren stationärer Wiederaufnahme durchgeführt (vgl. Roick 2002, S. 331; Huttner 2006, S. 37).

Heavy User – eine begriffliche Herausforderung

Seither wurde das Heavy-User-Phänomen vielfach unter verschiedenen Perspektiven und sehr uneinheitlichen Begriffsdefinitionen erforscht. Dies wird in der Vielzahl von Begrifflichkeiten sichtbar, die wiederum die inhaltliche Forschungspräzision und Operationalisierung erschweren und eine Vergleichbarkeit der Studien nur bedingt zulassen. Eine Sammlung der unterschiedlichen Begrifflichkeiten in der Heavy-User-Forschung führen Frick und Frick (2008, S. 8) in ihrer Arbeit an. Erwähnt seien an dieser Stelle folgende Begriffe: „bedblockers" (Harrison-Read et al. 2002), „Problempatienten" (Richter et al. 1999), „schwierige" Patienten (Weig u. Cording 1998), „Drehtürpatienten" („revolving door patients") (Lewis u. Joyce 1990; Rabinowitz et al. 1995), „Systemsprenger" (Freyberger et al. 2004), „Hochkostenfälle" (Sommer u. Biersack 2006), „high users" (Goldman u. Taube 1988), „high utilizer" (Lefevre et al. 1999; Kapur et al. 2000; Kluge et al. 2002), „frequent attenders" (Jiwa 2000; Bergh et al. 2006), „frequent callers" (Hildebrandt et al. 2004), „frequent users" (Hunt et al. 2006), „chronic" bzw. „worst recidivists" (Hartwell 1998; Casper u. Regan 1993; Geller 1992), „repeat users" (Bobo et al., 2004) oder „patients who make multiple visits" (Chaput u. Lebel 2007) (vgl. Frick u. Frick 2008, S. 8). Hinsichtlich dieser begrifflichen Vielfalt und der damit verbundenen divergierenden Forschungsergebnisse melden manche Autoren Zweifel an der Existenz der Gruppe der Heavy User als eigenständige Patientengruppe mit bestimmten Merkmalen an (vgl. Roick 2002, S. 331). Roick et al. (2002a) beschreiben die Gruppe der Heavy User als

>> eine vergleichsweise kleine Gruppe von Patienten, die einen überdurchschnittlich hohen Anteil der für die medizinische Versorgung zur Verfügung stehenden Ressourcen konsumiert. Für die Psychiatrie wird geschätzt, dass 10–30% aller Patienten heavy user sind, die 50–80% der Ressourcen

des Versorgungssystems in Anspruch nehmen. (Roick et al. 2002a, S. 334)

Diese Beschreibung der Gruppe der Heavy User durch Roick et al. wird u. a. durch eine in Österreich durchgeführte Studie von Krautgartner et al. (2002) bestätigt. Die Studie betrachtete die Auslastungszahlen psychiatrischer Betten in Niederösterreich retrospektiv und fand heraus, dass 17% der Patienten in einem Beobachtungszeitraum von 5 Jahren 50% der stationären Belagstage belegten.

Heavy-User-Forschung

In der Heavy-User-Forschung ist eine Vielzahl an methodischen Ansätzen und Operationalisierungskonzepten vorhanden. Die Heavy-User-Forschung ist somit von einer gewissen Heterogenität geprägt, jedoch werden vorwiegend quantitative Ansätze verwendet.

Aufgrund der bereits oben angeführten uneinheitlichen Begrifflichkeiten und der nicht gesicherten Existenz von Heavy Usern bezeichnet Roick (2002, S. 331) die Heavy-User-Forschung als eine „geheimnisvolle Forschung". Generell wird in der Heavy-User-Forschung der Vorwurf laut, dass die Untersuchung dieser Population tautologisch ist und auf einem Zirkelschluss beruht. Das heißt, die Gruppe der Vielnutzer von stationären und ambulanten Versorgungsangeboten ist bereits aufgrund ihrer erhöhten Inanspruchnahme als die Gruppe der Heavy User definiert – ohne zeitlichen Bezugsrahmen. Jedoch zeigen diverse Studien, dass Patienten, die einmal als Heavy User bezeichnet wurden, nicht zwingend immer Heavy User bleiben müssen. Vielmehr muss von anderen Dynamiken in der Zusammensetzung der Gruppe ausgegangen werden, die auch immer wieder zu einem Wandel der Gruppe führen (vgl. zusammenfassend Platz et al. 2005). Ein weiterer Kritikpunkt in der Heavy-User-Forschung sind die oftmals verwendeten Begrifflichkeiten. Nicht nur hinsichtlich der Bestimmungsschwierigkeiten, sondern auch aufgrund der stigmatisierenden Ausdrücke. Der Grund hierfür könnte u. a. sein, dass die Gruppe der Heavy User von den Kostenträgern sowie dem behandelnden und betreuenden Personal tendenziell als Problem betrachtet wird. Für die Betroffenen selbst ist die Vielnutzung kaum ein Problem

(vgl. Roick 2002, S. 332). Generell sollte auf einen weniger stigmatisierenden und v. a. einheitlich definierten, neutraleren Begriff umgeschwenkt werden.

Neben den bereits angesprochenen Schwierigkeiten hinsichtlich der Vergleichbarkeit der Studien führen Spießl et al. (2002, S. 353) auch das Problem der Heterogenität der zu beforschenden Patientengruppe sowie das der unterschiedlichen Settings, in denen sie untersucht wurden, an. Bei der Untersuchung von sog. problematischen Gruppen („Systemsprenger") lag der Fokus auf denjenigen Gruppen, die durch ihre erhöhte Inanspruchnahme der Versorgungsleistungen auch beträchtliche indirekte und direkte Kosten verursachten. (Bei Frauen sind dies v. a. Patientinnen mit affektiven Störungen, währenddessen bei Männern oftmals Suchterkrankungen [insbesondere Alkoholismus] im Vordergrund stehen.) Ebenso wurden vielfach Personen untersucht, die dem Gesundheitssystem entzogen und somit ohne adäquate psychosoziale Anbindung z. B. der Obdachlosigkeit ausgesetzt sind (zusammenfassend Freyberger et al. 2008, S. 107). In der Heavy-User-Forschung soll es daher nach Frick und Frick (2008) darum gehen, „die Bedeutung unterschiedlicher Aspekte von Inanspruchnahmeverhalten für die betroffenen PatientInnen zu verstehen, und die mit diesem Verhalten verbundenen Konsequenzen bei den PatientInnen und im Versorgungssystem abschätzen zu können" (ebd., S. 7f.).

Ziel der Heavy-User-Forschung ist es, neue alternative Versorgungsstrukturen zu konzipieren, die jedoch weniger kostenintensiv und auf Einrichtungen fixiert sind, aber denselben Zweck erfüllen (vgl. Roick 2002, S. 332).

Operationalisierungkonzepte

Auf der inhaltlichen, theoretischen und konzeptionellen Ebene ist vorab zwischen Behinderung und Krankheit zu unterscheiden, da bei Krankheit (bzw. Gesundheitsverläufen) Versorgungsprozesse und deren Therapieleistungen in ihrer Zeitdimension gedacht und erfasst werden müssen. Die zeitlichen Dimensionen bei der Heavy-User-Forschung sollten v. a. die Kalenderzeit (z. B.: Welche Therapie- und Versorgungsleistungen wurden in einem bestimmten Zeitraum erbracht? Welche Leistung wurde pro Zeiteinheit erbracht?) und die individuelle Lebenszeit

(z. B.: In welchem Alter kam es zur ersten Hospitalisierung? Welche Therapien wurden wann gesetzt?) berücksichtigen. Ebenso gilt es, die historische Zeit dahingehend zu betrachten, inwiefern sie eine Rolle für das Krankheitsgeschehen und die Versorgungsleistungen der Heavy User spielt. So kann es u. a. für die Nutzung von Versorgungsleistungen wichtig sein, ob die Leistung wochentags oder am Wochenende genutzt wird bzw. „ob im zeitlichen Zusammenhang mit bestimmten historischen Ereignissen (z. B. Medienberichterstattung über bestimmte Katastrophen und Beschwerden bei somatoformen Störungen) ein Krankheitsgeschehen versorgt wird" (Frick u. Frick 2008, S. 43).

Die in der Heavy-User-Forschung dokumentierten Operationalisierungskonzepte folgen häufig den Angeboten und Leistungen der Versorgung, wobei die zentralen Dimensionen entlang medizinischer Leistungserbringungen liegen (vgl. Frick u. Frick 2008, S. 43f.). Frick und Frick benennen diese wie folgt (Frick u. Frick 2008, S. 44, Hervorhebung im Original und teilweise ergänzt):

„a. Anzahl von **Hospitalisierungen** bzw. Rehospitalisierungen,

b. **Verweildauer(n)** im stationären Bereich,

d. Anzahl und Dichte von **Kontakten** mit dem ambulanten Hilfesystem,

d. **Intensität/Qualität** der durchgeführten Therapiemassnahmen [sic!],

e. und (im Zeichen der Ökonomisierung des medizinischen Handelns auch als übergreifendes Mass [sic!] aller Leistungen) die **Kosten** pro Patient."

Zur Identifikation eines Heavy Users können die 5 Grunddimensionen entweder als singuläre Dimensionen oder als eine Kombination von unterschiedlichen Leistungsdimensionen gemessen werden. Identifiziert man den Heavy User mittels einer singulären Dimension, dann werden einzelne Dimensionen mit Cut-off-Werten versehen, und das Nutzungs- bzw. Inanspruchnahmeverhalten wird z. B. unter dem Fokus der Zeit (z. B. 3 Jahre) und der Inanspruchnahme von Leistungen (mehr als 3 stationäre Aufenthalte) innerhalb dieses Beobachtungszeitraums ermittelt. Eine andere Möglichkeit der Operationalisierung stellt die lineare Verknüpfung verschiedener Leistungsdimensionen dar. So wird durch die Errechnung eines Gesamtscores (durch gewichtete oder ungewichtete Summenbildung) über die verschiedenen Dimensionen hinweg ein Cut-off-Wert für den Heavy User festgelegt. Ebenso ist die Kombination mehrerer Leistungsdimensionen als konfigurale (Heavy User ist nur der, der Gesundheitsleistungen bei allen genannten Dimensionen über einen bestimmten Wert in Anspruch nimmt) oder als disjunktive Verknüpfung (Überschreitung des Cut-off-Wertes von mindestens einer Dimension) zur Bestimmung des Heavy Users möglich (vgl. Frick u. Frick 2008, S. 43f.).

In ihrer Literaturanalyse verweisen Frick und Frick (2008) des Weiteren auf Arbeiten, die zur Operationalisierung und Identifikation eines Heavy Users Merkmale des Krankheitsverlaufs bzw. -geschehens mit einbeziehen. So nutzten Hiller und Fichter (2004) spezifische Diagnosen zur Klassifikation eines Heavy Users, währenddessen Kales et al. (1999) und Lefevre et al. (1999) Schweregrad-Ratings bei Mehrfachdiagnosen zur Bestimmung dieser Gruppe heranzogen. Den Verlauf der Chronifizierung einer Krankheit machten Junghan und Brenner (2006) zum Bestimmungsmerkmal der Heavy User, dagegen leiteten Guthrie et al. (1999) aus der Erfolglosigkeit von Therapien das Kriterium des Heavy User ab. Denn aus dieser folgt der Einsatz weiterer Therapiemaßnahmen, und somit wird der Patient zum Heavy User aufgrund des gestiegenen Ressourcenverbrauchs (vgl. Frick u. Frick 2008, S. 44).

Inanspruchnahme- und Nutzungsverhalten der Heavy User

Bei der Betrachtung des Phänomens der Heavy User muss erwähnt werden, dass generell nicht geklärt werden kann, ob die Leistungsinanspruchnahme gerechtfertigt bzw. ungerechtfertigt ist. Unabhängig von diesem Aspekt sind die bereits genannten Gründe, warum die Aufmerksamkeit auf das Phänomen gelenkt wird, die hohe Kostenintensität, einhergehend mit einer Überforderung der vorhandenen Versorgungsstrukturen, das Nicht-wirksam-Werden bestimmter Behandlungsmethoden und die fehlende Einbindung in optimale Behandlungsstrukturen (hierzu siehe u. a. Rittmannsberger et al. 2014; Roick 2002; Roick et al. 2002a; Roick et al. 2002b; Krautgartner et al. 2002).

Die Ursachen der erhöhten Inanspruchnahme können unterschiedlich sein. So könnten u. a. das soziale Umfeld, das psychische Beschwerdebild, die psychiatrische Versorgung bzw. das Versorgungssystem für die Vielnutzung verantwortlich sein (vgl. Krautgartner et al. 2002, S. 356). Es wird ein Zusammenwirken von individuellen und krankheitsbezogenen Faktoren, der Lebenssituation des Patienten und den Bedingungen des Versorgungssystems angenommen (vgl. Junghan 2002, S. 168).

Das Bild der Heavy User von Rittmannsberger et al. (2014) ist gekennzeichnet „von schwer erkrankten Personen, die unter prekären Verhältnissen leben" (Rittmannsberger et al. 2014). Für den klinischen Alltag stellen Heavy User eine enorme Herausforderung dar, da sie aufgrund der Vielzahl ihrer Kontakte mit dem Gesundheitssystem schon resignieren bzw. wenig handlungsmotiviert sind. Oftmals leben diese Patienten in sehr schwierigen sozialen Verhältnissen, sind in einem körperlich schlechten Zustand bzw. haben mit Vorurteilen und Stigmatisierungserfahrungen (nicht nur) seitens des Pflegeteams zu kämpfen. Vielfach ist die Bereitschaft der Kostenträger, weitere Therapien zu finanzieren, enden wollend (vgl. Richter 2002 et al., S. 365). Schwierig für eine stabilisierende Behandlung sowie Rehabilitation erweisen sich nach Dammann (2007, S. 599) folgende Faktoren: „sekundärer Krankheitsgewinn, Hospitalismus, Verlust jeglicher sozialer Strukturen, problematisches familiäres Milieu, Komorbidität, ungenügende ambulante Behandlung, Medikamenten-Malcompliance, fehlende Tagesstrukturen etc."

Unterteilt man die Gruppe der Nutzer der Gesundheitsversorgung in die der Vielnutzern bzw. in die der Normalnutzer, dann ergibt sich nach einer von Stulz et al. (2012, S. 332) durchgeführten Studie das Bild, dass 28% der Nutzer dem Nutzungsverhalten nach der Gruppe der Heavy User zuzuordnen wären und die anderen 72% zur Gruppe der Normalnutzer gehören. Ein ähnliches Ergebnis hinsichtlich des Nutzungs- bzw. Inanspruchnahmeverhaltens liefern Spießl et al. (2002) in einer Kohortenstudie über einen Zeitraum von 5 Jahren. So „konsumierten" 50% der Patienten „nur 10% der insgesamt erbrachten stationären Behandlungstage, während andere 10% der Patienten fast 50% der Behandlungstage in Anspruch nahmen" (Spießl et al. 2002, S. 350). Insgesamt, so Spießl et al. (2002, S. 351), wurden von etwa 10–30% der Patienten zwischen

50 und 80% der psychiatrischen Leistungen beansprucht. Auch Kluge et al. (2002) kommen bei ihrer durchgeführten Studie, in der sie 2 psychosoziale Dienste miteinander vergleichen und die Klienten aufgrund der Betreuungsintensität bzw. Kontakthäufigkeit in 3 Gruppen unterteilen (geringe, mittlere und hohe Inanspruchnahme von Leistungen), zu ähnlichen Ergebnissen. So bekommt die Gruppe der „high utilizer" (ca. 20% der Klienten) mehr als die Hälfte der erbrachten Leistungen (Kluge et al. 2002, S. 374). Auf diese Leistungs- und Nutzungsintensität von Heavy Usern weisen auch Sander et al. (2014, S. 36) hin, wenn sie in ihrer Studie von einer 3-fach längeren stationären Verweildauer von Heavy Usern im Vergleich zu der in der Studie definierten Gruppe der Non-Heavy-User sprechen (vgl. Sander 2014, S. 36). Eine von 1996–2000 durchgeführte Studie von Krautgartner et al. (2002) kommt zu dem Ergebnis, dass 17%, also ca. ein Sechstel aller Patienten, für 50% aller Krankenhaustage verantwortlich sind (vgl. Krautgartner et al. 2002, S. 355). Böhm et al. (2013, S. 112) kommen für den in ihrer Record-Linkage-Studie definierten Heavy User auf 40,61 Belagstage.

Zusammenfassend belegen diverse Studien die Leistungs- und Nutzungsintensität durch den Heavy User (vgl. u. a. Roick et al. 2002a, 2002b; Spießl et al. 2002; Krautgartner et al. 2002; Kluge et al. 2002). Hinsichtlich einer genauen Differenzierung der Leistungsnutzung für den Heavy User führen Kluge et al. (2002) überdurchschnittliche Inanspruchnahme der „Leistungsarten Krisenintervention und Begleitung in kritischen Situationen, Sicherung und Koordination der Betreuung und medizinischen Versorgung, Hilfen zur Tagesstrukturierung und Hilfen zur Freizeitgestaltung" an (vgl. Kluge et al. 2002, S. 378).

In ländlichen Versorgungsregionen ist die Kontakthäufigkeit niedriger als in den Städten (vgl. Kluge et al. 2007; Fasel et al. 2010, S. 40f.). Bei Patienten mit Schizophrenie dreht sich dieser Effekt um, so ist demnach die mittlere Kontakthäufigkeit am Land höher (vgl. Kluge et al. 2007, S. 22). Das in der Regel größere Angebot an Behandlungs- und Unterstützungsleistungen und die Anonymität in Städten dürfte kein unwesentlicher Faktor für die stärkere Inanspruchnahme der Leistungen sein (vgl. Fasel et al. 2010, S. 40f.).

9

Charakteristika der Heavy User

Hinsichtlich der Charakteristika des Heavy Users können mehrere Merkmale betrachtet werden. So wurden z. B. in der Studie von Spießl et al. (2002) insgesamt 10 signifikante Prädiktoren für eine lange Behandlungsdauer gefunden: u. a. Schizophrenie, Persönlichkeitsstörungen, Bedarf einer soziotherapeutischen Maßnahme und ein niedriges, durch GAF (Global Assessment of Functioning Scale) ermitteltes, allgemeines Funktionsniveau (psychisch, sozial und beruflich).

Ein relativ konstantes Bild ergeben diverse Studien bezüglich des Diagnosespektrums. So berichten Studien, die sich mit dem Heavy-User-Phänomen beschäftig(t)en, generell von einem hohen Anteil von Patienten, die an Schizophrenie bzw. Suchterkrankungen, insbesondere Alkoholkonsum bzw. -missbrauch (überwiegend Männer) oder affektiven Störungen (mehrheitlich Frauen) erkrankt sind (hierzu u. a. Böhm et al. 2013; Dielentheis u. Priebe 2002; Kluge et al. 2002; Krautgartner et al. 2002; Richter 2002; Rittmannsberger et al. 2014; Roick 2002; Roick et al. 2002b; Spießl et al. 2002; Stulz et al. 2012; Sander et al. 2014). Beim Geschlecht ist das Bild etwas uneinheitlicher. Hier berichten Roick et al. (2002a) in ihrem Review-Artikel von Publikationen mit uneinheitlichen Ergebnissen, d. h. es wird je nach Studie einmal ein höherer Frauenanteil, ein anderes Mal ein Überhang von Männern angeführt (vgl. Roick 2002a et al., S. 336). Hinsichtlich des Alters verweisen mehrheitlich die Studien auf einen Heavy User mittleren Alters (Mitte 30 bis Anfang 50) (hierzu u. a. Böhm et al. 2013; Kluge et al. 2002; Krautgartner et al. 2002; Roick et al. 2004; Sander et al. 2014). Der Heavy User lebt eher alleine, jedoch selten im privaten Wohnraum (vgl. Kluge 2002, S. 378), ist seltener verheiratet oder in Partnerschaft lebend (hierzu u. a. Hofmann et al. 1992, S. 217; Sander et al. 2014, S. 36; Stulz et al. 2012, S. 334; Rittmannsberger 2014), verfügt eher über ein mittleres Bildungsniveau (vgl. Morlino et al. 2011; Kent u. Yellowless 1994), geht keiner Erwerbsarbeit nach, und die Zunahme von Krankenhausaufenthalten führt vielfach zu einem Verlust von Selbstständigkeit im Bereich Wohnen (vgl. Hofmann et al. 1992, S. 217). Eine relativ hohe Autonomie bei chronisch kranken Patienten findet hingegen bei vielfältiger ambulanter Hilfe statt. Der Verlust an Selbstständigkeit

könnte demnach mit dem Mangel an ambulanten Hilfen in Zusammenhang stehen (vgl. Hoffmann u. Hubschmid 1989). Hofmann et al. (1992) berichten jedoch davon, dass ambulante Behandlungsangebote kaum die Gruppe der Heavy User erreichen. Im stationären Kontext erschweren die fehlende Compliance sowie der Mangel an therapeutischer Kontinuität den Behandlungserfolg bzw. -verlauf. Dies führt u. a. dazu, dass die Kränksten von speziellen Behandlungen nicht profitieren können bzw. ausgeschlossen werden (vgl. Hofmann et al. 1992, S. 217, S. 222f.). Generell dürften die häufigen Rehospitalisierungen nicht nur aufgrund von psychiatrischen Indikatoren, sondern auch aufgrund sozialer Gründe erfolgen (vgl. Stulz 2012, S. 336). Nach Hofmann et al. (1992) sind Heavy User häufiger mit Krankheiten konfrontiert, die eher ungünstige Prognosen mit sich bringen, und daher sind im Krankheitsverlauf vermehrt suizidale Krisen wahrnehmbar. Das Durchschnittsalter bei den ersten psychischen Auffälligkeiten liegt laut Sander et al. (2014, S. 36) allgemein im frühen Erwachsenenalter bei knapp 27 Jahren. Böhm et al. (2013, S. 112) stellen in ihrer Studie fest, dass der definierte Heavy User innerhalb eines Jahr durchschnittlich 27,7 Rezepte für Medikamente einlöst.

Fazit: Versorgung von Heavy Usern

Auch wenn es für die sog. Heavy User noch keine einheitliche Begriffsbestimmung gibt, stellen sie ein wichtiges Phänomen für das sozialpsychiatrische Versorgungssystem dar. Obwohl sie einen vergleichsweise kleinen Anteil ausmachen, verursachen sie einen hohen Kostenanteil im Gesundheitssystem. Auf der Grundlage bisheriger Studien ist nicht klar, ob die Vielnutzung gerechtfertigt ist. Wenngleich rein die ungerechtfertigte Inanspruchnahme von Versorgungsleistungen ein Problem darstellt, ist es wichtig, die Versorgungsstruktur besser auf die Anliegen der Heavy User abzustimmen. Denn auch eine nicht adäquate Behandlung der Heavy User kann der Grund für die häufige Inanspruchnahme ambulanter und/oder stationärer Angebote sein. Zusätzlich können die Art der psychischen Störung, individuelle Faktoren sowie das psychosoziale Umfeld einen Erklärungsbeitrag für die Vielnutzung leisten. Diesbezüglich ist eine intensive Forschung notwendig, einerseits im Hinblick auf die Gründe der erhöhten

Inanspruchnahme, andererseits um die Behandlung zu optimieren und vorhandene Ressourcen besser nutzen zu können.

9.4 Sozialpsychiatrie: Trends und Herausforderungen – ein Resümee

Im Rahmen dieses abschließenden Kapitels wurden Beispiele für aktuelle Entwicklungen/Trends und Herausforderungen der sozialpsychiatrischen Versorgung dargelegt. Legt man die normativen Konzepte der Sozialpsychiatrie, wie beispielsweise jenes der Inklusion, zugrunde, wird deutlich, dass es durchaus Entwicklungen – wie z. B. jene hin zu mehr Partizipation und Peer-Support – gibt, die positiv zu bewerten sind. Das Beispiel verknappter Zeitressourcen zeigt hingegen, dass an vielen Stellen Prozesse der Ökonomisierung mit fachspezifischen Zielen in Widerspruch geraten können. So ist auch darauf zu achten, dass die zunehmende Partizipation von Betroffenen nicht für fachfremde Zwecke, z. B. als Mittel zur Kosteneinsparung, instrumentalisiert wird. Mit Widersprüchlichkeiten dieser Art wird die Sozialpsychiatrie in den nächsten Jahren vermehrt umgehen müssen. Dies stellt wohl einen Grund mehr dafür dar, dass sich sozialpsychiatrische Institutionen wieder vermehrt politisch verorten und positionieren.

Der dargestellte Trend hin zu mehr Online-Beratung kann dahingehend interpretiert werden, dass auch die Sozialpsychiatrie die zunehmende Digitalisierung nutzen soll und muss, um sich auf gesellschaftliche Entwicklungen einzustellen und den Betroffenen bzw. der Bevölkerung im Allgemeinen neue Angebotsformen zu bieten. Unter der Voraussetzung, dass bestehendes und traditionelles Beratungsangebot in ihrem Kern bestehen bleiben, kann dadurch die Reichweite von Beratungsleistungen erhöht werden, nicht nur in der bloßen Anzahl, sondern auch im Hinblick auf die Bedürfnisse der Menschen. So können z. B. durch die Möglichkeit einer anonymen Beratung via Internet Personen erreicht werden, die eine Beratungsstelle – z. B. aufgrund der Angst, stigmatisiert zu werden – nicht aufsuchen würden. Auch die dargestellte Fokussierung auf spezielle Gruppen, wie z. B. auf junge Menschen, Migranten und Asylwerber sowie Heavy User,

ist ein Zeichen dafür, dass sich die Sozialpsychiatrie bemüht, bedarfs- und bedürfnisgerechte Leistungen anzubieten. In Anbetracht dieser Entwicklungen muss festgehalten werden, dass die Sozialpsychiatrie ein innovatives Forschungs- sowie Praxisfeld ist, dem die Aufgaben und Herausforderungen in keinem Falle ausgehen werden.

Literatur

Achberger, C. (2010). Psychische Belastungen in psychiatrischen Arbeitsfeldern. Veränderte Rahmenbedingungen wirken sich aus. *Sozialpsychiatrische Informationen 40*, 23–26.

Amering, M. (2009). „Kunst ist schön, aber macht viel Arbeit." Hindernisse und Widerstände gegen die Peer-Arbeit. In J. Utschakowski, G. Sielaff & T. Bock (Hrsg.), *Vom Erfahrenen zum Experten. Wie Peers die* Psychiatrie *verändern* (S. 58–70). 2. Aufl. Bonn: Psychiatrie-Verlag.

Amt der Oberösterreichischen Landesregierung (2008). Landesrecht Oberösterreich: Gesamte Rechtsvorschrift für Oö. Chancengleichheitsgesetz (Fassung 2016). Linz. https://www.ris.bka.gv.at/GeltendeFassung.wxe?Abfrage=LROO&Gesetzesnummer=20000514. Zugegriffen: 28. Juni 2016.

Andrews, G., Cuijpers, P., Craske, M. G., McEvoy P., & Titov, N. (2010). Computer therapy for the anxiety and depressive disorders is effective, acceptable and practical health care: A meta-analysis. *PLoS One 5*, e13196. doi: 10.1371/journal.pone.0013196

Anosike, B. (2009). Beratungsleistung in den Psychosozialen Beratungsstellen der pro mente OÖ. im Zeitkontext. Unveröffentlichter Bericht. Linz.

Anzenberger, J., Bodenwinkler, A., & Breyer, E. (2015). Migration und Gesundheit. https://media.arbeiterkammer.at/wien/PDF/studien/Bericht_Migration_und_Gesundheit.pdf. Zugegriffen: 10.05.2016.

Assion, H.-J., & Koch, E. (2014). Migrationshintergrund: Anforderungen an und Möglichkeiten der Sozialpsychiatrie/europäische Perspektiven. In W. Rössler & W. Kawohl (Hrsg.), *Soziale Psychiatrie. Das Handbuch für die psychosoziale Praxis. Band 1: Grundlagen* (S. 312–322). Stuttgart: Kohlhammer.

Banzer, R. (2016). Psychosoziale Problematiken österreichischer Jugendlicher: Ergebnisse der SEY-IA-Studie. http://www.praevention.at/fileadmin/user_upload/09_Infobox/Tagungsunterlagen/Jugendtagung2016LINZ160315RBanzer.pdf. Zugegriffen: 14. Juli 2016.

Barkman, C., & Schulte-Markwort, M. (2004). Prävalenz psychischer Auffälligkeit bei Kindern und Jugendlichen in Deutschland – ein systematischer Literaturüberblick. *Psychiatrische Praxis 31*, 278–287.

Bassuk, E. L., Hanson, J., Greene, R. N., Richard, M., & Laudet, A. (2016). Peer-delivered recovery support services for addictions in the United States: A systematic review. *Journal of Substance Abuse Treatment 63*, 1–9.

Becker, T., Hoffmann, H., Puschner, B., & Weinmann, S. (2008). Versorgungsmodelle in Psychiatrie und Psychotherapie. In W. Gaebel & F. Müller-Spahn (Hrsg.), *Konzepte und Methoden der Klinischen Psychiatrie*. Stuttgart: W. Kohlhammer.

Berger, T. (2015). *Internetbasierte Interventionen bei psychischen Störungen. Fortschritte der Psychotherapie*. Band. 57. Göttingen u. a.: Hogrefe.

Berger, T., Stolz, T., & Schulz, A. (2013). Internetbasierte geleitete Selbsthilfeansätze bei Angststörungen und Depression. *e-beratungsjournal.net 9*, 1–16.

Bergh, H., Baig,i A., Fridlund, B., & Marklund, B. (2006). Life events, social support and sense of coherence among frequent attenders in primary health care. *Public Health 120*, 229–236.

Bermejo, I., Mayninger, E., Kriston, L., & Härter, M. (2010). Psychische Störungen bei Menschen mit Migrationshintergrund im Vergleich zur deutschen Allgemeinbevölkerung. *Psychiatrische Praxis 37*, 225–232.

Bermejo, I., Frank, F., Maier, I., & Hölzel, L. P. (2012). Gesundheitsbezogenes Inanspruchnahmeverhalten von Personen mit Migrationshintergrund und einer psychischen Störung im Vergleich zu Deutschen. *Psychiatrische Praxis 39*, 64–70.

Blair, M., Stewart-Brown, S., Waterston, T., & Crowther, R. (2010). *Child Public Health*. Oxford University Press.

BMGF Bundesministerium für Gesundheit und Frauen (2016a). Gesundheit und Gesundheitsverhalten österreichischer SchülerInnen. Wien. http://www.bmgf.gv.at/home/Gesundheit/Kinder_und_Jugendgesundheit/Schulgesundheit/Gesundheit_und_Gesundheitsverhalten_oesterreichischer_SchuelerInnen. Zugegriffen: 14. Juli 2016.

BMGF Bundesministerium für Gesundheit und Frauen (2016b). HBSC International Report 2016 – Kurzzusammenfassung. Wien. http://www.bmgf.gv.at/cms/home/attachments/9/7/0/CH1444/CMS1427118828092/hbsc_internationale_ergebnisse.pdf Zugegriffen: 14. Juli 2016.

Bobo, W., Hoge, C., Messina, M., Pavlovic, F., Levandowski, D., & Grieger T. (2004). Characteristics of repeat users of an inpatient psychiatry service at a large military tertiary care hospital. *Military Medicine 169*, 648–653.

Bock, T. (2009). Die Peer-Arbeit aus anthropologischer Sicht. Vom Trialog zu EX-IN. In J. Utschakowski, G. Sielaff & T. Bock (Hrsg.), *Vom Erfahrenen zum Experten. Wie Peers die Psychiatrie verändern* (S. 22–33). 2. Aufl. Bonn: Psychiatrie-Verlag.

Böhm, M. (2013). Ruhsal Sağlık – Psychosoziale Gesundheit für türkische Frauen in Oberösterreich. *Zeitschrift für Migration und Soziale Arbeit 4*, 313–320.

Böhm, M. (2015). Evaluierungsergebnisse des Projektes „Ruhsal Sağlık – Psychosoziale Gesundheit für türkische Frauen in Oberösterreich". *Sozialarbeit in Österreich 3*, 25–28.

Böhm, M., Gruber, D., & Koren, G. (2012). „Wenn sich die Türe dreht … ". Personenspezifika und ausgewählte Unter-

suchungsmerkmale von Psychiatriepatienten mit hoher Wiederaufnahmerate in ausgewählten Bundesländern in Österreich. *Soziale Sicherheit 6*, 329–334.

Böhm, M., Gruber, D., Koren, G., Schöny, W., & Endel, F. (2013). *„Wenn sich die Türe dreht … ". Personenspezifika und Inanspruchnahme ambulanter Leistungen von Psychiatriepatienten mit hoher Wiederaufnahmerate in ausgewählten Bundesländern in Österreich*. Linz: pro mente edition.

Borbé, R., Jaeger, S., & Steinert, T. (2009). Behandlungsvereinbarungen in der Psychiatrie. *Psychiatrische Praxis 36*, 7–15.

Borde, T., Braun, T., & David, M. (2003). Gibt es Besonderheiten in der Inanspruchnahme klinischer Notfallambulanzen durch Migrantinnen und Migranten? In T. Borde & M. David (Hrsg.), *Gut versorgt? Migrantinnen und Migranten im Gesundheits- und Sozialwesen* (S. 43–81). Frankfurt a. M.: Mabuse.

Brunner, A. (2009). Theoretische Grundlagen der Online-Beratung. In S. Kühne & G. Hintenberger (Hrsg.), *Handbuch Online-Beratung* (S. 27–47). Göttingen: Vandenhoeck & Rprecht.

Buestrich, M., Burmester, M., Dahme, H.-J., & Wohlfahrt, N. (2008). *Die Ökonomisierung Sozialer Dienste und sozialer Arbeit. Entwicklung – Theoretische Grundlagen – Wirkungen*. Baltmannsweiler: Schneider.

BMI Bundesministerium für Inneres (2016a). Asylstatistik 2015. Wien. http://www.bmi.gv.at/cms/BMI_Asylwesen/statistik/files/Asyl_Jahresstatistik_2015.pdf. Zugegriffen: 10. Mai 2016.

Casper, E., & Regan, J. (1993). Reasons for admission among six profile subgroups of recidivists of inpatient services. *Canadian Journal of Psychiatry 38*, 657–661.

Chaput, Y., & Lebel, M. (2007). Demographic and clinical profiles of patients who make multiple visits to psychiatric emergency services. *Psychiatric Services 58*, 335–341.

Clarke, G., Herinckx, H., Kinney, R., Paulson, R., Cutler, D., Lewis, K., & Oxman, E. (2000). Psychiatric hospitalizations, arrests, emergency room visits, and homelessness of clients with serious and persistent mental illness: Findings from a randomized trial of two ACT programs vs. usual care. *Mental Health Services Research 2*, 155–164.

Cuijpers, P., Donker, T., Johansson, R., Mohr, D. C., van Straten, A., & Andersson, G. (2011). Self-guided psychological treatment for depressive symptoms: A meta-analysis. *PLoSOne 6*, e21274. doi: 10.1371/journal.pone.0021274

Dammann, G. (2007). Für eine „Neue Sozialpsychiatrie": Aktuelle Brennpunkte und Entwicklungslinien der psychiatrischen Versorgung im Spannungsfeld von integrativen und gesundheitsökonomischen Perspektiven. *Fortschritte der Neurologie Psychiatrie 75*, 593–606.

Daszkowski, J. (2012). EX-IN-Ausbildungen: Experienced Involvement – Pro & Kontra. *Psychiatrische Praxis 39*, 202.

David, M., Babitsch, B., & Borde, T. (2010). Genderaspekte: Sind Migrant/innen anders gesund und krank? In U. Karl-Trummer & C. Pammer (Hrsg.), *Migration, Kultur und Gesundheit. Chancen, Herausforderungen und Lösungen* (S. 99–106). Linz. http://c-hm.com/Migration,_Kul-

9

tur_und_Gesundheit._Chancen,_Herausforderungen_ und_L%C3%B6sungen_UKT,_Pammer.pdf. Zugegriffen: 18. Juni 2015.

Davidson, L., Shahar, G., Stayner, D., Chinman, M., Rakfeldt, J., & Kraemer, T. J. (2004). Supported socialization for people with psychiatric disabilities: Lessons from a randomized controlled trial. *Journal of Community Psychology 32*, 453–477.

Davidson, L., Chinman, M., Sells, D., & Rowe, M. (2006). Peer support among adults with serious mental illness: A report from the field. *Schizophrenia Bulletin 32*, 443–450.

Davidson, L., Bellamy, C., Guy, K., & Miller, R. (2012). Peer support among persons with severe mental illnesses: A review of evidence and experience. *World Psychiatry 11*, 123–128.

Dielentheis, T., & Priebe, S. (2002). Patientenmerkmale, Behandlungsdauer und Kosten in einem gemeinde- psychiatrischen Versorgungsmodell. Eine Analyse über 23 Jahre. *Psychiatrische Praxis 29*, 186–193.

Dimmel, N. (2012). Sozialwirtschaft unter Prekarisierungs- druck. *WISO 35*, 27–47.

Dimmel, N. (2014). Prinzipien und Instrumente der Armutsbe- kämpfung. In N. Dimmel, M. Schenk & C. Stelzer-Orthofer (Hrsg.), *Handbuch Armut in Österreich* (S. 588–602). 2., vollständig überarbeitete und erweiterte Aufl. Innsbruck u. a.: Studienverlag.

Dimmel, N., & Pfeil, W. (2014). Armutsbekämpfung durch Transferleistungen. In N. Dimmel, M. Schenk & C. Stel- zer-Orthofer (Hrsg.), *Handbuch Armut in Österreich* (S. 613–659). 2., vollständig überarbeitete und erweiterte Aufl. Innsbruck u. a.: Studienverlag.

Dimmel, N., & Schmid, T. (2013). *Soziale Dienste in Österreich*. Innsbruck u. a.: Studienverlag.

Eichenberg, C. (2008). Bedeutung der Medien für klinisch- psychologische Interventionen. In B. Batinic & M. Appel (Hrsg.), *Medienpsychologie* (S. 503–528). Heidelberg: Springer.

Eichenberg, C., Wolters, C., & Brähler, E. (2013). The internet as a mental health advisor in Germany – Results of a national survey. *PloS One 8*, e79206. doi:10.1371/journal. pone.0079206

Eichenberg, C., Schott, M., & Aden, J. (2016). Psychosoziale Beratung im Zeitalter des Web 2.0: Angebote und Nach- frage von Beratungseinrichtungen auf Facebook. *e-be- ratungsjournal.net 12*, 34–46.

Erhart, M., Hölling, H., Bettge, S, Ravens-Sieberer, U., & Schlack, R. (2007). Der Kinder- und Jugendgesundheitssurvey (KiGGS): Risiken und Ressourcen für die psychische Ent- wicklung von Kindern und Jugendlichen. *Bundesgesund- heitsblatt – Gesundheitsforschung – Gesundheitsschutz 50*, 800–809.

Fasel, T., Baer, N., & Frick, U. (2010). Dynamik der Inanspruch- nahme bei psychischen Problemen. Soziodemographi- sche, regionale, krankheits- und systembezogene Indi- katoren (Obsan Dossier 13). Neuchâtel: Schweizerisches Gesundheitsobservatorium. http://www.obsan.admin.ch/

sites/default/files/publications/2015/obsan_dossier_13. pdf. Zugegriffen: 3. Mai 2016.

Fazel, M., Wheeler, J., & Danesh, J. (2005). Prevalence of serious mental disorder in 7000 refugees resettled in western countries: A systematic review. *Lancet 365*, 1309–1314.

Fischer, M., Kemmler, G., & Meise, U. (2004a). Burden – Distress – Lebensqualität. Drei Konzepte zur Erfassung der Situ- ation von Angehörigen chronisch psychisch Erkrankter. *Psychiatrische Praxis 31*, 57–59.

Fliedl, R., & Krammer, S. (2012). Zur Versorgungssituation von Kindern und Jugendlichen mit psychischen Störungen. Ergebnisse epidemiologischer Studien zur Kinder- und Jugendpsychiatrie. Unveröffentlichter Bericht.

Freyberger, H. J., Ulrich, I., Dudeck, M., Barnow, S., Kleinwort, K., & Steinhart, I. (2004). Woran scheitert die Integration in das psychiatrische Versorgungssystem? Qualitative Ergebnisse einer Untersuchung zur „Systemsprenger- problematik" in Mecklenburg-Vorpommern. Sozialpsych- iatrische Informationen. Manuskriptfassung. http://www. sozialpsychiatrie-mv.de/PDF/MPSystemsprengerPublika- tion2.pdf. Zugegriffen: 15. November 2016.

Freyberger, H. J., Ulrich, I., Barnow, I., & Steinhart, I. (2008). Am Rande sozialpsychiatrischer Versorgungsstrukturen – eine Untersuchung zur „Systemsprengerproblematik" in Mecklenburg-Vorpommern. *Fortschritte der Neurologie Psychiatrie 76*, 106–113.

Frick, U., & Frick, H. (2008). Basisdaten stationärer psychiat- rischer Behandlungen: Vertiefungsstudie „Heavy User" – Literaturanalyse. (Obsan Forschungsprotokoll 5), Neu- châtel: Schweizerisches Gesundheitsobservatorium. http://www.obsan.admin.ch/sites/default/files/publicati- ons/2015/forschungsprotokoll-05-heavyuser.pdf. Zuge- griffen: 15. November 2016.

Frühwald, S. (2009). Psychiatrische Rehabilitation mit oder ohne oder mit und ohne Betten. Gedanken zu einer inof- fiziellen fachlichen Kontroverse in Österreich. *Gemeinde- nahem Psychiatrie 2/2009*, 111–117.

Gastner, J., & Huber, D. (2007). Krisenintervention aus Patien- tensicht – Katamnestische Evaluation eines psychiatri- schen Bereitschaftsdiensts. *Psychotherapie 12*, 19–26.

Geller, J. (1992). A report on the „worst" state hospital reci- divists in the U.S. *Hospital & Community Psychiatry 43*, 904–908.

Glaesmer, H., Wittig, U., Brähler, E., Martin, A., Mewes, R., & Rief, W. (2009). Sind Migranten häufiger von psychischen Störungen betroffen? Eine Untersuchung an einer reprä- sentativen Stichprobe der deutschen Allgemeinbevölke- rung? *Psychiatrische Praxis 36*, 16–22.

Goldman, H., & Taube, C. (1988). High users of outpatient men- tal health services II: Implications for practice and policy. *The American Journal of Psychiatry 145*, 24–28.

Grabenhofer-Eggerth, A., & Kapusta, N. (2016). Suizid und Sui- zidprävention in Österreich – Bericht 2015. Wien. http:// www.kriseninterventionszentrum.at/dokumente/suizid- bericht_2015.pdf. Zugegriffen: 15. November 2016.

9

Graieb, F. C. (2005). *Zugangs- und Umgangsmöglichkeiten mit Klienten in der Krisenintervention. Eine qualitative Forschung zur Beziehungsgestaltung aus der Sicht von in Therapie ausgebildeten Beratern des Berliner Krisendienstes.* Dissertation. Berlin.

Grätz, J., & Brieger, P. (2012). Einführung und Umsetzung einer Behandlungsvereinbarung – Eine empirische Studie unter Berücksichtigung von Betroffenen, Ärzten und Sozialarbeitern. *Psychiatrische Praxis 39*, 388–393.

Grube, M. (2009). Sind Zwangseinweisungen in psychiatrischen Kliniken bei Migranten häufiger? *Psychiatrische Praxis 36*, 67–71.

Guthrie, E., Moorey, J., Margison, F., Barker, H., Palmer, S., McGrath, G., Tomenson, B., & Creed, F. (1999). Cost-effectiveness of brief psychodynamic-interpersonal therapy in high utilizers of psychiatric services. *Archives of General Psychiatry 56*, 519–526.

Haaster, H. v., & Koster, Y. (2005). Instutuut voor Gebruikersparticipatie en Beleid. Unveröffentlichtes Manuskript. Amsterdam.

Hamann, J., Loh, A., Kasper, J., Neuner, B., Spies, C., Kissling, W., Härter, M., & Heesen, C. (2006). Partizipative Entscheidungsfindung. Implikationen des Modells des „Shared Decision Making" für Psychiatrie und Neurologie. *Nervenarzt 77*, 1071–1078.

Harrison-Read, P., Lucas, B., Tyrer, P., Ray, J., Shipley, K., Simmonds, S., Knapp, M., Lowin, A., Patel, A., & Hickman, M. (2002). Heavy users of acute psychiatric beds: randomized controlled trial of enhanced community management in an outer London borough. *Psychological Medicine 32*, 403–416.

Hartwell, S. (1998). Treatment-seeking patterns of chronic recidivists. *Qualitative Health Research 8*, 481–494.

Health Behaviour in School-aged Children (2014). Mental health. Key findings from the 2009/10 international survey. http://www.hbsc.org/publications/factsheets/. Zugegriffen: 14. Juli 2016.

Heitzmann, K., Österle, A., & Pennerstorfer, A. (2015). Soziale Dienstleistungen in Österreich: Zwischen Anspruch und Wirklichkeit. In BEIGEWUM Beirat für gesellschafts-, wirtschafts- und umweltpolitische Alternativen (Hrsg.), *Politische Ökonomie Österreichs. Kontinuitäten und Veränderungen seit dem EU-Beitritt* (S. 120–131). Wien: Mandelbaum.

Hildebrandt, D., Westfall, J., Nicholas, R., Smith, P., & Stern, J. (2004). Are frequent callers to family physicians high utilizers? Annals of Family Medicine *2*, 546–548.

Hiller, W., & Fichter, M. (2004). High utilizers of medical care. A crucial subgroup among somatizing patients. *Journal of Psychosomatic Research 56*, 437–443.

Hintenberger, G., & Kühne, S. (2009). Online-Beratung – eine Einführung. In S. Kühne & G. Hintenberger (Hrsg.), *Handbuch Online-Beratung* (S. 13–27). Göttingen: Vandenhoeck & Rprecht.

Hoffmann, H., & Hubschmid, T. (1989). Die soziale Abhängigkeit des Langzeitpatienten – Eine Untersuchung im sozialpsychiatrischen Ambulatorium. *Psychiatrische Praxis 16*, 1–7.

Höflacher, R. (2009). Psychiatrie-Erfahrene gestalten psychosoziale Hilfen. In J. Utschakowski, G. Sielaff & T. Bock (Hrsg.), *Vom Erfahrenen zum Experten. Wie Peers die Psychiatrie verändern* (S. 150–157). 2. Aufl. Bonn: Psychiatrie-Verlag.

Hofmann, W., Gougleris, G., Panzer, E., Tigiser, E., Warken, R., & Zimmer, F.P. (1992). Mehrfachaufnahmen im psychiatrischen Krankenhaus – eine Untersuchung zur Situation so genannter „Drehtür-Patienten". *Psychiatrische Praxis 19*, 217–224.

Hölling, H., Schlack, R., Petermann, F., Ravens-Sieberer, U., Mauz, E., & KiGGS Study Group (2014). Psychische Auffälligkeiten und psychosoziale Beeinträchtigungen bei Kindern und Jugendlichen im Alter von 3 bis 17 Jahren in Deutschland – Prävalenz und zeitliche Trends zu 2 Erhebungszeitpunkten (2003–2006 und 2009–2012). *Bundesgesundheitsblatt 57*, 807–819.

Huber, D., Henrich, G., & von Rad, M. (2000). Über den Nutzen von Beratungsgesprächen einer psychosomatisch-psychotherapeutischen Ambulanz. *Psychotherapie, Psychologische Medizin 50*, 147–156.

Huber, D., Gastner, J., Hartmuth, U., Maragkos, M., & Schleu, A. (2003). Krisenberatungsgespräche unter besonderer Berücksichtigung der Arbeitsbeziehung. Feldstudie zur Evaluation des psychiatrischen Bereitschaftsdienstes im Elisenhof, München. *Psychiatrische Praxis 30*, 326–332.

Hunt, K., Weber, E., Showstack, J., Colby, D., & Callaham, M. (2006). Characteristics of frequent users of emergency departments. *Annals of Emergency 48*, 1–8.

Huttner, D. (2006). Vorhersage der Verweildauer und der Wiederaufnahme stationär psychiatrischer Patienten. Analyse über einen Zeitraum von 9 Jahren. Dissertation. LMU München. http://edoc.ub.uni-muenchen.de/5026/1/Huttner_Dorothea.pdf. Zugegriffen: 15. November 2016.

Jäger, M. (2015). Der weiße Kittel ist in der Psychiatrie nicht mehr zeitgemäß – Pro. *Psychiatrische Praxis 42*, 122–123.

Jiwa, M. (2000). Frequent attenders in general practice: an attempt to reduce attendance. *Family Practice 17*, 248–251.

Joosten, E. A. G., DeFuentes-Merillas, L., de Weert, G. H., Sensky, T., von der Staak, C. P. F., & de Jong, C. A. J. (2008). Systematic review of the effects of shared decision-making on patient satisfaction, treatment adherence and health status. *Psychotherapy and Psychosomatics 77*, 219–226.

Junge-Hoffmeister, J. (2009). Prävention psychischer Störungen. In S. Schneider & J. Margraf (Hrsg.), *Lehrbuch der Verhaltenstherapie. Band 3: Störungen im Kindes- und Jugendalter* (S. 901–922). Heidelberg: Springer Medizin Verlag.

Junghan, U. (2002). „Heavy Users": Probleme bei der Identifikation von Patienten mit überdurchschnittlicher Inanspruchnahme stationärer Akutversorgung. In K. Peter (Hrsg.), *Fortschritte in Psychiatrie und Psychotherapie. Interdisziplinäre und integrative Aspekte* (S. 161–176). Wien und New York: Springer.

Junghan, U., & Brenner, H. (2006). Heavy use of acute in-patient psychiatric services: the challenge to translate a utilization pattern into service provision. *Acta Psychiatrica Scandinavica, 113*, 24–32.

Kales, H., Blow, F., Copeland, L., Bingham, R., Kammerer, E., & Mellow, A. (1999). Health care utilization by older patients with coexisting dementia and depression. *The American Journal of Psychiatry 156*, 550–556.

Kapur, K., Young, A., & Murata, D. (2000). Risk adjustment for high utilizers of public mental health care. *The Journal of Mental Health Policy and Economics 3*, 129–137.

Karacay, K., Devecioglu, Z., Kronenthaler, A., Eissler, M., Batra, A., & Wernz, F. (2012). Optimierungsmöglichkeiten der Versorgung von Menschen mit türkischem Migrationshintergrund bei psychischen Beschwerden – Rolle der Interkulturellen Kompetenz bei der hausärztlichen Versorgung. *Deutsche medizinische Wochenschrift 137*, A163. doi: 10.1055/s-0032-1323326

Kent, S., & Yellowless, P. (1994). Psychiatric and social reasons for frequent rehospitalization. *Hospital & Community Psychiatry 45*, 347–350.

Kern, D., Hagleitner, J., & Valady, S. (2013). Außerstationäre psychosoziale Versorgung von Kindern und Jugendlichen. Wien. http://www.bmgf.gv.at/cms/home/attachments/0/0/4/CH1071/CMS1404810183713/ausserstationaere_psychosoziale_versorgung_von_kindern_und_jugendlichen_null_pdf.pdf. Zugegriffen: 14.Juni 2016.

Kirkcaldy, B., Wittig, U., Furnham, A., Merbach, M., & Siefen, R.-G. (2006). Migration und Gesundheit. Psychosoziale Determinanten. *Bundesgesundheitsblatt – Gesundheitsforschung – Gesundheitsschutz 49*, 873–883.

Kluge, H., Kulke, C., Waldmann, A., Werge-Reichenberger, A., Steffens, A., Kallert, T., & Becker, T. (2002). High utilizer in Sozialpsychiatrischen Diensten. *Psychiatrische Praxis 29*, 374–380.

Kluge, H., Becker, T., Kallert, T., Matschinger, H., & Angermeyer, M. (2007). Auswirkungen struktureller Faktoren auf die Inanspruchnahme Sozialpsychiatrischer Dienste – eine Mehrebenenanalyse. *Psychiatrische Praxis 34*, 20–25.

Knatz, B. (2009). Die webbasierte Mail-Beratung. In S. Kühne & G. Hintenberger (Hrsg.), *Handbuch Online-Beratung* (S. 59–69). Göttingen: Vandenhoeck & Rprecht.

Knuf, A. (2009). Recovery, Empowerment- und Peer-Arbeit. In J. Utschakowski, G. Sielaff & T. Bock (Hrsg.), *Vom Erfahrenen zum Experten. Wie Peers die* Psychiatrie *verändern* (S. 33–48). 2. Aufl. Bonn: Psychiatrie-Verlag.

Koch, E., Hartkamp, N., Siefen, R. G., & Schouler-Ocak, M. (2008). Patienten mit Migrationshintergrund in stationär-psychiatrischen Einrichtungen. *Nervenarzt 79*, 328–339.

Konrad, K. (2009). Biologische Grundlagen. In S. Schneider & J. Margraf (Hrsg.), *Lehrbuch der Verhaltenstherapie. Band 3: Störungen im Kindes- und Jugendalter* (S. 43–54). Heidelberg: Springer Medizin Verlag.

Konrad-Adenauer-Stiftung (2009). Migration und Gesundheit. St. Augustin/Berlin. http://www.kas.de/wf/doc/kas_16451-544-1-30.pdf?100422141705. Zugegriffen: 10. Mai 2016.

Krautgartner, M., Scherer M., & Katschnig, H. (2002). Psychiatrische Krankenhaustage: Wer konsumiert die meisten? Eine Record-Linkage Studie über fünf Jahre in einem österreichischen Bundesland. *Psychiatrische Praxis 29*, 355–363.

Krumm, S., & Becker, T. (2006). Der Einbezug von Nutzern psychiatrischer Angebote in die psychiatrische Versorgungsforschung. *Psychiatrische Praxis 33*, 59–66.

Künzler, N., Garcia-Brand, E., Schmauß, M., & Messer, T. (2004). Deutschkenntnisse psychiatrischer Patienten anderer Kulturen: Einfluss auf Freiwilligkeit und Dauer der stationären Behandlung. *Psychiatrische Praxis 31*, 21–23.

Lang, J. (2015). Wo steht die Onlineberatung/-therapie in 10 Jahren? *e-beratungsjournal.net 11*, 93–104.

Leadbeater, B, Thompson, K, & Gruppuso, V. (2012) Co-occurring trajectories of symptoms of anxiety, depression, and oppositional defiance from adolescence to young adulthood. *Journal of Clinical Child & Adolescent Psychology 41*, 719–730.

Lefevre, F., Reifler, D., Lee, P., Sbenghe, M., Nwadiaro, N., Verma, S., & Yarnold, P. (1999). Screening for undetected mental disorders in high utilizers of primary care services. *Journal of General Internal Medicine 14*, 425–431.

Lewis, T., & Joyce, P. (1990). The new revolving-door patients: results from a national cohort of first admissions. *Acta Psychiatrica Scandinavica 82*, 130–135.

Lindert, J., Ehrenstein, S., Priebe, S., & Brähler, E. (2009). Depression and anxiety in labor migrants and refugees – a systematic review and meta-analysis. *Social Science and Medicine 69*, 246–257.

Lloyd-Evans, B., Mayo-Wilson, E., Harrison, B., Istead, H., Brown, E., Pilling, S., Johnson, S., & Kendall, T. (2014). A systematic review and meta-analysis of randomised controlled trials of peer support for people with severe mental illness. *BMC Psychiatry 14*, 39.

Loos, S., Neumann, P., Arnold, K., Slade, M., Fiorillo, A., Bording, M. K., Ivanka, T., Kawohl, W., & Puschner, B. (2013). Gemeinsame Entscheidungsfindung in der Behandlung von Patienten mit schweren psychischen Erkrankungen. Eine Fokusgruppenuntersuchung. *Psychiatrische Praxis 40*, 23–29.

Lutz, D., Wörister, K., & Woltran, I. (2005). Soziale Dienstleistungen. In Arbeiterkammer Wien (Hrsg.), *Zur Zukunft öffentlicher Dienstleistungen. Zwischen Saat und Markt – aktuelle Herausforderungen der öffentlichen Dienstleistungen* (S. 169–184). Wien. https://media.arbeiterkammer.at/wien/PDF/studien/OeffentlicheDienstleistungen_6.pdf. Zugegriffen: 15. November 2016.

Machleidt, W., Bauer, M., Lamprecht, F., Rose, H.K., & Rode-Dachser, C. (2004). *Psychiatrie, Psychosomatik und Psychotherapie*. Stuttgart: Thieme.

Machleidt, W., Garlipp, P., & Calliess, I. T. (2005). Die 12 Sonnenberger Leitlinien – Handlungsimpulse für die psychiatrisch-psychotherapeutische Versorgung von Migranten. In H.-J. Assion (Hrsg.), *Migration und seelische Gesundheit* (S. 215–230). Heidelberg: Springer.

Machleidt, W., Behrens, K., Ziegenbein, M., & Calliess, I. T. (2007). Integration von Migranten in die psychiatrisch-psychotherapeutische Versorgung in Deutschland. *Psychiatrische Praxis 34*, 325–331.

Mallen, M. J., Vogel, D. L., Rochlen, A. B., & Day, S. X. (2005). Online counseling reviewing the literature from a counseling psychology framework. *The Counseling Psychologist 33*, 819–871.

Mattejat, F, Simon, B, König, U., Quaschner, K., Barchewitz, C., Felbel, D., Herpertz-Dahlmann, B., Höhne, D., Janthur, B., Jungmann, J., Katzenski, B., Naumann, A., Nölkel, P., Schaff, C., Schulz, E., Warnke, A., Wienand, F., & Remschmidt, H. (2003) Lebensqualität bei psychisch kranken Kindern und Jugendlichen. *Zeitschrift für Kinder- und Jugendpsychiatrie und Psychotherapie 31*, 293–303.

Mayer, J. (2011). Migration und Gesundheit: Mögliche Wege aus dem Präventionsdilemma. ÖIF-Dossier Nr. 17. http://www.integrationsfons.at/oeif_dossiers/gesundheit/. Zugegriffen: 15. November 2016.

Morlino, M., Calento, A., Schiavone, V., Santone, G., Picardi, A., de Girolamo, G., & PROGRES-Acute group (2011). Use of psychiatric inpatient services by heavy users: findings from a national survey in Italy. *European Psychiatry 26*, 252–259.

Nussbaumer, H. (2009). Exit-sozial – Schulungen zum Peer-Coach. Erfahrungen aus Österreich. In J. Utschakowski, G. Sielaff & T. Bock (Hrsg.), *Vom Erfahrenen zum Experten. Wie Peers die Psychiatrie verändern* (S. 216–224). 2. Aufl. Bonn: Psychiatrie-Verlag.

O'Donnell, M., Parker, G., Proberts, M., Matthew, R., Fisher, D., Johnson, B., & Hadz-Pavlovic, D. (1999). A sudy of client-focused case management and consumer advocacy: The community and consumer service project. *Australian and New Zealand Journal of Psychiatry 33*, 684–693.

Philipp, J., Zeiler, M., Waldherr, K., Nitsch, M., Dür, W., Karwautz, A., & Wagner, G. (2014). The mental health in austrian teenagers (MHAT)-study: preliminary results from a pilot study. *Neuropsychiatrie 28*, 198–207.

Platz, T., Senft, B., Sauerschnig, B., Corduwisch, E., & Oberlechner, H. (2005). Auf der Suche nach neuen Therapiestrategien: Heavy User und Risikofaktoren – Übersicht zum aktuellen Stand eines umstrittenen Forschungsgegenstandes. *Neuropsychiatrie 18*, 72–77.

Rabinowitz, J., Mark, M., Popper, M., Slyuzberg, M., & Munitz, H. (1995). Predicting revolving-door patients in a 9-year national sample. *Social Psychiatry and Psychiatric Epidemiology 30*, 65–72.

Ravens-Sieberer, U., Wille, N., Bettge, S., & Erhart, M. (2007). Psychische Gesundheit von Kindern und Jugendlichen in Deutschland. Ergebnisse aus der BELLA-Studie im Kinder- und Jugendgesundheitssurvey (KiGGS). *Bundesgesundheitsblatt – Gesundheitsforschung – Gesundheitsschutz 50*, 871–878.

Reichhart, T., Kissling, W., Scheuring, E., & Hamann, J. (2008). Patientenbeteiligung in der Psychiatrie – eine kritische Bestandsaufnahme. *Psychiatrische Praxis 35*, 111–121.

Reindl, R. (2015). Psychosoziale Onlineberatung – von der praktischen zur geprüften Qualität. *e-beratungsjournal.net 11*, 55–68.

Repper, J., & Carter, T. (2011). A review of the literature on peer support in mental health services. *Journal of Mental Health 20*, 392–411.

Richter, D., Berger, K., & Eikelmann, B. (1999). Was bestimmt den psychiatrischen Problempatienten? *Fortschritte der Neurologie Psychiatrie 67*, 21–28.

Richter, D., Venzke, A., Settelmayer, J., & Reker, T. (2002). Häufige Wiederaufnahmen suchtkranker Patienten in die stationäre psychiatrische Behandlung – Heavy User oder chronisch Kranke? *Psychiatrische Praxis 29*, 364–368.

Rittmannsberger, H., Sulzbacher, A., Foff, C., & Zaunmüller, T. (2014). Heavy User stationärer psychiatrischer Behandlung: Vergleich nach Diagnosegruppen. *Neuropsychiatrie 28*, 169.

Rivera, J., Sullivan, A., & Valenti, S. (2007). Adding consumer-providers to intensive case management: Does it improve outcome? *Psychiatric Services 58*, 802–809.

Rogers, S., Farkas, M., Anthony, W., Kash, M., & Maru, M. (2009). Systematic review of peer delivered services literature 1989–2009. http://www.bu.edu/drrk/research-syntheses/psychiatric-disabilities/peer-delivered-services/http://drrk.bu.edu/research-syntheses/psychiatric-disabilities/peer-services. Zugegriffen: 3. Mai 2015.

Roick, C. (2002). Heavy User: Geheimnisvolle Forschung. *Psychiatrische Praxis 29*, 331–333.

Roick, C., Gärtner, A., Heider, D., & Angermeyer, M. (2002a). Heavy user psychiatrischer Versorgungsdienste. Ein Überblick über den Stand der Forschung. *Psychiatrische Praxis 29*, 334–342.

Roick, C., Heider, D., Kilian, R., & Angermeyer, M. (2002b). Patienten mit starker Inanspruchnahme stationär-psychiatrischer Versorgung. Eine Analyse von Krankenkassendaten aus der Stadt Leipzig. *Psychiatrische Praxis 29*, 343–349.

Roick, C., Heider, D., & Angermeyer, M. (2003). Entwicklung eines Screening-Instruments zur Identifikation von PatientInnen mit starker Inanspruchnahme stationär-psychiatrischer Versorgung. *Psychiatrische Praxis 71*, 378–386.

Roick, C., Heider, D., Stengler-Wenzke, K., & Angermeyer, M. (2004). Analyse starker Inanspruchnahme stationär-psychiatrischer Versorgung aus drei unterschiedlichen Perspektiven. *Psychiatrische Praxis 31*, 241–249.

Salize, H.-J., & Roth-Sackenheim, C. (2009). Marktwirtschaftlicher Wettbewerb zur Verbesserung der ambulanten psychiatrischen Versorgung. *Psychiatrische Praxis 36*, 106–109.

Sander, K., Artmann, S., Borrmann-Hassenbach, M., Witzmann, M., & Laux, G. (2014). Vom „Heavy User" zum „New Chronic"? *Neurotransmitter 25*, 30–37.

Schneider, C., & Bengough, T. (2015). Einleitung. In S. Höfler, T. Bengough, P. Winkler & R. Griebler (Hrsg.), *Österreichischer Demenzbericht 2014* (S. 1–3). Wien. https://www.sozialministerium.at/cms/site/attachments/2/7/0/CH3434/CMS1454578572018/oesterreichischer_demenzbericht_2014.pdf. Zugegriffen: 15. November 2016.

Schöny, W., Koren, G., Unteregger, S., Gruber, D., Woisetschläger, N., & Weichbold, M. (2015). NÖ Psychiatrieplan. Evaluation 2014. Evaluation der sozialpsychiatrischen/psychosozialen Versorgung in Niederösterreich. Linz.

http://www.noegus.at/fileadmin/user_upload/Down-
loads_Publikationen/PsychiatrieplanEval2014_END.pdf.
Zugegriffen: 26. Juli 2016.

Schouler-Ocak, M., & Aichberger, M. (2015). Versorgung von
Migranten. *PSYCH up2date 9*, S. 177–188.

Schouler-Ocak, M., Bretz, H.J., Penka, S., Koch, E., Hartkamp, N.
Siefen, R.G., Schepker, R., Özek, M., Hauth, I., & Hauth, A.
(2008). Patients of immigrant origin in inpatient psychiatric facilities. *European Psychiatry 23*, 21–27.

Schouler-Ocak, M., Bretz, H. J., Hauth, I., Montesinos, A. H.,
Koch, E., Driessen, M., & Heinz, A. (2010). Patienten mit
Migrationshintergrund in Psychiatrischen Institutsambu-
lanzen – ein Vergleich zwischen Patienten mit türkischer
und osteuropäischer Herkunft und Patienten ohne Migrationshintergrund. *Psychiatrische Praxis 37*, 384–390.

Schouler-Ocak, M., Aichberger, M., Yesil, R., Montesinos, A. H.,
Bromand, Z., Termur-Erman, S., Rapp, M., & Hein, A. (2015).
Suizidraten und Suizidprävention bei Berliner Frauen mit
türkischem Migrationshintergrund. *Gesundheitswesen 77*
(Supplement 1), S31–S32.

Schultze, N. G. (2007). Erfolgsfaktoren des virtuellen Settings
in der psychologischen Internet-Beratung. *e-beratungs-
journal.net 3*, 1–8.

Seithe, M. (2010). *Schwarzbuch Soziale Arbeit*. Wiesbaden: VS
Verlag für Sozialwissenschaften.

Sells, D., Davidson, L., Jewell, C., Falzer, P., & Rowe, M. (2006).
The treatment relationship in peer-based and regular
case management for clients with severe mental illness.
Psychiatric Services 57, 1179–1184.

Sibitz, I., Swoboda, H., Schrank, B., Priebe, S., & Amering, M.
(2008). Einbeziehung von Betroffenen in Therapie- und
Versorgungsentscheidungen: professionelle HelferInnen
zeigen sich optimistisch. *Psychiatrische Praxis 35*, 128–134.

Simsa, R. (2004). Arbeitsbedingungen in der Sozialwirtschaft.
Kurswechsel 4, 74–80.

Sokol, R., & Fisher, E. (2016). Peer support for the hardly rea-
ched: A systematic review. *American Journal of Public
Health 106*, e1–e8.

Solomon, P. (2004). Peer support/peer provided services.
Underlying processes, benefits, and critical ingredients.
Psychiatric Rehabilitation Journal 27, 392–401.

Solomon, P., Draine, J., & Delaney, M. A. (1995). The working
alliance and consumer case management. *The Journal of
Behavioral Health Services and Research 22*, 126–134.

Sommer, J., & Biersack, O. (2006). Hochkostenfälle in der
Krankenversicherung. Experten-/Forschungsberichte zur
Kranken- und Unfallversicherung. Bern. http://www.bag.
admin.ch/themen/krankenversicherung/06392/06517/.
Zugegriffen: 15. November 2016.

Sonneck, G. (Hrsg.) (1997). *Krisenintervention und Suizidverhü-
tung. Ein Leitfaden für den Umgang mit Menschen in Krisen*.
4., überarbeitete und erweiterte Aufl. Wien: Facultas.

Spallek, J., & Razum, O. (2008). Erklärungsmodelle für die
gesundheitliche Situation von Migrantinnen und Migranten. In U. Bauer, U. H. Bittlingmayer & M. Richter (Hrsg.),
Health Inequalities – Determinanten und Mechanismen

gesundheitlicher Ungleichheit (S. 271–288). Wiesbaden: VS
Verlag für Sozialwissenschaften.

Spiegelberg, U. (2009). Genesungsbegleiter beschäftigen.
Soziale Unternehmen profitieren von Psychiatrieerfahrenen. In J. Utschakowski, G. Sielaff & T. Bock (Hrsg.), *Vom
Erfahrenen zum Experten. Wie Peers die Psychiatrie verändern* (S. 141–148). 2. Aufl. Bonn: Psychiatrie-Verlag.

Spießl, H., Hübner-Liebermann, B., Binder, H., & Cording, C.
(2002). „Heavy Users" in einer psychiatrischen Klinik – Eine
Kohortenstudie mit 1811 Patienten über fünf Jahre. *Psychiatrische Praxis 29*, 350–354.

Statistik Austria (2016). Bevölkerung nach Migrationshintergrund. http://www.statistik.at/web_de/statistiken/men-
schen_und_gesellschaft/bevoelkerung/bevoelkerungs-
struktur/bevoelkerung_nach_migrationshintergrund/
index.html. Zugegriffen: 10. Mai 2016.

Stompe, T., & Ritter, K. (2010). Interkulturelle Psychotherapie.
In T. Stompe & K. Ritter (Hrsg.), *Psychisch kranke Migranten.
Die Versorgungssituation in Österreich* (S. 101–114). Wien:
Facultas.

Stovell, D., Morrison, A. P., Panayiotou, M., & Hutton, P. (2016).
Shared treatment decision-making and empowerment-
related outcomes in psychosis: systematic review and
meta-analysis. *The British Journal of Psychiatry 209*, 23–28

Streissler-Führer, A. (2013). Ausgewählte Fragen zur Versorgung von Kindern und Jugendlichen durch die österreichische Krankenversicherung. http://www.hauptverband.
at/cdscontent/load?contentid=10008.564472. Zugegriffen: 5. Juli 2016.

Stulz, N., Bielinski, D., Junghan, U., & Hepp, U. (2012). Stationärer Heavy Use und die Inanspruchnahme institutioneller
ambulanter Dienste in einem Schweizerischen Versorgungssystem. *Psychiatrische Praxis 39*, 332–338.

Terkessidis, M. (2010). *Interkultur*. Frankfurt a. M.: Suhrkamp.

Thiery, H. (2011). Beratung auf Facebook und Twitter? Wie
virtuelle Beratungsangebote auf die neuen Leitmedien
reagieren können. *e-beratungsjournal.net 7*, 1–19.

Ullrich, S., Briel, D., Nesterko, Y., Hiemisch, A., Brähler, E., &
Glaesmer, H. (2016). Verständigung mit Patienten und
Eltern mit Migrationshintergrund in der stationären allgemeinpädiatrischen Versorgung. *Gesundheitswesen 78*,
209–214.

Utschakowski, J. (2009). Die Ausbildung von Experten durch
Erfahrung. Das Projekt EX-IN. In J. Utschakowski, G. Sielaff
& T. Bock (Hrsg.), *Vom Erfahrenen zum Experten. Wie Peers
die Psychiatrie verändern* (S. 82–90). 2. Aufl. Bonn: Psychiatrie-Verlag.

Utschakowski, J. (2012). EX-IN-Ausbildungen: Experienced
Involvement – Pro & Kontra. *Psychiatrische Praxis 39*,
203–204.

Utschakowski, J., Sielaff, G., & Bock, T. (Hrsg.) (2009). *Vom Erfahrenen zum Experten. Wie Peers die Psychiatrie verändern*.
2. Aufl. Bonn: Psychiatrie-Verlag.

Wagner, B., & Maercker, A. (2011). Psychotherapie im Internet –
Wirksamkeit und Anwendungsbereiche. *Psychotherapeu-
tenjournal 1*, 33–42.

Weig, W., & Cording, C. (1998). *Der „schwierige" Patient im Psychiatrischen Krankenhaus*. Schriftenreihe der BDPK. Regensburg: Roderer.

Weilguni, V. (2015). Alles vor sich und doch am Ende. http://www.springermedizin.at/gesundheitspolitik/?full=50481. Zugegriffen: 14. Juli 2016.

Wiener Sozialprojekte (2006). *Standards der Onlineberatung*. Wien.

Wille, N., Bettge, S., Wittchen H.-U., Ravens-Sieberer. U., & BELLA study group (2008). How impaired are children and adolescents by mental health problems? Results of the BELLA study. *European Child and Adolescent Psychiatry 17*, 42–51.

YAM Youth Aware of Mental Health (2014). YAM – Youth aware of mental health. http://www.y-a-m.org/. Zugegriffen: 14. Juni 2016.

Zeiler, M., Waldherr, K., Philipp, J., Nitsch, M., Dür, W., Karwautz, A., & Wagner, G. (2016). Prevalence of eating disorder risk and associations with health-related quality of life: Results from a large school-based population screening. *European Eating Disorders Review 24*, 9–18.

9

Schlusswort: Eindrücke und Ausblicke

Werner Schöny

© Springer-Verlag GmbH Deutschland 2018
W. Schöny (Hrsg.), *Sozialpsychiatrie – theoretische Grundlagen und praktische Einblicke,*
DOI 10.1007/978-3-662-54626-0_10

Mit diesem Buch wurde eine umfassende Darstellung psychiatrischer Erfordernisse mit Schwerpunkt Sozialpsychiatrie geschaffen. Damit verbunden ist der aktuellste Stand wissenschaftlicher Erkenntnisse, die von verschiedenen Blickrichtungen und Aspekten dargelegt werden. Aufgrund des sozialpsychiatrischen Schwerpunkts wurde dem biologischen Teil der Psychiatrie – im Wesentlichen der Hirnforschung – nur wenig Platz eingeräumt. Damit soll dieser Forschungsbereich keineswegs gering geschätzt werden. Der Grund dafür liegt vielmehr darin, dass es zwischen naturwissenschaftlich und sozialwissenschaftlich orientierten Ansätzen sowohl methodische als auch theoretische Unterschiede gibt.

Es wäre fatal, die Bereiche der Sozialpsychiatrie und biologischen Psychiatrie gegeneinander auszuspielen, anstatt die Erkenntnisse von beiden Richtungen, natürlich unter besonderer Berücksichtigung des psychotherapeutischen Ansatzes, in den psychiatrischen Alltag einzubauen.

Es ist nun mal so, dass der einzelne Mensch mit seiner genetischen Ausstattung und seinem biologischen Grundkonzept in einem sozialen Gefüge eingebettet ist. Die Erfüllung der basalen Notwendigkeiten wie Versorgung im Bereich Wohnen, Essen, Arbeitsgestaltung, finanzieller Unabhängigkeit und Freizeitgestaltung sind in den Menschenrechten verankerte Bedürfniserfüllungen und für viele Menschen mit psychiatrischen Störungen nicht erfüllt. Hier können die Erkenntnisse der Sozialpsychiatrie Wesentliches leisten. Damit begibt man sich – und das ist nachvollziehbar – auf eine sozialpolitische Ebene, und es könnten die Empfehlungen im sozialpsychiatrischen Bereich durchaus auch als Empfehlungen an politisch Verantwortliche angesehen werden. Wir leben in einer Umwelt bzw. Zeit, die von starkem und nicht immer sehr erfreulichem Wandel geprägt ist. Damit besteht die Gefahr, dass diese Bewegungen und Veränderungen gerade für Menschen, die am Rande der Gesellschaft stehen, v. a. auch Menschen mit psychischen Erkrankungen, bzw. die Gefahr laufen, psychisch krank zu werden, sich besonders nachteilig auswirken. Es muss gerade der Sozialpsychiatrie als Anliegen und Aufgabe immanent sein, darauf hinzuweisen, welche Gefahren in diesen Entwicklungen lauern und welche Möglichkeiten bestehen, diesen entgegenzuwirken. Die ökonomische Seite wird häufig nur unter einem Aspekt gesehen, nämlich den auflaufenden Kosten. Volkswirtschaftlich sind Maßnahmen, die zur Inklusion und Integration von Personen mit Beeinträchtigungen führen, in jedem Fall auch ökonomisch mittel- bis langfristig erfolgreich. Dies konnte anschaulich in wissenschaftlichen Veröffentlichungen, die auch in diesem Buch dargestellt werden, gezeigt werden. Es wird also mit dieser Veröffentlichung auch darauf hingewiesen, durch welche Maßnahmen im sozialpsychiatrischen Bereich Verbesserungen der Situation des einzelnen Betroffenen, aber auch des gesellschaftlichen Zusammenhalts erreicht werden können. Auch wenn wir natürlich wissen, dass es andere Sichtweisen gibt und dass die Umsetzung vieler Diskussionen und viel guten Willens bedarf, sind es Grundlagen, mit denen sich die politisch verantwortlichen Personen auch auseinandersetzen sollten und könnten.

Wir wollen gerade in diesen unruhigen, angstbesetzten Zeiten einen positiven Beitrag zur Entwicklung unserer Gesellschaft leisten, die nur dann wirklich funktionieren kann, wenn auch für Menschen mit besonderen Bedürfnissen, mit schwierigen Lebensverläufen und damit verbunden starken sozialen Beeinträchtigungen ein würdiger Platz gefunden werden kann.

Serviceteil

© Springer-Verlag GmbH Deutschland 2018
W. Schöny (Hrsg.), *Sozialpsychiatrie – theoretische Grundlagen und praktische Einblicke,*
DOI 10.1007/978-3-662-54626-0

Stichwortverzeichnis

Ihr Bonus als Käufer dieses Buches

Als Käufer dieses Buches können Sie kostenlos das eBook zum Buch nutzen.
Sie können es dauerhaft in Ihrem persönlichen, digitalen Bücherregal
auf **springer.com** speichern oder auf Ihren PC/Tablet/eReader downloaden.

Gehen Sie bitte wie folgt vor:

1. Gehen Sie zu **springer.com/shop** und suchen Sie das vorliegende Buch
   (am schnellsten über die Eingabe der eISBN).
2. Legen Sie es in den Warenkorb und klicken Sie dann auf:
   zum Einkaufswagen/zur Kasse.
3. Geben Sie den untenstehenden Coupon ein. In der Bestellübersicht wird
   damit das eBook mit 0 Euro ausgewiesen, ist also kostenlos für Sie.
4. Gehen Sie weiter **zur Kasse** und schließen den Vorgang ab.
5. Sie können das eBook nun downloaden und auf einem Gerät Ihrer Wahl lesen.
   Das eBook bleibt dauerhaft in Ihrem digitalen Bücherregal gespeichert.

EBOOK INSIDE

eISBN
Ihr persönlicher Coupon

Sollte der Coupon fehlen oder nicht funktionieren, senden Sie uns bitte
eine E-Mail mit dem Betreff: **eBook inside** an **customerservice@springer.com**.

978-3-662-54626-0
E3KbrQZqRCt9XMs

Printed by Printforce, the Netherlands